Das Ärztebuch der
Heilkraft
unserer Lebensmittel

Das Ärztebuch der

Heilkraft unserer Lebensmittel

Die **neuesten Entdeckungen** zur heilenden und vorbeugenden Kraft von Lebensmitteln – von **Altern** und **Diabetes** bis **Osteoporose** und **Stress**

Von Selene Yeager und dem

RODALE

Gesundheitsbücher-Team

Deutsch von Brigitte König, Hilla Krüger und Ursula Pesch

Weltbild

Originaltitel: *Prevention´s New Foods for Healing* und
The Doctor´s Book for Food Remedies
Originalverlag: Rodale Press, Inc.

Besuchen Sie uns im Internet:
www.weltbild.de

Hinweis

Dieses Buch wurde von Autoren und Redaktion nach bestem Wissen und Gewissen erarbeitet. Es ist als Ratgeber gedacht, der Sie bei Ihren Entscheidungen zu einer gesunden Lebensführung kompetent unterstützen soll. Das Buch ersetzt aber keineswegs ärztlichen Rat und die von Ihrem Arzt empfohlene Behandlung. Bei ernsthaften gesundheitlichen Problemen sollten Sie auf jeden Fall einen Arzt aufsuchen.

Die Autorin

Selene Yeager schreibt seit Jahren Bücher und Zeitschriftenartikel zu den Themen Gesundheit, Sport und Fitness für die größten Verlage der USA. Ihr Weltbestseller *Das Ärztebuch der Heilkraft unserer Lebensmittel* ist in Zusammenarbeit mit der wohl berühmtesten Zeitschrift zur Gesundheitsvorsorge *Prevention* entstanden. Selene Yeager lebt in Emmaus, Pennsylvania.

Inhalt

Einführung 21

**Lebensmitteltherapie –
eine medizinische Revolution** 21

Freunde und Feinde Ihrer Gesundheit 24

Antioxidanzien 24
Die Leibwächter Ihrer Zellen

Ballaststoffe 33
Die ultimativen Heilmittel

Fettersatzstoffe 42
Besser als das Original

Flavonoide 47
Die heilenden Pigmente

Freie Radikale 52
Eine natürliche Gefahr

Karotinoide 58
Mehr als schöne Farbstoffe

Künstliche Süßstoffe 63
Süßigkeiten ohne Reue

Nahrungsergänzungsmittel 65
Mangelhafte Ernährungsgewohnheiten

Pektin 70
Gel fürs Wohlbefinden

Sekundäre Pflanzenstoffe 73
Bioaktive Substanzen jenseits von
   Vitaminen und Mineralien

Fit durch Lebensmittel 90

Ananas 90
Tropisches Kraftpaket

Äpfel 94
Die Vorzüge liegen unter der Oberfläche

Aprikosen 98
Betacarotin im Überfluss

Artischocken 104
Ein Herz für die Gesundheit

Avocados 110
Nicht länger eine verbotene Frucht

Bananen 115
Ein Bündel voll Kalzium

Basilikum 118
Lindernde Blätter

Beeren 122
Mehr als Nachtisch

Birnen 126
Frucht gegen das Cholesterin

Blattgemüse 130
Der beste Schutz aus der Natur

Blumenkohl 137
Weißer Ritter wider den Krebs

Bohnen 141
Klein, aber oho!

Brokkoli 148
König der Kreuzblütler

Brunnenkresse 152
Ein Sträußchen voller
   Gesundheit

Buchweizen 155
Bodenständiger Schutz

Bulgur 160
Die Kraft aus dem vollen Korn

Chilischoten 166
Feuerrote Heiler

Erbsen 172
Kleine grüne Krebsfallen

Feigen 176
Ballaststoffe satt

Fisch 180
Gesundheit aus der Tiefe

Fleisch 186
Eine Mineralienmine

Geflügel 196
Federvieh für gesundes Blut

Gerste 203
Großartiges Getreide fürs Herz

Gewürze 206
Geschmack, der schützen kann

Grapefruits 212
Die Kraft des Pektins

Hafer 217
Der Cholesterinschlucker

Hirse 223
Getreide für die Gesundheit der Frauen

Honig 227
Das Beste von der Biene

Honigmelonen 231
Süße Frucht für den Blutkreislauf

Hühnersuppe 235
Hält Leib und Seele zusammen

Ingwer 239
Scharfe Heilwurzel

Joghurt 245
Die Vorteile von Bakterien

Johannisbeeren 250
Eine hervorragende Vitamin-C-Quelle

Karotten 253
Gut für die Augen und vieles mehr

Kartoffeln 258
Grundnahrungsmittel erster Wahl

Kirschen 263
Vorbeugung zum Pflücken

Knoblauch 267
Die Zehen mit der großen Wirkung

Kohl 274
Nur Gesundes im Kopf

Kräuter 279
Heilen auf natürliche Weise

Krustentiere 290
Gesundheit in Schale

Kürbis 295
Der Betacarotin-König

Leinsamen 300
Gut fürs Herz und vieles mehr

Mais 305
Körner gegen das Cholesterin

Mandarinen 308
Schälen Sie sich Ihren Schutz

Melonen 311
Gesundheit aus der Kletterpflanze

Milch 317
Ein Glas voller Gesundheit

Nüsse 324
Ein Gewinn für die Gesundheit

Olivenöl 330
Lebenselixier fürs Herz

Orangen 335
Die süße Seite der Zitrusfüchte

Paprika 341
Schoten voller Gesundheit

Pastinaken 345
Partner beim Schutz vor Schlaganfällen

Petersilie 350
Mehr als nur Dekoration

Pilze 353
Heilkräftige Gewächse

Reis 358
Getreide fürs Herz

Rhabarber 364
Helfer der Verdauung

Rosenkohl 368
Kleine Päckchen mit feinem Inhalt

Rosinen 372
Senken zu hohen Blutdruck

Rote Bete 377
Besser leben mit Borschtsch

Säfte 381
Schenken Sie sich ein Glas Gesundheit ein

Seetang 389
Schutz aus der Tiefe des Meeres

Sellerie 396
Stangenweise Schutz

Sojaerzeugnisse 400
Unterstützung für die Hormone

Spargel 408
Die grünen Power-Stangen

Süßkartoffeln 414
Angefüllt mit Antioxidanzien

Tee 418
Eine Tasse voller Gesundheit

Tomaten 426
Schutz für die Prostata

Traubensaft 432
Getränk fürs Herz

Trockenpflaumen 436
Natürliche Abführmittel

Tropische Früchte 439
Exotische Heilkraft

Wasser 445
Nierensteine einfach wegspülen

Wein 450
Das Geheimnis eines gesunden Herzens

Weizen 456
Das Vitamin-E-Getreide

Winterkürbis 460
Voller Betacarotin und mehr

Zerealien 465
Gesunder Start in den Tag

Zitronen und Limetten 471
Saure Kraftpakete

Zwiebeln 474
Knollen für eine starke Gesundheit

**Krankheiten bekämpfen durch
richtige Ernährung** 480

Altersbeschwerden 480
Wie Sie sich jung essen

Alzheimer 487
Dank richtiger Ernährung
   ein Leben lang klar denken

Anämie 490
Eisenhart gegen die Müdigkeit

Arthritis 496
Lebensmittel, die Gelenkschmerzen lindern

Asthma 503
Lebensmittel zum Durchatmen

Blinddarmentzündung 507
Die Kraft der Ballaststoffe

Bluthochdruck 510
Wie Sie die Werte nach unten drücken

Cholesterinprobleme 517
Halten Sie Ihre Arterien rein

Depressive Verstimmungen 527
Mit Essen den Trübsinn vertreiben

Diabetes 532
Ein neuer Ansatz

Durchfall 544
Essen, das wirklich hilft

Erkältung 549
Mithilfe von Lebensmitteln
   Infektionen blockieren

Gallenprobleme 552
Innerliche Reste entsorgen

Gedächtnisprobleme 555
Mit dem richtigen Essen
   die Erinnerung wachhalten

Gicht 560
Den Purinen aus dem Weg gehen

Grauer Star 566
Richten Sie den Blick auf Antioxidanzien

Hämorrhoiden 569
Hilfe für die gestressten Venen

Harnwegsprobleme 573
Die Leitung durchspülen

Hefepilzinfektionen 575
Heilende Kulturen

Herpes 579
Die Kraft der Proteine

Herzprobleme 583
Bringen Sie Ihre Pumpe auf Vordermann

Heuschnupfen 587
Die Kücheninspektion

Immunität 589
Die Abwehrkraft durch Ernährung stärken

Infektionen 595
Hilfreiche Lebensmittel

Karpaltunnelsyndrom 600
Flexibler mit Flachs

Kopfschmerzen 602
Füttern Sie Ihren Kopf richtig

Krebs 610
Die richtige Ernährung
    ist ein guter Schutz

Laktose-Intoleranz 617
Alternativen zu Milchprodukten

Magenverstimmung 619
Die Übelkeit bekämpfen

Magengeschwüre 622
Lebensmittel, die Linderung verschaffen

Müdigkeit 627
Was Sie essen können,
    wenn Sie sich erschöpft fühlen

Muskelkrämpfe 635
Eine Frage der Mineralien

Nahrungsmittelallergie 638
Die Gefahr lauert beim Essen auswärts

Nierenprobleme 644
Linderung aus der Küche

Osteoporose 649
Kalzium für bessere Knochen

Prämenstruelle Probleme 656
Richtig essen gegen das regelmäßige Unwohlsein

Rauchen 665
Das üble Kraut überlisten

Reisekrankheit 671
Magenstürme beruhigen

Reizdarm 674
Entspannung für den Bauch

Schilddrüsenprobleme 678
Lebensmittel für die hormonelle Gesundheit

Schlaflosigkeit 686
Essen, um zu schlafen

Schlaganfall 691
Geringeres Risiko durch gesunde Ernährung

Schuppenflechte 696
Mit dem richtigen Essen
    den Schuppen Einhalt gebieten

Sodbrennen 698
Das Feuer löschen

Stress 702
Linderung durch Vitamin B

Übergewicht 706
Die Pfunde wegfuttern

Verstopfung 714
Der Ballaststoffexpress

Wechseljahrsbeschwerden 718
Lebensmittel für die Lebensmitte –
    und darüber hinaus

Wundheilung 722
Den Schaden beheben

Zahngesundheit 726
Das Zahnschutzprogramm

Zöliakie 729
Ein brotloses Leben

Von A bis Z 733

Einführung

Lebensmitteltherapie – eine medizinische Revolution

Viele unserer heutigen Nahrungsmittel kennen wir schon seit Hunderten von Jahren, was also ist so neu an diesem Buch?

Greifen wir zum Beispiel das Quercetin heraus, enthalten in Äpfeln und anderen Früchten. Davon haben Sie vielleicht noch nie etwas gehört – genau wie die meisten Ärzte. Doch der Obst-Inhaltsstoff wurde als wirksames Herz-Stärkungsmittel neu entdeckt. Oder das Lykopin in Tomaten und Aprikosen. Wussten Sie, dass diese natürliche Substanz Krebserkrankungen vorbeugen kann?

Quercetin, Lykopin, Flavonoide, Sulfuraphan und Alphacarotin sind nur einige wenige der in Nahrungsmitteln von Natur aus vorhandenen Substanzen, die vor vielen Krankheiten schützen oder sie sogar heilen können. Von solchen Neuentdeckungen mit zungenbrecherischen Namen bis hin zu den altbekannten Vitaminen und Mineralstoffen handelt dieses Buch. Seine Autoren haben in über zweijähriger Arbeit die neuesten Forschungsergebnisse renommierter Ernährungsexperten zusammengetragen und erklären, wie Sie dieses Wissen praktisch umsetzen können. Sie werden überrascht sein, wie einfach Sie durch richtiges Essen gesund bleiben und werden können.

Auf den folgenden Seiten erfahren Sie, dass Nahrungs-

Vorwort der Herausgeber 21

mittel ihre Heilkraft nicht immer den Vitaminen, Mineral- und Ballaststoffen allein verdanken. Häufig trägt dazu eine Vielzahl weiterer, mikroskopisch kleiner Bestandteile bei, die sogenannten sekundären Pflanzenstoffe. Ihnen wird eine solche Bedeutung zugeschrieben, dass manche Wissenschaftler sie als die »Vitamine der Zukunft« bezeichnen.

Die Entdeckung der sekundären Pflanzenstoffe hat das bisherige Wissen über Nahrungsmittel grundlegend verändert. Haferflocken beispielsweise sind aufgrund ihres Ballaststoffgehaltes seit Langem als cholesterinsenkend bekannt und dienen somit auch als Vorbeugung von Herzkrankheiten. Für diesen Effekt sind nach dem heutigen Stand der Wissenschaft aber noch weitere Inhaltsstoffe maßgeblich verantwortlich. Und diese sind um 50 Prozent wirksamer als das Herzschutz-Vitamin E.

Auch über Äpfel, die vor allem wegen ihres Vitamin- und Ballaststoffreichtums schon immer als gesund galten, gibt es überraschend Neues: Testpersonen, die täglich nur ein Apfelviertel (mit etwas Zwiebel und Tee) aßen, hatten gegenüber einer Vergleichsgruppe (die kein Apfel-Quercetin zu sich nahm) ein um 50 Prozent vermindertes Risiko, herzkrank zu werden.

Zu den spektakulärsten Entdeckungen aber zählt, dass einige Nahrungsmittel in der Lage sind, krebsauslösende chemische Reaktionen zu stoppen. Brunnenkresse etwa kann einige der Schadwirkungen von Zigarettenrauch blockieren.

Darüber hinaus kennen die Wissenschaftler heute Methoden, die gesundheitsfördernden Eigenschaften unserer Lebensmittel zu verbessern. Betacarotin zum Beispiel, –

enthalten in Karotten, Brokkoli sowie anderen dunkelroten und -grünen Gemüsen und Obst – kann vom Körper nur zusammen mit Fett aufgenommen werden. Erst wenn Sie zu Gemüse etwas Olivenöl oder Joghurt essen, nutzen Sie also die volle Herzschutz-Wirkung des Betacarotins.

Auch beim Knoblauch heißt es »Gewusst-wie«. Nach dem Verzehr einer Zehe am Stück würden Sie vor allem intensiv riechen, aber Ihre Gesundheit hätte nicht allzu viel davon. Die gesundheitsfördernden Bestandteile im Knoblauch können sich viel besser entfalten, wenn Sie die Zehe fein hacken. Und die Liste der heilkräftigen Nahrungsmittel ist noch lang …

Dieses Buch gibt Ihnen praktische Hilfestellung, wie Sie Ihre Gesundheit auf natürliche Weise selbst beeinflussen können. Sie finden darin druckfrisch den aktuellen Wissensstand. Also beißen Sie in einen Apfel, fangen Sie an zu lesen – und essen Sie sich gesund!

Die Herausgeber

Freunde und Feinde Ihrer Gesundheit

Antioxidanzien

Die Leibwächter Ihrer Zellen

Heilwirkung Vorbeugung von Herzkrankheiten und Makuladegeneration, Schutz vor bestimmten Krebsarten sowie vor Muskelschmerzen.

Antioxidanzien sind die Kamikaze-Vitamine im Dienst unserer Gesundheit. Wir erinnern uns: Jene japanischen Luftwaffenpiloten opferten sich im Zweiten Weltkrieg für die Verteidigung ihres Inselstaates, indem sie sich mit ihren Bombern auf feindliche Kriegsschiffe stürzten. Genauso entschlossen wehren die Antioxidanzien täglich etwa 10 000 Attacken auf unsere Körperzellen ab.

Die Angreifer sind sogenannte freie Radikale – Sauerstoffmoleküle, die aufgrund von Lichteinwirkung, Umweltverschmutzung oder Alterung ein Elektron verloren haben und deshalb den intakten Körperzellen ein Elektron »entreißen« wollen. Davor schützen die Antioxidanzien, indem sie den Sauerstoffmolekülen ihre Elektronen »opfern«. Sie verhindern damit, dass die Körperzellen oxidierten und somit selbst zu freien Radikalen werden. Denn damit käme eine Kettenreaktion in Gang, die irreparable Schäden anrichten kann: An den durch freie Radikale geschädigten Zellwänden der Blutgefäße kann sich das gefährliche LDL-Cholesterin ablagern. Die Folgen sind Arterienverkalkung und Herzkrankheiten. Im Zellkern können die freien Radikale die Erbinformation DNS verändern und dadurch Krebs auslösen. Auch Grauer Star und Makuladegeneration, die häufigsten Ursachen von Erblindung bei Menschen über 50, können auf den Einfluss der freien Radikale zurückgehen. Und nach Ansicht vieler Wissenschaftler sind die »Elektronenräuber« hauptverantwortlich für den Alterungsprozess an sich.

Um diese Kettenreaktion zu stoppen, treten die »Radikalenfänger« an. Immer wenn Sie Obst, Gemüse oder andere antioxidanzienreiche Lebensmittel essen, gelangen die »Leibwächter« mit dem Blut zu den Körperzellen, um dort die freien Radikale zu neutralisieren, das heißt unschädlich zu machen.

Die großen Drei

Neben den freien Radikalen werden in unserem Organismus zwar auch Antioxidanzien freigesetzt – zum Beispiel spezielle Enzyme –, doch die körpereigenen Zellschützer sind dem Ansturm der freien Radikale nicht immer gewachsen.

Bei besonderen Belastungen, beispielsweise durch Autoabgase, Zigarettenrauch, aber auch bei körperlicher Anstrengung, brauchen sie Verstärkung von außen. Und glücklicherweise versiegt der Nachschub nie, da unsere Nahrungsmittel Hunderte von natürlichen Inhaltsstoffen enthalten, die als Antioxidanzien wirken. Sie müssen sie nur essen.

Drei davon sind heute besonders gut erforscht: Die Vitamine C und E sowie das Betacarotin.

Alfred Ordmann, Professor für Biochemie am Beloit College in Wisconsin, bestätigt: »Antioxidanzien können das Risiko, krank zu werden, erheblich verringern. Sie spielen mit Sicherheit eine entscheidende Rolle in der Vorbeugung aller möglichen Krankheiten. Die wissenschaftlichen Beweise dafür sind schlichtweg überwältigend.«

Vitamin C

Wie Marinesoldaten patrouillieren die Vitamin C- oder Ascorbinsäuremoleküle auf der Suche nach freien Radikalen durch unsere Körperflüssigkeiten. Je mehr Vitamin C Sie mit der Nahrung aufnehmen, desto mehr schädigende freie Radikale können im Blut und anderen wässrigen Milieus, zum Beispiel in den Lungen oder Augen, eingefangen werden.

Eine wichtige Eigenschaft dieses wasserlöslichen Antioxidans, das in tropischen Früchten, Zitrusfrüchten, roter Paprika und Brokkoli vorkommt, ist seine Sofortwirkung: Vitamin C blockiert freie Radikale, bevor andere Antioxidanzien auf den Plan treten.

Dass Vitamin C offenbar auch die Folgen des Älterwerdens abschwächen kann, macht es zu einem der interessantesten Stoffe überhaupt. »Wissenschaftliche Studien haben einen Zusammenhang zwischen Vitamin-C-Aufnahme und Sterblichkeitsrate gezeigt«, sagt Professor James Enstrom von der Universität Kalifornien in Los Angeles.

So ergab eine Untersuchung des Ernährungsverhaltens von 11 348 Menschen zwischen 25 und 74 Jahren: Männer, die zehn Jahre lang täglich mehr als 300 Milligramm Vitamin C – sowohl aus der Nahrung als auch über Nahrungsergänzungspräparate – aufnahmen, hatten ein um 42 Prozent geringeres Risiko, an Herzkrankheiten zu sterben, als diejenigen, die weniger oder kein Vitamin C aufnahmen. Bei den Frauen lag die Sterberate um 25 Prozent niedriger. Selbst bei einer täglichen Vitamin-C-Dosis von weniger als 50 Milligramm lag das Risiko der tödlichen Herzkrankheiten bei Männern im Vergleich um sechs, bei Frauen noch um zehn Prozent niedriger.

Wissenschaftlich allgemein anerkannt ist auch, dass Vitamin C, wie auch die meisten anderen Antioxidanzien, vor Krebs, insbesondere Magenkrebs, schützen kann. Einer vergleichenden Studie über 25 Jahre in sieben Ländern zufolge, verringert sich das Risiko, an Magenkrebs zu sterben, umso mehr, je mehr Vitamin C aufgenommen wird.

Robert R. Jenkins, Biologieprofessor am Ithaca College in New York, schränkt allerdings ein: »60 Milligramm Vitamin C pro Tag mag zwar zu wenig sein, doch mehr als 1000 Milligramm sollten Sie nicht aufnehmen, um Ihren Stoffwechsel nicht durcheinanderzubringen.« Doktor Ordmann empfiehlt eine Dosis von 500 Milligramm zweimal täglich, damit der Organismus stets die optimale Menge Vitamin C zur Verfügung hat. Seiner Meinung nach sollten Sie so viel Vitamin-C-reiche Lebensmittel essen wie möglich.

Für Raucher ist ausreichend Vitamin C besonders wichtig. Denn durch eine einzige Zigarette entstehen so viele freie Radikale, dass ihr Körper etwa 20 Milligramm Vitamin C benötigt, um sie unschädlich zu machen. Dasselbe gilt auch beim Passivrauchen.

Vitamin E

Tocopherol, Oberbegriff für die fettlöslichen E-Vitamine, ist ein effektives Mittel gegen Herzkrankheiten. Das »schlechte« LDL-Cholesterin nämlich wird von dem fettlöslichen Vitamin an der Oxidation und der Ablagerung an den Arterieninnenwänden gehindert.

Die Auswertung der Ernährungsgewohnheiten mehrerer zehntausend Menschen im Hinblick auf Vitamin E spricht für diesen Effekt. In einer Studie mit 80 000 Krankenschwestern etwa, stellten die Forscher fest: Bei täglicher Einnahme der höchstmöglichen Vitamin-E-Dosis – ungefähr 200 internationale Einheiten – sank die Wahrscheinlichkeit, herzkrank zu werden, um ein Drittel gegenüber Vergleichspersonen, die pro Tag nur drei internationale Vitamin-E-Einheiten bekamen.

Nach einer Studie der Universität New York kann ein hoher Vitamin-E-Spiegel auch das Brustkrebsrisiko senken. Diesen Schluss zogen die Wissenschaftler aus Untersuchungen an Frauen, in deren Familien bereits Brustkrebs aufgetreten war. Bei den Frauen, die einen konstant hohen Vitamin-E-Spiegel hatten, brach die Krankheit deutlich seltener aus als bei jenen mit wenig Vitamin E.

Doch auch Männer sollten unbedingt genügend Vitamin E – das vor allem in pflanzlichen Ölen, Weizenkeimen und Sonnenblumenkernen enthalten ist – mit der Nahrung aufnehmen. Über 50 Prozent der männlichen Diabetiker haben beispielsweise Erektionsprobleme, weil freie Radikale die Gefäße schädigen, die den Penis mit Blut versorgen. Untersuchungen zufolge kann das Blut bei ausreichender Vitamin-E-Versorgung dagegen ungehindert durch diese Arterien fließen.

In Kombination mit Vitamin C erhöht sich die Wirkung des Tocopherols noch zusätzlich, wie der Biochemiker Dr. Ordmann erklärt: »Das Vitamin C hilft dem Vitamin E wieder auf die Beine, nachdem dieses von den freien Radikalen oxidiert wurde. Es wird durch das Vitamin C regeneriert und aufs Neue einsatzfähig.«

Der größtmögliche Nutzen sei aus Vitamin E zu ziehen, wenn man die übliche Einnahmeempfehlung von 30 internationalen Einheiten pro Tag auf bis zu 400 steigere, meint der Mediziner.

Betacarotin und seine »Freunde«

Der rotgelbe Pflanzenfarbstoff, der im Körper zu Vitamin A umgewandelt wird, war in den letzten Jahrzehnten ausgesprochen umstritten: Erst hochgelobt als möglicher Schutz gegen Herzkrankheiten und Krebs, dann – als Nahrungsergänzung eingenommen – im Verdacht, ein Risikofaktor für eben diese Krankheiten zu sein.

Inzwischen hat der Fortschritt in der medizinischen Forschung diesem rätselhaften Antioxidans allmählich wieder zu einem besseren Ruf verholfen. Dr. Ordmann fasst zusammen: »Wer gern und viel Obst, Gemüse, speziell Karotten isst, ist mit einer Reihe wichtiger Mikronährstoffe ausreichend versorgt.« Ein »Gemüsemuffel« sollte dagegen qualitativ hochwertige Nahrungsergänzungsmittel zu sich nehmen, das heißt keine synthetischen Stoffe, sondern nur solche aus biogen gewachsenem Material.

Warum ist das Betacarotin natürlichen Ursprungs besser? Fachleute vermuten, dass in den Pflanzen eine Kombination mit mehr als 500 verwandten Verbindungen, den Karotinoiden, vorliegt. Möglicherweise ist es gerade diese Kombination, die den gesundheitlichen Nutzen ausmacht.

Ein Beispiel dafür ist Lykopin. Auch wenn es kein »Krebsmittel« ist, kann es im natürlichen Verbund mit Betacarotin bei einer Krebstherapie unterstützend wirken.

Dass Karotten wirklich gut für die Augen sind, bestätigt dieses Untersuchungsergebnis: Das Risiko einer Makuladegeneration verringerte sich bei den Teilnehmern einer Studie mit dem höchsten Karotinoid-Spiegel gegenüber denen mit niedrigerem um ein Drittel bis 50 Prozent.

Achten Sie also beim nächsten Einkauf auf eine bunte Auswahl an karotinoidreichen Nahrungsmitteln wie Spinat und anderer dunkelgrüner Blattgemüse sowie dunkelorangem Obst und Gemüse wie Kürbis, Kartoffeln, Karotten oder Melone.

Gute Vitamin-E-Quellen sind Pflanzenöle, Nüsse, Samen und Weizenkeime, wobei sich der Bedarf jedoch schwer über die Nahrung allein decken lässt.

Das Zusammenwirken der Antioxidanzien

Obwohl sie auch einzeln Gutes tun, sind Antioxidanzien echte »Teamplayer«. Aufeinander abgestimmt wie die Musiker in einem Orchester, erbringen sie gemeinsam Bestleistungen.

In Schottland wurde 50 Testpersonen ein Antioxidanzien-Cocktail von 100 Milligramm Betacarotin verabreicht, während 50 andere Probanden Pillen ohne Wirkstoffe einnahmen. Im Vergleich wiesen die Leukozyten (weißen Blutkörperchen) im Blut der ersten Gruppe nach 20 Wochen um ein Drittel geringere Schäden der Erbinformation DNS auf.

Ein wichtiges Ergebnis, denn eine geschädigte DNS kann krebserregend sein.

DIE BESTEN QUELLEN

Obst und Gemüse sind generell hervorragende Antioxidanzien-Spender. Aber welche sind die besten? Eine Liste von Nahrungsmitteln mit besonders hohem Vitamin-C- und Betacarotingehalt haben Experten der Bostoner Tufts Universität zusammengestellt:

Nahrungsmittel jeweils 100 g	Vitamin C (in mg)	Betacarotin (in mg)
Brokkoli, gekocht	60	430
Rosenkohl, gekocht	60	230
Zucchini	6	210
Honigmelone	25	1750
Kiwi	80	50
Orange	53	120
Papaya	64	948
Erdbeeren	60	40
Süßkartoffel, gebacken	25	4000
Rote Paprika	165	3480
Wassermelone	11	288

Und einer amerikanischen Studie an 11 178 Senioren zwischen 67 und 105 Jahren zufolge gibt es vielleicht kein besseres Herztonikum als den täglichen Vitamin-C/E-Stoß. Denn bei denjenigen Testpersonen, die diese Vitamin-Kombination im Verhältnis eins zu zwei einnahmen, reduzierte sich das Risiko tödlicher Herzkrankheiten auf die Hälfte.

Offenkundig sind Antioxidanzien natürliche Feinde einiger schwerer Krankheiten. Doch auch bei einem einfachen Muskelkater können sie hilfreich sein. Vitamin E scheint die Beschwerden zu lindern, weil es die Verursacher, die freien Radikale, abfängt.

Diese Erfahrung machten einige untrainierte Versuchspersonen am eigenen Leib, nachdem sie intensiv Sport getrieben hatten.

FRUCHTIGER SCHUTZ

Wenn Ihr Partner Ihnen das nächste Mal böse Blicke zuwirft, weil Sie ein Stück Erdbeerkuchen stibitzen, sagen Sie einfach, Sie würden damit die freien Radikale bekämpfen. Vielleicht ernten Sie dann einen skeptischen Blick, aber Sie haben die Wahrheit gesagt.

Schließlich haben Wissenschaftler an der Bostoner Tufts Universität herausgefunden, dass Erdbeeren zwölf anderen Obstsorten und fünf Fruchtsäften im Kampf gegen die freien Radikale haushoch überlegen waren.

Mit einer halben Tasse davon decken Sie bereits mehr als 70 Prozent Ihres täglichen Vitamin-C-Bedarfs. Außerdem essen Sie eine Vielzahl weiterer Antioxidanzien mit, wie zum Beispiel die sogenannte Ellagsäure.

In Sachen »fruchtiger Schutz« schnitten auch Pflaumen, Orangen, rote Trauben und Kiwis sehr gut ab.

Der Rest der Truppe

Die Vitamine C und E sowie Betacarotin sind zwar die am besten erforschten Antioxidanzien, stellen aber nur einen Bruchteil der vielen heilenden Inhaltsstoffe in unseren Nahrungsmitteln dar.

Ebenso wirkungsvoll wie die Antioxidanzien sind zum Beispiel die Mineralien Selen und Zink. Dasselbe gilt für die Phenole in Grünem Tee und die Flavonoide im Rotwein.

Dazu nochmals Dr. Ordmann: »Zur ausreichenden Versorgung mit allen gesundheitsfördernden Antioxidanzien sollte jeder mindestens fünfmal täglich Obst und Gemüse essen. Auf Nahrungsergänzungspräparate sollte man höchstens im Fall von Vitamin C und E zurückgreifen. Nur diese sind in klinischen Langzeitstudien auf ihre Unbedenklichkeit geprüft worden.«

Ballaststoffe

Die ultimativen Heilmittel

Heilwirkung Senken den Cholesterinspiegel, beugen Herzerkrankungen und Krebs vor, verhindern Verstopfung.

Mit dem Aufkommen der industriellen Nahrungsmittelproduktion im vorigen Jahrhundert begann auch die sogenannte Veredelung unserer Lebensmittel. So wurden beim Getreidekorn die äußeren Schichten entfernt, um daraus weißes Auszugsmehl zu mahlen, und das daraus gebackene Brot wurde von den Verbrauchern der leichteren Beschaffenheit und des Geschmacks wegen bevorzugt. Schnell kamen immer mehr industriell verarbeitete Lebensmittel auf den Markt, die Vollkorngetreide, Obst, Gemüse und Hülsenfrüchte zunehmend verdrängten. Dass diese modernen Nahrungsmittel praktisch keine Ballaststoffe mehr enthielten, schien nicht weiter störend. Schließlich hatten die unverdaulichen Fasern keinerlei Nährwert und verließen den Körper auf direktem Wege über den Verdauungstrakt.

Erst in den 1960er-Jahren entdeckten die Wissenschaftler, dass an den Ballaststoffen doch etwas dran sein musste. Denn überall in den westlichen Industrieländern häuften sich inzwischen Diabetes, Herzerkrankungen und Krebs. Zivilisationskrankheiten, die in Ländern mit ausgiebigem Ballaststoffverzehr dagegen kaum bekannt waren. Mit einem Mal erschienen die modernen, ballaststofffrei veredelten Nahrungsmittel gar nicht mehr so fortschrittlich.

Zweifacher Schutz

Was aber macht die unverdaulichen Pflanzenfasern so gesund? Eben die Tatsache, dass sie unverdaulich sind und somit gewissermaßen unversehrt durch unseren Körper wandern. Dabei werden sie zwar nicht von den menschlichen Verdauungsenzymen aufgeschlossen, aber von den Bakterien der Darmflora teilweise abgebaut.

Ernährungswissenschaftler wie Dr. Barbara Harland unterscheiden zwischen zwei Arten von Ballaststoffen. Den wasserlöslichen Quellstoffen und den wasserunlöslichen Füllstoffen, die in den meisten Lebensmitteln in unterschiedlichen Mengenanteilen vorkommen. Äpfel zum Beispiel enthalten hauptsächlich lösliche Fasern, Getreide dagegen vor allem unlösliche. Während Letzteren eine vorbeugende Wirkung besonders vor Dickdarmkrebs zugeschrieben wird, helfen die löslichen Pflanzenfasern vor allem bei einem hohen Cholesterinspiegel. Allerdings, so Dr. Harland, müssen Sie sich über diese Unterschiede keine Gedanken machen, wenn Sie reichlich Obst, Gemüse, Vollkornprodukte und Hülsenfrüchte essen. »So profitieren Sie automatisch am meisten«, sagt die Expertin.

Lösliche Fasern – eine lebensnotwendige Barriere

Vieles, was uns krank macht, seien es Umweltgifte oder zu viel Cholesterin, greift den Organismus vom Verdauungstrakt her an. Essen wir zum Beispiel ein Steak, so gelangen Fett- und Cholesterinmoleküle durch die Darmwand ins Blut. Oder angenommen, der Stuhl enthält eine Substanz, die beim Kontakt mit der Darmwand deren empfindliche Zellen schädigt und damit im schlimmsten Fall Darmkrebs auslöst.

Hier kommen die löslichen Pflanzenfasern ins Spiel. Indem sie nämlich im Darm zu einem dickflüssigen Gel aufquellen, überziehen sie dessen Wand mit einer Art Schutzschicht. »Wenn Sie also Steak mit Bohnen essen, welche den besagten Schutzfilm im Verdauungstrakt bilden, werden Cholesterinmoleküle nicht vollständig resorbiert«, veranschaulicht die Ernährungswissenschaftlerin

Ballaststoffe   35

Dr. Beth Kunkel, »sondern mitsamt den Ballaststoffen über den Stuhl ausgeschieden.«

Studien zufolge sinkt das Risiko, am Herzen zu erkranken, mit steigender Aufnahme der löslichen Fasern. So stellten Wissenschaftler aus Harvard fest, dass täglich sieben Gramm Ballaststoffe das Risiko für Herzkrankheiten mit tödlichem Verlauf gegenüber einer täglichen Aufnahme von nur vier Gramm um 40 Prozent senkten.

Weil Ballaststoffe zu einer verzögerten Entleerung des Magens führen und die Nährstoffe in Anwesenheit der löslichen Fasern langsamer resorbiert werden, stellt sich noch ein weiterer Effekt ein: Nach einer ballaststoffreichen Mahlzeit hält das Sättigungsgefühl länger an. Man bekommt also erst später wieder Hunger – ein Beitrag zur schlanken Linie

Unlösliche Fasern – der Schwamm im Darm

Weil die unlöslichen Ballaststoffe den Verdauungstrakt nahezu unversehrt durchlaufen, wurden sie im Hinblick auf gesunde Ernährung früher von den Ärzten als unbedeutend eingestuft. Tatsächlich aber sind die harten Fasern unglaublich saugfähig und nehmen ein Vielfaches ihres eigenen Gewichtes an Wasser auf. Dadurch vergrößern sie das Stuhlvolumen und erleichtern die Ausscheidung. Darum empfehlen die Ärzte von heute ihren Patienten bei Verstopfung und anderen Verdauungsbeschwerden eine ballaststoffreiche Kost.

Und die unlöslichen Fasern sind noch auf andere Weise hilfreich: Durch das vergrößerte Stuhlvolumen wird die Darmtätigkeit angeregt und damit die Ausscheidung beschleunigt. Krebserregende oder andere problematische Stoffe, die im Stuhl enthalten sein könnten, haben dadurch wenig Zeit, Zellschäden zu verursachen und die Krankheit möglicherweise auszulösen, sagt Dr. Kunkel.

Die Auswertung von dreizehn Studien durch kanadische Krebsspezialisten ergab, dass von mehr als 15 000 Probanden diejenigen mit der ballaststoffreichsten Ernährung ein um mindestens 26 Prozent geringeres Risiko hatten, an Dickdarmkrebs zu erkranken. Den Wissenschaftlern zufolge können zusätzliche 13 Gramm Ballaststoffe pro Tag das Risiko um ganze 31 Prozent senken.

Und nicht nur die Gesundheit des Dickdarms profitiert von den unlöslichen Fasern. Nach den Erkenntnissen der Forschung sind sie auch ein begrenzender Faktor bei Brustkrebs. So ergab eine Untersuchung an kanadischen Frauen, dass eine Ballaststoffaufnahme von täglich 28 Gramm das Brustkrebsrisiko um etwa 38 Prozent senkte gegenüber einer Aufnahme von nur 40 Gramm pro Tag. Die Erklärung: Die Pflanzenfasern binden unter anderem auch Östrogen im Verdauungstrakt, begrenzen also dessen Ausbreitung im Körper. Das Risiko, an Brustkrebs zu erkranken, ist aber umso geringer, je weniger Frauen diesem Hormon ausgesetzt sind.

Bleiben Sie schlank

Obgleich die beiden Faserarten auf unterschiedliche Art wirken, lassen sich ihrer beider Talente zum Zwecke des Abnehmens trefflich nutzen. Gerade wenn bislang alle Versuche, überflüssige Pfunde loszuwerden, misslungen oder gar mit noch mehr Übergewicht geendet haben sollten. »Mithilfe der Ballaststoffe«, so Dr. Harland, »können Sie Ihr Gewicht wirksam kontrollieren.« Durch den eintretenden Sättigungseffekt bei ballaststoffreicher Ernährung essen Sie nämlich automatisch weniger. Durch mehr Ballaststoffe in Ihrer Ernährung nehmen Sie also nicht nur ab, sondern es wird Ihnen auch leichter fallen, Ihr Gewicht zu halten. Dies »besorgen« im Wesentlichen die Pflanzensubstanzen »Chitosan« und »Glucomannan«, übrigens als Ergänzungsmittel zu kaufen.

AUGEN AUF!

Gasentwicklung

Der einzige Nachteil der gesundheitsfördernden Pflanzenfasern mag sein, dass sie Blähungen verursachen können; besonders, wenn man zu viel davon zu sich nimmt und wenn zu hastig gegessen wird. Dr. Barbara Harland erklärt, warum: Weil die Ballaststoffe nicht verdaut werden, sondern fermentiert (das heißt, von Darmbakterien teilweise abgebaut), entwickeln sich Gase. Vor allem, bis sich der Verdauungstrakt an eine ballaststoffreiche Kost gewöhnt hat. In der Umstellungsphase sollten Sie daher die Ballaststoffmenge allmählich steigern. Beginnen Sie beispielsweise mit fünf Gramm täglich (was einer halben Tasse Himbeeren oder ein paar Erbsen entspricht).

Wenn sich Ihr Körper nach einigen Tagen auf diese Menge eingestellt hat, erhöhen Sie auf weitere zehn Gramm pro Tag. Geben Sie sich also Zeit, und gehen Sie einige Wochen lang so vor. Dann werden Sie schon bald keine Beschwerden mehr haben.

Was den Unterschied ausmacht

Ballaststoffreiche Nahrungsmittel stehen oft in dem Ruf, trocken, schwer oder gar geschmacklos zu sein. Dabei gehören gerade so schmackhafte Lebensmittel wie Obst, frisch gebackenes Brot oder gar gebackene Bohnen zu den besten Ballaststofflieferanten. Die Ernährungsexpertin Dr. Barbara Harland gibt Ihnen im Folgenden Tipps, wie Sie die tägliche Empfehlung von 25 Gramm einfach umsetzen können:

Starten Sie mit Müsli in den Tag. Frühstücksflocken-Fertigmischungen gelten in puncto Nährwert als Leichtgewichte, sind aber reich an Ballaststoffen. Eine Portion von etwa einem Schälchen Weizenflocken enthält zum Beispiel drei Gramm davon. Die gleiche Menge Haferflocken bringt es auf zwei Gramm.

Halten Sie sich an Vollkornprodukte. Weißbrot, geschälter Reis, und andere industriell verarbeitete Lebensmittel enthalten im Gegensatz zu Vollkorngetreideprodukten nur noch sehr wenig Ballaststoffe. Kaufen Sie also besser gezielt Produkte ein, die als vollwertig gekennzeichnet sind.

Die richtige Mischung macht's. Um Ihrem Körper lösliche und unlösliche Fasern im richtigen Verhältnis zuzuführen, sollten Sie nach Möglichkeit Lebensmittel aus verschiedenen Getreidesorten zu sich nehmen. Haferprodukte beispielsweise enthalten die meisten löslichen Faserstoffe, Weizen und Reis dagegen die meisten unlöslichen Faserstoffe.

Ballaststoffe 39

BALLASTSTOFFE SATT

Nach dem Gesundheitsrezept schlechthin gefragt, wird Ihr Arzt wahrscheinlich Ballaststoffe nennen. Sie sind fast überall enthalten, sodass es nicht schwer ist, den Tagesbedarf von 25 Gramm zu decken. Die Ballaststoff-Spitzenreiter sind:

Nahrungsmittel	Menge	Lösliche	Unlösliche Fasern (Gramm)	Gesamt-gehalt
Cerealien Müsli/Frühstücks-flocken, verschie-dene Hersteller		0,4–3,0	2,0–12,8	4,3–13,8
Obst				
Äpfel	1 Stck.	1,0	1,8	2,8
Avocado, püriert	30 g	2,0	4,8	6,8
Brombeeren	30 g	0,7	1,8	2,5
Feigen, getrocknet	2 Stck.	1,5	2,0	3,5
Stachelbeeren	30 g	0,7	1,2	2,9
Guave	1 Stck.	0,8	3,8	4,6
Kiwi	1 Stck.	0,7	1,0	1,7
Mango	½ Stck.	1,7	1,2	2,9
Pflaumen, getrock-net und gekocht ohne Stein	30 g	2,3	118	4,1
Himbeeren	30 g	0,5	1,1	1,6
Getreideprodukte				
Gerstengraupen	75 g	1,8	2,7	4,5
Langkornreis, ungeschält	50 g	0,2	1,6	1,8

Nahrungsmittel	Menge	Lösliche	Unlösliche Fasern (Gramm)	Gesamt-gehalt
Bulgur	50 g	0,7	3,4	4,1
Roggenmehl	2 ½ Teelöffel	0,8	1,8	2,6
Weizenkeime	4 ½ Teelöffel	1,0	4,2	5,2
Vollkornmakkaroni	50 g	0,4	1,7	2,1
Vollkornspaghetti	50 g	0,6	2,1	2,7
Hülsenfrüchte				
Schwarze Bohnen	75 g	2,4	3,7	6,1
Riesenbohnen	75 g	2,7	4,2	6,9
Kidneybohnen	75 g	2,8	4,1	6,9
Linsen	75 g	0,6	4,6	5,2
Mungobohnen	75 g	0,7	2,6	3,3
Erdbohnen	75 g	2,2	4,3	6,5
Pintobohnen	75 g	1,9	4,0	5,9
Erbsen	60 g	1,1	2,0	3,1
Gemüse				
Artischocken	½	2,2	4,3	6,5
Brokkoli, gekocht	80 g	1,2	1,2	2,4
Rosenkohl, frisch oder tiefgefroren	80 g	2,0	1,8	3,8
Karotten, gekocht	70 g	1,1	0,9	2,0
Selleriewurzel	½	1,9	1,2	3,1
Pastinaken	70 g	1,8	1,5	3,3
Süßkartoffeln, püriert	70 g	1,8	2,3	4,1
Rüben	70 g	1,7	3,1	4,8

Holen Sie das Beste aus der Nahrung. Auch Obst und Gemüse sind reich an Ballaststoffen. Mehrmals täglich gegessen, liefern sie einen Großteil des Bedarfes. 100

Gramm Rosenkohl enthalten zum Beispiel mehr als drei Gramm Ballaststoffe, 150 Gramm Himbeeren bringen es immerhin auf mehr als vier Gramm.

Essen Sie die Schale mit. Wie im Fall von Kartoffeln, Obst und Gemüsen sitzen die Ballaststoffe meist in der Schale. Statt sie wegzuwerfen, sollten Sie die Schale also möglichst mitessen.

Heben Sie den Stiel auf. Bei der Zubereitung von Brokkoli oder Spargel schneiden wir normalerweise die Stiele ab. Aber gerade dort verbergen sich die meisten Ballaststoffe. Auch wenn die faserigen Teile nicht direkt auf den Teller kommen, so eignen sie sich klein geschnitten noch als Einlage zu Suppen, Eintöpfen oder Saucen.

Greifen Sie öfter zu Bohnen und Erbsen. Egal ob in der Dose oder getrocknet, Bohnen und Erbsen gehören zu den besten Ballaststofflieferanten überhaupt. 100 Gramm Erbsen enthalten zum Beispiel sechs Gramm der Pflanzenfasern, die gleiche Menge Limabohnen acht.

Fettersatzstoffe

Besser als das Original

Nichts geht über den Geschmack eines saftigen Hamburgers, den Duft von frischem Gebäck oder das Gefühl von cremigem Eis, das auf der Zunge zergeht. Eigenschaften, die diese Lebensmittel vor allem einer Zutat verdanken: dem Fett. Das Tüpfelchen auf dem »i« ist Fett leider noch in anderer Hinsicht: Es ist nicht nur Hauptgrund für Übergewicht, sondern auch wichtigster Risikofaktor für Fettsucht, Bluthochdruck, Herzkrankheiten, Schlaganfall, Diabetes und sogar Krebs. Gute Gründe also, über Möglichkeiten über den Ersatz von Fett nachzudenken.

Fachleute glauben sogar, dass schon winzige Mengen Fett die Blutwerte der gefährlichen Triglyceride erhöhen können. In einer entsprechenden Studie an der Universität von West Lafayette, Indiana, bekam eine Gruppe von Testpersonen Cracker mit fetthaltigem Streichkäse. Die Vergleichsgruppe erhielt dagegen Cracker mit fettfreiem Streichkäse. Nachdem die Probanden die Cracker gekaut und anschließend wieder ausgespuckt hatten, wies die erste Gruppe einen fast doppelt so hohen Triglycerid-Spiegel im Blut auf wie die zweite.

Kein Wunder also, dass die Lebensmittelchemiker fieberhaft an immer neuen Fettersatzstoffen arbeiten – die wir ihnen geradezu aus den Händen reißen. Solche neuartigen Produkte können aber kein Ersatz für eine gesunde Ernährung mit natürlichen fettarmen Lebensmitteln wie Obst, Gemüse und Getreide sein. Auf eine ausgewogene Ernährung sollten Sie in jedem Fall achten. Die Fettersatzstoffe können aber doch dazu beitragen, unseren Speiseplan sozusagen zu entfetten. »Die versteckten Fette, die normalerweise in vielen Lebensmitteln, zum Beispiel in Käse oder Salatsaucen, enthalten sind, werden dadurch reduziert«, meint die Ernährungsexpertin Christina M. Stark von der Cornell Universität in New York.

Das Schlechte verbessern

Es gibt viele verschiedene Fettersatzstoffe. Einige davon bestehen lediglich aus Kohlenhydraten und Eiweißen, die so verarbeitet wurden, dass sie sich im Mund ähnlich wie Fett anfühlen.

Andere sind chemisch veränderte Fettmoleküle, welche die Darmwand nicht durchdringen und somit nicht ins Blut gelangen können. Dieser Typ wird in der Lebensmittelindustrie für Chips, Desserts und andere fettige Fertigprodukte verwendet.

Zwei Teelöffel eines fettfreien Dressings zum Beispiel sparen im Gegensatz zu einer konventionellen Salatsauce elf Gramm Fett und mehr als 100 Kalorien ein. Bei einem Käse-Sandwich essen Sie in der fettfreien Variante fünf Gramm Fett und 40 Kalorien weniger.

Füllstoffe

Die falschen Fette der ersten Generation waren ursprünglich Kohlenhydrate. Als Dextrin, Maltodextrin, modifizierte Stärke und Polydextrose finden wir sie in fettarmen Produkten wieder. Ein Gramm davon enthält nämlich höchstens vier Kalorien (zum Vergleich: Fett enthält neun Kalorien).

Weil diese Zusatzstoffe zudem ein Vielfaches ihres eigenen Gewichtes an Wasser speichern können, sollen sie unter anderem das Austrocknen von Fertigbackwaren verhindern.

Für Professor Mark Kantor von der Universität Maryland sind die Fettersatzstoffe auf Kohlenhydratbasis allerdings aus einem noch ganz anderen Grund die bessere und gesündere Wahl: »Durch ihren hohen Ballaststoffgehalt helfen sie nicht nur bei der Gewichtskontrolle, sondern können auch zur Senkung des Cholesterinspiegels beitragen.«

Eine Untersuchung an Patienten mit leicht erhöhtem Cholesterinspiegel demonstriert diesen gesundheitlichen Nebeneffekt: Nach fünfwöchiger Einnahme eines solchen Fettersatzstoffes zu jeder Mahlzeit fiel der Cholesterinspiegel der Testpersonen um 15 Prozent, ihr systolischer Blutdruck normalisierte sich, und ihr Blutzucker erreichte gleichmäßige Werte.

Eiscreme-Klone

Den unvergleichlich cremigen Schmelz verdankt Eiscreme normalerweise dem hohen Fettgehalt. Die kalorienarme Imitation dieses Gefühls im Mund verdanken wir der Lebensmittelindustrie.

Mikroskopisch kleine Milcheiweiß- oder Eiweißpartikel – auf dem Markt zum Beispiel unter dem Markennamen »Simplesse« – ersetzen Fett außerdem in Butter, Sauerrahm, Joghurt, Mayonnaise und anderen Produkten von cremiger Konsistenz.

Auch dieser Typ Fettersatzstoffe hat zum Teil nützliche Nebenwirkungen. Laut Dr. Kantor können die enthaltenen Proteine bedingt zur Muskel- und Hormonbildung sowie zur Infektionsabwehr beitragen. Ein Effekt, der bei Protein-Mischungen pflanzlichen und tierischen Ursprungs mit Stärke – wie sie beispielsweise in Tiefkühl-Desserts oder Backwaren verwendet werden – allerdings nicht mehr nachweisbar ist.

In die Bratpfanne

Die falschen Fette der ersten Generation konnte man wegen ihres hohen Schmelzpunktes noch nicht zum Braten und Frittieren verwenden. Mit der Erfindung von »Olestra« wurde dieses Problem beseitigt. Dafür handelte man sich andere Nachteile ein.

Die Moleküle dieses künstlichen Fettes sind so groß und miteinander verknüpft, dass unsere Verdauungsenzyme sie nicht aufspalten können. Unverdaut und ohne Kalorien abzuladen, wird Olestra deshalb wieder ausgeschieden. Einer der unerwünschten Nebeneffekte: Bereits in kleinen Mengen aufgenommen, bindet Olestra nicht nur die fettlöslichen Vitamine A, D, E und K, sondern auch sekundäre Pflanzenstoffe aus der Nahrung. (In einer Studie wurde ein Rückgang von Betacarotin um 34 Prozent und von Lykopin um 52 Prozent festgestellt). »Das aber bedeutet einen Verlust der Schutzwirkung vor Krankheiten am Herzen und am Auge sowie vor Krebs«, erklärt Dr. Kantor, »zumal die meisten ohnehin zu wenig dieser pflanzlichen Schutzstoffe essen.« Wer durch Olestra schlank werden will, muss zudem Verdauungsbeschwerden, flüssigen Stuhl und Magenkrämpfe in Kauf nehmen. Als dauerhafter Fettersatz sei Olestra daher nicht geeignet, sondern nur zum gelegentlichen Verzehr, resümiert die Ernährungswissenschaftlerin Christina M. Stark.

Flavonoide

Die heilenden Pigmente

Heilwirkung Schützen vor Herzkrankheiten, helfen bei Funktionsstörungen der Leber und unterbinden das Wachstum von Krebstumoren.

Als die ersten Bootsladungen Tee in England ankamen, priesen sie die Händler an wie Schlangenöl: »Kuriert garantiert alle Leiden von Migräne, Lethargie und Schläfrigkeit über Lähmungen und Schwindel bis zu Epilepsie, Koliken, Gallensteinen und Schwindsucht!«

Der Tee ging weg wie warme Semmeln, bescherte den Menschen aber natürlich keines der versprochenen medizinischen Wunder. Trotzdem hätte ihnen gar nichts besseres passieren können. Denn Tee enthält, wie auch Obst und Gemüse, wie zum Beispiel Äpfel, Zwiebeln, Preiselbeeren, Brokkoli oder Grapefruit, winzige Flavonoid-Kristalle.

Und diese Verbindungen beugen ganz offensichtlich einigen ernsten Krankheiten, zum Beispiel der Leber und des Herzens, vor. Den Nahrungsmitteln verleihen sie außerdem ihre appetitliche Farbe.

Was die Flavonoide so gesund macht, sind ihre antioxidativen Eigenschaften: Antioxidanzien (→ Seite 24 ff.) neutralisieren die aggressiven Sauerstoffmoleküle im Körper – die sogenannten freien Radikale – und unterbinden damit Gewebezerstörung und das Entstehen von Krankheiten.

»Man hört viel über die antioxidative Wirkung der Vitamine C und E sowie Betacarotin«, sagt der Mediziner Dr. Elliott Middleton, »doch was die Flavonoide betrifft, hat die Forschung gerade erst angefangen.« Hier gibt es also noch viel zu tun.

Während man Vitamin C in wässriger Umgebung findet und Vitamin E im Fettgewebe unseres Körpers anzutreffen ist, wirken die Flavonoide in beiden Milieus. »Genau das macht ihre Besonderheit aus«, erklärt der Chemiker Dr. Joe A. Vinson von der Universität Pennsylvania. Und entsprechend vielseitig ist auch ihr »Einsatzgebiet: »Flavonoide stärken die Immunabwehr, sie unterdrücken Krebs, verhindern Arteriosklerose und verlangsamen möglicherweise sogar den biologischen Alterungsprozess«, so Dr. Middleton.

Hilfe fürs Herz

Dass die Franzosen wegen ihrer fettreichen Küche höhere Blutfettwerte haben als beispielsweise die US-Amerikaner, erscheint logisch. Warum sie, die statistisch gesehen zudem häufig Raucher sind, bei der Rate der Herzkrankheiten trotzdem zweieinhalbmal günstiger abschneiden, gab den Fachleuten lange Zeit Rätsel auf.

Der springende Punkt: Die Franzosen essen viel Obst und Gemüse. Vieles davon enthält bestimmte rote Farbstoffe (sogenannte Oligomere Procyanidine, OPC), die – wie der Rotwein – Cholesterinablagerungen an den Gefäßwänden verhindert.

Eine niederländische Studie ergab ein ähnliches Bild; untersucht wurden die Ernährungsgewohnheiten von 805 Männern zwischen 65 und 84 Jahren im Hinblick auf den

Flavonoid-Anteil. Danach halbierte sich das Risiko, am Herzen zu erkranken, bei denjenigen mit dem höchsten Anteil – vier Tassen Tee, einem Apfel und einer viertel Zwiebel pro Tag entsprechend – gegenüber den Probanden mit der geringsten Flavonoid-Aufnahme, bei denen das Sterblichkeitsrisiko zudem um ein Drittel höher lag.

Das erhöhte Krankheitsrisiko bei flavonoidarmer Kost konnten finnische Forscher anhand einer Langzeitstudie über 25 Jahre bestätigen.

Der gesundheitliche Nutzen der Flavonoide geht größtenteils auf das Konto von Quercetin. Wie der Herzspezialist Dr. John D. Folts erklärt, »wirkt es noch intensiver als Vitamin E, das für seine außerordentliche Herzschutz-Wirkung bekannt ist.«

Doch nicht nur ihre antioxidativen Eigenschaften machen die Flavonoide zu Schutzschilden, sagt der Mediziner. Offensichtlich glätten diese Stoffe zudem die Gefäßinnenwände und gewährleisten so den reibungslosen Blutfluss, weil sich keine Ablagerungen bilden und die Blutbahnen verstopfen können.

»Flavonoide sind möglicherweise besser geeignet als Aspirin, um gefährliche Blutklumpen zu verhindern«, ergänzt Dr. Folts. Denn bei steigendem Adrenalinspiegel, zum Beispiel in Stresssituationen, ist die Wirkung des Aspirins eingeschränkt, nicht jedoch die der Flavonoide. Zudem reizen diese, anders als die Salizylsäure im Aspirin, nicht den Magen.

Neuere Untersuchungen zeigen, dass bestimmte natürliche Flavonoide (sogenannte sekundäre Pflanzenstoffe) Wirkungen im Organismus aufweisen, die selbst von Arzneimitteln nicht erreicht werden können.

Elixier für die Leber

Als heilkräftige Pflanzeninhaltsstoffe haben die Flavonoide seit Langem einen hohen Stellenwert in der Naturheilkunde. So werden alkoholbedingte Leberschäden beispielsweise mit Silymarin behandelt, einem Flavonoid,
das in Artischocken vorkommt. Hoch dosiert soll es die
Sterberate bei Alkoholikern mit Leberzirrhose halbieren
können.

Niederländischen Forschern zufolge kann Silymarin,
im Tierexperiment in hoher Dosierung vor einer Opera-
tion angewandt, durch Sauerstoffmangel während des
Eingriffs bedingte Leberschäden mindern.

Hoffnung bei Krebs

So wie die freien Radikale die Arterien schädigen, können
sie auch unsere DNS im Zellkern angreifen. Die Schädigung des genetischen Codes, der die Zellfunktionen im
Körper steuert, aber kann zu Krebs führen. – Dem dürften
die antioxidativen Flavonoide vorbeugen, indem sie die
freien Radikale neutralisieren.

Wissenschaftlich nachgewiesen wurde eine solche
Schutzwirkung allerdings bis heute nicht. Der Grund liegt
möglicherweise in der Ausrichtung der Forschung auf die
bekannten Flavonoide, wie zum Beispiel Quercetin. Dagegen lässt sich nicht ausschließen, dass auch Silymarin
oder Tangeretin bei der Krebsvorbeugung positiv wirken
können. Silymarin findet sich unter der Schale von Zitrusfrüchten, Tangeretin ist ein Hauptwirkstoff der Ma-
riendistel.

So unterdrückte Silymarin, im Tierexperiment äußerlich

angewendet, das Wachstum von Tumoren bei Mäusen; Tangeretin hatte denselben Effekt bei Laborversuchen mit menschlichen Brustkrebs-Zellen. Doch trotz der offensichtlichen Schutzwirkung der einzelnen Verbindungen bedarf es noch längerer und weiterer Forschungsreihen, bis die Vermutungen aus den ersten Versuchen auch tatsächlich bestätigt werden können. Erst dann können wir mit Sicherheit sagen, welche Wirkung die Flavonoide in den Nahrungsmitteln haben, die wir täglich zu uns nehmen.

Wo finden wir die Flavonoide?

Genug Flavonoide mit den Nahrungsmitteln zu essen ist nicht ganz einfach. Nicht weil sie knapp wären, sondern weil sie sich häufig an abgelegenen Stellen verbergen, zum Beispiel im weißen Fasergewebe unter der Schale von Zitrusfrüchten oder in Apfelschalen. »Wer sich ausgewogen ernährt, kommt vielleicht auf ein Gramm Flavonoide pro Tag«, sagt Dr. Middleton. »Das würde zwar schon reichen, wäre durch bewusst ausgewählte Lebensmittel aber noch steigerungsfähig.«

Die besten Flavonoid-Lieferanten sind Zwiebeln, Kohl, grüne Bohnen, Brokkoli, Endivie, Sellerie, Preiselbeeren sowie Zitrusfrüchte (inklusive weiße Fasern). Auch gut sind grüner und schwarzer Tee, Rotwein, Kopfsalat, Tomaten und deren Saft, rote Paprika, dicke Bohnen, Erdbeeren, ungeschälte Äpfel sowie Trauben und deren Saft.

Freie Radikale

Eine natürliche Gefahr

Wenn Feuchtigkeit und ungeschützte Eisenoberflächen miteinander in Berührung kommen, beginnt ein chemischer Prozess – Oxidation genannt –, der das Metall rosten lässt. Die Besitzer älterer Autos können davon ein schmerzliches Lied singen.

Anders als die schwachbrüstigen alten Autos aber haben wir vom Regen nichts zu befürchten. Unsere »Rostanfälligkeit« bezieht sich jedoch auf das Innere unseres Körpers.

Das Wort Oxidation kommt aus dem Griechischen und bedeutet nichts anderes als die Reaktion eines Stoffes mit Sauerstoff, bei der dem Sauerstoffmolekül ein Elektron »abhandenkommt«. Dieses nunmehr unvollständige und instabile Molekül ist so gefährlich wie seine wissenschaftliche Bezeichnung »freies Radikal« schon befürchten lässt. Denn in dem Bestreben nach Komplettierung raubt das freie Radikal Elektronen von jedem intakten Molekül, dessen es habhaft werden kann. Und dadurch entstehen laufend neue freie Radikale.

Weil überall dort, wo Sauerstoff auf andere Moleküle trifft, freie Radikale entstehen, sind auch wir davon betroffen. Schälen und schneiden wir zum Beispiel eine Banane oder einen Apfel, verfärben sich die Scheiben durch die zerstörerische Wirkung der freien Radikale braun. Und auch, wenn wir den Sauerstoff aus der Luft einatmen, bilden sich die aggressiven Moleküle, die gesunde Körperzellen schädigen.

Das Auftreten schwerer Krankheiten kann die Folge davon sein, sagen die Fachleute. Sie führen unter anderem Arterienverkalkung, Augenkrankheiten wie Makuladegeneration, bestimmte Krebsarten und selbst den Alterungsprozess im Allgemeinen auf die Wirkung der freien Radikale zurück.

Leben mit dem Feind

Anders als Viren und Bakterien sind die freien Radikale keine Eindringlinge von außen, sondern entstehen größtenteils in unserem Körper. Wie der Wissenschaftler Dr. Balz Frei erklärt, müssen wir uns darüber im Klaren sein, dass freie Radikale sich jedes Mal, wenn unser Körper Energie aufwenden muss, bilden.

Normalerweise wandeln unsere Körperzellen den eingeatmeten Sauerstoff zwar in Wasser um, doch etwa ein Prozent der Sauerstoffmoleküle macht sich gewissermaßen selbstständig. »Und dieses eine Prozent mutiert zu freien Radikalen«, sagt Dr. Frei.

Ein »hausgemachtes« Problem kommt noch dazu: Unsere weißen Blutzellen produzieren ebenfalls freie Radikale, allerdings mit dem Ziel, Bakterien und Mikroorganismen zu bekämpfen. »Leider vernichten diese freien Radikale aber nicht nur Krankheitserreger, sondern treffen auch gesundes Körpergewebe«, sagt der Wissenschaftler.

Die andere nie versiegende Quelle von freien Radikalen ist unsere Umwelt. Zu verdanken ist das der Luftverschmutzung, dem ultravioletten Anteil des Sonnenlichtes, Strahlenbelastungen oder den Emissionen von

Industrie und Verbrennungsmotoren. Dr. Frei nennt ein besonders gutes Beispiel für eine solche externe Belastung: »Das Rauchen fördert die massive Bildung von freien Radikalen.«

Die Balance halten

Wenn mit jedem Atemzug gefährliche Moleküle entstehen, was bewahrt uns dann vor deren zerstörerischen Auswirkungen?

Nach den Gesetzen der Natur gibt es für jede Kraft eine Gegenkraft, so auch für die freien Radikale. Sie bekommen es mit den sogenannten Antioxidanzien zu tun, zum Beispiel mit den Vitaminen C und E oder dem Betacarotin.

Diese stellen sich buchstäblich zwischen freie Radikale und gesunde Körperzellen. Dabei trennen sie sich von ihren eigenen Elektronen zugunsten der freien Radikale. Die stabilisieren sich dadurch und stellen ihr Zerstörungswerk ein.

Neben körpereigenen Antioxidanzien hält die Natur diese Gegenspieler vor allem in Form von Nahrungsmitteln bereit. »Zusammen mit den darin enthaltenen antioxidierenden Vitaminen steht uns ein ganzes Arsenal von Abwehrmechanismen zur Verfügung«, so der Biologe Dr. Robert R. Jenkins.

Und das benötigen wir auch, um die Oberhand über die freien Radikale zu gewinnen. Denn allein, um den schädlichen Effekt einer einzigen Zigarette auszugleichen, brauchen wir 20 Milligramm Vitamin C, ein Drittel des Tagesbedarfs.

FRUCHTIGER SCHUTZ

Wenn schon beim Ein- und Ausatmen jedes Mal Hunderte von freien Radikalen entstehen, müssten sich nach einigen Kilometer Jogging Tausende davon im Körper tummeln. Wie steht es also um den gesundheitlichen Nutzen von Sport?

»Tatsächlich bilden sich freie Radikale als Nebenprodukt von Energieerzeugung vermehrt bei körperlicher Anstrengung, also erhöhter Stoffwechselaktivität«, erklärt der Biochemiker Dr. Frei. »Grund zur Sorge besteht trotzdem nicht, denn die freien Radikale können nur dann Schaden anrichten, wenn das Gleichgewicht mit den neutralisierenden Antioxidanzien gestört ist. Da sportliche Menschen meist einen gesunden Lebensstil pflegen«, so der Mediziner, »verfügen sie auch über genug Antioxidanzien.« Der gesundheitliche Nutzen von regelmäßiger Bewegung überwiege daher die Wirkung der freien Radikale.

Das Zerstörungswerk der freien Radikale

Welche Folgen die freien Radikale nach sich ziehen, hängt davon ab, wo sie mit ihrem Angriff ansetzen. Eine wichtige Rolle, so Dr. Frei, spielen sie unter anderem bei Arterienverkalkung und folglich bei koronaren Herzerkrankungen.

Diese treten nämlich häufig auf, wenn das »schlechte« LDL-Cholesterin im Blut verklumpt, sich an die Arterienwände ansetzt und dadurch Verengungen bis hin zum Gefäßverschluss hervorruft. Nach heutigem Wissensstand liegt die Ursache für diese Ablagerungen in der Schädigung des LDL-Cholesterins durch die freien Radikale.

Freie Radikale 55

Ein weiteres Angriffsziel kann unsere DNS sein. »Beschädigen die freien Radikale diesen Strang mit der genetischen Information, kann es zu unkontrollierten Zellveränderungen bis hin zum Krebswachstum kommen«, sagt Dr. Frei.

Auch den Augen können die freien Radikale Schaden zufügen. Amerikanische Wissenschaftler stießen auf einen Zusammenhang zwischen starker Sonneneinstrahlung und Makuladegeneration, der Hauptursache für unheilbaren Verlust der Sehkraft bei über Fünfzigjährigen. Sonnenlicht, so angenehm es auch sei, hat einen großen Anteil an gefährlichen UV-Strahlen, die eine maßgebliche Quelle von freien Radikalen sind. Darunter leidet auch unsere Haut: Falten, Verdickung und weitere Anzeichen einer vorzeitigen Alterung der Haut sind die sichtbaren Folgen der UV-Bestrahlung.

Eine Beteiligung der freien Radikale an neurologischen Leiden wie der Alzheimer- und der Parkinsonkrankheit wird heute ebenfalls nicht mehr ausgeschlossen. Nach Ansicht einiger Wissenschaftler durchlöchern die freien Radikale den Schutzschild, der das Gehirn normalerweise vor eindringenden Viren und Bakterien bewahrt. Darauf reagiert das Immunsystem mit der Produktion von weiteren freien Radikalen, was schließlich zum Ausbruch der Krankheit führt.

»Meist sind die freien Radikale selbst gar nicht die eigentlichen Krankheitsauslöser«, fügt Dr. Jenkins hinzu. »Erst die durch eine Erkrankung entstandenen freien Radikale richten Schaden an.«

Ein Beispiel dafür ist die rheumatische Arthritis. Dabei lassen Entzündungen in den Gelenken freie Radikale entstehen, die schließlich schlimmere Beschwerden verursachen, als die eigentliche Erkrankung. Der gleiche Effekt tritt bei vielen Krankheiten des Verdauungstraktes ein: Freie Radikale sind zwar nicht die Verursacher entzündlicher Darmerkrankungen wie Morbus Crohn, aber mit Sicherheit an den Folgeschäden beteiligt.

Die freien Radikale bekämpfen

Wenn schon das Atmen und Sonnenbaden solche Risiken in sich bergen, wie können wir dann sicherstellen, dass unser Körper immer über genügend Antioxidanzien verfügt? – Indem wir dem einfachen Rat von Dr. Jenkins folgen: »Vermeiden Sie alles, was zusätzlich freie Radikale erzeugt, wie zum Beispiel das Rauchen; und halten Sie sich an reichlich Obst und Gemüse.«

Denn damit sichern wir uns Antioxidanzien in Hülle und Fülle, besonders die Vitamine C und E, Betacarotin. Langzeitstudien belegen, dass Vegetarier offensichtlich besser vor den schädigenden freie Radikalen geschützt sind. Wie Dr. Jenkins zusammenfasst, leben sie oft gesünder und länger.

Den bestmöglichen Schutz gegen die freien Radikale bieten nach Ansicht des Wissenschaftlers täglich 200 bis 400 Milligramm Vitamin C sowie 100 bis 400 internationale Einheiten Vitamin E und OPC-Produkte.

Gestützt wird diese Empfehlung durch eine Studie der Harvard-Universität an 2000 Arteriosklerose-Patienten. Danach war das Herzinfarktrisiko bei denjenigen um 75 Prozent herabgesetzt, die über ein Jahr hinweg täglich zwischen 400 und 800 internationale Einheiten Vitamin E zu sich nahmen. Nachgewiesen werden konnte auch, dass eine optimale Versorgung mit Karotinoiden gegenüber einem Mangel an diesen pflanzlichen Antioxidanzien das Risiko, an Makuladegeneration zu erkranken, um 43 Prozent senkte.

Zu den besten Lieferanten von Antioxidanzien gehören die Vitamin-C-reichen Zitrusfrüchte, Brokkoli, grüner und roter Paprika sowie grüne Blattgemüse; dazu betacarotinreiche Karotten, Spinat sowie Weizenkeime und Pflanzenöle, die besonders viel Vitamin E enthalten.

Trotz alledem stellt Dr. Frei klar, tun wir gut daran, die Rolle der freien Radikale nicht überzubewerten, sondern sie als einen von vielen Krankheitsfaktoren einzuordnen. »Sie sind kein Grund zur Panik, wenn wir gesund leben, bewusst essen und auf ausreichend Bewegung achten.«

Karotinoide

Mehr als schöne Farbstoffe

Heilwirkung Cholesterin senkend, Vorbeugung von Herzkrankheiten und Krebs

Jeder gute Koch weiß: Das Auge isst mit. Und verwendet deshalb viel Mühe auf das Anrichten der Speisen, zum Beispiel mit frischem Gemüse. Tatsächlich waren die farbenfrohen Gaben der Natur, ob smaragdgrüner Salat, feuerrot glänzende Tomatenviertel oder hellorangefarbene

Karottenstifte, lange Zeit vor allem Lückenfüller zwischen Fleisch und Kartoffeln. Heute wissen wir, dass es bessere Gründe für Gemüse auf dem Teller gibt. Die Pigmente, die Obst und Gemüse so farbenfroh machen, die sogenannten Karotinoide, sind mehr als ein optischer Genuss. Sie können Ihr Leben retten. Forscher fanden heraus, dass Menschen, die große Mengen von karotinoidreichem gelben, orangefarbenen und roten Gemüse, wie zum Beispiel Kürbis, Süßkartoffel, Wassermelone sowie rote Paprika verzehren, ihr Herzinfarkt- und Krebsrisiko deutlich senken können. Dasselbe gilt für dunkelgrüne Blattgemüse wie Spinat und Kohl. (Die darin enthaltenen Karotinoide werden vom dunkleren grünen Farbstoff Chlorophyll verdeckt.)

Warum ist ein Pflanzenfarbstoff so gut für die Gesundheit? Die Erklärung dafür findet sich in unserem Stoffwechsel: Der Organismus ist den ständigen Angriffen von freien Radikalen ausgesetzt – Sauerstoffmolekülen, die ein Elektron verloren haben und versuchen, dieses durch ein Elektron von gesunden Körperzellen zu ersetzen. Mit der Zeit wird dadurch Körpergewebe geschädigt. Herzkrankheiten, Krebs und andere schwere Krankheiten können die Folge sein. Die Pflanzen-Karotinoide neutralisieren die freien Radikale, indem sie eigene Elektronen opfern.

Der Zerstörungsprozess an den intakten Körperzellen wird so wirksam gestoppt.

Professor Dexter L. Morris von der Universiät North Carolina bestätigt: »Karotinoide spielen mit hoher Wahrscheinlichkeit eine Rolle in der Krankheitsprophylaxe. Fünf- bis neunmal täglich Obst und Gemüse versorgt Sie mit einer Vielzahl dieser Inhaltsstoffe. Und zwar genau in der Menge, die die Natur vorgesehen hat.«

In unseren Lebensmitteln finden sich allerdings nur 50 bis 60 von mehr als 500 verschiedenen Karotinoiden. Alpha-, Beta- und Gammacarotin, Beta-Kryptoxanthin, Lutein, Lykopin sowie Zeaxanthin werden bislang als die wichtigsten angesehen. Doch die Erforschung weiterer Karotinoide ist in vollem Gang.

DIE 24-KARAT-KAROTINOIDE

In allen sattgelben, orangefarbenen und roten Gemüsen stecken reichlich Karotinoide. Ebenso wie in Spinat, Kohl und anderen dunkelgrünen Blattgemüsen.

Zu den besten Karotinoidquellen zählen also Karotten und Tomaten, aber auch Melonen, Orangen, Pfirsiche, Kürbisse oder Kartoffeln.

Karotinoide fürs Herz

Seit die Mediziner das Wort »Arterienverkalkung« ausgesprochen haben, kämpfen die Menschen einen Krieg gegen das schädliche Cholesterin. Diesen Krieg können sie mit fettarmer und karotinoidreicher Ernährung gewinnen. Denn damit wird die Oxidation der gefährlichen Lipoproteine niedriger Dichte (LDL) und deren Anlagerung an die Arterienwände vermindert. Das bedeutet ein erheblich niedrigeres Herzinfarktrisiko – dank hohem Karotinoid-Spiegel. Wie eine Studie an der Universität von Baltimore zeigte, gilt das sogar für Risikopatienten: Raucher, die bereits einen Herzinfarkt hinter sich hatten, waren weniger gefährdet, einen zweiten zu erleiden, wenn sie viel Betacarotin, Lutein, Lykopin und Zeaxanthin im Blut hatten.

Auf dem Speiseplan sollten daher jeden Tag Obst und Gemüse wie Kartoffeln, Spinat oder Melone stehen.

Karotinoide und Krebs

So wie die Karotinoide vor Herzinfarkt schützen können, scheinen sie auch gegen Krebs zu wirken. Durch die Neutralisierung der freien Radikale verhindern die Karotinoide nämlich, dass die Erbinformation DNS im Zellkern geschädigt wird. Und diese bestimmt, wie sich unsere Körperzellen entwickeln.

Mit Betacarotin in hoher Dosierung von rund 30 Milligramm erreichten Wissenschaftler an der Universität von Tucson, Arizona, eine Rückbildung krankhafter Veränderungen in der Mundhöhle als Vorstufe von Krebs um bis zu 50 Prozent. »Viele andere Studien kommen zu ähnlich positiven Ergebnissen«, weiß Krebsspezialist Harinder Garewal. »Was bedeuten könnte, dass man dem Krebs nun erfolgreich etwas entgegenzusetzen hat.«

Eine weiterer »Kreuzritter« gegen den Krebs – das Karotinoid Lykopin – ist gleichermaßen für den roten Schimmer der Tomate wie auch für die Farbe von Wassermelone, Guave und rosa Grapefruit verantwortlich. Einer Untersuchung der Harvard School of Public Health zufolge senkt Lykopin das Risiko, an Prostatakrebs zu erkranken, deutlich. Bei mindestens zehn Tomaten-Mahlzeiten pro Woche um 45 Prozent und bei vier bis sieben Mahlzeiten pro Woche um 20 Prozent. Und zwar unabhängig von der

Zubereitung, zum Beispiel in Form von Pizza oder Tomatensaft.

»Viel hilft viel« trifft jedoch nicht auf synthetische Karotinoid-Präparate als Nahrungsergänzung zu. In wissenschaftlichen Versuchsreihen konnte keine Schutzwirkung gegen Krebs nachgewiesen werden. Möglicherweise beschleunigen sogar Karotinoide in isolierter labortechnischer Form den Krankheitsverlauf. Denn in hoher Dosierung scheint das synthetische Betacarotin die Aufnahme anderer schützender Karotinoide zu beeinträchtigen. »Sicher ist nur, wir wissen weniger als wir dachten«, räumt Professor Walter Willett von der Harvard School of Public Health ein. Die beste Strategie im Kampf gegen Krebs lautet daher, Karotinoide über natürliche Nahrungsmittel aufzunehmen und nicht über solche Nahrungsergänzungspräparate. Professor Willet hofft, dass die gesündesten Obst- und Gemüsesorten zügig erforscht werden.

Gutes für die Augen

Wie sein Name schon andeutet, hat Popeye (zu deutsch »Glupschauge«) gewisse Probleme mit seinen Augen. Aber – seinem Lieblingsgericht Spinat sei Dank – Probleme mit Makuladegeneration wird er bestimmt nicht bekommen. Eine groß angelegte Studie in Amerika hat gezeigt: Wer fünf- bis sechsmal in der Woche Spinat und andere grüne Blattgemüse isst, senkt das Risiko, an Makuladegeneration zu erkranken – der Hauptursache für Erblindung bei älteren Menschen. Im Vergleich zu denen, die höchstens einmal im Monat zu »Grünzeug« greifen, um rund 43 Prozent. Vermutlich sind dafür die Karotinoide Zeaxanthin und Lutein verantwortlich, indem sie die äußere Netzhaut vor der Schädigung durch freie Radikale bewahren.

Künstliche Süßstoffe

Süßigkeiten ohne Reue

Vor mehr als 90 Jahren begann die Suche nach dem Stoff, der süß wie Zucker sein sollte, aber ohne die Kalorien. Und es dauerte nicht lange, bis die Lebensmittelchemiker fündig wurden. Zur Freude aller Fans von Cola, Kaugummi und Snacks, die glaubten, fortan ihrem Verlangen nach Süßem nachgeben zu können, ohne dick zu werden. Heute versüßen Saccharin, Acesulfam K oder Aspartam (bekannt unter dem Markennamen NutraSweet) jährlich Millionen Tassen Kaffee oder finden sich in zuckerfreien Kaugummis, Bonbons und Süßspeisen. Dabei liefern die künstlichen Süßstoffe höchstens vier Kalorien und sind vergleichsweise zahnfreundlich. Denn dank ihrer besonderen chemischen Struktur, so Professor Stanley Segall von der Drexel Universität in Philadelphia, schmecken sie zwar zuckersüß, verursachen aber keines der zuckertypischen Probleme, wie die sprunghafte Vermehrung der säurebildenden Bakterien im Mund, die den weichen Zahnschmelz angreifen. Dass die künstlichen Süßstoffe den Blutzuckerspiegel nicht beeinflussen, davon profitieren insbesondere Diabetiker. »Gesüßte Erfrischungsgetränke zum Beispiel können Sie darum bedenkenlos trinken«, sagt Segall. Allerdings sollten Sie dabei auch in Maßen genießen, da diese synthetischen Süßstoffe immer häufiger mit einem schlechten Säure-Basen-Haushalt in Verbindung gebracht werden.

Der »Blues« der künstlichen Süßstoffe

Trotz einiger positiver Effekte – die Hoffnung auf den Genuss ohne Reue hat sich mit den künstlichen Süßstoffen nicht erfüllt. Im Gegenteil, die Menschen seien seit der Markteinführung immer dicker geworden, stellt die Ernährungswissenschaftlerin Christina M. Stark von der New Yorker Cornell Universität fest. So zeigte sich in einer Untersuchung der Harvard Universität an mehr als 80 000 Krankenschwestern ein direkter Zusammenhang zwischen Gewichtszunahme und Saccharinkonsum. Und eine weitere Studie ergab, dass die Fans künstlicher Süßstoffe durchschnittlich ein Kilo mehr auf die Waage brachten, als die Süßstoff-Abstinenten. »Die kalorienreduzierten Süßmittel haben den Zucker nämlich keineswegs verdrängt, sondern sie werden zusätzlich verwendet«, erklärt Christina Stark. »Seit es sie gibt, ist nicht nur deren Verbrauch gestiegen, sondern auch der von Zucker. Um mithilfe der künstlichen Süßstoffe abzunehmen, muss man sie bewusst verwenden«, weiß Dr. Segall. Ein künstlich gesüßter Kuchen etwa sei zwar zucker-, aber nicht kalorienfrei. Die potenziellen Dickmacher steckten schließlich auch in den Fetten und Kohlenhydraten. Ein weiterer Fehler ist, sich für eingesparte Kalorien zu belohnen. Ein Glas Cola light enthält zwar gut 100 Kalorien und circa 30 Gramm weniger Zucker als normale

Cola, wird jedoch nichts bringen, wenn es die Ausnahme bleibt.

ACHTUNG – ASPARTAM UNTER BESCHUSS

Der künstliche Süßstoff Aspartam – bekannt unter dem Markennamen NutraSweet – ist ein Wunder der Lebensmitteltechnologie. Er besteht aus zwei Aminosäuren, hat 200-mal mehr Süßkraft als Zucker und kaum Kalorien. Doch das Wunder ist mit Vorsicht zu genießen. Zwar hat sich der Verdacht, Aspartam könne für Schlaganfälle und Bewusstseinsstörungen mitverantwortlich sein, nicht bestätigt. Fest steht aber, dass manche Menschen nach dem Genuss des Süßstoffes unter anderem über Kopfschmerzen, Herzrasen oder Schwellungen von Gesicht und Extremitäten klagen. Bei depressiven Menschen, die täglich 30 Milligramm NutraSweet verwendeten, wurde darüber hinaus eine Verschlimmerung ihrer Symptome beobachtet. Empfindliche Menschen sollten aspartamhaltige Lebensmittel daher meiden.

Nahrungsergänzungsmittel

Mangelhafte Ernährungsgewohnheiten

Obwohl wir wissen, dass wir lieber genug Obst, Gemüse und Getreideprodukte essen sollten, landen wir oft genug bei Hamburger mit Pommes. Im hektischen Alltagsleben greift man schnell eben oft nur zu Fast Food. Zum Ausgleich holen wir uns dann die Vitamine und Mineralstoffe, die täglich zu kurz kommen, aus der Apotheke oder dem Drogeriemarkt. Nach dem Motto: Die Pillen werden's schon richten. – Was sie nach Ansicht der Ernährungsexpertin Dr. Mary Ellen Camire tatsächlich tun, zumindest überbrückungsweise.

Einige Wissenschaftler halten Multivitaminpräparate & Co. sogar für empfehlenswert, wenn man sich vernünftig ernährt. Der Mediziner Dr. Michael Janson etwa argumentiert mit dem nachgewiesenen gesundheitlichen Zusatznutzen bei erhöhter Vitamin-C- und -E-Zufuhr.

Jenseits der Untergrenze

Damit wir wissen, was wir täglich essen müssen, um gesund zu bleiben, veröffentlichen die Experten entsprechende Empfehlungen für die Nährstoffzufuhr. Wenn wir uns an diese Empfehlungen halten, sind wir sicher vor Mangelerkrankungen wie Rachitis (bedingt durch Vitamin-D-Mangel) oder Skorbut (bedingt durch Vitamin-C-Mangel).

Neueren Erkenntnissen zufolge besteht aber auch ein Zusammenhang zwischen Nährstoffversorgung und Gesundheitsrisiken wie Krebs oder Herzkrankheiten. Und danach müssten die bisherigen Empfehlungen für die Nährstoffzufuhr möglicherweise nach oben korrigiert werden.

Ganz besonders im Hinblick auf die Vitamine C und E. Mit ihrer antioxidativen Wirkung sind sie eine unentbehrliche Waffe gegen die freien Radikale. Diese aggressiven Sauerstoffmoleküle schädigen gesunde Körperzellen und tragen darüber hinaus zur Entstehung von Herzkrankheiten, Krebs und weiteren Leiden entscheidend bei. Da die freien Radikale täglich in großer Zahl gebildet werden, ist die bisher empfohlene Tagesdosis an Vitaminen möglicherweise nicht ausreichend, um sie unschädlich zu machen.

Manche Nährstoffe sind darüber hinaus nur schwer über die Nahrung allein abzudecken. So ist beispielsweise Vitamin E nur in pflanzlichen Ölen und anderen fettreichen Nahrungsmitteln reichlich vorhanden; bei einer bewusst fettarmen Ernährung kann dieses Vitamin deshalb schnell zu kurz kommen. Die Ernährungswissenschaftlerin Dr. Joanne Curran-Celentano rät deshalb nicht grundsätzlich von der Einnahme eines Vitamin-E-Ergänzungspräparates ab.

Wie viel soll's denn sein?

Inzwischen gibt es gesicherte wissenschaftliche Erkenntnisse über die empfohlene Tagesdosis. In Einzelfällen ist die zwei- bis vierfache Menge gerechtfertigt. Optimalen Schutz bieten rund 250 Milligramm Vitamin C pro Tag.

Eine amerikanische Studie an über 1500 Männern mittleren Alters bestätigte: Die Probanden, die täglich 138 Milligramm Vitamin C (und zusätzlich geringe Mengen an Betacarotin) bekamen, wiesen ein um 37 Prozent niedrigeres Krebsrisiko auf als diejenigen mit nur 66 Milligramm am Tag. Weitere Studien ergaben ein ähnliches Bild in Bezug auf die Stärkung der Immunabwehr und der Lungenfunktion sowie des reduzierten Risikos für Krebs-, Herz- oder Augenerkrankungen (Grauer Star).

Vitamin E gilt als hochwirksames Antioxidans. Nach-

Nahrungsergänzungsmittel 67

weislich wirkt es der Cholesterinablagerung an den Gefäßwänden entgegen und vermindert mit dem Verklumpen der Blutplättchen weitere Gesundheitsrisiken. Studien zufolge ist die Wirkung des Vitamins bei einer täglichen Aufnahme weit über die empfohlenen 30 internationalen Einheiten pro Tag hinaus optimal. So halten australische Wissenschaftler mindestens 500 internationale Einheiten für erforderlich, mehr als das 16-Fache der üblichen Tagesempfehlung, um Herzkrankheiten vorzubeugen. Solche Mengen über die Ernährung aufzunehmen ist nahezu unmöglich. Dr. Janson meint daher: »Die meisten Gesunden würden von zusätzlichem Vitamin E profitieren.«

Ganz anders verhält es sich im Fall von Betacarotin. Obwohl Nahrungsmittel wie Karotten, Spinat oder Kohl, die viel Betacarotin enthalten, nachweislich einer Reihe von Erkrankungen – unter anderem auch Krebs – vorbeugen können, hat es sich in Form von Nahrungsergänzungsmitteln nicht bewährt.

Offensichtlich wirkt Betacarotin am besten in natürlicher Kombination, also zusammen mit den anderen bioaktiven Stoffen in der jeweiligen Pflanze. Außerdem lässt sich die nötige Menge von sechs bis zehn Milligramm täglich ohne Weiteres über die natürlichen Lebensmittel decken. Eine Kartoffel enthält zum Beispiel 15 Milligramm Betacarotin; Orangen, Honigmelonen und Aprikosen sowie Gemüse wie Winterkürbis oder Brokkoli zählen ebenfalls zu den betacarotinreichen Lebensmitteln.

Als Zielgruppe für Betacarotin-Ergänzungsmittel bleiben also nur Menschen übrig, die so gut wie kein Obst und Gemüse essen.

Die eingeschrumpften Nahrungsmittel

Vitamin- und Mineralstoffpräparate sollen einzelne Nährstoffe ersetzen, die in unserer Ernährung zu kurz kommen. In den USA gibt es jedoch bereits »Nutraceuticals« –
alle gesundheitsrelevanten Bestandteile einer Pflanze in
konzentrierter Form: Brokkoli-, Spinat-, Tomaten- oder
Mischgemüseextrakt-Pillen.

Der gesundheitliche Vorteil der neuartigen Ersatzlebens-
mittel? »Keiner«, meinen unabhängige Wissenschaftler
einhellig. Wie Dr. Camire halten sie es nämlich für nicht
machbar, unsere natürlichen Lebensmittel komplett ein-
zuschrumpfen und dabei alle Wertmerkmale, wie etwa
deren Ballaststoffgehalt, zu erhalten. Zweifelhaft sei
außerdem, ob die wirksamen Pflanzenverbindungen im
industriellen Verfahren chemisch unverändert bleiben.
»Die von Mutter Natur hergestellten Bioaktivstoffe sind
ohnehin viel wirksamer als synthetische Ersatzstoffe aus
der Fabrik«, bewertet die Expertin schließlich die Not-
wendigkeit der Neuerung. »Zudem kennt die Wissenschaft noch nicht einmal alle pflanzlichen Inhaltsstoffe
und deren verschiedene Wirkungsweisen genau«, so Dr.
Camire.

Pektin

Gel fürs Wohlbefinden

Obwohl ein Marmeladebrötchen und eine saftige Birne ganz unterschiedlich schmecken und beschaffen sind, haben sie doch etwas gemeinsam. Etwas, das unserer Gesundheit sehr zugutekommt.

Des Rätsels Lösung lautet: Pektin. In Hülsenfrüchten, Obst, Gemüse und vielen Getreidesorten ist die Pflanzenfaser mit den natürlichen Quelleigenschaften enthalten. Marmeladen und Gelees wird sie seitens der Nahrungsmittelindustrie als Binde- und Verdickungsmittel zugesetzt.

Als wasserlösliche Pflanzenfaser bildet Pektin im Verdauungstrakt ein zähflüssiges Gel, das potenzielle Schadstoffe umhüllt und so deren Resorption verhindert. Zudem verlangsamt es die Aufnahme von Nährstoffe aus den Lebensmitteln. Eigenschaften, die bei der Vorbeugung von Herzerkrankungen, Diabetes bis hin zu Übergewicht eine wichtige Rolle spielen.

Dem Fett zu Leibe rücken

In den USA haben sich Herzkrankheiten mittlerweile zur Gesundheitsgefahr Nummer eins entwickelt. Einer der größten Risikofaktoren dafür ist ein hoher Cholesterinspiegel. Ärzte schätzen, dass mit jedem Prozent weniger Cholesterin das Risiko für Herzkrankheiten um definitiv zwei Prozent sinkt.

»Eine ausgezeichnete Methode zur Senkung des Cho-

70 Freunde und Feinde Ihrer Gesundheit

lesterinspiegels ist eine pektinreiche Kost«, sagt die Ernährungswissenschaftlerin Dr. Beth Kunkel. Durch die Gelbildung schließen Pektin wie auch Chitosan oder Glucomannan die Fett- und Cholesterinmoleküle im Darm ein, bevor diese in den Blutkreislauf gelangen. Über den Stuhl werden Fett und Cholesterin dann ausgeschieden.

Und die Pflanzenfaser ist sogar doppelt wirksam: Sie wird zwar nicht verdaut, aber von Darmbakterien abgebaut. Dabei werden chemische Substanzen freigesetzt, die in die Leber gelangen und dort die körpereigene Cholesterinproduktion hemmen, wie der Wissenschaftler Dr. Michael H. Davidson erklärt. Forschungsergebnissen zufolge senken etwa sechs Gramm Pektin pro Tag – ungefähr die Menge in einer großen Grapefruit – den Cholesterinspiegel um mindestens fünf Prozent.

Und Grapefruits sind nicht die einzigen guten Quellen; Äpfel, Bananen, Pfirsiche und andere Obstsorten liefern ebenfalls Pektin, ebenso wie Gemüse, Hülsenfrüchte – kurz, eigentlich alle pflanzlichen Nahrungsmittel und bestimmte Nahrungsergänzungsmittel.

KÜCHENTIPPS

Pektin, ob industriell hergestellt oder in natürlicher Verpackung, macht das Gelieren von Marmelade erst möglich. Für die Herstellung hausgemachter Köstlichkeiten hier einige Hinweise:

• Obstsorten wie Äpfel und Stachelbeeren sind von Natur aus reich an Pektin und gelieren ohne jeden Zusatz von handelsüblichem Pektin.

- Blaubeeren und Pfirsiche dagegen haben nur wenig Pektin. Zum Gelieren bedarf es der Zugabe von flüssigem oder pulverisiertem Pektin.
- Eine andere Methode ist das Mischen von pektinarmen mit pektinreichen Früchten. So sind Äpfel nicht nur Geschmackszutat für Marmelade, sondern auch Gelierhilfe.

Sanfte Verdauung

Wer abnehmen will, sollte sich an Obst, Hülsenfrüchte und andere pektinhaltige Nahrungsmittel halten. Denn das Gel dehnt sich nicht nur aus und beansprucht dadurch mehr Platz im Magen.

Nebenbei verlangsamt es die Aufnahme von Zucker und Nährstoffen in den Blutkreislauf. Auf diese Weise stellt sich ein Sättigungsgefühl ein, selbst wenn Sie gar nicht viel gegessen haben, erklärt die Ernährungswissenschaftlerin Dr. Barbara Harland. »Dauerhaft werden Sie Übergewicht also am besten mithilfe einer ballaststoff-, sprich pektinreichen Ernährung los.«

Für Diabetiker, die ihren Blutzuckerspiegel unter allen Umständen konstant niedrig halten müssen, kann Pektin sogar lebenswichtig sein. »Dadurch, dass es die Zuckerresorption verlangsamt, wird ein plötzlicher Anstieg des Blutzuckerspiegels verhindert«, erläutert Dr. Harland. Und damit glukosebedingte Nerven-, Augen- und Organschäden.

Sekundäre Pflanzenstoffe

Bioaktive Substanzen jenseits von Vitaminen und Mineralien

Das typische Abendessen einer jungen Chinesin könnte so aussehen: Tofu-Muschel-Suppe, eine Schüssel Reis, gebratenes »Bok Choy« aus Erbsen und Auberginen, grüner Tee. Eine Gleichaltrige am anderen Ende der Welt, in den USA, würde sich dagegen Hamburger mit Pommes frites und dazu eisgekühlte Cola schmecken lassen. Und wenn die beiden ihre Ernährungsgewohnheiten beibehalten, trägt der US-Teenager ein doppelt so hohes Risiko wie die Chinesin, irgendwann an Krebs zu erkranken.

Die nächste Station unserer kulinarischen Weltreise versetzt uns gedanklich nach Finnland. Dort kommt zum Beispiel Fleisch mit Kartoffeln und einem Glas Bier oft auf den Tisch. – Zusätzlich ein Apfel, etwas Zwiebel und etwa vier Tassen Tee pro Tag könnten diese Hauptmahlzeit aufwerten und die Chancen auf ein langes Leben erhöhen. Herzkrankheiten mit tödlichem Verlauf wären in Finnland seltener.

Wie lässt sich das erklären? – Offensichtlich haben die Ernährungsgewohnheiten weit mehr mit bestimmten Krankheiten zu tun, als wir bislang dachten. Dabei mahnte schon der griechische Arzt Hippokrates: »Lasst Nahrungsmittel eure Medizin sein.« Und seither versuchen die Forscher, dem Zusammenhang auf den Grund zu gehen.

Herausgefunden haben sie inzwischen, dass die Vitamine und Mineralstoffe erst der Anfang sind. Und dass neben diesen lebenswichtigen Substanzen, die wir brauchen, um gesund zu bleiben und Mangelkrankheiten wie Rachitis oder Skorbut vorzubeugen, noch Hunderte anderer in pflanzlichen Lebensmitteln verborgen sind. Diese, von den Wissenschaftlern als sekundäre Pflanzenstoffe bezeichneten Verbindungen, lassen den Zusammenhang zwischen Ernährung und Erkrankung in einem völlig neuen Licht erscheinen. Denn sie scheinen nicht nur Mangelerkrankungen wie Anämie entgegenzuwirken, sondern auch altersbedingten Leiden wie Herzkrankheiten und Krebs.

Gesundheit aus dem Garten

Jede dieser natürlichen Substanzen erfüllt im Pflanzenreich eine ganz bestimmte Funktion. Die Schwefelverbindungen in Zwiebeln oder Knoblauch wehren zum Beispiel gefräßige Insekten ab. Auch das Betacarotin in Karotten oder Honigmelone ist nicht nur dazu da, unsere Nahrung so lebhaft zu färben. Vielmehr schützen all diese »Vitalstoffe« die Pflanzen vor Bakterien, Viren und anderen natürlichen Schädlingen.

Was uns das angeht? – Wenn wir Zwiebeln, Karotten oder anderes Gemüse oder Obst essen, nehmen wir die natürlichen Pflanzenschutzmittel mit auf und profitieren dadurch von deren Schutzwirkungen. Nicht vor Insekten, sondern vor dem, was uns Menschen zu schaffen macht: ein hoher Cholesterinspiegel, Arterienverkalkung, Herzkrankheiten, bestimmte Krebsarten, die Begleiterscheinungen des Alterns.

Die Erforschung der phytochemischen Wirksubstanzen

74 Freunde und Feinde Ihrer Gesundheit

(der Ausdruck »phyto« weist auf deren pflanzliche Herkunft hin) hat zwar gerade erst angefangen, doch laufend werden neue entdeckt und ihre Anwendungsmöglichkeiten im Kampf gegen Krankheiten untersucht.

Die freien Radikale neutralisieren

Die Familie der sekundären Pflanzenstoffe ist groß, und jede einzelne Substanz hat eine spezifische Wirkung. Allen gemeinsam sind allerdings ihre antioxidierenden Eigenschaften:

Unser Körper ist täglich den Angriffen der sogenannten freien Radikale ausgesetzt. Dabei handelt es sich um reaktionsstarke Sauerstoffmoleküle, die durch diverse Umwelteinflüsse – wie zum Beispiel Sonnenstrahlung und Luftverschmutzung – oder auch nur durch Alterung ein Elektron eingebüßt haben: Beim Bestreben, dieses zu ersetzen, vagabundieren sie durch den Körper und bemächtigen sich Elektronen, wo immer sie ihrer habhaft werden können. Die Opfer sind Moleküle unserer Körperzellen, die bei diesen Raubzügen ihrerseits zu freien Radikalen werden – eine Kettenreaktion, die auf Dauer zu irreparablen Schäden und Krankheiten führt, wenn sie nicht unterbrochen wird.

Werden beispielsweise Cholesterinmoleküle geschädigt, lagert sich diese eigentlich gutartige und notwendige Substanz an den Gefäßwänden ab, was die Arterien verhärtet und verengt und mit Herzkrankheiten enden kann. Ein weiteres Beispiel: Greifen die freien Radikale Moleküle der Erbinformation DNS an, wird der genetische Code der Körperzellen beschädigt. Dadurch wird das Entarten der Zellen, also das Entstehen von Krebs, begünstigt. Viele Wissenschaftler sind außerdem der Meinung, dass die destruktiven freien Radikale auch für den biologischen Alterungsprozess verantwortlich sind.

»Retter in der Not« sind die Antioxidanzien unter den sekundären Pflanzenstoffe. Als Radikalenfänger unterbrechen sie die Kettenreaktion, indem sie sich zwischen die marodierenden freien Radikale und die intakten Zellen stellen und dabei ihre eigenen Elektronen zur Verfügung stellen; die freien Radikale bemächtigen sich dieser freien Elektronen, werden wieder stabil und stoppen ihre zerstörerische Aktivität.

Giftstoffe entsorgen

Ein weiterer gesundheitlicher Effekt der sekundären Pflanzenstoffe ist das Neutralisieren und Ausschwemmen von giftigen Substanzen aus dem Körper, ehe diese uns krank machen können. Der bekannte Krebsexperte Dr. Gary Stoner erklärt dies mit der Wirkung, die die bioaktiven Pflanzenstoffe auf Enzyme haben:

Die sogenannten Phase-1-Enzyme haben zweierlei Funktion. Zum einen bildet sie der Körper als wichtiges Regulans einer normalen Zellfunktion. Auf der anderen Seite kann sich ihre Aktivität aber auch gegen den Körper richten: Gelangen krebsauslösende Gifte in den Körper, werden sie von den Phase-1-Enzymen unterstützt. Die Phase-2-Enzyme sind dagegen ausgesprochen gutartig. Sie erkennen die Karzinogene und machen sie unschädlich, bevor sie Schaden anrichten.

Die zum Beispiel in Brokkoli enthaltenen sekundären

Pflanzenstoffe schalten die feindlichen Phase-1-Enzyme aus und fördern gleichzeitig die Bildung der hilfreichen Phase-2-Enzyme. Auf diese Weise neutralisieren sie die verschiedenen krebserregenden Gifte, die sich im Körper ansammeln können.

Die Regulierung des Hormonhaushalts

Die dritte Methode der sekundären Pflanzenstoffe, Krankheiten abzuwehren, ist die Stabilisierung des Hormonspiegels auf einem gesunden Niveau. Beeinflusst wird vor allem das weibliche Geschlechtshormon Östrogen, das – wie andere Hormone auch – die Gesundheit schädigen kann.

Normalerweise steuert das Hormon alle Abläufe von der Menstruation bis hin zum Geburtsvorgang. Aufgrund seiner Kontrollfunktion über das arterienverstopfende Cholesterin wirkt es außerdem Herzkrankheiten entgegen. »Ein Anstieg des Östrogenspiegels allerdings kann das Entstehen hormonell bedingter Krebsarten, wie Brustkrebs und Krebs der Eierstöcke, stimulieren«, sagt der Endokrinologe Dr. Leon Bradlow.

Sekundäre Pflanzenstoffe verhelfen auf verschiedene Weise zu einem wünschenswerten Östrogenspiegel: Die sogenannten Isoflavone zum Beispiel sind ähnlich wie das Hormon aufgebaut. Wenn wir Nahrungsmittel essen, die Isoflavone enthalten, besetzen diese die Östrogenrezeptoren und setzen die echten Hormone sozusagen vor die Tür.

Entgegen der verbreiteten Annahme, bei Östrogen handele es sich um eine einzige chemische Verbindung, liegt dieses Hormon in verschiedenen Formen vor. Eine davon, 16-Alpha-Hydroxyöstrogen, wird mit Brustkrebs in Verbindung gebracht. 2-Hydroxyöstrogen scheint dagegen ungefährlich zu sein. »Bestimmte sekundäre Pflanzenstoffe können den Spiegel dieser harmlosen Östrogen-Form heben, und den Anteil der gefährlichen Variante senken«, stellt Dr. Bradlow fest.

Essen als Medizin

Angesichts der vielfältigen Schutz- und Abwehreigenschaften der sekundären Pflanzenstoffe sagen Wissenschaftler voraus, dass diese in der Zukunft – wie die Vitamine und Mineralstoffe – bei der Behandlung und Vorbeugung von Krankheiten zum Einsatz kommen.

Dr. Bradlow nennt ein Beispiel: »Früher bekamen die Leute Beri-Beri (eine Vitamin-B 1-Mangelerkrankung, die die neuromuskuläre Koordination beeinträchtigt), weil sie nicht genug Thiamin über die Nahrung zu sich nahmen. Seit wir in den USA Brot mit Thiamin anreichern, bekommt hier kein Mensch mehr Beri-Beri. Genauso könnten neu entwickelte Gemüsesorten mit hohem phytochemischen Ertrag in der Behandlung von Krankheiten wie Krebs und Herzleiden eingesetzt werden«, meint der Wissenschaftler.

Bis dahin allerdings gibt es nur einen Weg, um ausreichend sekundäre Pflanzenstoffe aufzunehmen; nämlich das zu essen, was Mutter Natur für uns bereithält: Obst, Gemüse und Getreide, und zwar wenigstens fünf bis neun Portionen am Tag. Das, was wir bislang über die bioaktiven Pflanzenstoffe wissen, ist vielversprechend.

Nehmen wir einige dieser aufgehenden Stars darum genauer unter die Lupe:

Allylsulfide

Beim Schneiden einer Zwiebel oder dem Zerdrücken einer Knoblauchzehe kommen Sie mit einigen der wirkungsintensivsten sekundären Pflanzenstoffe in Berührung – zum Beispiel mit dem schwefelhaltigen Alliin. Diese Substanz treibt uns nicht nur Tränen in die Augen, sie kann sogar Krankheiten wie Krebs und Herzleiden entgegenwirken, indem sie entgiftende Enzyme in unserem Körper aktiviert. »Besonders wirksam ist der Wirkstoff bei Krebserkrankungen der Verdauungsorgane«, berichtet der Wissenschaftler Dr. Michael J. Wargovich.

Bei einer Studie an mehr als 120 000 Personen haben Wissenschaftler in Holland den Zusammenhang zwischen der Aufnahme der schwefelhaltigen Verbindungen durch Essen von Zwiebeln und dem Auftreten von Magenkarzinomen untersucht. Ergebnis: Je höher der Zwiebelverzehr, desto geringer das Risiko, an Magenkrebs zu erkranken.

Eine ähnlich tumorunterdrückende Wirkung besitzt offenbar auch Knoblauch, der ebenfalls zur Familie der Zwiebelgewächse gehört. Im Tierversuch wurden Mäuse krebsauslösenden Stoffen ausgesetzt, nachdem einigen zwei Wochen lang täglich eine hohe Dosis Knoblauch verabreicht worden war. Daraufhin entwickelten die mit Knoblauch gefütterten Mäuse um 76 Prozent weniger Tumoren als die normal gefütterten.

Allylsulfide besitzen darüber hinaus die einzigartige Eigenschaft, Cholesterin und Triglyceride – Blutfette, die

Verhärtung und Verschluss der Gefäße begünstigen – zu entschärfen. In einer Studie wurden die Versuchspersonen zunächst auf eine extrem fetthaltige Kost gesetzt. Nachdem ein Anstieg ihres Cholesterinspiegels und die Bildung von Blutklumpen festgestellt worden war, bekamen die Probanden Zwiebelextrakt zu essen. Daraufhin normalisierten sich die Werte wieder.

Flavonoide

Obwohl die Franzosen für eine feine, aber nicht gerade fettarme Küche bekannt sind, werden sie viel seltener herzkrank als zum Beispiel die Amerikaner. Man nimmt an, dass der Grund dafür bei den sogenannten Flavonoiden liegt, die in Äpfeln, Zwiebeln, Sellerie, Preiselbeeren, Grapefruit, Brokkoli, Endivie, aber auch in grünen und schwarzen Tees oder Rotwein reichlich vorkommen. Wie die Karotinoide geben auch diese sekundären Pflanzenstoffe unseren Nahrungsmitteln ihre rote, gelbe oder blaue Farbe (oft jedoch überdeckt vom grünen Chlorphyll) und winken als starke Antioxidanzien gegen Herz- und Krebserkrankungen.

Darüber hinaus umhüllen die Flavonoide die Millionen winziger Blutplättchen, verhindern so deren Verklumpen, die Bildung von Blutpfropfen in den Gefäßen und damit wiederum Herzinfarkt. Es ist also eine Art schützende »Teflonbeschichtung«, die das Herz der Franzosen sozusagen »höher« schlagen lässt.

Holländische Wissenschaftler fanden heraus, dass schon vier Tassen Tee, ein Apfel und etwa eine halbe kleine Zwiebel genügen, um das Herzinfarktrisiko zu minimieren. Dazu untersuchten sie die Essgewohnheiten von 805

Männern im Alter von 65 bis 84 Jahren und stellten bei denjenigen, die am wenigsten Flavonoide mit der Nahrung aufnahmen, gegenüber den Versuchspersonen mit der besten Versorgung ein um 32 Prozent höheres Risiko, an Herzinfarkt zu sterben, fest.

Indole

Brokkoli, Kohl und andere Gemüse aus der Familie der Kreuzblütler haben einen bitteren Geschmack, den Insekten nicht mögen. Der sekundäre Pflanzenstoff, der diesen raffinierten Schutz bewirkt, heißt Indol-3-Karbinol. Beim Menschen trägt er zur Regulierung des Hormonhaushaltes und damit zur Vorbeugung von Brustkrebs bei: Während Indol-3-Karbinol den Spiegel des gefährlichen Östrogens senkte, wurde andererseits ein Ansteigen des Spiegels der gutartigen Form beobachtet. Wie Dr. Bradlow berichtet, stieg der Spiegel des harmlosen Östrogentyps bei weiblichen Probanden mit einer täglichen Indol-Aufnahme von 400 Milligramm – etwa der Menge in einem halben Kohlkopf – enorm an. Nämlich auf ein Niveau, das sonst nur infolge großer körperlicher Anstrengung zum Beispiel von Langstreckenläufern erreicht wird. »Eines Tages werden Frauen Indol-3-Karbinol prophylaktisch gegen Brustkrebs und andere hormonbedingte Krebsarten einnehmen«, sagt der Mediziner voraus. »Zumal Indol-3-Karbinol möglicherweise auch Gebärmutterhalskrebs entgegenwirkt.«

Isoflavone

Asiatinnen entwickeln fünf- bis achtmal seltener Brustkrebs als Amerikanerinnen und Europäerinnen. Nach Ansicht vieler Experten könnte der hohe Sojaanteil in der Ernährung ein Grund für diese Erscheinung sein. Sojabohnen und die daraus hergestellten Lebensmittel wie Tofu oder Tempeh enthalten ebenso wie Kidneybohnen, Kichererbsen und Linsen sogenannte Isoflavone. Darunter verringern vor allem das Genistein und das Daidzein – potenzielle Östrogen-Regulative wie die Indole – das Risiko hormonell bedingter Karzinome.

In einer groß angelegten Bevölkerungsstudie wurden die Ernährungsgewohnheiten von 143 000 Japanerinnen über 17 Jahre hinweg dokumentiert. Danach trat bei denjenigen, die am meisten Miso (eine Suppe auf Sojabasis) aßen, am seltensten Brustkrebs auf.

Der Pharmakologe Dr. Stephen Barnes hält die Isoflavone deshalb für eine mögliche Alternative zur konventionellen Hormonersatztherapie. Und nach weiterer eingehender Erforschung, so der Mediziner, könnten sie in Zukunft auch bei Herzkrankheiten und Krebs zur Vorbeugung und Behandlung eingesetzt werden.

Isothiocyanate

Auch diese, unter anderem als Senföle bezeichneten Stoffe, schützen Kreuzblütler durch den bitteren Geschmack, den sie bei hungrigen Insekten hinterlassen. Wie die Indole findet man die Isothiocyanate in Brokkoli, Rosenkohl oder Kohl. Und auch sie scheinen in der Lage, Krebserkrankungen vorzubeugen. Die beste Anti-Krebs-Wirkung hat Labortests zufolge das in Brokkoli reichlich vorkommende Sulforaphan, das in höheren Dosen zellschädigend wirkt, bekämpft im Gewebe krebserzeugende Gifte.

»Besonders erfolgreich können die Isothiocyanate im Kampf gegen die gesundheitsschädlichen Folgen des Rauchens eingesetzt werden«, berichtet der amerikanische Krebsspezialist Dr. Stephen Hecht. Erfahrungswerte zeigen, dass ein Stoff aus der Brunnenkresse, Phenethylisothiocyanat, eine vom Rauchen hervorgerufene Krebserkrankung möglicherweise verhindern kann.

Karotinoide

Tomaten verleihen sie die tiefrote Farbe und Karotten und Honigmelonen das intensive Orange. Sogar für das appetitliche Salatgrün sind die sogenannten Karotinoide verantwortlich – an die 600 verschiedene rote und gelbe Pflanzenpigmente, darunter das Betacarotin. In dunkelgrünem Obst und Gemüse, beispielsweise in Blattspinat, sind sie nicht sichtbar, weil vom grünen Chlorophyll überdeckt.

Als hochwirksame Antioxidanzien stehen die Karotinoide an vorderster Front im Kampf gegen Herzkrankheiten und Krebs. Wie der Mediziner Dr. Dexter L. Morris erklärt, besteht ein klarer und eindeutiger Zusammenhang zwischen einer hohen Zufuhr von Betacarotin und seltenerem Auftreten von Herz- und Krebserkrankungen. Und dass gesundheitlicher Nutzen auch von bislang noch unerforschten Karotinoiden ausgehe, sei keineswegs auszuschließen.

Für eine Reihe von Karotinoiden dagegen, wie das in Tomaten vorkommende Lykopin, das Lutein im Spinat oder Winterkohl sowie das Zeaxanthin in grünen Blattgemüsearten, liegen vielversprechende Forschungsergebnisse bereits vor.

So wurde bei Norditalienern, die wöchentlich mindestens sieben rohe Tomaten verzehrten, beobachtet, dass deren Darm- und Magenkrebsrisiko im Vergleich zu ihren Landsleuten mit einem Tomatenkonsum von höchstens zwei Stück pro Woche, um 60 Prozent geringer ausfiel. Und weil dem bioaktiven Lykopin in Tomaten weder Erhitzen noch industrielle Verarbeitung etwas ausmachen, dürften sogar Tomatensauce und -ketchup derart gesundheitsfördernd sein. Tomaten – frisch und in allen Verarbeitungsformen – sind also in jedem Fall ein wertvolles Element Ihrer täglichen Ernährung.

Grüne Blattgemüse sind dagegen für gutes Sehen zuständig. Vor allem im Spinat stießen die Forscher auf Karotinoide, die das Risiko von Makuladegeneration – bei über Fünfzigjährigen Hauptursache von unheilbarem Verlust der Sehkraft – verminderten: Probanden mit der höchsten Lutein- und Zeaxanthin-Aufnahme wiesen gegenüber denjenigen mit der geringsten Aufnahme ein um 43 Prozent niedrigeres Risiko auf.

Lignane

Wie die Isoflavone sind auch die Lignane pflanzliche Hormone, die den menschlichen Hormonspiegel stabilisieren können. Diese Substanzen werden heute schon Frauen ab 40 gerne verordnet, auch um ein mögliches Krebsrisiko zu mindern.

Studien zufolge wirken sich diese sekundären Pflanzenstoffe darüber hinaus günstig auf den Cholesterinspiegel aus. So wurde bei Testpersonen, die zweimal täglich Gebäck mit Flachssamen verzehrten, eine Abnahme des gefährlichen LDL-Cholesterins um acht Prozent verzeichnet.

Als Vorbeugung genügen schon ein bis zwei gehäufte Teelöffel Flachssamen täglich, in Brot verbacken oder übers Müsli gestreut.

Monoterpene

Den zitronig-frischen Duft von Limonin, das Wissenschaftler für eine weitere potenzielle Geheimwaffe gegen Krebs halten, kennen Sie vielleicht schon von Ihrer Möbelpolitur. Denn dieser sekundäre Pflanzenstoff steckt vor allem in Orangenschalen und Zitronenöl.

Im Tierversuch hat Limonin das Wachstum von Krebstumoren um 55 Prozent verringert. Sogar, wenn Brustgewebe hohen Dosen von krebserregenden Chemikalien ausgesetzt war.

Im Unterschied zu anderen sekundären Pflanzenstoffen beruht die Anti-Krebs-Wirkung des Limonins auf dem Blockieren von Proteinen, die das Wachstum von Krebszellen fördern. Wer reichlich Orangen und andere Zitrusfrüchte isst, senkt also sein Krebsrisiko möglicherweise nicht unerheblich.

Der in Kirschen vorkommende Monoterpen-Perillylalkohol ist nach ersten Tierversuchen sogar in der Lage, Brust-, Lungen-, Magen-, Leber- und Hautkrebs abzuwenden.

Die Ergebnisse seien vielversprechend, erklärt der Ernährungswissenschaftler Dr. Charles Elson, denn danach neutralisiert Perillylalkohol nicht nur die krebserregenden Toxine, sondern wirkt auch gegen bereits bestehende Tumoren.

Noch bleibt allerdings abzuwarten, wie wirksam dieser Pflanzenstoff beim Menschen ist.

Sekundäre Pflanzenstoffe 85

Phenole

Fast alle Früchte, Gemüse, Getreide und Teesorten sind reich an sogenannten Phenol-Verbindungen oder Polyphenolen. Diese sekundären Pflanzenstoffe bekämpfen Krebs an zwei Fronten: Zum einen stimulieren sie schützende Enzyme und verdrängen die schädlichen; und darüber hinaus wirken sie als starke Antioxidanzien. Zu den besonders effektiven Polyphenolen zählt Dr. Stoner die Ellagsäure aus Erdbeeren, die Polyphenole aus grünem Tee sowie Kurkumin, den gelben Farbstoff der als Gewürz verwendeten Gelbwurz oder Kurkuma-Wurzel.

Bei der Untersuchung von 39 Antioxidanzien aus Nahrungsmitteln zeigte das Polyphenol im Tee den besten Erfolg im Kampf gegen die freien Radikale.

Saponine

Die vielleicht größte Gruppe von sekundären Pflanzenstoffen sind die Saponine. Sie sind in vielen Gemüsen, Kräutern und Hülsenfrüchten enthalten, zum Beispiel in Bohnen, Spinat, Tomaten, Kartoffeln, Nüssen und Haferflocken. Sojabohnen tragen allein zwölf verschiedene Saponine in sich.

Studien zufolge erkranken Menschen bei saponinreicher Kost seltener an Brust-, Prostata- und Dickdarmkrebs, berichtet der Ernährungsexperte Dr. A. Venket Rao von der Universität Toronto.

Im Unterschied zu anderen sekundären Pflanzenstoffen verfügen Saponine über mehrere Krebsabwehrwaffen. Eine Methode gegen den Krebs ist ihre Bindung an Gallensäuren, die sich im Laufe der Zeit in krebserregende Substanzen verwandeln können. Diese werden so mit den Saponinen aus dem Körper ausgeschieden, erklärt Dr. Rao. Darüber hinaus stimulieren die Saponine das Immunsystem, sodass es Krebszellen im Frühstadium besser auffindet und zerstören kann. Besonders bedeutend aber sind die cholesterinsenkenden Aktivitäten dieser Pflanzenstoffe. Denn damit senken sie nicht nur das Risiko für Herzkrankheiten, wie Dr. Rao erklärt, sondern auch das für Krebs: Bestimmte Saponine binden Cholesterin im Verdauungstrakt und verhindern auf diese Weise dessen Resorption. Weil Cholesterin in der Zellmembran von Krebszellen stark angereichert ist, nehmen die Saponine gerade diese Zellen ins Visier und machen sie unschädlich.

SEKUNDÄRE PFLANZENSTOFFE

Der folgende Führer durch die vielleicht wirksamsten sekundären Pflanzenstoffe und die zugehörigen Nahrungsmittel

Sekundärer Pflanzenstoff	Nahrungsquelle
Allylsulfid	Knoblauch und Zwiebeln
Flavonoide	Äpfel, Brokkoli, Zitrusfrüchte, Preiselbeeren, Endivie, Traubensaft, Winterkohl, Zwiebeln und Rotwein
Indole und Isothiocyanate	Brokkoli, Kohl, Blumenkohl und Senfkraut
Isoflavone	Kichererbsen, Kidneybohnen, Linsen und Sojabohnen
Karotinoide	Brokkoli, Honigmelonen, Karotten, grüne Blattgemüse und Tomaten
Lignane	Flachssamen
Monoterpene	Kirschen und Zitrusfrüchte
Phenole	Fast alle Getreidearten, Obst, grüne und schwarze Tees, Gemüse
Saponine	Spargel, Kichererbsen, Nüsse, Hafer, Kartoffeln, Sojabohnen, Spinat und Tomaten, Kichererbsen

AUF EINEN BLICK

zeigt die beste Zubereitung dieser Lebensmittel, um deren heilkräftiges Potenzial freizusetzen.

Krankheitsvorsorge	Zubereitungstipps
Erhöhen das »gute« HDL-Cholesterin; senken den Triglycerid-Blutfettspiegel; verhindern Herzkrankheiten; stimulieren Enzyme, die das Tumorwachstum unterdrücken	Hacken oder zerdrücken, um die sekundären Pflanzenstoffe freizusetzen.
Wirken antioxidierend; verhindern Blutpfropfen und Herzkrankheiten	Das Fleisch von Zitrusfrüchten mitsamt dem weißen Häutchen und Äpfel mit der Schale essen.
Stimulieren krebsunterdrückende Enzyme; senken den Spiegel von gefährlichem Östrogen	Leicht dämpfen oder mikrowellengaren, um die sekundären Pflanzenstoffe zu erhalten.
Senken den Spiegel von gefährlichem Östrogen; verhindern bestimmte Krebsarten	Isoflavone werden durch die Verarbeitung nicht zerstört und sind auch in Konserven noch enthalten.
Wirken antioxidierend; verhindern Herzkrankheiten und bestimmte Krebsarten	Zusammen mit Fleisch oder fetthaltigen Lebensmitteln verzehren.
Wirken antioxidierend; senken den Spiegel von gefährlichem Östrogen; verhindern möglicherweise bestimmte Krebsarten	Die optimale Dosis sind ein bis zwei gestrichene Teelöffel.
Verhindern Krebs durch Blockieren bestimmter chemischer Verbindungen	Obwohl die meisten Monoterpene in den Schalen sitzen, können Sie sie auch in Form von Säften trinken.
Wirken antioxidierend; aktivieren krebsunterdrückende Enzyme	Diese sekundären Pflanzenstoffe finden sich in allen Obst- und Gemüsesorten.
Binden und schwemmen Cholesterin aus; stimulieren das Immunsystem; verhindern Herzkrankheiten und bestimmte Krebsarten	Die besten Quellen sind Sojabohnen.

Fit durch Lebensmittel

Ananas

Tropisches Kraftpaket

Heilwirkung Stärkt die Knochen, verbessert die Verdauung, lindert Erkältungsbeschwerden, senkt das Risiko von Krebs- und Herzerkrankungen.

Als dem französischen König Ludwig XIV. zum ersten Mal eine Ananas gezeigt wurde – die exotischste und begehrteste Frucht im Europa des siebzehnten Jahrhunderts – biss er sogleich kräftig hinein.

Unglücklicherweise hatte »Seine Gierigkeit« den Bediensteten keine Gelegenheit gegeben, die Frucht vorher zu schälen, und so verletzte er seine königlichen Lippen an der stacheligen Schale.

Mit dieser Episode nahm die königliche Kultivierung der Ananas in Frankreich ein jähes Ende, bis im Jahre 1715 der nächste König den Thron bestieg. Hätte der ananasgeschädigte Herrscher damals doch nur gewusst, was er verpasst!

Es ist die Mühe nämlich Wert, die süße Frucht aus ihrer stacheligen Schale zu lösen (oder auch, sie aus der Dose zu holen).

Denn Ananas enthält nicht nur reichlich Vitamin C, sondern auch Stoffe, die die Knochen stärken und die Verdauung anregen.

Ein saftiger Knochenbildner

Dass wir Kalzium benötigen, um uns vor dem »Knochenschwund« Osteoporose zu schützen, der vor allem Frauen nach den Wechseljahren trifft, ist allgemein bekannt. Dass die Knochen auch Mangan benötigen, wissen dagegen weniger Menschen.

Der menschliche Körper benötigt Mangan, um Kollagen bilden zu können, eine zähe Eiweißfaser, die Teil des Bindegewebes ist, zum Beispiel an Knochen, Haut und Knorpeln.

Wissenschaftliche Studien zeigten, dass ein Defizit an Mangan ähnliche Knochenprobleme wie Osteoporose verursachen kann. Dementsprechend wiesen an Osteoporose erkrankte Frauen niedrigere Manganwerte auf als gesunde.

»Frische Ananas oder Ananassaft ist eine gute Möglichkeit, dem Körper Mangan zuzuführen«, sagt die Ernährungswissenschaftlerin Dr. Jeanne Freeland-Graves. 250 Gramm davon enthalten etwa zwei Milligramm Mangan, mehr als den täglichen Bedarf.

KÜCHENTIPPS

Mit ihrer festen Schale und den spitzen Stacheln macht es uns die Ananas nicht leicht, an ihr süßes Inneres zu kommen. Um so lohnender die folgenden Tipps:
Suchen Sie feste Früchte aus und lassen Sie weiche mit Druckstellen liegen. Ein Indiz für den Reifegrad ist weniger die Farbe der Schale, sondern vielmehr der Strunk. Er sollte einen süßen, aromatischen Duft verbreiten und nicht vergoren riechen.

Nehmen Sie frische Früchte. Die Ananas-Blätter sollten knackig und tief grün, ohne gelbe oder braune Stellen sein. Dass die Blätter sich leicht abreißen lassen, bedeutet allerdings nicht, dass die Frucht reif ist.

Enthüllen Sie die Frucht. Schneiden Sie die beiden Enden der Ananas ab und legen Sie die Frucht seitlich in eine flache Schale, um den Saft aufzufangen. Schneiden Sie zentimeterdicke Scheiben ab und entfernen Sie die Schale. Den harten Strunk schneiden Sie mit einem scharfen Messer heraus.

Die Verdauung versüßen

Nicht von ungefähr haben Ananas seit Jahrhunderten den Ruf, Verdauungsstörungen zu lindern. Denn die frische Frucht enthält das Enzym Bromelain, das die Eiweißverdauung unterstützt, indem es Proteine aufspaltet. Das macht sie gerade für Menschen mit altersbedingt verminderter Magensäureproduktion interessant.

»Sollten Sie also öfter Verdauungsprobleme haben, könnten ein paar Scheiben Ananas zum Nachtisch helfen«, erklärt Ernährungswissenschaftlerin Dr. Joanne Curran-Celentano.

Eine reiche Vitamin-C-Quelle

Nur wenige Nährstoffe erhalten so viel Aufmerksamkeit wie das Vitamin C, und das aus gutem Grund. Das Vitamin ist ein wirksames Antioxidans: Es schaltet freie Radikale, instabile, zellschädigende Sauerstoffmoleküle, die zu Krebs und Herzerkrankungen führen können, aus. Zusätzlich nutzt der Körper Vitamin C, um Kollagen herzustellen, den »Klebstoff«, der Gewebe und Knochen zusammenhält. Und wenn Sie an einer Erkältung leiden, greifen Sie automatisch als Erstes zu Vitamin C. Denn es senkt den Spiegel des Gewebshormons Histamin, das für Erkältungsbeschwerden wie entzündete Augen und laufende Nasen verantwortlich ist.

Zwar enthalten frische Ananas nicht so viel Vitamin C wie Orangen oder Grapefruit, doch immer noch reichlich. 100 Gramm kommen mit zwanzig Milligramm Vitamin C auf rund 27 Prozent des Tagesbedarfs. Und ein Glas Saft bringt es immerhin auf neun Milligramm Vitamin C.

SO HOLEN SIE DAS BESTE HERAUS

Frisch einkaufen. Dosenananas sind zwar die bequemere Variante, wenn Sie mit Ananas jedoch Ihren Magen beruhigen wollen, sollten Sie frische vorziehen. Denn, wie Dr. Taussig erklärt, die hohen Temperaturen bei der Konservierung vernichten das Bromelain.

Probieren Sie verschiedene Sorten. Wenn Sie das nächste Mal in ein gut sortiertes Obstgeschäft kommen, halten Sie Ausschau nach »Gold«-Ananas, eine besonders süße Sorte aus Costa Rica, die mehr als viermal so viel Vitamin C enthält wie andere Sorten.

Trinken Sie Vitamin C. Hundert Milliliter Ananassaft liefert mehr davon als die gleiche Menge Apfelsaft.

Äpfel

Die Vorzüge liegen unter der Oberfläche

Heilwirkung Senken die Gefahr von Herzkrankheiten, beugen Verstopfung vor, halten Diabetes unter Kontrolle, beugen Krebs vor.

Einst galten sie als ein Symbol für Gesundheit und Vitalität, und bis heute sind sie allseits beliebt. Kein Wunder, sind Äpfel doch so gut wie jederzeit greifbar – Sie brauchen nur einen in Ihre Aktentasche, Handtasche oder Ihren Rucksack einzupacken –, und ihr süß-säuerliches Fleisch ist praktischerweise schon von der Natur in eine schützende und zugleich schmackhafte und gesunde Schale verpackt.

Ganz so, als hätte der Chefdesigner gesagt: »Äpfel sind lecker, deswegen entwerfe ich sie so, dass man sie ohne Umstände essen kann.«

Doch Äpfel sind weit mehr als bloß gesunde Pausensnacks.

Studien weisen darauf hin, dass ihr Verzehr das Risiko von Herzerkrankungen mindern kann. Und in verschiedenen Labortests brachten Äpfel sogar Krebs zum Stillstand.

Zwar handelt es sich hier zunächst nur um erste wissenschaftliche Erkenntnisse, doch in dem Spruch »Ein Apfel pro Tag, und du brauchst keinen Arzt« scheint ein wahrer Kern zu stecken.

Lesen Sie im folgenden, wie gesund Äpfel tatsächlich sind.

In Schale geworfen

Natürlich essen wir sie wegen ihres Fruchtfleisches, doch in der Schale vor allem liegt die Heilkraft der Äpfel. Sie enthält durchschnittlich vier Milligramm Quercetin, ein Antioxidans, das zellschädigende Sauerstoffmoleküle unschädlich macht.

Wie Vitamin C und Betacarotin beugt Quercetin damit Zellveränderungen vor, die langfristig zu Krebs führen können. Darüber hinaus vermuten Wissenschaftler in dieser Verbindung noch weitere gesundheitsfördernde Eigenschaften.

So verglichen finnische Forscher über einen Zeitraum von zwanzig Jahren den Anteil der Antioxidanzien in der Ernährung von Testpersonen mit deren Risiko, herzkrank zu werden. Danach verringerte sich dieses Risiko bei denjenigen, die täglich die größte Menge an Quercetin und anderen Antioxidanzien zu sich nahmen (zum Beispiel in Form eines Apfels) gegenüber denen mit der schlechtesten Antioxidanzienaufnahme um bis zu 20 Prozent. Und eine Studie in den Niederlanden ergab, dass der tägliche Verzehr eines Apfels (und dazu zwei Teelöffel Zwiebeln sowie vier Tassen Tee) das Herzinfarktrisiko im Vergleich zu einem niedrigeren Apfelkonsum um 32 Prozent reduzierte.

Dass Quercetin darüber hinaus das Wachstum von Krebstumoren hemmen kann, erklärt der Mediziner Dr. Lawrence H. Kushi von der Universität von Minnesota folgendermaßen: »Wenn man Zellen einer krebserregenden Substanz aussetzt und sie dann mit Quercetin füttert, treten keine Mutationen auf; das Karzinogen wird also inaktiviert.«

KÜCHENTIPPS

Es gibt so viele Apfelsorten auf der Welt, dass Sie kaum jede einzelne probieren können. Hier einige der bekannteren Vertreter:

Braeburn. Grün bis intensiv rot, verbindet Süße und Säure.

Gala. Diese Sorte hat rote Streifen auf gelblich-oranger Schale. Knackig und süß zugleich, wird sie gerne als Essapfel und zum Beispiel für Apfelmus genommen.

Jonagold. Saftig und süß, kann dieser Apfel zum Kochen und Essen gleichermaßen verwendet werden.

Granny Smith. Grün, aromatisch und gut zu Apfelmus und gedecktem Apfelkuchen zu verarbeiten.

Cox Orange. Dieser gelblich-grüne Apfel mit roten Streifen hat einen säuerlichen Geschmack und eignet sich gut zum Kochen und Backen.

Boskop. Würzig und säuerlich. Man verwendet ihn häufig, um Apfelwein herzustellen oder auch zum Backen und in Salaten.

Faserfülle

Sieht man von den neueren Erkenntnissen ab, verdanken Äpfel ihren guten Ruf besonders den enthaltenen Ballaststoffen. Ein ungeschälter Apfel von 140 Gramm, so der Ernährungswissenschaftler Dr. Chang Lee, bringt es auf etwa drei Gramm der unverdaulichen Pflanzenfasern, darunter sowohl lösliche als auch unlösliche.

Die unlöslichen Fasern, die vorwiegend in der Schale sitzen, sind ein probates Mittel gegen Verstopfung; doch das ist noch nicht alles: Untersuchungen belegen, dass ein gut arbeitender Verdauungstrakt Divertikulose – eine Krankheit, bei der die Dickdarmwand Ausstülpungen bildet, die sich entzünden können – und sogar Dickdarmkrebs vorbeugt. Außerdem sorgen Ballaststoffe für ein anhaltendes Sättigungsgefühl; deshalb eignen sich Äpfel hervorragend als Nahrungsmittel für Menschen, die gern ihr Gewicht reduzieren, aber nicht die ganze Zeit mit knurrendem Magen herumlaufen wollen.

Die löslichen Fasern in Äpfeln – identisch übrigens mit denen in Haferkleie – haben andere Aufgaben. Sie passieren den Verdauungstrakt nicht so unverändert wie die unlöslichen Fasern, sondern quellen dort zu einem Gel auf, das den Cholesterinspiegel senkt und damit auch das Risiko von Herzkrankheiten und Schlaganfällen verringert. Allen voran Pektin, das gleich doppelt schützt: Offenbar reduziert es die in der Leber produzierte Cholesterinmenge, und darüber hinaus verlangsamt es durch die Gelbildung die Verdauung und damit den Anstieg des Blutzuckerspiegels. Und damit, so die Ernährungsberaterin Dr. Joan Walsh, ist es hilfreich für Diabetiker.

Ein durchschnittlich großer Apfel enthält 0,7 Gramm Pektin, mehr als etwa Erdbeeren oder Bananen.

SO HOLEN SIE DAS BESTE HERAUS

Halten Sie nach den Sorten Ausschau, die nach dem Schälen braun werden. »Einige Apfelsorten, wie zum Beispiel Granny Smith, sind so veredelt, dass sie nur noch sehr wenig von bestimmten schützenden Bestandteilen aufweisen, die den Apfel nach dem Schälen braun werden lassen«, sagt die Ernährungswissenschaftlerin Dr. Mary Ellen Camire. Gerade diese Sorten aber sollten Sie wählen, um die gesundheitsfördernden Inhaltsstoffe voll auszuschöpfen.

Geben Sie sich nicht mit Apfelsaft zufrieden. Obwohl Apfelsaft etwas Eisen und Kalium enthält, ist die enthaltene Menge verglichen mit der ganzen Frucht nicht der Rede wert. Und auch, weil im Saft weder von den Ballaststoffen noch vom Quercetin viel übrig ist, kann er einen Apfel nicht ersetzen.

Aprikosen

Betacarotin im Überfluss

Heilwirkung Schützen die Augen, beugen Herzkrankheiten vor.

In China naschten Bräute früher Aprikosen, um ihre Empfängnisbereitschaft zu fördern. Das ist nur komisch, wenn man nicht weiß, dass dieses Obst ein Mineral enthält, das zur Produktion der Geschlechtshormone benötigt wird.

Trotzdem macht heute wohl kaum einer seinen Familienzuwachs von Aprikosen abhängig; aber eine Reihe von nachweislich wirksamen Inhaltsstoffen gegen Infektionen, Erblindung und Herzkrankheiten sind auch ein guter Grund, die süßen, samtigen Früchte öfter einmal zu sich zu nehmen.

Aprikosen sind vor allem so gesund, weil sie eine Vielzahl unterschiedlicher Karotinoide enthalten – Pigmente, die Obst und Gemüse nicht nur die rote, orange und gelbe Farbe verleihen, sondern auch viele gesundheitsschützende Eigenschaften besitzen. Forscher haben mindestens 600 verschiedene Karotinoide identifiziert, zu den wirksamsten zählen sie das auch in Aprikosen enthaltene Betacarotin.

So bestätigt auch die Krebsspezialistin Dr. Ritva Buteum: »In puncto Betacarotingehalt gehören Aprikosen zu den besten Lebensmitteln.«

Eine Frucht für das Herz

Die einzigartige Mischung heilkräftiger Inhaltsstoffe macht Aprikosen zu einem wirkungsvollen Verbündeten im Kampf gegen Herzkrankheiten. So enthalten sie neben Betacarotin eines der effektivsten bekannten Antioxidanzien, nämlich Lykopin, sagt der Chemiker Dr. Frederick Khachik.

Beide Substanzen hemmen den Oxidationsprozess, bei dem die gefährliche Form des Cholesterins, das Lipoprotein niedriger Dichte (LDL), im Blutkreislauf ranzig wird. Das ist deswegen wichtig, weil ranziges LDL an den Arterienwänden kleben bleibt.

Im Rahmen einer 13 Jahre dauernden Studie wurde festgestellt, dass bei den Testpersonen, die die meisten Karotinoide aufnahmen, das Risiko einer Herzerkrankung um ein Drittel geringer war als bei denjenigen, die am wenigsten zu sich nahmen. Und von 90 000 Krankenschwestern, die acht Jahre lang beobachtet wurden, hatten die mit der karotinoidreichsten Kost ein um 25 Prozent geringeres Risiko.

Drei Aprikosen liefern zwei Milligramm Betacarotin, das sind etwa 30 Prozent der von Experten empfohlenen Tagesmenge.

KÜCHENTIPPS

Die meisten von uns essen Aprikosen so, wie die Natur sie uns schenkt, doch es gibt noch viele andere Möglichkeiten, sie zu genießen.

Grillen. Gegrillte Aprikosen nehmen durch den karamelisierten Zucker einen leicht rauchigen, intensiven süßen Geschmack an. Stecken Sie dazu einfach ganze oder halbe Aprikosen auf einen Spieß, bestreichen Sie sie mit Honig und grillen Sie sie sieben bis zehn Minuten lang unter häufigem Wenden.

Backen. Schneiden Sie die Aprikosen in zwei Hälften, bestreichen Sie sie mit Honig und backen Sie sie im Ofen, die aufgeschnittene Seite nach oben.

Dünsten. Gedünstete Aprikosen können uns an einem kühlen Abend wunderbar aufwärmen. Geben Sie Fruchtsaft zusammen mit ganzen Nelken oder einer Zimtstange in einen kleinen Topf und erhitzen Sie das Ganze. Geben Sie ganze oder halbe Aprikosen dazu und lassen Sie sie sechs bis acht Minuten kochen. Nehmen Sie die Aprikosen heraus und lassen Sie die Sauce weiterkochen, bis sie andickt. Garnieren Sie dann damit Ihre Aprikosen.

Gut für die Augen

Wenn Sie kein großer Spinatliebhaber sind, können Sie Ihren Vitamin-A-Bedarf sehr gut auch über Aprikosen decken.

Das Betacarotin in Aprikosen wird im Körper in Vitamin A umgewandelt. Dieser Nährstoff schützt die Augen, und unsere Augen brauchen wahrhaftig jede nur erdenkliche Hilfe.

Denn jedes Mal, wenn Licht in unsere Augen fällt, werden gewebeschädigende freie Radikale freigesetzt. Geraten sie »außer Kontrolle«, greifen diese gefährlichen Sauerstoffmoleküle die Augenlinsen an und legen möglicherweise den Grundstein für den Grauen Star (Katarakt).

Freie Radikale können auch die Blutgefäße schädigen, die die Macula lutea, den gelben Fleck auf der Netzhaut, versorgen.

Wenn die Blutzufuhr abgeschnitten wird, kann dies zur sogenannten Makuladegeneration führen, dem Hauptgrund für den Verlust des Sehvermögens bei älteren Menschen.

Vitamin A hat sich in Studien als wirksames Antioxidans erwiesen, das heißt, es wirkt den schädigenden freien Radikalen entgegen.

So konnten in einer wissenschaftlichen Studie von 50 000 Krankenschwestern diejenigen, die am meisten Vitamin A mit der Nahrung aufnahmen, das Kataraktrisiko um ein Drittel senken.

Drei Aprikosen liefern 2769 internationale Einheiten Vitamin A oder 55 Prozent des von Ernährungsexperten empfohlenen Tagesbedarfs.

AUGEN AUF!

Laetril

Die Vorstellung, Aprikosenkerne könnten als Medizin verwendet werden, geht auf die 20er-Jahre des vorigen Jahrhunderts zurück. Damals stellte Dr. Ernst T. Krebs die Theorie auf, dass Amygdalin, eine in Aprikosenkernen enthaltene chemische Verbindung, die der Körper zu Zyanid umwandelt, Krebszellen zerstören könne.

Etwa dreißig Jahre später fand sein Sohn eine neue Formel für diesen Extrakt und nannte ihn Laetril. In den 1970er-Jahren reisten Krebskranke, die glaubten, die Schulmedizin könne ihnen nicht helfen, zu obskuren Kliniken und bezahlten horrende Preise für dieses neue Wundermittel. Das war so beliebt, dass es schließlich in insgesamt 27 US-Staaten erhältlich war.

Heute darf Laetril in den USA nicht mehr verkauft werden, doch man erhält es immer noch in Mexiko und einigen anderen Ländern.

Hilft Laetril wirklich? Die meisten Fachleute beantworten diese Frage mit einem klaren Nein.

»Laetril ist nicht nur unwirksam, sondern potenziell lebensgefährlich«, sagt Dr. Maurie Markman, Direktorin des Cleveland-Krebszentrums. Und bei einer an der Mayo-Klinik in Rochester durchgeführten und ausgewerteten Studie wurde festgestellt, dass es in vielen Fällen Übelkeit, Erbrechen, Kopfschmerzen und andere Symptome einer Zyanidvergiftung hervorruft.

Dr. Markman hält das Präparat aus einem anderen Grund für gefährlich: Einige Leute verlassen sich darauf, statt sich einer ungefährlicheren und wirksameren Krebstherapie zu unterziehen.

Hilfreiche Ballaststoffe

Noch ein Grund, den Obstkorb mit Aprikosen zu füllen: ihr Ballaststoffgehalt. Man kann gar nicht oft genug betonen, wie wichtig eine ballaststoffreiche Ernährung ist. Sie hilft Ihnen, abzunehmen, reguliert hohe Blutzuckerwerte und senkt den Cholesterinspiegel. Nicht zu vergessen ihr Beitrag zu einer regelmäßigen Verdauung.

Drei Aprikosen liefern drei Gramm Ballaststoffe oder 12 Prozent des Tagesbedarfs bei gerade mal 51 Kalorien. Allerdings nur, wenn Sie die Früchte mit Haut essen, denn die Pflanzenfasern stecken hauptsächlich dort.

SO HOLEN SIE DAS BESTE HERAUS

Essen Sie feste Aprikosen. Auch wenn Sie weiches Obst vorziehen, ist es besser, Aprikosen zu essen, solange sie noch etwas hart sind. Aprikosen enthalten nämlich die meisten Nährstoffe, wenn sie gerade reif sind. Sobald sie weich werden, verlieren diese Nährstoffe nach und nach an Wirksamkeit.

Achten Sie auf die Farbe. Im Unterschied zu den meisten anderen Obstsorten können Aprikosen gelb und orange und trotzdem reif sein, also das Maximum an heilkräftigen Wirkstoffen enthalten. Sind die Früchte dagegen noch leicht grün, wurden sie zu früh gepflückt und werden vielleicht nie mehr reif.

Lagern Sie sie vorsichtig. Wenn Aprikosen nicht innerhalb von ein oder zwei Tagen gegessen werden, sind sie im Kühlschrank am besten aufgehoben. Dort halten sie sich etwa eine Woche, ohne überreif zu werden.

Aprikosen 103

Und noch ein Tipp zur Lagerung: Da Aprikosen weiche, zarte Früchte sind, nehmen sie leicht Küchengerüche an oder den Geschmack anderer Lebensmittel, mit denen sie zusammen aufbewahrt werden. Deswegen sollten Sie sie in Papier einwickeln oder in einer Plastiktüte oder Papiertüte aufbewahren.

Artischocken

Ein Herz für die Gesundheit

Heilwirkung Schützen vor Hautkrebs, beugen Herz- und Lebererkrankungen vor, verhindern Geburtsfehler.

Als die Gattin von König Heinrich II. von Frankreich während der Renaissance begann, Artischocken zu essen, empfanden die Franzosen dies als ausgesprochen skandalös. Schließlich sagte man der Artischocke nach, ein Aphrodisiakum zu sein.

Sie mit Hingabe zu schlemmen war wohl kaum etwas, das sich für eine Dame vom Stande Katharinas von Medici ziemte.

Seitdem sind vierhundert Jahre vergangen, und es gibt nur spärliche Beweise für die libidofördernde Kraft der Artischocke. Aber sie kann erwiesenermaßen viel zu Ihrer Gesundheit beitragen.

Die Forschung hat gezeigt, dass sie einen Inhaltsstoff hat, der vor bestimmten Krebsarten schützen und sogar Leberschäden heilen kann.

Kugeliger grüner Schutz

Ursprünglich stammt die Artischocke vom heißen Nildelta, und heutzutage gibt es große Anbaugebiete zum Beispiel im sonnenverwöhnten Kalifornien. Wen wundert es da, dass die unreife Distel-Blüte offenbar Schutz vor Hautkrebs bietet.

Einer Studie der Universität von Cleveland zufolge kann eine Salbe mit dem Artischocken-Inhaltsstoff Silymarin bei Mäusen Hautkrebs verhindern.

Der Dermatologe Dr. Hasan Mukhtar erklärt den natürlichen Schutzfaktor so: »Sie müssen sich nicht mit Artischockenblättern bedecken, denn Silymarin wirkt als Antioxidans von innen. Es beugt Krebs vor, indem es den Körper vor zellschädigenden Molekülen, den sogenannten freien Radikalen, schützt, bevor diese die Erbsubstanz DNS angreifen und so den Weg für die Entwicklung von Tumoren bahnen.« Freie Radikale entstehen ununterbrochen, aber ihre Bildung wird beschleunigt, wenn wir starker Sonnenbestrahlung oder Luftverschmutzung ausgesetzt sind.

Es ist zwar nicht möglich, die Entstehung der freien Radikalen zu unterbinden, aber ihre zerstörerische Wirkung kann eingedämmt werden, zum Beispiel mit Artischocken.

»Silymarin ist ein so wirksames Antioxidans, dass sein Extrakt in Europa sogar als Arzneimittel bei Leberschäden angewendet wird«, sagt Dr. Mukhtar. Wie viele Artischocken man essen müsste, um in den Genuss der Heilkräfte zu kommen, darüber gibt es allerdings noch keine gesicherten Erkenntnisse. Vorläufige Forschungsergebnisse legen aber nahe, dass man dieses ausgesprochen gesunde und leckere Gemüse möglichst häufig genießen sollte.

AUGEN AUF!

Verborgene Süße

Artischocken werden traditionell eher als einzelner Gang denn als Beilage zum übrigen Essen serviert, da ihr Verzehr die ganze Aufmerksamkeit erfordert. Außerdem heben sie, obwohl selbst nicht süß, die Süße anderer Lebensmittel hervor und verstärken noch deren süßen Geschmack.

Verantwortlich dafür ist das sogenannte Cymarin. Wenn dieser Stoff mit anderen Lebensmitteln vermischt wird, scheinen diese süßer, als sie es von Natur aus tatsächlich sind. »Cymarin stimuliert die entsprechenden Rezeptoren auf der Zunge«, erklärt die ehemalige Chefköchin Aliza Green, »sogar Wasser schmeckt süß, wenn Sie eine Artischocke gegessen haben. Deshalb serviert man sie am besten als eigenen Gang oder zusammen mit neutralen Speisen wie Pasta.«

Aus dem gleichen Grund sollten Sie sich auch davor hüten, zu Artischocken einen teuren Pinot Noir einzuschenken. Die Artischocken würden den feinen Geschmack verderben.

KÜCHENTIPPS

Auf den ersten Blick wirkt eine Artischocke wie ein Zauberwürfel. Sie macht neugierig und lädt ein, sich mit ihr zu beschäftigen, aber man weiß nicht so genau, wo man anfangen soll. Doch der Schein trügt. Wenn Sie einige einfache Ratschläge befolgen, sind die Zubereitung und das Essen der Artischocke kinderleicht.

- Oft findet sich Schmutz zwischen den dachziegelartig angeordneten Blättern. Deswegen sollten Sie Artischocken vor dem Kochen gründlich waschen.
- Ziehen Sie die harten äußeren, unten befindlichen Blätter ab. Schneiden Sie den Stiel mit einem scharfen Messer ab, sodass die unteren Blätter den Artischockenboden bilden.
- Setzen Sie die Artischocken in einen großen Topf und bedecken Sie sie zur Hälfte mit Wasser. Lassen Sie sie bedeckt 30 bis 40 Minuten leicht köcheln. Genauso gut können Sie die Artischocken im Dampfkochtopf garen.
- Um zu prüfen, ob das Gemüse gar ist, ziehen Sie in der Mitte ein Blatt ab. Lässt es sich leicht ablösen, ist die Artischocke fertig zum Verzehr.
- Die Blätter essen Sie, indem Sie die Blattspitzen zwischen den Fingern halten und das zarte Fleisch mit den Zähnen herausziehen.
- Wenn Sie alle Blätter abgeschält haben, nehmen Sie eine Gabel oder einen Löffel, um die haarige Schicht, das sogenannte Heu, zu entfernen. Wenn Sie das Heu ganz beseitigt haben, genießen Sie das Beste: das weiche Herz.

Herzen fürs Herz

Da viele Menschen vom bequemen Fast Food offenbar nicht lassen können, fehlen ihnen oft viele elementare Nahrungsmittelbestandteile, insbesondere die Fasern, die nur pflanzliche Lebensmittel liefern können.

Obwohl die Pflanzenfasern keinen Nährwert besitzen, sind sie doch von grundlegender Bedeutung. Sie vergrößern Volumen und Gewicht des Stuhls und beschleunigen so die Ausscheidung von Abfallprodukten aus dem Körper. Das betrifft vor allem Toxine und Cholesterin, von denen der Verdauungstrakt gesäubert werden muss, bevor sie Schaden anrichten. Darüber hinaus beugt ausreichender Ballaststoffverzehr nicht nur hohen Cholesterinwerten vor, sondern auch Herzerkrankungen, hohem Blutdruck und -zucker (ein Vorbote des Diabetes) sowie bestimmten Arten von Krebs, insbesondere Darmkrebs.

Artischocken sind eine ausgezeichnete Ballaststoffquelle. Ein mittelgroßes Exemplar enthält mehr als sechs Gramm davon, ungefähr ein Viertel des Tagesbedarfs. Selbst wenn Sie die Blätter nicht essen, das Artischockenherz allein enthält schon große Mengen der Pflanzenfasern. 125 Gramm tiefgefrorene oder frische Artischockenherzen versorgen Sie mit fünf Gramm oder 20 Prozent des Tagesbedarfs an Ballaststoffen.

Darüber hinaus sind Artischocken reich an Magnesium, einem Mineralstoff mit positivem Effekt auf einen erhöhten Blutdruck. Zudem verhindert Magnesium Muskelbeschwerden und mindert das Risiko von Herzrhythmusstörungen. Studien zufolge wiesen 20 bis 35 Prozent der beobachteten Probanden mit Herzversagen auch niedrige Magnesiumspiegel auf.

Eine mittelgroße Artischocke liefert 72 Milligramm Magnesium oder 18 Prozent des Tagesbedarfs, und 125 Gramm Artischockenherzen enthalten mit 50 Milligramm fast 13 Prozent des Tagesbedarfs.

Voll von Folsäure

Schwangere sollten besonders beherzt in die Blätter der Artischocke beißen, weil diese reichlich Folsäure enthalten und dieses B-Vitamin besonders wichtig für die Entwicklung des Fötus ist.

Als essenzieller, also lebenswichtiger, Nährstoff unterstützt Folsäure die Funktion der Nerven und spielt nachweislich eine wichtige Rolle bei der Verhütung von Herzkrankheiten und bestimmten Krebsarten. In vielen westlichen Industrieländern zählt Folsäuremangel allerdings zu den häufigsten Vitamin-Mangelerscheinungen. Offensichtlich werden dort nicht genügend folsäurereiche Lebensmittel gegessen, um den täglichen Bedarf von 400 Mikrogramm zu decken.

Eine mittelgroße Artischocke enthält mit 61 Mikrogramm Folsäure elf Prozent des Tagesbedarfs.

Vitamin im Überfluss

Wie die meisten Obst- und Gemüsesorten aus sonnigen Regionen sind Artischocken eine gute Vitamin-C-Quelle. Ebenso wie Silymarin ist Vitamin C ein wirksames Antioxidans, das freie Radikale fängt, bevor sie Schaden anrichten.

Studien haben zudem ergeben, dass es in großer Mengen die Haut gesund erhält und die Immunabwehr gegen Bakterien und Viren fördert. Eine mittelgroße Artischocke liefert ungefähr zwölf Milligramm oder 20 Prozent des Tagesbedarfs an Vitamin C.

SO HOLEN SIE DAS BESTE HERAUS

Machen Sie es sich bequem. Die meisten Menschen haben Mühe, Artischocken zu essen. Die praktische Alternative sind tiefgefrorene Artischockenherzen, da im Handumdrehen zubereitet und sogar reicher an Folsäure als die frische Variante.

Viel Vitamin C finden Sie nur in den frischen Artischocken. Denn der überaus empfindliche Nährstoff wird bei der Weiterverarbeitung des Gemüses schnell zerstört.

Leichte Sauce als Begleiter. Isst man die Artischocke pur, ist sie ein fettarmes Nahrungsmittel. Dieser Vorteil geht jedoch schnell verloren, wenn Sie die Blätter in Butter tauchen. Um sie fettarm zuzubereiten und ihnen trotzdem Pep zu verleihen, ersetzen Sie die Butter einfach durch einen Dip aus fettarmem Joghurt, den Sie mit Knoblauch oder Zitronensaft verfeinern.

Avocados

Nicht länger eine verbotene Frucht

Heilwirkung Regulieren den Cholesterinspiegel, senken den Blutdruck, beugen Geburtsfehlern vor.

Pro Gramm beglückt uns die Avocado mit mehr Kalorien als jede andere Frucht auf diesem Planeten, nämlich mit 731 Kalorien pro 30 Gramm. Eine einzige Avocado kann überdies bis zu 30 Gramm Fett enthalten. Das ist die Hälfte der empfohlenen Tagesmenge. Dadurch hat sie den zweifelhaften Ruf, zu den wenigen Fruchtgemüsen mit einem messbaren Fettgehalt zu gehören.

Kaum zu glauben, dass eine solche Frucht gut für uns

sein soll. Doch genau das bescheinigen die Ernährungs-wissenschaftler der Avocado.

Denn sie ist nicht nur eine hervorragende Folsäure-und Kaliumquelle, sondern enthält auch viele Ballast-stoffe und einfach ungesättigte Fettsäuren – gute Nach-richten für diejenigen, die mit Diabetes oder Herzkrank-heiten zu tun haben.

Teil einer Diabetesdiät

Diabetespatienten wird gewöhnlich empfohlen, mehr Kohlenhydrate und weniger Fett zu essen. Grundsätzlich ist das ein guter Rat, aber nicht unbedingt der beste für alle.

Denn die Ärzte haben festgestellt, dass Diabetiker, die sich kohlenhydratreich ernähren, zu hohen Triglyzerid-werten neigen. Und diese Blutfette erhöhen das Risiko von Herzkrankheiten. »Ersetzt man jedoch einen Teil der Kohlenhydrate durch Fett, vor allem durch die in Avoca-dos vorkommenden einfach ungesättigten Fettsäuren, nimmt der Anteil der gefährlichen Fette im Blut ab«, sagt der Internist und Ernährungswissenschaftler Dr. Abhim-anyu Garg.

So setzten mexikanische Wissenschaftler 16 Diabetes-patientinnen auf eine Kost, bei der etwa 40 Prozent der Kalorien Fett entstammten, das meiste davon einfach un-gesättigte Fettsäuren aus Avocados. Daraufhin fielen die Triglyzeridwerte der Probandinnen um 20 Prozent. Im Gegensatz dazu rutschte der Wert bei Testpersonen mit einer kohlenhydratbetonten Diät nur um sieben Prozent nach unten.

»Das Gute an Avocados ist, dass sie uns mit vielen einfach ungesättigten Fettsäuren versorgen«, fasst Dr. Garg zusammen. Eine einzige Frucht liefert bereits um die 20 Gramm solcher Fettsäuren. Und 33 Gramm wären bei insgesamt 2000 Kalorien am Tag optimal.

AUGEN AUF!

Gefährliche Kombination

Menschen, die gerinnungshemmende Herzmedikamente auf Kumarinbasis einnehmen, sollten mit Avocados vorsichtig umgehen. Denn das darin enthaltene Öl scheint zumindest bei einigen Patienten die Wirkung dieser Medikamente aufzuheben.

Israelische Forscher fanden heraus, dass bereits eine halbe Avocado die Medikamentenwirkung kurzfristig beeinträchtigen kann. Wer sie trotzdem essen möchte, sollte vorher unbedingt den Arzt fragen.

Den Cholesterinspiegel senken

Nicht nur Diabetiker können von Avocados profitieren. Die darin enthaltene Oleinsäure kann auch den Cholesterinspiegel senken.

In Mexiko, wo Avocados beinahe als Grundnahrungsmittel gelten, untersuchten Forscher die Wirkung zweier fettarmer Kostformen, die sich nur darin unterschieden, dass eine von ihnen Avocados enthielt. Während in beiden Fällen die Werte des gefährlichen LDL-Cholesterins (Lipoprotein niedriger Dichte) fielen, bewirkte die Avocadodiät, dass gleichzeitig der Wert des gesunden HDL-

Cholesterins (Lipoprotein hoher Dichte) anstieg und die Triglyzeridwerte leicht abfielen.

Auch durch ihren Ballaststoffgehalt wirken Avocados cholesterinsenkend. Denn die Pflanzenfasern vergrößern Volumen und Gewicht des Stuhls und sorgen so dafür, dass er mitsamt dem Cholesterin schneller ausgeschieden wird.

Eine Avocado enthält mehr Fasern als ein Kleiebrötchen, nämlich zehn Gramm oder 40 Prozent des Tagesbedarfs.

KÜCHENTIPPS

Wer noch nie Avocados gegessen hat, weiß vielleicht nicht, wie einfach sie zuzubereiten sind:

Lassen Sie sie reifen. Wie Bananen reifen Avocados besser, wenn sie nicht mehr am Baum hängen, und werden deshalb unreif gepflückt und verkauft.
Lassen Sie sie mehrere Tage liegen, bis sie ein wenig weich geworden sind.

Entfernen Sie den Kern. Schneiden Sie die Avocado der Länge nach auf und führen Sie dabei das Messer um den Kern herum. Teilen Sie die Frucht dann in zwei Hälften und lösen Sie den Kern mit einem Löffel aus.

Geben Sie Zitronensaft hinzu. Geschälte Avocados werden schnell braun; wenn Sie jedoch Zitronen- oder Limettensaft über die aufgeschnittenen Flächen träufeln, behalten sie ihre grüne Farbe.

Noch mehr Hilfe fürs Herz

Avocados sind überaus reich an Kalium. Eine halbe Frucht enthält 548 Milligramm oder 16 Prozent des Tagesbedarfs und damit 15 Prozent mehr als eine mittelgroße Banane.

Studien haben gezeigt, dass Menschen, die sich kaliumreich ernähren, vergleichsweise selten an Bluthochdruck leiden und damit weniger herzinfarkt- und schlaganfallgefährdet sind. »Man kann nie zu viel Kalium zu sich nehmen«, resümiert der Biophysiker Prof. Dr. David B. Young. Selbst kleine Mengen können eine große Wirkung haben.

SO HOLEN SIE DAS BESTE HERAUS

Finden Sie Früchte aus Florida. Die einfach ungesättigten Fettsäuren der Avocados sind zwar gut für Ihren Cholesterinspiegel, jedoch nicht für Ihre Linie. Avocados aus Florida liefern Ihnen die Nährstoffe, jedoch nur zwei Drittel der Kalorien und nur die Hälfte des Fetts in Avocados anderer Sorten.

Kaufen Sie sie zum richtigen Zeitpunkt. Avocados, die zwischen November und März geerntet werden, haben ein bisschen weniger Fett als die im September oder Oktober gepflückten.

Bananen

Ein Bündel voll Kalzium

Heilwirkung Mindern das Schlaganfallrisiko, senken hohen Blutdruck, lindern Sodbrennen, lassen Durchfall schneller abklingen.

Ausgerechnet Bananen … wirken wahre Wunder für unsere Gesundheit. Studien zufolge können sie von Bluthochdruck und Infektionen bis hin zu Herzinfarkt und Schlaganfall allen möglichen Krankheiten vorbeugen; Magengeschwüre sollen sie sogar heilen können.

Bananen für das Herz

Wenn Ihr Blutdruck in den vergangenen Jahren kontinuierlich gestiegen ist, könnte es Zeit sein für einen Urlaub in den Tropen. Vermögen Sonne und Surfen Ihren Blutdruck nicht zu senken, tun es mit Sicherheit die dort wachsenden Bananen.

Unzählige Studien haben nämlich gezeigt, dass kaliumreiche Lebensmittel das Bluthochdruckrisiko und die damit verbundenen Krankheiten wie Herzinfarkt und Schlaganfall erheblich senken können. Und Bananen gehören zu den besten Kaliumquellen, die die Natur zu bieten hat.

Jede einzelne Frucht enthält rund 396 Milligramm oder elf Prozent des Tagesbedarfs an diesem lebensnotwendigen Mineralstoff.

Sollten Sie bereits unter einem hohen Blutdruck leiden, können Bananen – so Wissenschaftler der Universität von Neapel – die Einnahme von Medikamenten im Idealfall überflüssig machen. Die Forscher gehen davon aus, dass Bananen unter anderem den Blutdruck dadurch senken, dass sie Kalkablagerungen an den Arterienwänden entgegenwirken. Nämlich, indem sie die Oxidation des »schlechten« Cholesterins oder Lipoproteins geringer Dichte (LDL) verhindern. Als wirksames Mittel gegen blutdruckerhöhende Arterienverkalkung beugen Bananen zugleich den Folgekrankheiten Herzinfarkt und Schlaganfall vor.

Dabei müssen Sie die Bananen nicht etwa kiloweise verdrücken, um in den Genuss ihrer Heilkraft zu kommen. Drei bis sechs Bananen täglich reichen aus, sagt der Biophysiker Dr. David B. Young.

Linderung für den Magen

Möglicherweise können Sie die Medikamente gegen Übersäuerung in Ihrem Medizinschränkchen durch Bananen als natürliches Mittel gegen Sodbrennen und Magenverstimmungen ersetzen.

Einige Studien weisen darauf hin, dass Bananen vielleicht auch vor Magengeschwüren schützen und ihr Abheilen unterstützen, sagt der Gastroenterologe Dr. William Ruderman.

Die Wissenschaftler vermuten, dass Bananen den Magen auf zweierlei Weise schützen. Erstens scheint ein sogenannter Proteaseinhibitor in der Banane in der Lage zu sein, geschwürverursachende Bakterien abzutöten. Zweitens scheinen Bananen die Produktion von Schleim anzuregen, der scharfe Säuren daran hindert, in Kontakt mit der empfindlichen Magenschleimhaut zu kommen.

Das Gleichgewicht wiederherstellen

Nach einer Durchfallerkrankung ist es wichtig, alle lebensnotwendigen Flüssigkeiten und Mineralstoffe wieder aufzufüllen, die Sie die »Renneritis« gekostet hat. Eine Banane ist genau richtig dafür, denn sie ist eine ausgezeichnete Quelle von Elektrolyten wie Kalium, die man bei Dehydration verliert, erklärt Dr. Ruderman. Elektrolyte sind Mineralstoffe, die sich im Körper in elektrisch geladene Teilchen umwandeln und an praktisch allen Stoffwechselprozessen beteiligt sind. Sie steuern zum Beispiel die Muskelkontraktionen, den Flüssigkeitshaushalt oder den Herzschlag.

Bananen enthalten außerdem Pektin, eine lösliche Faser, die im Verdauungstrakt wie ein Schwamm Flüssigkeit aufsaugt – bei Durchfall sehr hilfreich.

SO HOLEN SIE DAS BESTE HERAUS

Erweitern Sie Ihren Horizont. Bananen aus der Schale zu essen ist Ihnen zu langweilig? Es gibt viele Möglichkeiten, in den Genuss dieser tropischen Frucht und ihrer gesunden Substanzen zu kommen. In den Ländern der Karibik sowie in Mittel- und Südamerika sind Bananen häufiger Bestandteil von Alltagsgerichten. Mit ihrem milden, leicht süßen Geschmack eignen sie sich tatsächlich für fast jedes Rezept.

Steuern Sie die Reifung. Manche Leute kaufen ungern

Bananen, weil sie relativ schnell weich und matschig werden können, bevor man dazu kommt, sie zu essen. Doch es gibt einen Trick, sie frisch zu halten: Legen Sie sie einfach in den Kühlschrank. Erschrecken Sie nicht, wenn die Schale schwarz wird – die Frucht bleibt dennoch frisch und schmackhaft.

Wenn Sie andererseits darauf warten, dass Ihre Bananen endlich reif werden, können Sie diesen Prozess beschleunigen. Legen Sie sie bei Zimmertemperatur in eine braune Papiertüte. Das Ethylengas, das die Bananen produzieren, treibt den Reifungsprozess voran.

Basilikum

Lindernde Blätter

Heilwirkung Fördert die Verdauung, mindert das Krebsrisiko.

Pizzaliebhaber würzen mit getrocknetem Basilikum, Pastafans essen tellerweise Pasta al pesto mit viel Knoblauch und Basilikum, und Gärtner warten ungeduldig auf die erste Tomate des Jahres, die sie sich mit Olivenöl und frischen selbst gezogenen Basilikumblättern munden lassen.

Ob getrocknet oder frisch, das scharfe Aroma und der würzige Geschmack des Basilikums erfreuen Nase und Gaumen. Und Basilikum enthält heilende Substanzen, die Ihren Magen beruhigen, ja sogar, wie die Forscher glau-

118 Fit durch Lebensmittel

ben, eine Rolle bei der Vorbeugung von Krebs spielen können.

Die Zellen gesund halten

Erste Forschungsergebnisse lassen darauf schließen, dass die in Basilikum gefundenen Substanzen möglicherweise die gefährliche Ereigniskette unterbrechen, die zur Entwicklung von Krebs führen kann.

In Indien fügten Forscher dem Futter von Labortieren Basilikumextrakt hinzu, während sie eine Vergleichsgruppe wie üblich fütterten. Nach 15 Tagen waren bei den Tieren der ersten Gruppe die Werte der Enzyme gestiegen, die krebsverursachende Substanzen im Körper deaktivieren.

Die Fähigkeit des Basilikums, krebsartigen Veränderungen vorzubeugen, ist nach Ansicht der Forscher nicht auf eine bestimmte Substanz, sondern auf das Zusammenwirken mehrerer Inhaltsstoffe zurückzuführen. Derzeit lässt sich noch nicht sagen, ob Basilikum beim Menschen auf die gleiche Weise wirkt, doch das sollte Sie nicht davon abhalten, das schmackhafte Kraut möglichst oft auf den Speiseplan zu setzen.

KÜCHENTIPPS

Ein Sträußchen frisches Basilikum duftet himmlisch und ist dazu noch äußerst vielseitig:

Behandeln Sie es mit Vorsicht. Basilikum ist ein zartes Pflänzchen, das seine Blätter hängen lässt, wenn man es grob behandelt. Wenn Sie die Stiele und Blüten ganz vorsichtig entfernen, behält das Basilikum sein frisches Aussehen. Sprühen Sie die Blätter mit kühlem (nicht kaltem) Wasser ein und tupfen Sie sie mit Küchenpapier trocken. Lassen Sie die Blätter auf einem trockenen Küchenpapier an der Luft trocknen, bevor Sie das Basilikum lagern.

Wickeln Sie es gut ein. Bei richtiger Aufbewahrung hält sich Basilikum etwa vier Tage. Geben Sie die frischen Basilikumblätter dazu in eine Plastiktüte. Lassen Sie so viel Luft aus der Tüte wie möglich, schließen Sie sie dann und legen Sie sie in den Kühlschrank

Heben Sie es für später auf. Die Tiefkühltruhe bietet die praktische Möglichkeit, dass man immer frisches Basilikum im Haus hat. Gießen Sie ein wenig Olivenöl in einen Mixer oder in eine Küchenmaschine, geben Sie frische Basilikumblätter hinein und pürieren Sie das Ganze, bis es eine breiartige Konsistenz hat. Lassen Sie diese Mischung dann in einer Eiswürfelschale gefrieren und heben Sie die gefrorenen Würfel in einer Gefriertüte auf. Auf diese Weise werden Sie immer kleine Portionen frisch schmeckendes Basilikum für Ihre Lieblingsrezepte zur Verfügung haben.

Grüne Verdauungshilfe

Wenn Ihr Magen nach dem Essen das nächste Mal ein SOS-Signal von sich gibt, versuchen Sie, ihn mit einer Tasse Basilikumtee zu beruhigen. Basilikum hat den Ruf, eine Reihe von Verdauungsbeschwerden zu lindern, vor allem Blähungen. Man weiß nicht genau, warum Basilikum bei Magenverstimmungen Abhilfe schafft, eine mögliche Erklärung aber ist eine Verbindung namens Eugenol, die nachweislich krampflösend wirkt.

Und so bereitet man einen beruhigenden Basilikumtee zu: Gießen Sie eine halbe Tasse kochendes Wasser über ein bis zwei Teelöffel getrocknetes Basilikum. Lassen Sie das Getränk eine viertel Stunde ziehen und seihen Sie das Basilikum ab. Wenn Sie häufiger Blähungen haben, sollten Sie täglich zwei bis drei Tassen dieses Tees zwischen den Mahlzeiten trinken.

SO HOLEN SIE DAS BESTE HERAUS

Frisch oder getrocknet? Viele Lebensmittel sind frisch nahrhafter als getrocknet, doch Basilikum ist in jeder Form gesund. Ein Teelöffel gemahlenes, getrocknetes Basilikum enthält mehr Mineralstoffe, wie zum Beispiel Kalzium, Eisen, Magnesium und Kalium, als ein Esslöffel frisch gepflückte Blätter. Andererseits ist beim gemahlenen Basilikum mehr Oberfläche der Luft ausgesetzt, was den natürlichen Abbau der heilenden Substanzen beschleunigt. Fachleute empfehlen daher, am besten von beiden Formen dieses Krauts großzügig Gebrauch zu machen.

Lagern Sie es mit Sorgfalt. Wenn getrocknetes Basilikum längere Zeit Wärme, Licht oder Luft ausgesetzt ist, können die schützenden chemischen Verbindungen zerfallen. Um die Heilkraft möglichst zu erhalten, ist es daher wichtig, Basilikum an einem kühlen, dunklen Ort zu lagern, am besten in einem Glas oder einem Metallbehälter.

Beeren

Mehr als Nachtisch

Heilwirkung Beugen Grauem Star vor, schützen vor Krebs, fördern die Verdauung, senken das Infektionsrisiko.

Die alten Römer glaubten, dass Erdbeeren von lockeren Zähnen bis zu Gastritis so ziemlich alles heilen können, und dass Himbeeren Linderung bei Mandelentzündung bringen.

Wenn die Vorteile von Beeren damals auch ein wenig überbewertet wurden, ihren heilkräftigen Ruf besitzen sie zu Recht. Denn sie stecken voller Substanzen, die möglicherweise so ernsten Krankheiten wie Grauem Star oder Krebs vorbeugen.

Heilsame Säure

Das Besondere an den Beeren ist die sogenannte Ellagsäure. Denn man nimmt an, dass sie krebsverursachenden Zellveränderungen entgegenwirkt. Und das sogar in mehrfacher Hinsicht, so der Krebsforscher Dr. Gary D. Stoner.

Als wirksames Antioxidans, das freie Radikale unschädlich macht – jene aggressiven Sauerstoffmoleküle, die gesunde Körperzellen durchlöchern und so die Karzinogenese in Gang setzen können –, entgiftet die Ellagsäure auch krebserregende Substanzen. Erdbeeren und Brombeeren sind die Ellagsäurebomben unter den Beeren.

122 Fit durch Lebensmittel

In einer Studie zeigten Tiere, denen man eine krebsauslösende Substanz und ein Ellagsäure-Extrakt verabreichte, ein wesentlich geringeres Risiko, an Speiseröhrenkrebs oder Lebertumoren zu erkranken, als Tiere, denen man nur die karzinogene Substanz gab. Im weiteren Verlauf führte man Versuche mit dem Karzinogen und Erdbeeren durch. Und obwohl die Erdbeeren nur ein Drittel der Ellagsäuremenge des Extrakts enthielten, hatte der chemisch herbeigeführte Speiseröhrenkrebs kaum eine Chance.

Dr. Stoner folgert daraus, die Ellagsäure am besten so zu verabreichen, wie es die Natur vorgesehen hat, nämlich als Teil der Nahrung.

Mengenempfehlungen für den Menschen wurden aus den erfolgreichen Tierexperimenten bislang jedoch nicht abgeleitet.

AUGEN AUF!

Gefährliche Ernte

Holunderbeeren enthalten Nährstoffe in Hülle und Fülle, trotzdem sollte man sie nicht wild pflücken. Denn wie in Blättern und Baumrinde stecken auch in den unreifen rohen Beeren giftige Blausäureglykoside. Und so zogen sich Kinder schon dadurch eine Vergiftung zu, dass sie sich aus Holunderbeerzweigen Pusterohre schnitzten.

Sie brauchen Holunderbeeren aber nicht aus dem Weg zu gehen. (Zumal auch Kochen ihre gefährlichen Inhaltsstoffe zerstört.) Halten Sie es einfach so, wie Sie es mit Wildpilzen tun, die Sie nicht kennen, und kaufen Sie die Beeren auf dem Markt ein.

Hilfe für die Augen und mehr

Ellagsäure ist nicht die einzige »beerige« Verbindung, die den freien Radikalen den Kampf ansagt. Mit Vitamin C enthalten Beeren darüber hinaus ein weiteres hochwirksames Antioxidans. Vitamin-C-reiches Essen trägt dazu bei, das Risiko von Herzkrankheiten, Krebs und Infektionen zu mindern und scheint besonders effektiv bei der Vorbeugung von Grauem Star, der durch Oxidation von Eiweiß bedingten Trübung der Augenlinse.

100 Gramm Erdbeeren liefern mit 62 Milligramm oder 83 Prozent des Tagesbedarfs mehr Vitamin C als die gleiche Menge Grapefruit. 100 Gramm Holunderbeeren versorgen Sie mit 18 Milligramm Vitamin C oder 24 Prozent des Tagesbedarfs, und die gleiche Menge Brombeeren mit 17 Milligramm oder 23 Prozent des Tagesbedarfs an Vitamin C.

Reichtum an Fasern

Dank ihres Ballaststoffgehalts haben Beeren die Fähigkeit, einem ausgesprochen unangenehmen Problem vorzubeugen: Verstopfung. Die unverdaulichen Fasern saugen im Darm nämlich viel Wasser auf und vergrößern so die Menge und das Volumen des Stuhls. Der wandert dadurch schneller durch den Darm, was die Verstopfungsgefahr minimiert.

Außerdem verhindern die Beeren-Ballaststoffe, dass Gallensäure, die der Körper zur Verdauung braucht, in eine potenziell krebserregende Form umgewandelt wird.

Holunderbeeren sind eine fantastische Faserquelle. 100 Gramm enthalten um die 5 Gramm Ballaststoffe; die gleiche Menge Brombeeren bringt es auf 3 Gramm und 100 Gramm Himbeeren auf 4 Gramm.

KÜCHENTIPPS

Beeren verderben leicht und brauchen eine besondere Behandlung, um frisch zu bleiben:

Prüfen Sie, ob sie Flüssigkeit verlieren. Wenn Beerensaft durch den Boden der Obstschale sickert, sind die Beeren vielleicht überreif oder auch nur gequetscht. Nehmen Sie dann besser eine trockenere Schale.

Lagern Sie sie luftig. Wenn Sie Beeren zu Hause lagern, sollten Sie sie nicht auf zu engem Raum stapeln, denn sonst verderben sie schnell. Am besten bewahren Sie sie ungewaschen auf einem Teller ausgebreitet oder in einer großen, unbedeckten Schüssel im Kühlschrank auf.

Planen Sie voraus. Beeren lassen sich gut einfrieren, sodass Sie sich das ganze Jahr an ihrem frischen Geschmack erfreuen können.

SO HOLEN SIE DAS BESTE HERAUS

Achten Sie auf die Farbe. Um in den Genuss der Nährstoffe zu kommen, essen Sie Beeren am besten gleich nach dem Selberpflücken. Oder kaufen Sie sie so frisch wie möglich ein. Ihr Frischegrad lässt sich auch an der Farbe erkennen: Brombeeren sollten pechschwarz, Himbeeren schwarz, golden oder rot, Blaubeeren graublau und Erdbeeren kräftig rot sein.

Essen Sie sie frisch. Kochen zerstört das Vitamin C größtenteils. Und, wie bei Erdbeeren, kann schon das Schneiden zu viel sein, weil dabei ein Enzym freigesetzt wird, das Vitamin C zerstört.

Um die Verluste zu minimieren, sollten Sie Erdbeeren kaufen, die noch die grünen Kelchblätter tragen, und die Früchte erst unmittelbar vor dem Servieren klein schneiden.

Birnen

Frucht gegen das Cholesterin

Heilwirkung Senken den Cholesterinspiegel, verbessern die Merk- und Denkfähigkeit, stärken die Knochen, fördern die Verdauung, senken das Infektionsrisiko.

Spontan würde man Birnen in Sachen Gesundheit wohl eher in die gleiche Kategorie wie Äpfel und Orangen einordnen. Aber die gelben Früchte haben obendrein auch etwas mit Bohnen gemeinsam, nämlich eine besondere Art von Ballaststoffen, die den Cholesterinspiegel wirksam senken.

Die unlösliche Pflanzenfaser Lignin hilft beim Abbau von Cholesterin, indem sie die Moleküle im Darm bindet, bevor diese resorbiert werden können.

Und da Lignin die Darmwände nicht passieren kann, geht es zusammen mit dem gebundenen Cholesterin in den Stuhl und wird ausgeschieden, erklärt die Ernährungsexpertin Dr. Mary Ellen Camire. »Durch das enthaltene Lignin kann ein regelmäßiger Birnenverzehr sehr zur Senkung des Cholesterinspiegels beitragen; es gibt nicht viele andere Früchte, die so viel Lignin enthalten.«

Die unlöslichen Ballaststoffe der Birnen haben aber auch noch andere nützliche Effekte. Wie der Name schon sagt, lösen sie sich im Darm nicht auf, nehmen aber eine große Menge Wasser auf. Dadurch wird der Stuhl schneller und besser durch den Darm transportiert, und das mindert die Gefahr von Verstopfung, Hämorrhoiden und sogar von Darmkrebs.

Mit Pektin enthalten Birnen eine lösliche Faser, die auch Gelees und Marmeladen zugefügt wird, damit sie fest werden. Im Darm bildet Pektin eine gelartige Schutzschicht. Und wie Lignin auch, bindet es Cholesterin und wird zusammen mit dem Stuhl ausgeschieden.

Insgesamt enthalten Birnen circa vier Gramm Ballaststoffe – mehr als eine Portion Frühstücksflocken aus Haferkleie oder ein Kleiebrötchen. Schon zwei Birnen täglich versorgen Sie mit 32 Prozent des täglichen Bedarfs.

Eine Mineralstoffquelle

Birnen gelten gemeinhin weniger als knochenaufbauendes Lebensmittel. Sie enthalten jedoch ein Mineral, das bei der Kräftigung der Knochen durchaus eine Rolle spielt.

Das sogenannte Boron schien für eine gesunde Ernährung lange von untergeordneter Bedeutung. Bis Wissenschaftler herausfanden, dass Boron den Kalziumverlust bei Frauen nach der Menopause mindern kann. Eine wichtige Erkenntnis, da dieser Verlust ein hohes Osteoporoserisiko mit sich bringt, eine Krankheit, bei der aufgrund von Mineralstoffmangel die Knochendichte kontinuierlich abnimmt.

Außer den Knochen nutzt der Birneninhaltsstoff auch dem Gehirn. Bei Tests zu Gedächtnisleistung, Wahrnehmungsvermögen und Aufmerksamkeit zeigten Personen mit geringem Boronspiegel nicht die Leistungsfähigkeit von Vergleichspersonen, die einen höheren Boronwert aufwiesen.

Und eine Studie, durchgeführt von Wissenschaftlern des amerikanischen Landwirtschaftsministeriums, zeigte, dass Reflexe und mentale Schnelligkeit durch zusätzliche Borongaben verbessert werden.

Es bedarf keiner großen Mengen Boron, um diese Verbesserungen zu erzielen. Schon drei Milligramm täglich reichen aus, um die Knochen stark und das Gedächtnis leistungsfähig zu erhalten. Allerdings ist es unwahrscheinlich, dass Sie diese Mengen über Birnen allein decken, denn eine Birne enthält nur etwas mehr als 0,3 Milligramm.

Sie sollten daher jeden Tag mindestens fünf Portionen verschiedene Früchte und Gemüse, darunter auch Birnen, zu sich nehmen.

SO HOLEN SIE DAS BESTE HERAUS

Nicht schälen. Die meisten Ballaststoffe der Birnen stecken in der Schale. Wenn Sie die mitessen, erhalten Sie alle verfügbaren Stoffe plus die cholesterinsenkenden Wirkungen, sagt Dr. Camire.

Frisch ist besser. Eingemachte Birnen sind praktisch, enthalten aber lange nicht so viele Inhaltsstoffe wie frische, erklärt Dr. Schlimme, Professor für Ernährungs- und Nahrungswissenschaft an der University of Maryland. Zum einen, weil sie geschält wurden und somit die meisten heilenden Ballaststoffe verloren haben.

Zum anderen verlieren sie während des Verarbeitungsprozesses weitere Nährstoffe.

Das soll aber nicht bedeuten, dass Sie nichts aufnehmen, wenn Sie Birnen aus der Dose essen.

Mit einer Portion Birnen aus der Dose, eingelegt in süßen Sirup, erhalten Sie zwangsläufig 25 Prozent mehr Kalorien als über frische, fügt Dr. Schlimme hinzu.

KÜCHENTIPPS

Weltweit gibt es mehr als 5000 verschiedene Birnensorten, Sie könnten also jahrelang täglich eine andere Birnensorte essen und jedes Mal einen neuen Geschmack kosten. Hier stellen wir Ihnen einige Sorten vor, die Sie wahrscheinlich auf heimischen Märkten erhalten.

Anjou. Diese Birnen haben eine gelb-grüne Schale und sind vorwiegend im Winter erhältlich. Sie sind süß, sehr saftig und schmecken gut im Salat.

Bartlett. Erhältlich im Sommer und frühen Herbst. Bartlett-Birnen haben eine gelb-güne Schale und ein süßes, saftiges Fruchtfleisch. Zu empfehlen als Zwischenmahlzeit oder gekocht.

Bosc-Birnen haben einen schmalen Hals, eine rostbraune Schale und einen zarten Geschmack. Das Fruchtfleisch ist fest und eignet sich hervorragend zum Pochieren. Man kann sie auch reiben und damit Mehlspeisen und Müsli einen süßen Akzent geben.

Birnen 129

Comice. Die Farbe reicht von grün-gelb bis gelb mit roten Sprenkeln. Sie zergehen im Mund und haben einen süßen Duft. Da sie so weich und zart sind, werden sie oft als Dessertfrucht verwendet.

Blattgemüse

Der beste Schutz aus der Natur

Heilwirkung Reguliert den Blutdruck, reduziert das Risiko für Herzinfarkt und Krebs, schützt vor dem Verlust der Sehkraft.

Wer würde ein seriöses Angebot, das hohen Ertrag bei niedrigem Einsatz verspricht, ablehnen?

Genau so ein Angebot macht uns Mutter Natur in Form der grünen Blattgemüse: Sie liefern mehr Nährstoffe bei weniger Kalorien als jedes andere Lebensmittel, sagt der Ernährungswissenschaftler Dr. Michael Liebmann. »Neben Magnesium, Eisen, Kalzium, Folsäure, Vitamin C und Vitamin B6 enthält Blattgemüse eine Reihe von Wirkstoffen, die Herz- und Krebserkrankungen entgegenwirken.«

Grüner Salat ist damit allerdings nicht gemeint – er rangiert ganz unten auf der Liste der nährstoffreichsten Gemüse.

Vielmehr sollten Sie verstärkt Grünkohl, Mangold, Löwenzahnblätter, Steckrübenblätter, Spinat oder Chicorée in Ihren Speiseplan einbauen.

Blätter für das Herz

Salopp ausgedrückt besteht der Unterschied zwischen Menschen, die bereits einen Herzanfall hinter sich haben, und Gesunden darin, wie oft sie Grüngemüse essen.

Um genau herauszufinden, wie sich die Ernährungsgewohnheiten auf die Gesundheit des Herzens auswirken, beobachteten amerikanische Wissenschaftler mehr als 1000 Menschen im Alter zwischen 67 und 95 Jahren. Und dabei stießen sie auf eine Verbindung namens Homocystein.

Diese an sich harmlose Aminosäure wirkt toxisch, wenn ihr Wert im Körper ansteigt, und kann dann zu verstopften Arterien und Herzkrankheiten führen. Die Forscher fanden heraus, dass unter den Probanden mit diesen Krankheitsbildern 43 Prozent der Männer und 34 Prozent der Frauen einen hohen Homocysteinspiegel im Blut aufwiesen.

Die Verbindung zum Blattgemüse liegt auf der Hand, denn der Körper hält den Homocysteinspiegel mithilfe von Folsäure und den Vitaminen B12 und B6 unter Kontrolle. Weil diese Nährstoffe in grünen Blattgemüsen reichlich enthalten sind, befürworten Experten ihren Verzehr.

Gekochter Spinat ist vielleicht am besten geeignet, einen hohen Homocysteinwert zu senken. 125 Gramm von Popeyes Kraftnahrung enthalten 131 Mikrogramm Folsäure, 33 Prozent der benötigten Tagesmenge, und darüber hinaus 0,2 Milligramm Vitamin B6, zehn Prozent der empfohlenen Tagesmenge. Zusätzlich zu den wichtigen B-Vitaminen enthalten einige Blattgemüse – vor allem Mangold, Chicorée und Spinat – die für das Herz günstigen Mineralien Magnesium, Kalium und Kalzium. Zusammen mit Natrium regulieren sie den Wasserhaushalt im Körper. Bis auf Natrium mangelt es aber vielen Menschen an diesen Mineralstoffen – dies kann ein Grund für zu hohen Blutdruck sein.

Der Verzehr von Blattgemüse ist zwar eine gute Methode, den Blutdruck zu regulieren, allerdings wird das Kalzium aus Spinat und Mangold vom Körper nicht optimal verwertet. Daher empfiehlt es sich, die notwendigen Mineralstoffmengen über verschiedene Blattgemüse zu decken.

KÜCHENTIPPS

Meist landen Blattgemüse in Salaten oder auf Sandwiches. Dabei lassen sie sich ganz einfach zubereiten:

Trennen Sie den Stiel ab. Während die Blätter oft überraschend zart sind, können die Stiele von Blattgemüse unangenehm hart sein und sollten deshalb entfernt werden. Am besten vor dem Kochen, indem man ein scharfes Messer entlang der Mittelrippe bis zum Stielanfang führt und so das Blatt vom Stiel trennt.

Gut waschen. Da Blattgemüse am Boden wächst, also direkten Kontakt zu Schmutz und Sand hat, muss es gründlich gewaschen werden. Am besten füllen Sie die Spüle oder ein großes Gefäß mit kaltem Wasser und schwenken die Blätter darin hin und her, sodass Sand und Schmutz zu Boden sinken. Anschließend in einem Sieb gut abtropfen lassen.

In Streifen schneiden. Dicke, große Blätter, zum Beispiel von Grünkohl oder Mangold, sollten mundgerecht in schmale Streifen geschnitten werden. Dadurch sind sie auch schneller gar und werden zarter.

Fit durch Lebensmittel

Schnell kochen. Die einfachste Zubereitungsart ist, Blattgemüse in kochendes Wasser zu geben. Bringen Sie dazu 250 Milliliter Wasser zum Kochen, geben Sie die Blätter dazu und lassen Sie sie zugedeckt etwa vier Minuten kochen.

Zum Thema Fleisch

Groß angelegte Studien zeigen, dass viele Krebsarten am seltensten in den Ländern vorkommen, wo statt Fleisch täglich Blattgemüse, Obst und andere Gemüsesorten auf den Tisch kommen.

Chilenische Wissenschaftler verglichen lungenkrebskranke mit gesunden Rauchern. Der einzige Unterschied, den sie feststellen konnten: Die krebskranken Männer nahmen deutlich weniger karotinoidreiche Kost wie Mangold, Chicorée, Spinat oder Kohl zu sich.

Der Chemiker Dr. Frederick Khachik vergleicht die Karotinoide mit Leibwächtern, die im Körper gegen aggressive Sauerstoffmoleküle vorgehen, welche es auf unsere gesunden Zellen abgesehen haben. Diese sogenannten freien Radikale entstehen ununterbrochen im Körper selbst und vermehrt dann, wenn wir beispielsweise verschmutzter Luft oder Zigarettenrauch ausgesetzt sind. Wissenschaftler sind der Meinung, dass bestimmte Krebsarten durch die ständigen Angriffe der freien Radikale ausgelöst werden. Weil die Karotinoide die freien Radikale neutralisieren und damit unschädlich machen – sie stellen sich zwischen Körperzellen und freie Radikale –, beugen sie Krebs und anderen Krankheiten vor.

»Wir glauben, dass diese Antioxidanzien auch gegen Krebs wirken, weil sie die körpereigenen Entgiftungsenzyme aktivieren. Diese sogenannten Phase-II-Enzyme befreien den Organismus von schädlichen, häufig krebserregenden Chemikalien«, sagt Dr. Khachik.

Dunkelgrüne Blattgemüse sind mit die besten Karotinoidquellen. Neben dem bekannten Betacarotin enthalten sie auch Lutein oder Alphacarotin; und am meisten davon steckt in Spinat: 125 Gramm liefern zum Beispiel ein Milligramm Betacarotin.

AUGEN AUF!

Wenn Spinat zu Nierensteinen führt

Popeye hatte sicherlich keine Nierensteine, sonst hätte er nicht all die Dosen voll Spinat essen können.

Spinat und Mangold enthalten große Mengen Oxalsäure, die der Körper nicht verarbeiten kann und deshalb mit dem Urin ausscheidet. Bei empfindlichen Menschen kann häufiger Verzehr oxalatreicher Gemüsearten zur Bildung von schmerzhaften Nierensteinen führen. »Wenn Sie zu Nierensteinen neigen, sollten Sie auf Spinat und Mangold daher verzichten und auf andere Blattgemüse ausweichen«, rät Dr. Liebmann.

Sehen Sie grün

Haben Sie schon mal ein Kaninchen mit Brille gesehen? – Dieser Nonsens-Spruch sagt eigentlich alles. Obwohl nach Expertenmeinung nicht nur Karotten gut für die Augen sind, sondern alle anderen Blattgemüse auch. Die antioxidative Wirkung der darin enthaltenen Karotinoide kommt auch gegen die gewebezerstörenden freien Radikale in diesem Sinnesorgan zum Tragen.

Im Rahmen einer klinischen Studie verglichen amerikanische Wissenschaftler die Ernährungsgewohnheiten von rund 350 Patienten mit fortgeschrittener Makuladegeneration – einer Krankheit, die bei älteren Menschen zum unwiderruflichen Verlust der Sehkraft führen kann – mit denen von mehr als 500 Gesunden. Wie sich herausstellte, hatten diejenigen, die am meisten Blattgemüse aßen – vor allem Spinat – ein um 43 Prozent niedrigeres Risiko, diese Augenkrankheit zu entwickeln.

Lächeln Sie und sagen Sie »Gemüse«

In einigen Teilen der Welt, im ländlichen China zum Beispiel, wo vegetarische Ernährung verbreitet ist, decken die Menschen ihren täglichen Kalziumbedarf nicht über Milch, sondern über grünes Gemüse. 250 Gramm Mangold oder Löwenzahnblättern liefern mit 172 Milligramm Kalzium 17 Prozent des Tagesbedarfs, nämlich mehr als die entsprechende Menge Magermilch. Das einzige Problem dabei: Die Verwertung des Kalziums wird durch die ebenfalls im Gemüse enthaltenen Oxalate beeinträchtigt. Das gilt vor allem für Spinat und Mangold, die daher als Kalziumquellen ausscheiden. »Alle anderen Gemüsesorten aber«, so Dr. Liebman, »sind unbedenklich. Das Kalzium in Grünkohl wird sogar besonders gut resorbiert.«

Füllen Sie die Salatbar

Wenn Sie, wie viele andere Menschen auch, Ihren Fleischverzehr reduzieren – könnte unter Umständen die Versorgung mit Eisen leiden. Vor allem dann, wenn Sie kein

Blattgemüse essen. Besonders Spinat und Mangold liefern reichlich Eisen, den Mineralstoff, den der Körper zur Produktion der roten Blutkörperchen und zum Transport von Sauerstoff benötigt.

125 Gramm gekochter Spinat enthalten drei Milligramm Eisen, 20 Prozent der empfohlenen Tagesmenge für Frauen und 30 Prozent des Tagesbedarfs für Männer. Die gleiche Menge Mangold enthält mit zwei Milligramm Eisen 13 Prozent des Tagesbedarfs für Frauen und 30 Prozent für Männer.

Allerdings wird das pflanzliche Eisen nicht so gut vom Körper resorbiert wie das Eisen aus Fleisch – es sei denn, auch Vitamin C ist in der Mahlzeit enthalten.

Alle Arten Blattgemüse enthalten reichlich von diesem wichtigen Vitamin, und am meisten davon steckt in Chicorée – 125 Gramm liefern 22 Milligramm, 37 Prozent der erforderlichen Tagesmenge – und Mangold mit 18 Milligramm, 30 Prozent des Tagesbedarfs.

Beide Gemüse sind zudem reich an Riboflavin – ein B-Vitamin, das wichtig für Gewebeaufbau und -reparatur ist und dem Körper hilft, Nährstoffe in verwertbare Formen umzuwandeln. 125 Gramm gekochter Spinat oder Mangold enthalten 0,2 Milligramm Riboflavin, zwölf Prozent des Tagesbedarfs.

SO HOLEN SIE DAS BESTE HERAUS

Schnell kochen. Kochen oder nicht kochen? Das ist oft die Frage, wenn man den an sich hohen Nährstoffgehalt im Gemüse auch bewahren will. Selbst die Experten sind sich da nicht immer einig.

Man muss abwägen, ob man zugunsten der besseren Bekömmlichkeit in Kauf nimmt, durch das Kochen einige Nährstoffe zu verlieren, sagt Dr. Liebman. »Rohkost ist zwar gesund, doch erfahrungsgemäß isst man von gekochtem Gemüse mehr.«

Auf keinen Fall aber sollten Sie Gemüse zu lange kochen. Besser geeignet sind schnelle Zubereitungsmethoden, wie beispielsweise das Blanchieren in heißem Wasser oder das Mikrowellengaren.

Blumenkohl

Weißer Ritter wider den Krebs

Heilwirkung Hemmt das Tumorwachstum, stärkt das Immunsystem.

Wie andere Mitglieder der Kreuzblütlerfamilie führt auch Blumenkohl gegen eine Reihe von Krankheiten – einschließlich Krebs – eine Fülle von gesunden Nährstoffen ins Feld. Und als hervorragende Vitamin- und Mineralstoffquelle stärkt Blumenkohl das Immunsystem unmittelbar.

Außergewöhnliche Röschen

Zwar hat sein dunklerer Bruder Brokkoli in Sachen Heilkraft bislang mehr Aufmerksamkeit auf sich gezogen, doch auch Blumenkohl ist großzügig mit Inhaltsstoffen

ausgestattet, die ihn zu einem heilkräftigen Nahrungsmittel machen, so der Krebsspezialist Dr. Jon Michnovicz.

Die Forscher haben im Arsenal des Blumenkohls zwei
mächtige Anti-Krebs-Waffen entdeckt: nämlich die sekundären Pflanzenstoffe Sulforaphan und Indol-3-Karbi-
nol (I3K).

Diese Substanzen, die in allen Kreuzblütlern vorkommen, könnten demnach der Grund dafür sein, dass Menschen, die solche Gemüse regelmäßig essen, nachweislich
weniger anfällig für Krebs sind.

Wissenschaftler der Johns-Hopkins-Universität in Baltimore setzten 145 Labortiere einer hochgradig krebsverursachenden Substanz aus; 120 davon verabreichten sie
hohe Dosen des schützenden Sulforaphans. Nach 50
Tagen hatten 68 Prozent der ungeschützten Tiere Brusttumoren entwickelt, aber nur 26 Prozent der Tiere, denen
man Sulforophan gegeben hatte.

»Sulforaphan regt die Produktion von Enzymen an, die
den Körper von Toxinen befreien, bevor diese die Zellen
schädigen und zu Krebszellen entarten lassen«, erklärt Dr.
Michnovicz diesen Befund.

I3K wirkt dagegen wie ein Anti-Östrogen, indem es die
Menge der schädlichen Östrogene verringert, die das Tumorwachstum in hormonsensitiven Zellen, wie denen der
Brust und der Prostata, fördern. »Deswegen ist Gemüse
aus der Familie der Kreuzblütler besonders wertvoll, um
Krebsarten wie Dickdarm-, Brust- und Prostatakrebs vermeiden zu helfen«, sagt Dr. Michnovicz, »obgleich es den
Studien zufolge auch gegen andere Krebsarten schützen
kann.«

AUGEN AUF!

Vorsicht bei Gicht

Michelangelo, Leonardo da Vinci und Heinrich VIII. hatten eines gemeinsam: Sie hätten die Finger vom Blumenkohl lassen sollen. Und wenn Sie, so wie diese drei, Gicht haben, sollten Sie das auch tun.

Blumenkohl enthält Purin, eine Aminosäure, die im Körper in Harnsäure zerlegt wird und Gicht auslösen kann. Wenn die scharfkantigen Harnsäurekristalle in die Gelenke eindringen, rufen sie einen arthritisartigen, stechenden Schmerz und Schwellungen hervor.

Wenn Sie Blumenkohl aus diesem Grund meiden müssen, greifen Sie zu seinen Geschwistern Brokkoli, Kohl und Rosenkohl mit niedrigeren Purinkonzentrationen, aber den gleichen Anti-Krebs-Wirkstoffen.

Immunstärke

Blumenkohl schützt nicht nur vor Krebs. Dank Vitamin C und Folsäure in Hülle und Fülle hält er auch das Immunsystem topfit. Schon drei rohe Röschen liefern mit 67 Prozent des Tagesbedarfs mehr Vitamin C als eine Mandarine oder Grapefruit und decken neun Prozent des Tagesbedarfs an Folsäure. Dieses B-Vitamin ist wichtig für das Gewebewachstum und wird oft zur Verbeugung von Anämie empfohlen. Bekommt der Körper langfristig zu wenig davon – und das ist bei nicht wenigen der Fall –, erhöht sich das Risiko für Krankheiten wie Krebs und Herzleiden, sagen Experten. Besonders wichtig ist Folsäure für Frauen im gebärfähigen Alter, da sie eine entscheidende Rolle bei der Vorbeugung von Geburtsfehlern wie Gehirn- und Rückenmarksschäden spielt.

Und wenn Sie die Aufnahme von Vitamin C und anderen Antioxidanzien wie Vitamin E und Betacarotin steigern, können Sie Ihr Immunsystem gesund erhalten und damit eine Reihe von Krankheiten abwehren, unter anderem Herzleiden, Krebs und Grauen Star (Katarakt).

Die Kreuzblütler-Combo

Mögen Sie vielleicht den kohlartigen Geschmack des Blumenkohls nicht? Finden Sie es lästig, dass die faserigen Blumenkohlröschen zwischen den Zähnen stecken bleiben? Da gibt es eine Möglichkeit, die gesundheitlichen Vorteile des Kreuzblütlers mit einem Geschmack und einer Konsistenz zu kombinieren, die Ihnen vielleicht angenehmer sind: Suchen Sie in der Obst- und Gemüseabteilung nach Romanesco.

Diese aus Kalifornien stammende Kreuzung aus Brokkoli und Blumenkohl ist milder und leichter zu kauen als seine Eltern. Außerdem hat das Gemüse mehr Nährstoffe: 125 Gramm davon enthalten 125 Prozent des Tagesbedarfs an Vitamin C und darüber hinaus eine Reihe tumorhemmender sekundärer Pflanzenstoffe, wie zum Beispiel Sulforaphan und Indol.

SO HOLEN SIE DAS BESTE HERAUS

Kaufen Sie frischen Blumenkohl. Sofern Sie nicht in der Nähe eines Gemüsemarktes wohnen, ist es nicht immer ganz einfach, Blumenkohl zu finden, der seine besten Zeiten nicht schon hinter sich hat. Meiden Sie aber auf jeden Fall Exemplare mit braunen Flecken auf den elfenbeinfarbenen (oder violetten) Röschen. Denn die sind ein Zeichen dafür, dass das Gemüse nicht mehr den vollen Nährstoffgehalt besitzt.

Genießen Sie ihn roh. Dr. Michnovicz rät, Blumenkohl kühl zu lagern, damit das krebshemmende Indol erhalten bleibt. Am gesündesten ist es, den Blumenkohl roh oder im Dampfkochtopf, Wok oder der Mikrowelle zuzubereiten. Kocht man den Kreuzblütler, verliert er nämlich etwa die Hälfte seines wertvollen Indols.

Bohnen

Klein, aber oho!

Heilwirkung Senken den Cholesterinspiegel, stabilisieren die Blutzuckerwerte, vermindern das Risiko von Brust- und Prostatakrebs, beugen Herzerkrankungen bei Diabetikern vor.

Es ist noch gar nicht lange her, da waren Bohnen kulinarische Außenseiter und verstaubten als Ladenhüter in den Regalen der Supermärkte.

Aber inzwischen hat sich wohl herumgesprochen, dass es sich um ein Power-Gemüse handelt – fettarm und reich an Proteinen, Fasern und einer Vielzahl von Vitaminen und Mineralstoffen.

Der Bohnenverbrauch ist jedenfalls in den letzten Jahrzehnten kontinuierlich gestiegen. »Ob gefleckte Feldbohnen, weiße Bohnen oder Kichererbsen, diese Hülsenfrüchte sind regelrechte kleine Chemiefabriken«, sagt der Krebsspezialist Dr. Leonard A. Cohen. Und Forschungsergebnisse weisen darauf hin, dass sie viele biologisch aktive Substanzen enthalten, die möglicherweise vor Krebs schützen können.

Den Cholesterinspiegel senken

Bohnen sind zwar nicht die einzigen pflanzlichen Lebensmittel, die sich günstig auf den Cholesterinspiegel auswirken, aber sie gehören mit Sicherheit zu den wirksamsten.

Wie Äpfel, Gerste oder Haferkleie sind Bohnen reich an löslichen Fasern, die im Verdauungstrakt gelartig aufquellen; dadurch binden sie die cholesterinhaltige Gallenflüssigkeit und befördern sie aus dem Körper, bevor sie resorbiert werden kann.

»Täglich 250 Gramm gekochte Bohnen würden den Cholesterinspiegel innerhalb von sechs Wochen um zehn Prozent senken«, sagt die Ernährungsberaterin Patti Bazel Geil.

Nicht schlecht, wenn man bedenkt, dass das Risiko, am Herzen zu erkranken, mit jedem Prozent weniger Cholesterin um zwei Prozent sinkt. Und je höher der Cholesterinspiegel, desto größer die Wirkung.

Im Rahmen einer Studie an der Universität Kentucky gab man 20 Männern mit einem hohen Cholesterinspiegel (über 260 Milligramm pro Deziliter Blut) täglich knapp 200 Gramm gefleckte Feldbohnen und kleine weiße Bohnen. Innerhalb von drei Wochen fiel ihr Cholesterinspiegel um 19 Prozent und reduzierte damit möglicherweise das Risiko eines Herzinfarktes um 40 Prozent. Außerdem fiel der Wert des arterienverstopfenden LDL-Cholesterins (Lipoprotein geringer Dichte) um 24 Prozent.

Ein Effekt, der offenbar unabhängig von Sorte und Zubereitung der Bohnen ist. So zeigte eine weitere Studie, dass der Cholesterinspiegel von Testpersonen mit hohen Blutfettwerten, die drei Wochen lang täglich 250 Gramm Dosenbohnen in Tomatensauce aßen, um 10,4 Prozent sank und die Triglyzeridwerte (ein weiteres Blutfett, das als Risikofaktor für Herzkrankheiten gilt) um 10,8 Prozent.

Über ihren Ballaststoffgehalt tragen die Hülsenfrüchte ebenfalls zu einer Senkung des Cholesterinspiegels bei. So berichteten Testpersonen, die Bohnenpüree gegessen hatten, im Vergleich zu denjenigen mit Kartoffelpüree über ein nachhaltigeres Sättigungsgefühl. Folglich hatten sie kaum Appetit auf andere, womöglich fetthaltigere Lebensmittel. Weniger Fett aber ist der entscheidende Faktor für niedrigere Cholesterinwerte.

Den Blutzuckerspiegel konstant halten

Ein konstanter Blutzuckerwert ist der Schlüssel zur Kontrolle des Diabetes. »Viele Betroffene wissen gar nicht, wie gut Bohnen sind«, sagt Geil, »und dass schon der tägliche Verzehr von 125 Gramm davon entscheidend zur Kontrolle der Blutzuckerwerte beiträgt.«

Die Hülsenfrüchte sind nämlich reich an komplexen Kohlenhydraten, und diese werden, im Unterschied zu den sogenannten Einfachzuckern, die auf einmal in den

Blutkreislauf ausgeschüttet werden, langsamer verdaut. Und dadurch, dass die Glukose nach und nach in den Blutkreislauf gelangt, bleibt der Blutzuckerwert relativ stabil.

Studien zufolge regen die Bohnen-Ballaststoffe zudem die körpereigene Produktion von Insulinrezeptoren an; dadurch, dass die Insulinmoleküle dort andocken, gelangt mehr Zucker aus dem Blut in die einzelnen Zellen. In England gab man Testpersonen 50 Gramm unterschiedliche Bohnensorten – Butterbohnen, Gartenbohnen, Augenbohnen, Kichererbsen und Linsen – respektive andere kohlenhydratreiche Produkte wie Brot, Pasta, Müsli und Getreide. Nach einer halben Stunde wurden bei den Bohnenessern um die Hälfte niedrigere Blutzuckerwerte gemessen als bei der Kohlenhydratgruppe.

Für Diabetiker, die vier- bis sechsmal anfälliger für Herzkrankheiten sind, gewinnen außerdem die cholesterinsenkenden Eigenschaften der Bohnen besondere Bedeutung.

Krebshemmende Hülsenfrüchte

Studien lassen den Schluss zu, dass die faserreichen Bohnen auch zu den besten krebshemmenden Lebensmitteln gehören. Denn sie enthalten Verbindungen – Lignane, Isoflavone, Saponine, Phytinsäure und Proteaseinhibitoren –, die das Wachstum von Krebszellen nachweislich hemmen. Diese scheinen gesunde Zellen davon abzuhalten, zu Tumorzellen zu entarten, und Krebszellen am Wachsen zu hindern, sagt Dr. Cohen.

»Im Prinzip sind das die natürlichen Insektenschutzmittel der Pflanzen«, erklärt Cohen, »und wenn sie dort die Invasion und das Wachstum von Insekten, Schimmelpilzen und Bakterien eindämmen, könnte ihnen das möglicherweise auch bei den Krebszellen gelingen.«

Sojabohnen sind im Unterschied zu anderen Hülsenfrüchten auch reich an Genistein und Daidzein. Diese beiden Substanzen könnten nach Einschätzung von Experten durchaus eine einflussreiche Rolle bei der Krebsprävention spielen. Diese sogenannten Phytöstrogene sind schwächere Versionen des Östrogens und sollen Brust- und Prostatakrebs vorbeugen können, indem sie die Aktivität der Geschlechtshormone hemmen. In hoher Konzentration können Testosteron und Östrogen nämlich das Wachstum krebsartiger Geschwülste fördern.

Ernährungswissenschaftlichen Studien zufolge haben Frauen lateinamerikanischer Herkunft verglichen mit Frauen anderer Rassen ein nur halb so großes Brustkrebsrisiko. Ausschlaggebend dafür könnte der höhere Bohnenkonsum der Lateinamerikanerinnen sein, bei denen Bohnen täglich auf den Tisch kommen. Damit kommen sie auf doppelt so viele Ballaststoffe wie zum Beispiel die befragten Amerikanerinnen, die durchschnittlich nur drei- bis viermal pro Woche Bohnen verzehrten.

KÜCHENTIPPS

Bohnen kochen muss nicht in eine Ganztagsbeschäftigung ausarten. So können Sie eine Menge Zeit sparen:
1. Spülen Sie die Bohnen in einem Sieb ab, geben Sie sie in einen großen Topf und bedecken Sie sie mit 5 Zentimeter Wasser. Bringen Sie das Wasser zum Kochen, schalten Sie

auf mittlere Hitze herunter und lassen Sie die Bohnen 10 Minuten kochen.

2. Trocknen Sie die Bohnen und bedecken Sie sie mit 5 Zentimeter frischem Wasser. (Das Wasser, in dem die Bohnen gekocht wurden, schütten Sie besser weg, weil es den größten Teil der Blähungen verursachenden Kohlenhydrate enthält.)

3. Lassen Sie die Bohnen eine halbe Stunde einweichen. Spülen Sie sie dann ab, trocknen Sie sie und bedecken Sie sie erneut mit frischem Wasser. Lassen Sie sie zwei Stunden lang auf kleiner Hitze kochen, bis sie weich sind.

Das Fleisch des gesunden Mannes

Früher galten Bohnen als das Fleisch des armen Mannes. Richtiger wäre es, sie das Fleisch des gesunden Mannes zu nennen. Wie rotes Fleisch enthalten sie sehr viele Proteine, doch im Unterschied dazu wenig Fett, vor allem der gefährlichen, arterienverstopfenden Sorte.

250 Gramm schwarze Bohnen enthalten zum Beispiel knapp ein Gramm Fett, wobei der Anteil gesättigter Fettsäuren weniger als ein Prozent ausmacht. Etwa 90 Gramm gegrilltes Hackfleisch vom Rind enthalten hingegen 15 Gramm Fett, 22 Prozent davon gesättigte Fettsäuren.

Nicht zuletzt sind Bohnen eine hervorragende Vitamin- und Mineralstoffquelle. 125 Gramm schwarze Bohnen enthalten 128 Mikrogramm oder 32 Prozent des Tagesbedarfs an Folsäure, einem B-Vitamin, das das Risiko von Herzkrankheiten mindern und Geburtsfehlern vorbeugen kann. Sie liefern außerdem zwei Milligramm Eisen oder elf Prozent des Tagesbedarfs sowie 305 Milligramm

Kalium, was neun Prozent des Tagesbedarfs entspricht. Der Mineralstoff Kalium trägt zur Kontrolle des Blutdrucks bei.

SO HOLEN SIE DAS BESTE HERAUS

Wählen Sie die besonders ballaststoffreichen. Praktisch alle getrockneten Bohnen sind reich an Fasern, doch einige Sorten heben sich von der Masse ab. 125 Gramm schwarze Bohnen enthalten zum Beispiel sechs Gramm Ballaststoffe. Kichererbsen, Gartenbohnen und Mondbohnen sieben Gramm und Augenbohnen sogar acht Gramm.

Genießen Sie Bohnen aus der Dose. Keine Zeit, die Bohnen einzuweichen und zu kochen? Bohnen aus der Dose sind genauso gut wie die getrockneten. Allerdings enthalten sie mehr Kochsalz. Deswegen sollten Sie sie gut abspülen und abtropfen lassen.

Verwenden Sie Gewürze, die Blähungen vorbeugen. Lassen Sie sich die Heilkraft der Bohnen etwa aus Angst vor unangenehmen und peinlichen Blähungen entgehen? Dann würzen Sie sie mit einer Prise Bohnenkraut oder einem Teelöffel gemahlenem Ingwer. Studien zufolge mindern diese Gewürze die blähende Wirkung der Hülsenfrüchte.

Bohnen 147

Brokkoli

König der Kreuzblütler

Heilwirkung Schützt vor Herzkrankheiten, beugt Krebs vor, stärkt das Immunsystem.

Wenn Sie Krebsforscher nach dem Gemüse fragen, das sie selber zur Krebs-Vorbeugung einkaufen, werden sie Ihnen Brokkoli nennen. Denn dieses knackige, köstliche Mitglied der Kreuzblütlerfamilie wehrt nachweislich eine Reihe schwerer Krankheiten ab, einschließlich Herzleiden und Krebs.

Doppelter Schutz vor Krebs

Dass Brokkoli so effektiv ist, liegt unter anderem an zwei Inhaltsstoffen – Indol-3-Karbinol (oder kurz I3K) und Sulforaphan –, die krebsverursachende Substanzen »entsorgen«, bevor diese im Organismus wirklich Schaden anrichten können.

I3K, das auch in Kohl und Rosenkohl vorkommt, ist besonders wirksam gegen Brustkrebs. In Laborversuchen senkte die Verbindung den Spiegel schädlicher Östrogene, die das Geschwulstwachstum in hormonsensitiven Zellen wie den Brustzellen fördern können.

Während I3K die hormonell bedingten Krebsarten bekämpft, regt Sulforaphan nach Angaben des Mediziners Dr. Thomas Kensler die Produktion krebshemmender Enzyme an.

In einer bahnbrechenden Studie setzten die Forscher

Labortiere einer hochgradig krebserregenden Substanz aus. Fünfundzwanzig Tiere erhielten keine spezielle Behandlung, den übrigen wurden hohe Dosen Sulforaphan verabreicht. Nach 50 Tagen hatten 68 Prozent der ungeschützten Tiere Brusttumoren entwickelt, aber nur 26 Prozent der Tiere, denen man Sulforaphan gegeben hatte.

Kein Wunder also, dass Brokkoli unter den heilenden Lebensmitteln ganz oben rangiert. »Wir wissen, dass Menschen, die häufig Gemüse aus der Familie der Kreuzblütler essen, vor den verschiedensten Krebsarten geschützt sind«, sagt der Krebsspezialist Dr. Jon Michnovicz, »vor allem Dickdarm-, Brust- und Prostatakrebs können diese Gemüse vorbeugen.«

KÜCHENTIPPS

Ein Problem bei der Zubereitung von Brokkoli besteht darin, ihn gleichmäßig gar zu kochen. Oft sind die zähen Stiele noch hart, während die zarten Röschen schon verkocht sind. Deshalb empfiehlt es sich, den Brokkoli in kleine Röschen zu zerteilen:

1. Schneiden Sie zuerst den dicken, holzigen Teil des Stiels ab, und zwar bis dahin, wo die Brokkoliröschen sich verzweigen.
2. Werfen Sie die holzigen Teile weg und schneiden Sie dann alle großen Röschen und Stiele der Länge nach in zwei Hälften.
3. Wenn die Stiele immer noch zu hart sind, um sie zu essen, schneiden Sie sie entweder weiter oben ab oder schälen Sie sie vor dem Kochen.

Unterstützung durch Betacarotin

Die Forschung der letzten Jahre hat sich größtenteils auf so »exotische« Substanzen wie Sulforaphan konzentriert. Brokkoli enthält aber auch so bekannte Verbindungen wie Betacarotin, das im Körper zu Vitamin A umgewandelt wird und zu den Antioxidanzien gehört. Diese beugen Krankheiten vor, indem sie die zellschädigenden Sauerstoffmoleküle ausschalten, die sich auf natürliche Weise im Körper anhäufen.

Ein hoher Betacarotinspiegel wird mit niedrigerem Herzinfarkt-, Krebs- und Katarakt-(Grauer Star-)Risiko in Verbindung gebracht.

Und Brokkoli ist eine ausgezeichnete Betacarotinquelle. 125 Gramm liefern etwa 0,7 Milligramm oder sieben bis zwölf Prozent der empfohlenen Tagesmenge.

Weitere Mitstreiter

Brokkoli wird nicht umsonst der König der Kreuzblütler genannt. Neben Betacarotin, Sulforaphan und I3C enthält dieses Gemüse schließlich eine Vielzahl weiterer Nährstoffe, die viele Krankheiten abwehren helfen, vom Herzleiden bis zur Osteoporose.

So decken 125 Gramm gekochter Brokkoli fast den gesamten Tagesbedarf an Vitamin C. In Studien hat sich dieses Antioxidans als wirksames Mittel zur Stärkung des Immunsystems und zur Bekämpfung von Herzleiden und Krebs erwiesen.

Als hervorragende Kalziumquelle ist Brokkoli zudem ein sehr »frauenfreundliches« Gemüse. Denn Kalzium ist der wichtigste Nährstoff, um Osteoporose (die Verminde-

150 Fit durch Lebensmittel

rung der Knochensubstanz) zu verhindern. 250 Gramm Brokkoli liefern mit 72 Milligramm des Mineralstoffs etwa ein Viertel der einem Glas mit 230 Milliliter Magermilch entsprechenden Menge.

Brokkoli ist auch reich an Folsäure, einem B-Vitamin, das für das Gewebewachstum erforderlich ist und Studien zufolge möglicherweise vor Krebs, Herzkrankheiten und Geburtsfehlern schützt. Frauen leiden häufig an einem Folsäuremangel, vor allem, wenn sie die Antibabypille nehmen.

Nicht zuletzt raten Experten zum Verzehr von Brokkoli, um die Verdauung in Gang zu halten. 125 Gramm Brokkoli enthalten zwei Gramm Ballaststoffe, die nachweislich vor Verstopfung, Hämorrhoiden, Dickdarmkrebs, Diabetes, einem hohen Cholesterinspiegel, Herzkrankheiten und Fettleibigkeit schützen.

Noch sind sich die Experten nicht sicher, wie viel Brokkoli wir brauchen, um dessen Heilkraft optimal auszunutzen. Dr. Kensler rät, täglich mindestens fünf Portionen Obst und Gemüse zu essen und sich den knackigen Kreuzblütler dabei so oft wie möglich schmecken zu lassen.

SO HOLEN SIE DAS BESTE HERAUS

Erhitzen Sie ihn auf kleiner Flamme. Während einige schützende Substanzen leichter freigesetzt werden, wenn man Brokkoli auf kleiner Flamme kocht, können andere durch Hitze zerstört werden.

»Karotinoide wie das Betacarotin bleiben bei Hitze erhalten, doch Indole wie I3K halten ihr nicht stand«, erklärt Dr. Michnovicz. »Leichtes Dünsten ist eine gute Art, Brokkoli zu kochen. Auch die Zubereitung in der Mikrowelle ist in Ordnung.«

Kaufen Sie violetten Brokkoli. Brokkoli ist manchmal so dunkel, dass er beinahe violett wirkt. Das ist gut, weist die Farbe doch auf einen hohen Betacarotingehalt hin. Wenn Brokkoli jedoch gelblich aussieht, lassen Sie ihn besser gleich liegen, denn dann ist er bereits zu alt und enthält kaum noch Nährstoffe.

Suchen Sie nach Trieben. An der Johns-Hopkins-Universität in Baltimore durchgeführte Untersuchungen ergaben, dass drei Tage alte Brokkolitriebe 20- bis 50-mal mehr schützende Substanzen enthielten als das reife Gemüse.

Brokkolitriebe sind jedoch schwer erhältlich; fragen Sie Ihren Gemüsehändler danach!

Brunnenkresse

Ein Sträußchen voller Gesundheit

Heilwirkung Reduziert das Risiko von Lungenkrebs, schützt vor Herzerkrankungen, mindert das Risiko von Grauem Star, reduziert Faltenbildung.

In dem zarten Kraut mit den 20-Cent-Stück großen Blättern und dem scharfen, pfeffrigen Geschmack stecken erstaunliche Eigenschaften: Dem Kreuzblütengewächs (vier Blütenblätter sind kreuzförmig angeordnet) Brunnenkresse wird eine krebsbekämpfende Wirkung zugeschrieben, und darüber hinaus ist dieses Blattgemüse auch reich an Betacarotin, einem Nährstoff, der unter anderem bei der Abwehr von Herzkrankheiten und altersbegleitenden Beschwerden wie zum Beispiel Grauem Star mitwirkt.

Brunnenkresse und Krebs

Bevölkerungsstudien belegen, dass Menschen, die häufig Kreuzblütlergemüse essen, vergleichsweise selten an Krebs (vor allem Lungenkrebs) erkranken.

Die guten Abwehrkräfte werden bislang in erster Linie dem Inhaltsstoff Phenethylisothiocyanat (PEITC) zugeschrieben. Neuere Studien haben ergeben, dass die Brunnenkresse weitere Stoffe enthält, mit denen das PEITC zusammen einen besonderen Schutzmechanismus bildet.

Der Krebsspezialist Dr. Stephen Hecht hat die heilkräftige Wirkung der Brunnenkresse beim Test mit Rauchern festgestellt. Der einzige Haken dabei: Man muss große Mengen davon essen, um einen Schutzeffekt zu erzielen. »Die Testpersonen in unserer Studie aßen 56 Gramm Brunnenkresse zu jeder der drei täglichen Mahlzeiten. Das ist sicherlich mehr, als man normalerweise essen würde«, räumt Dr. Hecht ein.

Und natürlich kann niemand garantieren, dass der Verzehr von Brunnenkresse alle schädlichen Nebenwirkungen des Rauchens zunichte macht. Mehr Brunnenkresse zu essen, kann jedoch ein Schritt in die richtige Richtung sein, wenn Sie daran arbeiten, den Tabakrauch aus Ihrem Leben zu verbannen.

KÜCHENTIPPS

Mit ihren kleinen Blättchen und dicken Stängeln hebt sich die Brunnenkresse von anderen Blattsalaten schon äußerlich ab, doch Sie können diesen Vertreter der Senfpflanzen genauso verwenden.

In einem Plastikbehälter im Kühlschrank oder in einem Glas Wasser bleibt Brunnenkresse bis zu fünf Tage frisch.

Wenn Sie Brunnenkresse als Geschmackszutat verwenden, nehmen Sie außer für Saucen nur die Blätter und dünneren Stängel. Sonst nimmt das scharfe, pfeffrige Aroma überhand.

Noch mehr gesunde Inhaltsstoffe

Brunnenkresse beugt nicht nur Krebs vor, sondern auch Herzkrankheiten und altersbedingten Beschwerden von Grauem Star bis zu Falten. Zu verdanken ist dies den Antioxidanzien des Kreuzblütlers; reichlich Betacarotin sowie die Vitamine E und C schützen die Körperzellen nämlich vor den Schäden, die aggressive Sauerstoffmoleküle, die sogenannten freien Radikale, langfristig anrichten. 250 Gramm Brunnenkresse liefern zum Beispiel 24 Prozent des Tagesbedarfs an Vitamin C.

SO HOLEN SIE DAS BESTE HERAUS

Roh verzehren. Brunnenkresse genießt man in der Regel »wie gepflückt«. Das ist auch gut so, denn der Gehalt an aktiven Inhaltsstoffen ist in rohem Gemüse viel größer als in gekochtem.

Oft verzehren. Auf die optimale Menge von etwa 170 Gramm Brunnenkresse pro Tag zu kommen ist eher unwahrscheinlich. Essen Sie Brunnenkresse aber wenigstens so oft wie möglich, zum Beispiel als köstlichen Ersatz für das obligate Salatblatt zur Dekoration oder als schmackhafte Zutat im Salat.

Buchweizen

Bodenständiger Schutz

Heilwirkung Beugt Krebs und Herzkrankheiten vor, hilft bei Diabetes.

Moderne Feinschmecker betrachten im Allgemeinen Paris als die ultimative Stadt für kulinarische Genüsse. Für Mark Twain aber war die Stadt der Lichter auf seiner Europareise 1878 eine Enttäuschung. Er konnte keinen der Buchweizen-Pfannkuchentürme finden, nach denen sich seine heimwehkranken Geschmacksknospen am meisten sehnten.

Seit den Zeiten Mark Twains hat Buchweizen oder Kascha, wie die gerösteten Körner genannt werden, einiges an Popularität verloren, sagt der Buchweizenexperte und Lebensmittelchemiker Dr. Michael Eskin. Großer Beliebtheit aber erfreut sich das Getreide in Japan. Was nach Ansicht von Wissenschaftlern die bemerkenswert niedrige Krebsrate der Japaner zumindest teilweise erklären könnte.

Zweigleisiger Schutz

Buchweizen enthält mit verschiedenen Flavonoiden Inhaltsstoffe, die Studien zufolge Krebs abblocken helfen. Quercetin und Rutin sind besonders vielversprechend, da sie Krebs gleich auf zweierlei Weise vorzubeugen scheinen.

Sie erschweren es den krebsfördernden Hormonen, an gesunde Zellen anzudocken, und entziehen so einem möglichen Wachstum von Tumoren schon im Vorfeld die Grundlage.

Wenn krebserregende Substanzen in die Zellen gelangen, sind die Flavonoide unter Umständen in der Lage, einer Beschädigung der DNS, der chemischen Information des Körpers für die normale Zellteilung, entgegenzuwirken.

Das Blut im Fluss halten

Das Rutin im Buchweizen spielt auch eine Rolle in Sachen Herzgesundheit. Im Zusammenwirken mit anderen Substanzen hindert es die Blutplättchen – die Bestandteile im Blut, die für die Gerinnung zuständig sind – am Verklumpen.

Für den Blutfluss ebenfalls wichtig ist folgender Effekt: Rutin schrumpft offenbar das gefährliche LDL-Cholesterin (Lipoproteine niedriger Dichte) und verringert so die Gefahr, dass diese an den Arterienwänden kleben bleiben, was das Risiko eines Herzinfarkts oder Schlaganfalls noch weiter mindert.

Diese Eigenschaft des Rutins könnte auch erklären, warum das chinesische Volk der Yi, das von Kindesbeinen an eine Kost mit viel Buchweizen zu sich nimmt, außergewöhnlich niedrige Gesamtcholesterinwerte hat; wobei die LDL-Werte ziemlich niedrig sind, die »guten« HDL-Werte hingegen gleichbleibend hoch.

Zudem nimmt man an, dass Rutin die Blutgefäße stärkt und Wasseransammlungen im Körper reguliert. Das könnte zu einer Senkung des Blutdrucks und damit auch des Risikos von Herzkrankheiten beitragen.

Untersuchungsergebnisse legen nahe, dass Flavonoide in Kombination mit Vitamin E besonders wirksam sind. Das ebenfalls im Buchweizen enthaltene fettlösliche Vitamin neutralisiert die aggressiven Sauerstoffmoleküle in den fetthaltigen Bestandteilen der Zellen; die wasserlöslichen Flavonoide dagegen greifen die sogenannten freien Radikale in den wässrigen Zellbestandteilen an. »Damit haben wir im wässrigen und im fettigen Teil der Zelle also jeweils ein Antioxidans«, fasst der Ernährungswissenschaftler Dr. Timothy Johns zusammen.

Die Kraft der Proteine

Gute Neuigkeiten für Vegetarier und alle, die weniger Fleisch essen wollen: Buchweizen ist die hochwertigste Eiweißquelle unter den Getreiden. Eiweiß benötigen wir für alles Erdenkliche, von der Wundheilung bis zur Gehirnfunktion, und das Buchweizen-Eiweiß trägt sogar zur Senkung des Cholesterinspiegels bei.

In wissenschaftlichen Versuchen mit Buchweizen-Proteinextrakt konnten deutlich geringere Cholesterinwerte festgestellt werden als in Versuchen ohne das Extrakt. Die Werte unterboten sogar Versuche mit Sojaproteinextrakt, einem der wirksamsten cholsterinsenkenden Lebensmittel überhaupt.

Darüber hinaus liefert Buchweizen weitere lebenswichtige Nährstoffe, wie zum Beispiel reichlich Magnesium und Mangan, aber auch Zink und Kupfer.

Hilfe für die Verdauung

Einer der größten Vorteile von Buchweizen ist seine Fähigkeit, den Blutzuckerspiegel bei Altersdiabetes, der häufigsten Form des Diabetes, zu regulieren.

Die Kohlenhydrate im Buchweizen, Amylose und Amylopektin, werden langsamer als andere Arten von Kohlenhydraten verdaut. Dies hat einen gleichmäßigen Anstieg des Blutzuckers zur Folge. Das ist prinzipiell gut, und ganz besonders für Diabetiker, deren Blutzuckerspiegel häufig sehr schnell ansteigt und zu lange hoch bleibt. Denn den Blutzuckerspiegel unter Kontrolle zu halten, bedeutet, viele schwerwiegende Folgeerscheinungen des Diabetes (wie zum Beispiel Nierenschäden) zu reduzieren oder gar zu verhindern.

Auch wenn Sie keinen Diabetes haben, ist Buchweizen gesund für Sie. Da er länger als andere Getreidearten im Verdauungstrakt verweilt, fühlen Sie sich länger satt. Und das macht es leichter, weniger zu essen und das Gewicht zu kontrollieren.

Nehmen Sie Buchweizen in Ihren Speiseplan auf, wenn Sie an Zöliakie leiden, einer Glutenüberempfindlichkeit, die die Erkrankung des Darms zur Folge haben kann. Da Buchweizen glutenfrei ist, können Sie so viel davon essen, wie Sie mögen.

SO HOLEN SIE DAS BESTE HERAUS

Feuern Sie den Ofen an. Zwar wird Buchweizen oft als Beilage serviert, doch man kann das Mehl auch für Brot, Gebäck und Pfannkuchen verwenden.

Es ist jedoch wichtig, helles Buchweizenmehl zu nehmen, da es tatsächlich mehr Nährstoffe enthält als das scheinbar gesündere Vollmehl.

Buchweizenvollmehl wird hergestellt, indem man die gemahlene Schale dem Mehl hinzufügt. Dadurch erhält man eine dunkle Farbe, aber nicht mehr Nährstoffe, erklärt Clifford Orr.

In Wirklichkeit wird das Mehl durch diese Zugabe gestreckt, man bekommt also weniger für sein Geld – acht Prozent weniger, um genau zu sein. »Jeder hält die Vollwertversion für gesünder, aber in diesem Fall trifft das nicht zu«, sagt Orr.

KÜCHENTIPPS

Anders als Reis oder Weizen enthält Buchweizen kein Gluten. »Dieses Klebereiweiß hält das Korn zusammen, und deshalb wird Buchweizen zu Mus, wenn man ihn nicht vorkocht«, erläutert der Direktor des New Yorker Buchweizeninstituts, Clifford Orr. Hier einige seiner Profi-Tipps:

Waschen Sie den Buchweizen und lassen Sie ihn abtropfen. Geben Sie ihn in eine heiße Bratpfanne und wenden Sie ihn drei bis fünf Minuten lang. »Das dehnt die äußere Haut und kräftigt sie, sodass der Buchweizen während des leichten Kochens nicht zerfällt.«

Wenn Sie gerösteten, gebrochenen Buchweizen verwenden, schlagen Sie ein Ei darunter, bevor Sie ihn in die Pfanne geben; das Albumin im Ei sorgt für die Festigkeit. Ungebrochener Buchweizen kann hingegen ganz ohne die Zugabe von Ei zubereitet werden.

Geben Sie den Buchweizen dann in einen Topf und fügen Sie für jede Tasse Buchweizen zwei Tassen Wasser hinzu. Nehmen Sie immer kochendes Wasser, damit die äußere Getreideschicht versiegelt wird und die Form während des Kochens erhalten bleibt.

Lassen Sie den Buchweizen im abgedeckten Topf 15 Minuten oder so lange leicht kochen, bis das Wasser vollständig aufgesogen ist und die Körner weich sind.

Bulgur

Die Kraft aus dem vollen Korn

Heilwirkung Beugt Verstopfung vor, hemmt das Dickdarm- und Brustkrebsrisiko, mindert das Risiko von Diabetes und Herzerkrankungen, reduziert Faltenbildung.

Hinter dem wenig vertraut klingenden Namen »Bulgur« verbirgt sich ein Produkt aus Vollkornweizen, das Wissenschaftlern zufolge zu den gesündesten Lebensmitteln überhaupt zählt.

Untersuchungen haben ergeben, dass Bulgur bei der Vorbeugung von Dickdarm- und Brustkrebs sowie Diabetes eine Rolle spielen könnte. Darüber hinaus enthält er große Mengen an Fasern, womit er auch die Vorsorge und Behandlung von Verdauungsproblemen, etwa Verstopfung und Divertikulose (Ausstülpungen der Darmschleimhaut), unterstützt.

Ausgleich von Umweltschäden

Sie können bei der Auswahl Ihrer Lebensmittel noch so vorsichtig sein und sind trotzdem noch oft genug schädlichen Stoffen ausgesetzt. Zwei der häufigsten sind Nitrat und Nitrit.

Nitrate kommen natürlicherweise in vielen Gemüsesorten vor, unter anderem in Roten Beten, Sellerie und Salat.

Nitrit ist ein gebräuchlicher Zusatz in der lebensmittelverarbeitenden Industrie, unter anderem für geräucherten Fisch, Geflügel und Fleisch. Diese chemischen Verbindungen werden im Körper in krebserregende Nitrosamine umgewandelt.

Bei konventioneller Ernährungsweise ist es nicht ganz einfach, Nitrate und Nitrite zu vermeiden; ein Speiseplan mit viel Bulgur kann die gefährlichen Auswirkungen zumindest teilweise verhindern. Das Getreide enthält nämlich eine Substanz namens Ferulasäure, die die Entstehung der Nitrosamine einschränkt.

Bulgur schützt auch noch auf anderem Wege vor Krebs, denn es enthält Lignan, das vor allem Dickdarm- und Brustkrebs entgegenwirkt, sagt die Ernährungswissenschaftlerin Dr. Lilian Thompson.

Lignan hat antioxidative Eigenschaften. Das bedeutet, dass es die gefährlichen Sauerstoffmoleküle (freie Radikale) unschädlich macht, bevor sie einzelne Zellen schädigen.

KÜCHENTIPPS

Selbst wenn Sie Bulgur noch nie gekocht haben, lassen Sie sich von seinem exotischen Namen nicht entmutigen. Dieses Getreide lässt sich wirklich spielend einfach zubereiten:

Wählen Sie die richtige Sorte. Bulgur ist in drei verschiedenen Schrotstärken im Handel. Jede eignet sich für bestimmte Rezepte.

- *Grober Schrot:* Er hat eine ähnliche Konsistenz wie Reis und lässt sich gut für Pilaw verwenden oder Reisrezepten beimischen.
- *Mittelfeiner Schrot:* Nehmen Sie diesen für Frühstückszerealien oder Bulgurfüllung.
- *Feinschrot:* Verwenden Sie ihn für Tabbouleh-Salat.

Nehmen Sie heißes Wasser. Sie brauchen Bulgur nicht wie anderes Getreide ewig zu kochen. Bedecken Sie ihn mit ungefähr einem halben Liter kochendem Wasser pro 250 Gramm Bulgur. Dann lassen Sie ihn einfach eine halbe Stunde im bedecktem Topf stehen, bis die Körner weich sind.

Hilfe fürs Herz

Freie Radikale können nicht nur zu Krebs beitragen; die bösartigen Moleküle schädigen auch die Blutbahnen und ebnen Herzkrankheiten den Weg.

Es klingt paradox, aber das Lignan im Bulgur ist in der Lage, das Herz zu schützen, indem es das Cholesterin schützt. Denn wenn Cholesterin durch die freien Radikale beschädigt wird, lagert es sich eher an den Arterienwänden an und trägt so zur Entwicklung einer Herzerkrankung bei.

Bulgur hilft auch noch auf andere Art. Die Kohlenhydrate in diesem Getreide gelangen relativ langsam als Zucker in die Blutbahnen, sagt Dr. David Jenkins, Professor für Ernährungswissenschaften und Medizin an der Universität von Toronto.

Damit wird nicht nur der Blutzuckerspiegel stabil gehalten, was insbesondere für Diabetiker wichtig ist, sondern möglicherweise auch das Risiko einer Herzerkrankung verringert.

Ballaststoffreichtum

Mit einer ballaststoffreichen Ernährung können Sie Ihren Cholesterinspiegel senken, das Krebs- und Diabetesrisiko mindern und viele Verdauungsprobleme, von Verstopfung bis zu Hämorrhoiden, behandeln oder verhindern. Bulgur ist eine gute Faserquelle.

250 Gramm davon liefern acht Gramm oder fast ein Drittel des empfohlenen Tagesbedarfs an Ballaststoffen. Die gleiche Menge Hafermehl enthält dagegen nur vier Gramm Fasern und 250 Gramm geschälter Reis nur magere 0,8 Gramm.

Viele seiner Vorzüge verdankt der Bulgur den unverdaulichen Fasern. Die unlösliche Sorte saugt im Darm große Mengen Wasser auf. Das macht den Stuhl schwerer, sodass er schneller durch den Verdauungstrakt wandert. Potenziell krebserregende Substanzen werden so schneller aus dem Körper befördert und haben weniger Zeit, Schaden anzurichten.

In einer vier Jahre dauernden klinischen Studie untersuchten Wissenschaftler 58 Männer und Frauen mit

Darmpolypen. (Diese Darmpolypen sind ursprünglich nicht gefährlich, können nach einer gewissen Zeit aber bösartig werden.)

Bei den Patienten, denen man Kleiezerealien mit 22 Gramm unlöslichen Fasern gab, wurden die Polypen eher kleiner oder verschwanden schneller als bei den Patienten, die faserärmere Nahrung erhielten.

Unlösliche Fasern verhindern oder lindern nachweislich Verstopfung. Doch sie leisten darüber hinaus noch sehr viel mehr. Werden Abbauprodukte schneller durch den Verdauungstrakt geschleust, verringert sich auch die Zeit, in der schädliche Substanzen mit dem Darm in Berührung kommen. Und was Verstopfung vorbeugt, lindert zugleich Beschwerden wie Hämorrhoiden und Divertikulose.

Mineralstoffe für die Gesundheit

Bulgur ist das reinste Metalllager. Reich an essenziellen Mineralien, liefern 250 Gramm neben Eisen, Phosphor und Zink noch folgende Mineralstoffe:

- Ein Milligramm Mangan (ungefähr die Hälfte des Tagesbedarfs). Mangan wird für gesunde Knochen, Nerven und Fruchtbarkeit benötigt.
- 15 Mikrogramm Selen (22 Prozent des Tagesbedarfs). Selen schützt nachweislich das Herz und das Immunsystem.
- 58 Milligramm Magnesium (15 Prozent des Tagesbedarfs). Magnesium sorgt für die Funktionsfähigkeit von Herz, Nerven und Muskulatur sowie für die Knochenbildung.

SO HOLEN SIE DAS BESTE HERAUS

Beilage zu Würstchen. Da Bulgur helfen kann, den Umwandlungsprozess von Nitrit aus verarbeiteten Lebensmitteln in krebsverursachende Nitrosamine aufzuhalten, isst man solche Lebensmittel am besten mit Bulgur. Tabouleh-Salat zum Beispiel, der aus gekochtem Bulgur mit klein geschnittenen Tomaten, Zwiebeln, Petersilie, Minze und Olivenöl sowie Zitronensaft zubereitet wird, passt als leckere Beilage zu jedem Gericht.

Kaufen Sie ihn in großen Mengen. Im Unterschied zu anderen Getreidesorten, die man extrem lange kochen muss, wird Bulgur gedämpft, getrocknet und geschrotet, bevor er in den Handel kommt. Er ist schon vorgekocht, sodass man ihn in nur 15 Minuten zubereitet hat.

Kühlen Sie ihn. Da Bulgur bei der Verarbeitung aufgebrochen wurde, sind die Fettbestandteile des Kerns der Luft ausgesetzt und werden leicht ranzig. Um Bulgur frisch zu halten, bewahren Sie ihn am besten im Kühlschrank auf.

Chilischoten

Feuerrote Heiler

Heilwirkung Machen Nebenhöhlen und verstopfte Nasen frei, beugen Magengeschwüren vor, mindern das Risiko von Herzkrankheiten und Schlaganfall.

Ein altes Sprichwort sagt: Was uns nicht umbringt, macht uns nur stärker.

Dies ist das perfekte Motto für Chilischoten. Viele Leute halten deren Schärfe nicht nur aus, sie genießen sie sogar. Echte Fans verputzen das scharfe Gemüse bei jeder Gelegenheit, nicht nur als Zutat mexikanischer Tacos und Burritos, sondern auch zu Omeletts, Eintopfgerichten und sogar Salaten.

In dem Gewürz stecken jedoch mehr als nur kulinarische Qualitäten.

Die feurigen Happen werden weltweit wegen ihrer Heilkraft geschätzt und werden seit Langem als natürliches Mittel gegen Husten, Erkältungen, Nebenhöhlenentzündungen und Bronchitis verwendet, berichtet Dr. Irwin Ziment, Medizinprofessor an der Universität von Kalifornien, Los Angeles.

Und es gibt Belege dafür, dass Chilischoten das LDL-Cholesterin (Lipoprotein geringer Dichte) senken können, das mit Schlaganfällen, Bluthochdruck und Herzkrankheiten in Verbindung gebracht wird.

Forschungsergebnisse deuten auch darauf hin, dass Chilischoten vor allem Magengeschwüren vorbeugen können.

Der Erkältung einheizen

Chilischotenliebhaber behaupten nicht erst seit heute, dass dieses Fruchtgemüse das Mittel ist, um im Handumdrehen eine verstopfte Nase zu befreien.

In der Tat kann ein Bissen scharfer Chilis (oder auf Chili basierender Würzmischungen wie Tabascosauce oder Harissa) genauso wirksam sein wie rezeptfreie Erkältungsmittel, sagt Dr. Ziment. »Einige der Nahrungsmittel, einschließlich Chilis, die seit Jahrhunderten zur Behandlung von Atemwegserkrankungen verwendet werden, sind den heute gebräuchlichen Medikamenten sehr ähnlich.«

DEN SCHMERZ WEGREIBEN

Sie mögen den feurigen Geschmack der Chilischoten in Ihrer Sauce. Aber auf der Haut? – Als Salbe hat sich Capsaicin als lindernd bei Schuppenflechte, Nervenschmerzen und Arthritis erwiesen.

Man nimmt an, dass die Wirkung der capsaicinhaltigen Salbe daher rührt, dass sie Nervenzellen und Rezeptoren die Substanz P entzieht, welche Schmerz und Juckreiz an das Gehirn weiterleitet. Wenn capsaicinhaltige Salbe auf die Haut aufgetragen wird, setzen die Nerven große Mengen dieser Substanz frei und sind im Laufe der Zeit nicht mehr in der Lage, ihren Vorrat aufzufüllen. Je weniger »Stoff« die Nerven haben, desto weniger Schmerz werden Sie spüren.

Die rezeptfrei erhältliche capsaicinhaltige Salbe eignet sich allerdings nicht für einfachen Muskelkater. Der Schmerz muss von den Nerven herrühren, nicht von den Muskeln.

Und gehen Sie vorsichtig damit um; versuchen Sie es zuerst mit einer milden Konzentration von 0,025-prozentiger Salbe, rät der Neurologe Dr. Rup Tandan.

Am besten fragen Sie Ihren Arzt, bevor Sie sie verwenden. Hier einige Ratschläge:

- Tragen Sie die Salbe mit einem Gummihandschuh oder einem Gummifinger auf. Wenn Sie zufällig mit dem cremigen Finger ins Auge kommen, kann das nämlich gefährlich sein.
- Gehen Sie sparsam mit der Salbe um. Wenn man sie auf der Haut sehen kann, haben Sie zu viel benutzt.
- Tragen Sie nach dem Duschen oder einem heißen Bad zwei Stunden lang keine Salbe auf. Wärme verstärkt die Wirkung der Salbe und damit unter Umständen auch den Schmerz.

Geben Sie nicht auf. Ihre Haut kann einige Tage lang brennen, bis sie sich an die Salbe gewöhnt hat. Der Schmerz lässt bald nach, und in den meisten Fällen setzt die Wirkung nach etwa zwei Wochen ein.

Der Inhaltsstoff, der Chilis zum Heilmittel gegen verstopfte Nasen macht, heißt Capsaicin. Diese pflanzliche Substanz verleiht die Schärfe und gleicht von der chemischen Zusammensetzung her einem medizinischen Wirkstoff namens Guaifenesin, der in vielen Erkältungsmitteln verwendet wird, erläutert Dr. Ziment.

Eine Chilischote wirkt allerdings direkter als ein Löffel Medizin. Wenn das scharfe Fruchtgemüse die Zunge berührt, überschütten die Nerven das Gehirn mit Signalen. Als Reaktion darauf regt das Gehirn die Sekretion der Drüsen in den Atemwegen an. Das Ergebnis ist eine Flut von Flüssigkeit, die Ihre Augen tränen, die Nase laufen und den Schleim in Ihren Lungen lösen lässt, erläutert Dr. Ziment. Kurz: Chilischoten sind ein natürlich abschwellendes und schleimlösendes Mittel.

Sie brauchen nicht viel davon, um in den Genuss der Heilkraft zu kommen. Schon zehn Tropfen einer scharfen Chilisauce in der Hühnersuppe können sehr wirksam sein, erklärt Prof. Dr. Paul Bosland, und berichtet von seinen Patienten in den Südstaaten der USA. »Die meisten hier in Neu-Mexiko tun dies, wenn sie krank sind, und fühlen sich danach viel besser.«

Dr. Ziment empfiehlt, bei einer Erkältung mit warmem Wasser zu gurgeln, dem man zehn Tropfen Tabascosauce hinzugefügt hat.

KÜCHENTIPPS

Gerichte zuzubereiten, die Chilis enthalten, ist wie Harley-Davidson-Fahren. Man muss es sehr vorsichtig tun.

»Gehen Sie respektvoll mit Chilischoten um«, warnt auch Bill Hufnagle, Autor von *Biker Billy Cooks with Fire* (Motorradfahrer Billy kocht mit Feuer) nicht von ungefähr. Wenn Sie seine Ratschläge befolgen, genießen Sie die scharfen Chilis, ohne sich zu verbrennen.

Schützen Sie Ihre Hände. Wenn Sie sehr scharfe Chilis verwenden – laut Hufnagle sind das alle, die schärfer sind als Jalapeños – tragen Sie Einweg-Plastikhandschuhe. (Wenn Sie empfindliche Hände haben, empfiehlt es sich, auch beim Umgang mit milderen Chilischoten Handschuhe zu tragen.) Wenn Sie fertig sind, sollten Sie, bevor Sie die Handschuhe ausziehen, deren Fingerspitzen sorgfältig mit Seifenwasser abspülen, damit das Pfefferöl nicht an Ihre Finger gerät. Waschen Sie dann sofort die Hände.

Verwenden Sie viel Seife. Chiliöl klebt an den Händen und lässt sich mit Wasser allein nicht entfernen. Sie müssen zusätzlich sehr viel Seife gebrauchen. Je nachdem, mit welcher Chilisorte Sie es zu tun hatten und wie viele Chilis Sie verwendet haben, empfiehlt es sich sogar, mehrmals die Hände zu waschen.

Schützen Sie sich vor Pfefferstaub. Tragen Sie eine Staubmaske und eine Schutzbrille, wenn Sie getrocknete Chilis mahlen oder zerstoßen. Denn der Staub kann eingeatmet werden und in die Augen dringen.

Zerstoßen Sie sie per Hand. Natürlich ist es bequemer, Chilis in einem Mixer oder einer Kaffeemühle zu mahlen, doch das Nachspiel wird Ihnen wenig Freude bereiten. Wie gründlich kann man eine Kaffeemaschine oder einen Mixer tatsächlich reinigen? Wenn Sie sie als Pfeffermühle verwenden, wird Ihr Kaffee oder Ihr Milchshake schön scharf gewürzt sein. Sie sollten deshalb die Anschaffung eines eigenen Mixers für getrocknete Chilis in Erwägung ziehen.

Hilfe für Herz und Magen

Chilischoten machen nicht nur die Atemwege frei, sondern senken auch den Cholesterinspiegel. Als man Labortieren ein Futter gab, das viel Capsaicin, aber wenig gesättigte Fettsäuren enthielt, verringerte sich der Wert des »schlechten« LDL-Cholesterins, berichtet der Pharmazeut und Ernährungswissenschaftler Dr. Earl Mindell.

Chilischoten scheinen auch das Blut zu verdünnen. Forscher des Max-Planck-Instituts fanden heraus, dass

Chilischoten die Bildung von Blutgerinnseln hemmen können, indem sie die Blutgerinnungszeit verlängern. Dieser Effekt könnte auch Herzinfarkten oder Schlaganfällen sehr gut vorbeugen, sagt Dr. Mindell.

Jahrelang rieten die Ärzte Patienten, die für Magengeschwüre anfällig sind, stark gewürzte Lebensmittel zu meiden. Doch Forschungsergebnisse stützen die Vermutung, dass Chilischoten Magengeschwüren im Gegenteil sogar vorbeugen können.

Capsaicin scheint die Magenschleimhaut vor geschwürverursachenden Säuren und Alkohol zu bewahren, indem es die Sekretion schützender Verdauungssäfte anregt. Forscher der Staatlichen Universität in Singapur stellten fest, dass Testpersonen, die am meisten Chilipulver konsumierten, die wenigsten Magengeschwüre hatten.

Feuerrote Vitaminbomben

Der vermehrte Verzehr von Chilis kann möglicherweise den Alterungsprozess verlangsamen. Das Fruchtgemüse ist nämlich reich an zwei Antioxidanzien, Vitamin C und Betacarotin (das im Körper in Vitamin A verwandelt wird), die den Körper schützen, indem sie die freien Radikale neutralisieren. Die schädlichen Sauerstoffmoleküle bilden sich auf natürliche Weise im Körper und schädigen die Zellen.

Die Forscher glauben, dass eine vermehrte Aufnahme von antioxidativen Vitaminen der Zellschädigung vorbeugt, die zu Krebs, Herzkrankheiten, Schlaganfällen sowie Arthritis und Immunschwäche führen kann.

Eine rote Chilischote enthält drei Gramm Betacarotin. Das sind zwischen 30 und 50 Prozent der von den meisten Fachleuten empfohlenen Menge, die man täglich zu sich nehmen sollte.

Studien belegen, dass Menschen, die viel betacarotinhaltige Nahrungsmittel verzehren, vergleichsweise selten Krebs und Herzkrankheiten entwickeln.

Erbsen

Kleine grüne Krebsfallen

Heilwirkung Lindern Erkältungsbeschwerden, schützen vor Krebs und Herzerkrankungen.

Den Erbsen und einem österreichischen Mönch mit Namen Gregor Johann Mendel verdanken wir die moderne Genforschung. Mendel fand heraus, dass bei der Kreuzung zweier verschiedener Erbsensorten die Nachzucht Eigenschaften beider Elternteile aufwies. Er folgerte, dass diese Eigenschaften von einer Generation zur nächsten weitergegeben werden – nicht nur bei Pflanzen, sondern auch beim Menschen. Damit war die Vererbungslehre geboren.

Erbsen sind aber weit mehr als nur eine wissenschaftliche Fußnote. Wissenschaftler fanden heraus, dass sie vor Krebs schützen und darüber hinaus Substanzen enthalten, die den Cholesterinspiegel senken und Erkältungsbeschwerden lindern können.

Grün ist gesund

Die Anti-Krebs-Verbindung in Erbsen ist das Chlorophyllin, ein Pigment, das für die glänzende grüne Farbe der Erbsen verantwortlich ist. Verwandt mit dem Chlorophyll – der Substanz, durch die Pflanzen Sonnenlicht in Nährstoffe umwandeln –, fängt Chlorophyllin dank seiner speziellen Molekularstruktur potenziell krebserregende chemische Stoffe im Körper ein. »Wenn es sich mit den Karzinogenen verbindet, können diese vom Körper nicht absorbiert werden«, erklärt die Ernährungsmedizinerin Dr. Mary Ellen Camire.

Noch können wir nicht genau sagen, wie viele Erbsen man essen muss, um genügend Chlorophyllin zu erhalten, so Dr. Camire.

Sie können aber nichts falsch machen, wenn Sie Erbsen und andere hellgrüne Gemüsearten so oft wie möglich auf den Tisch bringen. Denn je grüner die Pflanze, desto mehr Chlorophyllin enthält sie.

KÜCHENTIPPS

Die Natur hätte es uns einfacher nicht machen können. Denn Erbsenschoten haben sozusagen ihren eigenen Reißverschluss. Wenn Sie daran ziehen, purzeln die Erbsen heraus. Und so entschoten Sie eine 200-Gramm-Portion binnen sieben Minuten:

1. Zwicken Sie das Blütenende der Schote ab, sodass auf einer Seite nur noch der Faden baumelt.
2. Nehmen Sie den Faden und ziehen Sie ihn die ganze Schote entlang.
3. Drücken Sie die Schote mit dem Daumen entlang der

Nahtstelle auf und lassen Sie die Erbsen in eine bereitgestellte Schüssel fallen.

Hilfe für das Herz

Seit Langem schon wissen Ärzte, dass Ballaststoffe die beste Methode sind, den Cholesterinwert und somit auch das Risiko von Herzerkrankungen und anderen ernsten Beschwerden zu senken. Grüne Erbsen liefern mit mehr als vier Gramm Fasern pro 125 Gramm reichlich Ballaststoffe.

Diese binden im Darm Gallenflüssigkeit, welche die Leber zur Verdauung produziert, und schließen sie im Stuhl ein. Da die Gallenflüssigkeit viel Cholesterin enthält, reduziert die Ausscheidung automatisch den Cholesterinspiegel.

Wissenschaftler nehmen an, dass der Verzehr von Erbsen auch die Triglyzeridwerte niedrig hält; diese Blutfette spielen bei Herzerkrankungen ebenfalls eine Rolle. Eine Studie in Dänemark ergab, dass die Werte innerhalb von zwei Wochen um fast 13 Prozent fielen, wenn zusätzlich zur gewohnten Kost täglich geringe Mengen Ballaststoffe aus Erbsen gegessen wurden.

Schoten voller Gesundheit

In Kantinen wurden Erbsen schon immer gerne serviert – nicht nur, weil sie beim Essen so lustig von der Gabel springen, sondern weil sie eine Vielzahl von Vitaminen enthalten. 100 Gramm Erbsen enthalten zum Beispiel 25 Milligramm Vitamin C, 33 Prozent des Tagesbedarfs, und tragen damit zum Schutz vor Krebs und Herzerkrankungen bei. Und wenn Sie an einer Erkältung leiden, macht eine extra Portion Vitamin C die Beschwerden auf jeden Fall ein wenig erträglicher.

SO HOLEN SIE DAS BESTE HERAUS

Je frischer desto besser. Erbsen direkt aus der Schote besitzen mehr Vitamin C als Erbsen aus der Dose, da durch die Verarbeitung viele wertvolle Nährstoffe verloren gehen, erklärt der Ernährungswissenschaftler Dr. Schlimme von der Universität von Maryland.

Kaufen Sie tiefgekühlte Erbsen. Außerhalb der Saison sind frische Erbsen schwer zu bekommen. Eingefrorene gibt es dagegen immer. Sie sind zwar nicht ganz so knackig wie frische, aber auch sehr gesund, da sie noch viele Nährstoffe enthalten, besonders Vitamin C.

Entschoten. Auch wenn essbare Schoten (wie zum Beispiel Zuckererbsen) viel Vitamin C besitzen, sind es doch die Erbsen selbst, die am meisten Ballaststoffe, Folsäure, Niacin, Phosphor, Riboflavin, Thiamin und Vitamin A enthalten, erklärt Dr. Camire.

Dämpfen. Ob Sie frische oder tiefgefrorene Erbsen zubereiten, dämpfen ist in jedem Fall besser als kochen. Beim Kochen verlieren sich viele Nährstoffe nämlich im Kochwasser. Außerdem werden durch langes Kochen bei hoher Temperatur viele Nährstoffe zerstört, vor allem das Vitamin C. Falls Sie keinen Dampfkochtopf haben, können Sie die Erbsen auch kurz in der Mikrowelle erhitzen.

Feigen

Ballaststoffe satt

Heilwirkung Senken den Blutdruck, regen die Darmtätigkeit an, regulieren den Cholesterinspiegel, schützen vor Dickdarmkrebs.

Die Feige stammt aus dem Mittelmeerraum und ist die Frucht des eindrucksvollen Paradiesbaumes. Heute werden Feigen besonders in Griechenland, der Türkei und Israel sowie Spanien und Portugal produziert.

Sie sind die vielleicht bedeutendste Frucht in der Geschichte der Menschheit. Bereits 3000 Jahre vor Christus von den Assyrern zum Süßen von Speisen verwendet, sollen Feigen auch die Lieblingsfrüchte der ägyptischen Königin Kleopatra gewesen sein. Und einige Historiker glauben sogar, dass die verbotene Frucht im Garten Eden kein Apfel, sondern eine Feige war – eine Streitfrage, die wohl nie geklärt werden wird.

Sicher überliefert ist immerhin, dass Feigenblätter zu der damaligen Zeit bei modebewussten Damen als überaus praktisches und dekoratives Accessoire Verwendung fanden.

Feigen sind unter botanischen Gesichtspunkten gar keine Früchte, sondern fleischige Blütenstände. Die eigentlichen Steinfrüchtchen der Feige sind die kleinen porösen Kerne.

Es gibt über 150 verschiedene Feigensorten, deren Farben von schwarz, braun oder violett bis hin zu weiß variieren.

Heute wissen wir, dass Feigen eine fantastische Ballaststoff- und Kaliumquelle sind. Außerdem liefern sie Vitamin B6, an das nicht immer ganz einfach zu kommen ist.

Feigen und Ballaststoffe

Experten empfehlen 25 Gramm Ballaststoffe pro Tag; die tatsächlich aufgenommene Menge liegt in den westlichen Industrieländern bei durchschnittlich elf bis zwölf Gramm.

Und das, so die Diätassistentin Diane Grabowski-Nepa, obwohl die unverdaulichen Pflanzenfasern für viele Vorgänge eminent wichtig sind. »Beispielsweise erhöhen sie das Stuhlvolumen, sodass dieser schneller und besser ausgeschieden wird, was wiederum Verstopfung und Dickdarmkrebs vorbeugt. Außerdem haben Studien bewiesen, dass ballastoffreiche Kost den Cholesterinspiegel und damit das Risiko für Herzkrankheiten senkt.«

Wissenschaftler der Harvard Universität untersuchten 43 757 Männer im Alter zwischen 40 und 75 Jahren und fanden heraus, dass diejenigen, welche die meisten Ballaststoffe zu sich nahmen, ihr Herzinfarktrisiko im Vergleich zu den Testpersonen, die wenig Ballaststoffe aßen, halbierten. Das Risiko der Probanden, die pro Tag zehn Gramm Ballaststoffe zusätzlich aufnahmen, fiel darüberhinaus um fast 30 Prozent.

Gerade Übergewichtige mit ihrem erhöhten Herzinfarktrisiko, sollten Feigen als hervorragende Ballaststoffquelle nutzen. Drei davon, getrocknet oder frisch, enthalten mit fünf Gramm 20 Prozent des Tagesbedarfs. »Durch ihren hohen Ballaststoffanteil verbleiben sie länger im

Magen und verringern so das Hungergefühl; und ihre natürliche Süße stillt das Bedürfnis nach Süßigkeiten«, erklärt Grabowski-Nepa.

Hilfe bei Bluthochdruck

Feigen sind reich an Kalium – drei davon enthalten mit 348 Milligramm zehn Prozent der empfohlenen Tagesmenge – einem Mineralstoff, der nachweislich blutdrucksenkend wirkt und somit auch das Risiko für Folgekrankheiten wie Schlaganfall verringert.

Der Biophysiker Dr. David B. Young erklärt diese Wirkung so: »Zum einen schützt Kalium die Arterienwände vor den Ablagerungen des gefährlichen LDL-Cholesterins. Darüber hinaus fördert es die Natrium-Ausscheidung der Zellen und gleicht damit sowohl Flüssigkeitshaushalt als auch Blutdruck aus.«

KÜCHENTIPPS

Wenn Sie mit der Zubereitung von Feigen noch keine Erfahrung haben, lassen Sie sich von ihrem knollig-dicken, leicht faltigen Aussehen nicht abschrecken. Sowohl frische als auch getrocknete Feigen sind leicht zu verarbeiten.

Achten Sie beim Einkauf auf Aussehen und Beschaffenheit. Feigen, ob frisch oder getrocknet, sollten fest sein, auf Druck aber leicht nachgeben. Wenn getrocknete Feigen steinhart sind, kaufen Sie sie besser nicht. Sehen frische Feigen breiig aus, sind sie wahrscheinlich schon zu alt. Harte frische Feigen sind dagegen unreif und entfalten das volle Aroma noch nicht.

Im Obst- und Gemüsehandel werden Sie am ehesten grüne, schwarze und violette Feigen finden:

Violette Feigen sind leicht verderblich, dafür sind sie aber am süßesten und saftigsten.

Grüne Feigen sind saftig und haben eine dünne Schale.

Schwarze Feigen können Sie am längsten aufbewahren. Sie sind süß, und ihr Fruchtfleisch ist eher trocken.

Heben Sie frische Feigen nicht lange auf, denn nach der Ernte verderben sie schon innerhalb einer Woche. Kaufen Sie darum nicht mehr ein, als Sie kurzfristig verbrauchen. Im Kühlschrank halten sich frische Feigen etwa drei Tage. Getrocknete Feigen dagegen können, luftdicht verpackt und gekühlt, monatelang gelagert werden.

Da Feigen sehr klebrig sind, ist es nicht ganz einfach, sie zu schneiden. Wenn Sie die Früchte aber vor der Zubereitung ins Eisfach legen, kleben sie nicht mehr so leicht an Messer oder Schere fest. Ein anderer Trick: Halten Sie die Schneide Ihres Küchenmessers kurz unter heißes Wasser, sobald das Fruchtfleisch daran kleben bleibt.

Die Vitamin-B6-Spritze

Normalerweise nehmen wir genug Vitamin B6 mit der Nahrung auf. Es sei denn, die Resorptionsfähigkeit unseres Körpers ist eingeschränkt. Das kann der Fall sein, wenn sich der Stoffwechsel im Alter verändert. Aber auch durch die Einnahme bestimmter Medikamente. Eine Extraportion Vitamin B6 tut dann not, zum Beispiel in Form von frischen Feigen. Drei davon enthalten mit 0,18 Milligramm Vitamin B6 neun Prozent der empfohlenen Tagesmenge.

SO HOLEN SIE DAS BESTE HERAUS

Bislang werden hierzulande wohl deshalb relativ wenig Feigen gegessen, weil viele nicht wissen, was sie mit den süßen Früchten anfangen sollen. Geben Sie sie einfach zu Speisen, die gut ein wenig Süße vertragen, zum Beispiel zu Müsli, Kuchen und Mehlspeisen. Oder probieren Sie einmal pürierte Feigen zu Kartoffelbrei. Feigen sind in würzigen Wildgerichten auch ein gute Alternative zu Backpflaumen.

Fisch

Gesundheit aus der Tiefe

Heilwirkung Vermindert das Risiko von Herzkrankheiten, beugt Brust- und Dickdarmkrebs vor, gesund für jede Schwangere.

Wenn wir den Fettanteil unserer Nahrung reduzieren, sind wir generell auf dem richtigen Weg. Von einer Sorte Fett aber sollten wir ausnahmsweise mehr essen: Fischöl. Denn in Sachen gesunde Ernährung »schwimmt« Fisch wegen seines Gehaltes an mehrfach ungesättigten Fettsäuren an erster Stelle.

Diese sogenannten Omega-3-Fettsäuren helfen dem Fisch, im kalten Wasser seine Körpertemperatur zu halten; dem menschlichen Organismus verhelfen sie zu besserer Gesundheit.

Ein vielzitiertes Beispiel dafür sind die Ureinwohner

Grönlands. Eskimos essen Fisch nach Herzenslust, und Herzkrankheiten sind bei ihnen so gut wie unbekannt. Dass regelmäßiger Fischverzehr die Sterblichkeitsrate bei Herzkrankheiten offenbar verringert, wurde inzwischen überall auf der Welt beobachtet. Die Forschung zu diesem Thema sei zwar längst noch nicht abgeschlossen, sagt der Chemiker Dr. Gary J. Nelson, aber die Omega-3-Fettsäuren könnten viele körperliche Prozesse zweifelsfrei positiv beeinflussen. Unter anderem deshalb, weil durch sie weniger potenziell schädliche Substanzen im Körper entstehen, können die Fischöle Lungenentzündungen wie auch Brust- und Dickdarmkrebs vorbeugen. Nachgewiesen wurde außerdem ein überdurchschnittlich hohes Geburtsgewicht von Babys, deren Mütter während der Schwangerschaft regelmäßig Seefisch aßen.

KÜCHENTIPPS

So gut Fisch schmecken kann, so schnell kann er auch verderben. Ein frisches Fischfilet kann binnen eines Tages ungenießbar werden. Daher hier einige Tipps:

Vertrauen Sie Ihrer Nase. Frischer Fisch riecht leicht salzig; schlechter Geruch bildet sich zuerst in der Bauchhöhle. Deshalb sollten Sie beim Einkauf vor allem dort riechen. Und lassen Sie die Finger von Fisch, der in Plastikfolie eingewickelt ist; es sei denn, es handelt sich um tiefgefrorenen.

Schauen Sie ihm in die Augen. Frisch gefangener Fisch hat klare, helle Augen. Sind sie dagegen milchig trüb oder eingefallen, sollten Sie besser verzichten.

Überprüfen Sie die Kiemen. Die Kiemen sollten feucht und hellrot, fast schon burgunderfarben sein. Wenn die Kiemen eine graue oder braune Farbe haben, ist der Fisch nicht mehr genießbar.

Machen Sie den Drucktest. Das Fleisch von frischem Fisch sollte fest sein und auf Druck nachgeben. Wenn die Druckstelle jedoch bleibt, werden Sie an diesem Exemplar keine Freude haben.

Lassen Sie Herzkrankheiten hinter sich

Als erstmals in den 1980er-Jahren bekannt wurde, dass Fischöl vor Herzkrankheiten schützen kann, trafen viele die richtige Entscheidung. Sie ersetzten Fleisch- und Geflügelmahlzeiten mehrmals wöchentlich durch Fisch. Hatten Studien doch bestätigt, dass schon zwei wöchentliche Fischmahlzeiten (zu jeweils etwa 100 Gramm) für freie Arterien und ein gesundes Herz sorgen. Danach können gerade auch Menschen, die bereits einen Herzinfarkt hatten, das Risiko eines weiteren, tödlichen Infarktes nachweislich senken. Und nach einer Angiographie, der operativen Öffnung verstopfter Blutgefäße am Herzen, trägt regelmäßiger Verzehr von Tiefseefisch wie Lachs dazu bei, dass die Arterien auch durchlässig bleiben.

Eine für den Ernährungsforscher Dr. James Kenney besonders wichtige Eigenschaft der Omega-3-Fettsäuren im Fisch: Sie scheinen die körpereigene Produktion von Prostaglandinen, Leukotrienen und Thromboxanen einzudämmen. Diese hormonähnlichen Verbindungen können nämlich Blutgerinnsel hervorrufen, welche den Blutstrom zum Herzen unterbrechen und dadurch zum Herzinfarkt führen. In großer Zahl führen sie darüber hinaus zur Verengung der Blutgefäße und damit zu einem Blutdruckanstieg.

Den Spiegel des »guten« HDL-Cholesterins, das vor Arterienverkalkung schützt, vermag Fischöl dagegen offenbar zu heben. Studien zufolge stärken die Omega-3-Fettsäuren zudem den Herzmuskel, fördern also einen gleichmäßigen Herzschlag. (Unregelmäßige Herzschläge, Arrhythmie genannt, können zum völligen Herzstillstand führen.) So halbierten Probanden, die es mit wöchentlich etwa 100 Gramm Lachs auf eine Monatsration von fast sechs Gramm Omega-3-Fettsäuren brachten, das Risiko eines Herzstillstands im Vergleich zu denen, die keinen Fisch aßen.

Dennoch gilt auch für den Konsum der gesunden Fettsäuren die Regel: Allzu viel ist ungesund. Wissenschaftler fanden nämlich auch heraus, dass der Verzehr von mehr als 230 Gramm Fisch pro Woche eine erhöhte Herzfrequenz zur Folge haben kann. »Deshalb sollten Sie aber keinesfalls ganz auf Fisch verzichten«, sagt Dr. Kenney, »denn kleine Portionen von 60 bis 90 Gramm Fisch zweimal wöchentlich schließen mögliche Risiken aus und bieten nach wie vor alle Vorteile.«

Den Krebs aufhalten

Im Zusammenhang mit Krebs warnen Ernährungswissenschaftler seit Langem vor tierischen Fetten, vor allem in Fleisch und Milchprodukten. Das Fett im Fisch macht jedoch auch hier die Ausnahme. Warum, erklärt der Krebsspezialist Dr. Bandaru S. Reddy: »Regelmäßiger Verzehr von Fisch bietet nachweislich Schutz vor Brust- und

Darmkrebs. Denn wie bei den Herzkrankheiten, so besteht auch der Schutz vor Krebs in der Verminderung der Prostaglandinproduktion.

Das konnten britische Forscher anhand einer Studie in 24 europäischen Ländern bestätigen. Wöchentlich drei kleine Portionen Fisch bei gleichzeitigem Einschränken der tierischen Fette könnten das Risiko für tödlichen Dickdarmkrebs bei Männern bis zu einem Drittel senken, stellten die Experten fest.

Leichter Atmen

Kaum zu glauben, aber wahr: Regelmäßiger Fischkonsum kann chronische Atembeschwerden von Rauchern lindern, wie Wissenschaftler herausgefunden haben. Es gibt sogar Hinweise, dass deren – durch das Rauchen oft krankhaft eingeschränkte – Lungenfunktion dank Fisch erhalten bleibt. Thunfisch & Co. verbessern demnach also selbst bei gesundheitsschädigendem Verhalten die Chancen, gesund zu bleiben.

Rundumschutz

Werdende Mütter haben noch einen Grund mehr, Fisch zu essen. Eine auf den nördlich von Großbritannien gelegenen Faröer Inseln durchgeführte Studie ergab nämlich folgendes: Die Babys der Mütter, die in der Schwangerschaft regelmäßig Fisch gegessen hatten, wogen bei der Geburt durchschnittlich ein halbes Pfund mehr. Und schwerere Babys sind in der Regel gesünder als untergewichtige.

184 Fit durch Lebensmittel

Wissenschaftler erklären diese Beobachtung mit der durchblutungsfördernden Wirkung der Omega-3-Fettsäuren. Denn mit der verbesserten Durchblutung der Plazenta verbessert sich auch die Nährstoffversorgung des Fötus. Außerdem können die Fettsäuren die sogenannten Prostaglandine hemmen, welche die Kontraktion der Gebärmutter und damit vorzeitige Wehen und Frühgeburten verursachen können.

SO HOLEN SIE DAS BESTE AUS IHREM FANG

Kaufen Sie Lachs. Alle Fischarten enthalten Omega-3-Fettsäuren, die beste Wahl aber ist Lachs. 90 Gramm Alaska-Seelachs enthalten sechs Gramm davon.

Gehen Sie nach der Farbe. Je dunkler das Fleisch, desto mehr Omega-3-Fettsäuren sind enthalten. In Alaska-Seelachs zum Beispiel mehr als in helleren Arten. Als Faustregel können Sie davon ausgehen, dass der teurere Fisch in der Regel auch den höheren Omega-3-Gehalt hat.

Nutzen Sie die Vielfalt. Neben Lachs enthalten auch Makrele, Regenbogenforelle, Thunfisch, Weißfisch (frisch, nicht geräuchert) sowie eingelegter Atlantik-Hering Omega-3-Fettsäuren.

Essen Sie Dosenfisch. Der einfachste Weg, an Omega-3-Fettsäuren zu kommen, ist Fisch aus der Dose. Vorausgesetzt, Sie kaufen Thunfisch im eigenen Saft statt in Öl und machen ihn nicht mit Mayonnaise an. Die ungesunden Fette würden die Vorteile des Fischöls nämlich wieder zunichte machen. Ebenfalls reich an Omega-3-Fettsäuren sind eingelegte Sardinen.

Benutzen Sie die Mikrowelle. Hohe Kochtemperaturen

Fisch **185**

können gut die Hälfte der Omega-3-Fettsäuren zerstören. Das Garen in der Mikrowelle ist dagegen vergleichsweise schonend und bietet sich darum als alternative Zubereitungsmethode an.

Fleisch

Eine Mineralienmine

Heilwirkung Schützt vor Anämie (Blutarmut) durch Eisenmangel, stärkt das Immunsystem, schützt vor perniziöser Anämie.

Fast täglich können wir Berichte lesen, wonach rotes Fleisch Krebs und Herzerkrankungen verursacht. Trotzdem müssen wir nicht auf Fleisch verzichten, so die Ernährungswissenschaftlerin Dr. Susan Kleiner. »Die Teilnehmer in den einschlägigen Studien verzehrten täglich um die 300 Gramm rotes Fleisch. Doch man sollte davon ohnehin nicht mehr als 90 bis 150 Gramm pro Tag essen, das entspricht ungefähr der Größe einer Spielkarte. Für viele wirkt das zwar eher wie Dekoration, doch wenn Sie nicht mehr auftischen, bekommen Sie alle gesundheitlichen Vorzüge ohne die Nachteile.«

Der maßvolle Genuss von magerem Rind- und Schweinefleisch, Wildbret und anderen Sorten mit weniger als 25 bis 30 Prozent Kalorien aus dem Fettgehalt schützt vor Vitamin- und Mineralstoffmangel, stärkt das Immunsystem und fördert die Blutbildung.

Dem Eisenmangel keine Chance geben

Eisenmangelanämie ist der meist verbreitete Nährstoffmangel in der westlichen Welt. Nicht umsonst klagen so viele Menschen über Müdigkeit – das wesentliche Symptom von Anämie.

Fleisch ist reich an Eisen, dem Mineralstoff, der den Sauerstofftransport im Blut entscheidend beeinflusst. Wenn die Eisenvorräte des Körpers erschöpft sind, werden die roten Blutzellen kleiner. Die Lunge hat es damit schwerer, ausreichend Sauerstoff in alle Zellen zu entsenden; bei einer Sauerstoffunterversorgung fühlt man sich matt.

»Besonders Frauen bekommen oft zu wenig Eisen,« sagt Dr. Kleiner. »Vor allem dann, wenn sie keine Lebensmittel mit hohem Eisengehalt, wie zum Beispiel rotes Fleisch, mögen.« Dabei brauchen sie schon deshalb mehr Eisen als Männer, um zu ersetzen, was jeden Monat durch die Menstruation verloren geht.

Frauen, die Sport treiben, haben ein zusätzliches Anämierisiko. Das kommt daher, weil der Körper durch die Anstrengung mehr Eisen verbraucht, um den erhöhten Sauerstoffverbrauch zu decken. Wenn Sie nicht genug Eisen haben, entleeren Sie während der sportlichen Anstrengung Ihre Reserven unter Umständen vollständig.

Im Rahmen einer Studie beobachteten Wissenschaftler 47 unsportliche Frauen, die an einem zwölfwöchigen Aerobic-Einsteigerkurs teilnahmen. Nach vier Wochen zeigte sich bei allen ein deutlicher Abbau der Eisenreserven. Wenn Sie aktiv Sport treiben, sollten Sie also unbedingt auf Ihre Eisenzufuhr achten.

Das Besondere am tierischen Eisen ist, dass es vom Körper besser verwertet wird als das Eisen aus pflanzlichen Quellen, wie zum Beispiel angereicherte Frühstücksflocken, Tofu oder Bohnen. 90 Gramm Rinderfilet decken mit drei Milligramm Eisen 20 Prozent des empfohlenen Tagesbedarfs für Frauen und 30 Prozent für Männer. Die gleiche Menge Schweinelende liefert ein Milligramm Eisen oder sieben Prozent des Tagesbedarfs für Frauen beziehungsweise zehn Prozent für Männer.

Eine Ofenkartoffel enthält zwar auch drei Milligramm Eisen, doch für den Körper ist es nicht möglich, diese Form des Eisens vollständig aufzunehmen. Das im Fleisch enthaltene sogenannte Hämeisen wird bis zu 15 Prozent besser vom Körper verwertet als das in Pflanzen vorkommende Nicht-Hämeisen. Wobei die gleichzeitig Aufnahme von Hämeisen es ermöglicht, das pflanzliche Eisen besser zu resorbieren. Mit einer kombinierten Fleisch-Gemüse-Mahlzeit erhält man also sein Eisen-Optimum, so Dr. Kleiner.

KÜCHENTIPPS

Mageres Rindersteak oder Schweinelende haben ihre fettreichen Vorgänger bereits verdrängt. Aber es bedarf einer speziellen Zubereitung. »Da es so wenig Fett enthält, kann mageres Fleisch schnell trocken und hart werden«, meint ein erfahrener Fleischgroßhändler. Damit Ihr Fleisch zart und saftig wird, beachten Sie folgende Tipps:

Marinieren Sie das Fleisch. Im Kühlschrank einige Stunden mariniertes Fleisch nimmt den Geschmack der Marinade und zusätzliche Flüssigkeit auf. Beim Kochen bleibt es dann zart.

Kochen Sie es. Braten, grillen und andere trockene Zubereitungsmethoden sind wenig empfehlenswert für mageres Rindfleisch; das Fleisch enthält einfach zu wenig Fett, um zart zu bleiben.

Immunität durch Zink

Die Aufgabe des Immunsystems ist es, den Körper leistungsfähig zu erhalten. Und die Aufgabe von Zink ist, es dabei zu unterstützen. Bei einer Unterversorgung mit diesem wichtigen Mineralstoff fällt es dem Immunsystem folglich schwer, sich gegen Infektionen, Erkältungen und andere Angreifer effektiv zur Wehr zu setzen.

Wie auch im Fall von Eisen, wird Zink aus pflanzlichen Nahrungsmitteln, wie Vollkorngetreideprodukten oder Weizenkeimen, weniger gut resorbiert als aus tierischen.

Ein wenig Fleisch in Ihrem Speiseplan macht es dagegen einfach, die nötige Tagesmenge von 15 Milligramm Zink zu decken. 90 Gramm Rinderlende beispielsweise liefern mit fünf Milligramm schon ein Drittel des Tagesbedarfs.

GESUND GRILLEN

Gegrillte Speisen schmecken toll, doch Wissenschaftler warnen vor Gesundheitsschäden. Das Problem sind die sogenannten heterozyklischen Amine, die im Grillgut entstehen und krebserregend sind.

Was tun? – Marinieren. In einer Untersuchung haben Wissenschaftler nämlich entdeckt, dass gegrillte Hähnchenbrustmedallions, bestrichen mit einer Mischung aus Olivenöl,

Fleisch **189**

braunem Zucker, Senf und Gewürzen, 90 Prozent weniger gefährliche Verbindungen enthielten als unmariniertes Grillfleisch

Das beste aus den Bs

Für die meisten von uns ist es kein Problem, genügend Vitamin B12 – die benötigte Tagesmenge liegt bei sechs Mikrogramm – aufzunehmen. Wenn Sie regelmäßig Fleisch, Fisch, Eier, Geflügel und Milchprodukte verzehren, erhalten Sie fast sicher genügend davon.

Wenn Sie diese Nahrungsmittel allerdings nicht essen – und viele Vegetarier tun das nicht – könnte Ihnen das Schwierigkeiten bereiten. Niedrige Vitamin-B12-Werte können nämlich zu einer seltenen, aber manchmal tödlich endenden Bluterkrankung führen. Die sogenannte perniziose Anämie ruft Müdigkeit, Erinnerungsverlust und neurologische Probleme hervor. Das Schlimmste dabei ist jedoch, dass man die Krankheit oft erst entdeckt, wenn sie schon weit fortgeschritten ist.

»Perniziöse Anämie kommt schleichend, und die Symptome zeigen sich manchmal erst nach sieben Jahren«, erklärt Dr. Kleiner. »Ein Anzeichen ist die Verringerung der mentalen Funktionen, und deshalb merken viele Leute nicht einmal, dass etwas mit ihnen nicht in Ordnung ist. Die Schäden sind dann schwer zu heilen und können sogar irreparabel sein, besonders bei Kindern.«

Regelmäßig kleine Mengen Fleisch oder andere tierische Produkte machen es einfach, genug Vitamin B12 aufzunehmen, so Dr. Kleiner. Sollten Sie allerdings strikter

Vegetarier sein, ist es unbedingt notwendig, Ergänzungspräparate einzunehmen. Die Alternative sind Sojaprodukte wie Tempeh und Miso, die viel Vitamin B 12 enthalten. In manchen Ländern sind auch mit Vitamin B 12 angereicherte Fertigprodukte auf dem Markt, darunter Frühstücksflocken und Nudeln.

Die meisten Fleischsorten enthalten auch noch andere B-Vitamine. Im Schnitt liefern sie zehn bis 20 Prozent des Tagesbedarfs: Riboflavin für den Gewebeaufbau, Vitamin B 6 für das Immunsystem, Niacin für Haut, Nerven und Verdauung und Thiamin für die Umwandlung von Blutzucker in Energie.

SO HOLEN SIE DAS BESTE HERAUS

Kaufen Sie Fleisch aus artgerechter Tierhaltung. Gesundes Fleisch, sagen Experten, erhalten Sie aus artgerechter Tierhaltung. Hier sind die Tiere in ihrer Bewegungsfreiheit vergleichsweise wenig eingeschränkt. Und wo Tiere nicht eng zusammengepfercht werden, müssen keine Antibiotika und Wachstumshormone gefüttert werden. Wem Biofleisch zu teuer ist, der darf sich wegen der Chemikalien aus der konventionellen Tierzucht keine Sorgen machen. »Denken Sie an die Nährstoffe, die Sie mit dem Fleisch aufnehmen«, empfiehlt Dr. Kleiner.

Variieren Sie. Viele Studien wurden zwar über die gesundheitsfördernden Inhaltsstoffe von magerem Rindfleisch (ein mageres Steak enthält 34 Prozent Kalorien aus Fett) durchgeführt, dennoch raten Experten auch zum Verzehr von anderen Fleischsorten. Demnach gehören Schweinefleisch und Lamm ebenfalls zu einer gesunden Ernährung. »Man sollte beim Fleisch variieren, um alle möglichen Inhaltsstoffe aufzunehmen,« erklärt Dr. Kleiner. Viele Leute sind der Meinung, dass Wildbret besonders schmackhaft sei. Vielleicht gehen Sie ja auch mal auf die Pirsch, um ein Wildbretgericht zu erjagen. Es ist vergleichsweise mager – bis zu 18 Prozent weniger Kalorien stammen aus dem Fettgehalt –, liefert aber ebenso viele B-Vitamine und Mineralien.

DIE BESTEN STÜCKE

Nur mageres Fleisch spielt eine Rolle in der gesunden Ernährung, bevorzugt mit weniger als 25 bis 30 Prozent Kalorien im Fettgehalt. Nachfolgend eine Liste verschiedener Fleischsorten. Erwähnt werden nur solche Nährstoffe, die mehr als zehn Prozent des Tagesbedarfs decken; alle Angaben beziehen sich auf eine 90-Gramm-Portion.

Rindfleisch Filet	
Kalorien	143
Fett	4 g
Kalorien aus dem Fettgehalt	26%
Vitamin B12	2 µg (33% des Tagesbedarfs)
Zink	4 mg (27% des Tagesbedarfs)
Eisen	2 mg (20% des Tagesbedarfs für Männer und 13% des Tagesbedarfs für Frauen)
Niacin	3 mg (15% des Tagesbedarfs)
Vitamin B6	0,3 mg (15% des Tagesbedarfs)

Rinderlende

Kalorien	153
Fett	4 g
Kalorien aus dem Fettgehalt	25%
Riboflavin	0,2 mg (33% des Tagesbedarfs)
Kalium	376 mg (33% des Tagesbedarfs)
Eisen	3 mg (30% des Tagesbedarfs für Männer und 20% des Tagesbedarfs für Frauen)
Niacin	5 mg (25% des Tagesbedarfs)
Vitamin B6	0,5 mg (25% des Tagesbedarfs)
Vitamin B12	2 µg (12% des Tagesbedarfs)
Zink	5 mg (11% des Tagesbedarfs)

Schweinelende

Kalorien	141
Fett	4 g
Kalorien aus dem Fettgehalt	26%
Thiamin	0,8 mg (53% des Tagesbedarfs)
Vitamin B6	0,4 mg (20% des Tagesbedarfs)
Niacin	4 mg (20% des Tagesbedarfs)
Zink	3 mg (20% des Tagesbedarfs)
Riboflavin	0,3 mg (18% des Tagesbedarfs)
Kalium	457 mg (13% des Tagesbedarfs)
Eisen	1 mg (10% des Tagesbedarfs für Männer und 7% des Tagesbedarfs für Frauen)

Fleisch

Lamm Vorderhaxe

Kalorien	159
Fett	5 g
Kalorien aus dem Fettgehalt	29%
Niacin	14 mg (70% des Tagesbedarfs)
Zink	7 mg (47% des Tagesbedarfs)
Vitamin B12	2 µg (33% des Tagesbedarfs)

Rotwild

Kalorien	134
Fett	3 g
Kalorien aus dem Fettgehalt	18%
Eisen	4 mg (40% des Tagesbedarfs für Männer und 27% für Frauen)
Niacin	6 mg (30% des Tagesbedarfs)
Riboflavin	0,5 mg (29% des Tagesbedarfs)
Thiamin	0,2 mg (13% des Tagesbedarfs)
Zink	2 mg (13% des Tagesbedarfs)

Emu

Kalorien	103
Fett	3 g
Kalorien aus dem Fettgehalt	23%
Eisen	4 mg (40% des Tagesbedarfs für Männer und 27% für Frauen)

Kalbshaxe

Kalorien	128
Fett	3 g
Kalorien aus dem Fettgehalt	20%
Niacin	9 mg (45% des Tagesbedarfs)
Zink	3 mg (20% des Tagesbedarfs)
Riboflavin	0,3 mg (18% des Tagesbedarfs)
Vitamin B12	1 µg (17% des Tagesbedarfs)
Vitamin B6	0,3 mg (15% des Tagesbedarfs)

Büffel

Kalorien	122
Fett	2 g
Kalorien aus dem Fettgehalt	15%
Eisen	3 mg (30% des Tagesbedarfs für Männer und 20% für Frauen)
Zink	2 mg (13% des Tagesbedarfs)

Elchfleisch

Kalorien	114–124
Fett	1–2 g
Kalorien aus dem Fettgehalt	6–12%
Eisen	3–4 mg (31–40% des Tagesbedarfs für Männer und 21–27% für Frauen)
Zink	3 mg (20% des Tagesbedarfs)
Riboflavin	0,3 mg (18% des Tagesbedarfs)

Fleisch

Geflügel

Federvieh für gesundes Blut

Heilwirkung Schützt vor Eisenmangelanämie, schützt vor Erblindung, erhält das Nervensystem gesund, verhindert Energie- und Gedächtnisverlust, stärkt das Immunsystem.

In wirtschaftlich schlechten Zeiten galt ein Huhn im Kochtopf immer schon als ein Zeichen von besonderem Wohlstand. Und in Amerika zum Beispiel versammelt sich zu Thanksgiving, dem Erntedankfest, sowie an Weihnachten auch heute noch die Familie um einen festlich geschmückten Truthahn.

Geflügel ist jedoch mehr als ein Symbol, nämlich wichtiger Bestandteil einer gesunden Ernährung. Geflügelfleisch ist (ohne die Haut verzehrt) nicht nur eine fettarme Alternative zu Rind- und Schweinefleisch, sondern liefert auch noch eine Vielzahl von aufbauenden Vitaminen und Mineralstoffen, die man aus Pflanzen allein nur schwer bekommt.

Wenn Sie allerdings gerne Fast Food oder knusprige Grillhähnchen mit Pommes frites und Mayonnaise essen, kann sich das schon ziemlich bald sichtbar an Ihrer Taille bemerkbar machen.

Wissenschaftliche Untersuchungen haben nämlich bestätigt, dass ein halbes Hähnchen (mit Haut verzehrt) einem Big Mac mit Pommes frites und Schokomilchshake in puncto Fett-, Natrium- und Kalorienmenge in nichts nachsteht.

Der Vitamin-B-Stoß

Den meisten von uns ist bewusst, wie wichtig die tägliche Vitamin C-, E- und Betacarotin-Zufuhr ist. Doch wozu die B-Vitamine gut sind, wissen nur wenige. Vielleicht, weil diese eher im Verborgenen wirken und Gesundheitsbeschwerden wie Herzerkrankungen oder Krebs nicht direkt bekämpfen. Doch sie tragen auf vielerlei Weise dazu bei, dass unser Körper reibungslos funktioniert, und so würden wir ohne B-Vitamine deprimiert, zerstreut, blutarm und nervös durchs Leben tapsen.

Die drei wichtigen B-Vitamine Niacin, Vitamin B 6 und Vitamin B 12 liefert Geflügel in großer Menge. Je nachdem, ob wir Brust, Keule oder Flügel essen, versorgt uns Huhn oder Pute mit 16 bis 62 Prozent des täglichen Bedarfs von 20 Milligramm Niacin (wobei Hähnchenbrust ganz oben auf der Skala steht, dunkles Putenfleisch dagegen am unteren Ende). Studien zeigen, dass Niacin den Cholesterinspiegel senken kann und somit auch das Herzinfarktrisiko.

Eine Geflügelmahlzeit enthält darüber hinaus etwa fünf Prozent des Tagesbedarfs an Vitamin B 12. Dieses Vitamin, das man fast ausschließlich in tierischen Nahrungsmitteln findet, ist wichtig für die Gehirnfunktion. Bei einem Mangel fühlt man sich leicht müde, ist vergesslich und hat andere neurologische Beschwerden.

Vitamin B 6 dagegen ist entscheidend für ein funktionierendes Immunsystem, die Bildung von roten Blutzellen und ein gesundes Nervensystem.

Geflügel enthält zwischen 0,2 und 0,5 Milligramm Vitamin B 6, das entspricht zehn bis 25 Prozent des Tagesbedarfs.

Geflügel 197

KÜCHENTIPPS

Die meisten Chefköche bereiten Geflügel mit Haut zu, denn das enthaltene Fett bewahrt Geschmack und Feuchtigkeit des Fleisches während der Garzeit.

»Geflügel kann schrecklich trocken werden, wenn man es ohne Haut zubereitet,« bestätigt auch Susan Kleiner. »Und es ist sogar wissenschaftlich erwiesen, dass der Fettgehalt des Fleisches so gering ist, als wäre es ohne Haut gegart, wenn man die Haut nach der Zubereitung entfernt.«

Metall für den Schutzpanzer

Wenn ein Ritter in den Kampf zog, legte er eine Rüstung an, um sich zu schützen. Auch wenn wir heute nicht mehr auf Ritterturnieren kämpfen, brauchen wir immer noch Eisen für die Kämpfe des täglichen Lebens. Wir müssen es aber nicht anlegen, sondern nur essen.

Eisen ist einer der wichtigsten Nährstoffe für maximale Energie und Vitalität. Viele Menschen, besonders Frauen, nehmen aber weniger als die benötigten 15 Milligramm täglich auf, sagt die Ernährungsfachfrau Dr. Susan Kleiner.

Eine Geflügelmahlzeit deckt zwischen fünf und 16 Prozent des täglichen Eisenbedarfs ab. Etwa 90 Gramm Hähnchenkeule oder Putenbrust liefern 1,2 Milligramm Eisen, acht Prozent des empfohlenen Tagesbedarfs für Frauen. Die gleiche Menge gegrilltes dunkles Putenfleisch enthält zwei Milligramm, 13 Prozent des täglichen Bedarfs für Frauen.

Eisen ist zwar auch in Frühstücksflocken, Tofu, Bohnen

und vielen anderen pflanzlichen Lebensmitteln enthalten, doch in dieser Form für den Körper nicht immer voll verwertbar. Das Eisen im Geflügel dagegen (auch Hämeisen genannt) ist besser verfügbar, erklärt Dr. Kleiner. Unser Körper kann bis zu 15 Prozent mehr Hämeisen aufnehmen als Eisen pflanzlichen Ursprungs. Und der Verzehr von Hämeisen erleichtert gleichzeitig die Resorption des sogenannten Nicht-Hämeisens. In der Kombination von Fleisch und pflanzlichen Lebensmitteln können wir Eisen also optimal verwerten.

Bei bester Gesundheit mit Zink

Um gesund zu bleiben und Infektionen, Erkältungen und anderen Beschwerden die kalte Schulter zu zeigen, brauchen wir ein starkes Immunsystem. Ausreichend Zink in der Nahrung entscheidet über unsere Widerstandskräfte, da unsere Abwehrzellen dieses Spurenelement brauchen, um zu funktionieren.

So wurde anhand von Studien nachgewiesen, dass Zink das Fortschreiten von Makuladegeneration verlangsamen kann, einer besonders bei älteren Menschen verbreiteten Augenkrankheit, die zum Verlust der Sehkraft führen kann.

Wie Eisen, findet man Zink auch in pflanzlichen Lebensmitteln wie etwa in Vollkornprodukten und Weizenkeimen – aber auch hier kann der Körper die pflanzliche Form nicht so leicht aufnehmen, erklärt Dr. Kleiner. Besonders bei Frauen bestehe die Gefahr einer Zink-Unterversorgung.

Geflügel hilft auch bei der Aufnahme von ausreichenden Zink-Mengen, sagt Dr. Kleiner. Die meisten Geflügelsorten enthalten sechs bis 25 Prozent von den 15 Milligramm Zink, die wir täglich benötigen.

SO HOLEN SIE DAS BESTE HERAUS

Geben Sie sich die Keule. Viele Leuten verzichten bei Geflügel auf das dunkle Fleisch, weil es vergleichsweise viel Fett enthält. Das stimmt zwar, sagt Dr. Kleiner, es enthält aber auch bedeutend mehr Mineralien – zum Beispiel Zink und Eisen – und sollte daher ab und zu genossen werden. Zumal das meiste Fett schon weg ist, wenn Sie die Haut entfernt haben.

GREIFEN SIE ZU WILD

Haben Sie so viel Hühnchen gegessen, dass Sie sich schon selbst wie eines fühlen?

Vielleicht sollten Sie das Übliche einmal hinter sich lassen und zu Vögeln mit einem etwas anderen Gefieder greifen. Fasan oder Wachtel ist zwar teurer, bringt aber Abwechslung auf den Tisch und ist ebenso gesund wie Huhn oder Pute.

Anliegend finden Sie eine Nährstoffliste dieser beiden »exotischen« Geflügelarten. Die Angaben basieren auf 90-Gramm-Portionen.

Fasan

Kalorien	113
Fett	3 g
Kalorien aus dem Fettgehalt	25%
Eisen	1 mg (10% des empfohlenen Tagesbedarfs für Männer bzw. 7% für Frauen)
Niacin	6 mg (30% des Tagesbedarfs)
Vitamin B6	0,6 mg (30% des Tagesbedarfs)
Vitamin B12	0,7 µg (12% des Tagesbedarfs)
Zink	0,8 mg (5% des Tagesbedarfs)
Riboflavin	0,1 mg (8% des Tagesbedarfs)
Vitamin C	5 mg (6% des Tagesbedarfs)

Wachtel

Kalorien	123
Fett	4 g
Kalorien aus dem Fettgehalt	31%
Eisen	4 mg (40% des empfohlenen Tagesbedarfs für Männer bzw. 27% für Frauen)
Niacin	8 mg (40% des Tagesbedarfs)
Vitamin B6	0,5 mg (25% des Tagesbedarfs)
Thiamin	0,3 mg (20% des Tagesbedarfs)
Zink	0,3 mg (20% des Tagesbedarfs)
Riboflavin	0,3 mg (18% des Tagesbedarfs)
Vitamin C	7 mg (12% des Tagesbedarfs)

Geflügel 201

AUGEN AUF!

Infektionsgefahr

Geflügel ist nicht nur reich an wichtigen Vitaminen und Mineralstoffen, es ist auch ein Nährboden für Mikroorganismen. Besonders gefährlich sind Salmonellen, Bakterien, die eine Lebensmittelvergiftung hervorrufen können.

Ganz ausmerzen lassen sich Bakterien nicht, es gibt aber Mittel und Wege, Geflügel sicher und gesund zu erhalten. Hier ein paar Expertentipps:

Hygiene ist das A und O. Schon bei der Zubereitung von rohem Geflügel können Bakterien – vom Fleisch auf das Schneidebrett und andere Utensilien und auch auf Sie selbst – übergehen. Um eine Vermehrung der Bakterien zu verhindern, säubern Sie die benutzten Gegenstände und auch die Schneidunterlage zwischendurch immer wieder mit Seife und heißem Wasser.

Gut kühlen. Da Salmonellen sich bei Zimmertemperatur schnell vermehren, sollten Sie tiefgefrorenes Geflügel immer im Kühlschrank auftauen. Und verwenden Sie Marinaden kein zweites Mal, da sie beim Kontakt mit dem Geflügel Bakterien aufgenommen haben könnten.

Gut durchbraten. Um alle Bakterien abzutöten, sollte Geflügel unbedingt ganz durchgegart sein. Wenn Sie das Fleisch aufschneiden, muss es durch und durch weiß beziehungsweise braun sein, ohne rosa Stellen.

Das Gleiche gilt für den Bratensaft: Wenn Sie das Fleisch drücken, sollte der austretende Saft klar und nicht rosa sein. Um ganz sicher zu gehen, können Sie auch ein Fleischthermometer verwenden und so überprüfen, dass das Fleisch innen eine Temperatur von gut 60 °C hat.

Gerste

Großartiges Getreide fürs Herz

Heilwirkung Senkt den Cholesterinspiegel, verringert die Bildung von Blutgerinnseln, fördert die Verdauung, mindert das Krebsrisiko.

Vitamin-E-Fans haben vielleicht schon von den Tocotrienolen gehört. Als Antioxidanzien wie Vitamin E begrenzen sie den Schaden, den aggressive Sauerstoffmoleküle – die sogenannten freien Radikale – im Körper anrichten. Ernährungswissenschaftler halten diese Substanzen für potenziell wirksamer als andere Formen des Vitamin E. Und Gerste gilt als eine der ergiebigsten Tocotrienol-Quellen.

»Tocotrienole wirken um mindestens 50 Prozent besser gegen freie Radikale«, sagt der Ernährungswissenschaftler Dr. David J. A. Jenkins, »und damit bieten sie einen hervorragenden Schutz vor Herzerkrankungen.«

Genau gesagt, wirken die antioxidativen Tocotrienole der Oxidation durch freie Radikale entgegen. Durch diesen Prozess wird es den gefährlichen Lipoproteinen geringer Dichte (LDL) sonst erleichtert, sich an den Arterienwänden festzusetzen. Darüber hinaus wirken die Tocotrienole auf die Leber ein, die Cholesterinproduktion zu verringern.

Mit den sogenannten Lignanen enthält Gerste weitere antioxidative Verbindungen, die zusätzlichen Schutz bieten. Wie die Ernährungswissenschaftlerin Dr. Lilian Thompson von der Universität Toronto erklärt, unterbinden die Lignane die Bildung von Blutgerinnseln und verringern damit das Risiko von Herzerkrankungen noch weiter.

Schließlich ist Gerste außergewöhnlich reich an Selen und Vitamin E. Obwohl es unterschiedliche Forschungsergebnisse gibt, weist vieles darauf hin, dass beide Substanzen vor Krebs schützen. Einige Forscher glauben, dass Selen seine krebshemmende Wirkung erst in Verbindung mit anderen Antioxidanzien voll entfaltet. Und an Antioxidanzien mangelt es der Gerste wahrlich nicht.

250 Gramm gekochte Perlgraupen enthalten 36 Mikrogramm Selen, mehr als die Hälfte des Tagesbedarfs sowie fünf internationale Einheiten Vitamin E oder 17 Prozent des Tagesbedarfs.

KÜCHENTIPPS

Anders als Reis und Weizen, die vergleichsweise mild sind, hat Gerste einen kräftigen, leicht scharfen Geschmack, der eine gute Ergänzung zu stark gewürzten Gerichten wie Lammeintopf oder Pilzsuppe bildet. Zubereitet wird Gerste wie andere Getreidesorten auch: Man gibt sie in Wasser und lässt sie auf kleiner Flamme zugedeckt so lange kochen, bis die Körner weich sind.

Nehmen Sie einen großen Topf. Denn eine Tasse getrockneter Gerste ergibt beim Kochen durch das Aufquellen etwa die vierfache Menge.

Geben Sie ihr Zeit, weich zu werden. Gerstenspelze kann sehr hart sein. Weichen Sie die Gerste über Nacht ein, um die Kochzeit zu verkürzen. Bei Perlgraupen wurde die harte Spelze entfernt, sodass ein Einweichen überflüssig ist.

Verwenden Sie sie als Einlage. Selbst richtig zubereitete Gerste ist etwas zäh. Deswegen wird sie selten als Beilage serviert. Die meisten Köche kochen die Gerste vor und fügen sie dann Suppen oder Eintöpfen hinzu.

Schutz durch Ballaststoffe

Nicht nur die Antioxidanzien in der Gerste beugen Schäden durch das gefährliche LDL-Cholesterin vor. Für intakte Blutgefäße sorgt auch eine Verbindung namens Betaglukan. Gerste enthält große Mengen dieser löslichen Faser, die im Dünndarm ein Gel bildet. Das Cholesterin im Körper wird von diesem Gel aufgenommen und zusammen mit ihm aus dem Körper ausgeschieden.

Und auf die gleiche Weise, wie sie den Cholesterinspiegel senken, binden die löslichen Fasern auch potenziell krebserzeugende Substanzen im Darm und verhindern, dass diese resorbiert werden. Außerdem fördern die löslichen Fasern die Verdauung, indem sie im Dickdarm viel Wasser aufsaugen.

SO HOLEN SIE DAS BESTE HERAUS

Kaufen Sie das ganze Korn. In den meisten Supermärkten werden Perlgraupen angeboten, die mindestens fünf Mal geschliffen wurden, um die äußere Spelze und die Kleieschicht zu entfernen. Eine nahrhaftere Wahl ist Gerste, bei der nur die äußere, unverdauliche Spelzhülle entfernt wurde. Sie ist die beste Quelle für Ballaststoffe, Mineralstoffe und Thiamin. Außerdem hat sie einen nussigeren Geschmack als die verarbeiteten Sorten.

Gerste mit Spelze findet man gewöhnlich im Naturkostladen. *Backen Sie sie.* Wenn Sie kein ausgesprochener Fan von Gerste sind, werden Sie wahrscheinlich kaum die von Dr. Jenkins empfohlene Menge von 250 Gramm pro Tag verzehren wollen. Doch es gibt eine Möglichkeit, trotzdem in den Genuss ihrer Heilkraft zu kommen: Verwenden Sie die Gerste für Backwaren. Sie können zum Beispiel 750 Gramm Mehl durch 375 Gramm Gerste ersetzen oder Plätzchen, Brötchen oder Brot Gerstenflocken beimischen. Das verleiht den Backwaren einen nussigen Geschmack und liefert mehr Ballast- und Nährstoffe als das weiße Mehl.

Gewürze

Geschmack, der schützen kann

Heilwirkung Verhindern Grauen Star, schützen vor Krebs, senken den Cholesterin- und Triglyceridspiegel, wirken der Bildung von Blutgerinnseln entgegen.

In der Antike setzte man Senfkörner zur Heilung verschiedenster Krankheiten ein, wie zum Beispiel Zahnschmerzen und Epilepsie. (Manche Menschen schnupften sogar gemahlene Senfkörner, um das Gehirn zu reinigen.) Safran, schwarzer Pfeffer, Bockshornklee und andere Gewürze waren als Heilmittel ebenfalls hoch geschätzt.

Offenbar hatten die Menschen in der Antike eine gute Nase dafür, wie man Gewürze am wirkungsvollsten einsetzt.

»Für die Forscher von heute ist die Welt der Gewürze und ihrer Heilkraft zwar noch Neuland, aber es konnten bereits einige Inhaltsstoffe nachgewiesen werden, die gut für die Gesundheit sind«, sagt die Ernährungsexpertin Melanie Polk vom Amerikanischen Institut für Krebsforschung.

Wissenschaftler vom Nationalen Institut für Ernährung in Indien fanden zum Beispiel heraus, dass Kurkuma Stoffe enthält, die möglicherweise Krebs vorbeugen. Die Forschungsergebnisse waren so vielversprechend, dass das Indische Institut für Krebsforschung eine landesweite Aufklärungskampagne plant, um für die verstärkte Verwendung des aromatischen Gewürzes bei der täglichen Ernährung zu werben.

Im Gegensatz zu Kräutern von den Blättern der Pflanzen, werden Gewürze aus der Rinde, den Knospen, Früchten, Wurzeln oder Samen gewonnen. Das Trocknen scheint die heilenden Wirkstoffe nicht zu beeinträchtigen, und bei entsprechender Lagerung behalten Gewürze ihre wirksamen Inhaltsstoffe über Monate oder sogar über Jahre hinweg.

KÜCHENTIPPS

Trotz ihres robusten Aussehens halten Gewürze nicht ewig. Und sogar, wenn sie frisch sind, entfalten sie oft nicht ihr ganzes Aroma. Nachfolgend daher einige Tipps zur Aufbewahrung und Zubereitung von Gewürzen:

Füllen Sie den Bestand regelmäßig auf. Wenn Sie keine Gewürze mehr gekauft haben, seit Sie das letzte Mal umgezogen sind, ist es höchste Zeit, die alten Gewürze durch neue zu ersetzen. Gemahlene Gewürze verlieren ihr Aroma in etwa sechs Monaten. Nicht gemahlene Gewürze halten ein bis zwei Jahre.

Bewahren Sie sie sorgfältig auf. Bewahren Sie Gewürze luftdicht verschlossen an einem kühlen, trockenen und dunklen Ort auf.

Kochen Sie sie längere Zeit. Im Gegensatz zu Kräutern, die einem Gericht sofort Aroma verleihen, entfalten Gewürze ihre Note nur langsam. Am besten verwenden Sie sie für Suppen oder Eintöpfe, die lange Zeit kochen.

Verstärken Sie das Aroma. Um die natürliche Note eines Gewürzes noch zu verstärken, rösten Sie dieses kurz in einer beschichteten Pfanne.

Schutz vor Krebs

Gewürze enthalten eine Vielzahl sogenannter sekundärer Pflanzenstoffe, deren Wirkungsweise so vielfältig ist, wie die Gewürze selbst. So verhindern beispielsweise die Antioxidanzien möglicherweise, dass normale, gesunde Zellen zu Krebszellen entarten. Die Antioxidanzien neutralisieren die freien Radikale im Körper, schädliche Sauerstoffmoleküle, die gesunde Zellen angreifen. Langfristig können diese Angriffe sonst genetische Schäden anrichten, die zu Krebs führen.

Besonders reich an Antioxidanzien ist zum Beispiel Kurkuma. Es beinhaltet unter anderem Kurkumin, das im Tierversuch das Dickdarmkrebs-Risiko um 58 Prozent senkte. Einer weiteren Studie zufolge, kann Kurkumin auch vor Hautkrebs schützen.

Manche Gewürze können schädliche Substanzen im

Körper neutralisieren, und dadurch deren krebsfördernde Wirkung blockieren. Muskatnuss, Ingwer, Kreuzkümmel, schwarzer Pfeffer und Koriander zum Beispiel können die Wirkung von Aflatoxinen hemmen; das sind Stoffwechselprodukte von Schimmelpilzen, die zu Leberkrebs führen können.

Und Safran scheint sogar in der Lage zu sein, Krebszellen vollständig zu vernichten. In Laborversuchen wurden Inhaltsstoffe des Safrans auf Krebszellen aufgetragen, darunter Leukämiezellen; während die bösartigen Zellen sich nicht weiter vermehrten, schienen die pflanzlichen Inhaltsstoffe gesunde Zellen nicht negativ zu beeinträchtigten.

Da die Forschung ja noch am Anfang steht, lässt sich nicht genau sagen, welche oder wie viele verschiedene Gewürze man benötigt, um das individuelle Krebsrisiko zu senken. »Am besten, Sie verwenden deshalb eine Vielfalt an Gewürzen und ersetzen damit Salz und Fett im Essen«, rät Polk.

Der Arterienverkalkung entgegenwirken

In den westlichen Industriestaaten sind Herzleiden zur weit verbreiteten Volkskrankheit geworden. Die Hauptschuld daran trägt das Cholesterin. Das ist eine fettartige Substanz, die die Arterien verstopfen kann und so zur Verlangsamung oder sogar zur Unterbrechung des Blutflusses zum Herzen hin führen kann.

Gewürztes Essen kann dazu beitragen, die Arterien frei zu halten. Die Antioxidanzien in den Gewürzen – Gewürznelken enthalten zum Beispiel das Antioxidans Eu-

Gewürze 209

genol –, die verhindern, dass freie Radikale gesunde Zellen angreifen, schützen nämlich auch die Cholesterinmoleküle vor der Oxidation durch die instabilen Sauerstoffmoleküle. Das ist insofern besonders wichtig, als sich das Cholesterin leichter an den Arterienwänden ablagert, wenn es beschädigt ist.

Kurkumin wirkt sogar doppelt: Es macht nicht nur freie Radikale unschädlich, sondern es senkt auch die Anzahl an Triglyceriden – das sind Blutfette, die in hoher Konzentration ebenfalls zu Herzerkrankungen führen können.

Eine andere Methode, den Cholesterinspiegel zu senken, ist, das Nahrungscholesterin im Darm zu binden, sodass es wieder aus dem Körper ausgeschieden wird. So funktionieren zum Beispiel die sogenannten Saponine, die unter anderem im Bockshornklee enthalten sind. In Studien stellte man fest, dass der Cholesterinspiegel von Tieren, die mit Bockshornklee gefüttert wurden, um mindestens 18 Prozent sank.

Neben einem hohen Cholesterinspiegel sind Blutgerinnsel ein weiterer Risikofaktor für Herzerkrankungen. Sie können entstehen, wenn die Blutplättchen, die zur Gerinnung des Blutes beitragen, überaktiv sind und verklumpen. Wenn ein Blutgerinnsel so groß ist, dass es eine Arterie verstopft, kann dies zu einem Herzinfarkt oder sogar zu einem Schlaganfall führen.

Mindestens fünf Gewürze, nämlich Kurkuma, Bockshornklee, Gewürznelken, rote Chilischoten und Ingwer können das Verklumpen der Blutplättchen nachweislich verhindern. Das im Ingwer enthaltene Gingerol ist zum Beispiel chemisch ähnlich aufgebaut wie der Wirkstoff im

Aspirin, das ein erprobtes Mittel gegen die Bildung von Blutgerinnseln ist.

Eine vielversprechende Zukunft

Angesichts der Vielzahl von Inhaltsstoffen stehen die Wissenschaftler erst am Anfang der Erforschung einzelner Heilwirkungen der Gewürze. Doch Untersuchungsergebnisse aus aller Welt lassen die Liste der positiven Wirkungen immer länger werden.

Amerikanische Krebsforscher entdeckten zum Beispiel, dass das in Kurkuma enthaltene Kurkumin die Vermehrung des HI-Virus stoppen kann. Und dass es bei AIDS-Patienten das Fortschreiten der Krankheit verlangsamte.

Auch die Augen schützt Kurkumin nachweislich vor freien Radikalen, die eine der Hauptursachen für die Linsentrübung (Grauer Star) sind. In einer Laborstudie verringerten sich die durch freie Radikale entstandenen Schäden an den Augen dank Kurkumin um bis zu 52 Prozent.

Wissenschaftler der Universität von Wales fanden heraus, dass eine aus Westafrika stammende Sorte schwarzen Pfeffers Veränderungen im Gehirn von Mäusen hervorruft und so die Folgen von Gehirnschlag mindert.

»Bislang haben wir nur Informationen zu ein paar Gewürzen. Aber mit Sicherheit werden wir ähnlich aufregende Erkenntnisse noch über viele andere Gewürze gewinnen«, sagt Polk voraus.

Grapefruits

Die Kraft des Pektins

Heilwirkung Lindert Erkältungsbeschwerden, schützt vor Krebs, vermindert die Bildung von Blutergüssen, verhindert Herzerkrankungen und Schlaganfälle.

Die Grapefruit ist wahrscheinlich die größte Frucht auf dem Frühstücksbüffet, auf der Beliebtheitsskala rollt sie jedoch ziemlich weit unten. Wegen ihres sauren Geschmacks bevorzugen viele Leute andere, süßere Zitrusfrüchte.

Geht es jedoch um gesunde Inhaltsstoffe, dann steht die Grapefruit ganz oben auf der Liste. Sie beinhaltet eine Reihe antioxidativer Verbindungen – nicht nur Vitamin C, sondern auch Lykopin, Limonoide und Naringin. Zusammen können diese Verbindungen dabei helfen, die Symptome einer Erkältung zu lindern und das Risiko einer Herz- und auch Krebserkrankung zu senken.

Jede dieser Substanzen hat die Fähigkeit, überflüssige und gefährliche Sauerstoffmoleküle, die sogenannten freien Radikale, im Körper aufzunehmen. Auch wenn die freien Radikale natürliche Substanzen im Organismus sind, können sie gefährliche Auswirkungen haben. Wenn Sie jedoch Grapefruits essen, erhält Ihr Körper einen chemischen »Putzlappen«.

Zusätzlich enthalten Grapefruits reichlich Pektin, eine Substanz, die das Cholesterin beträchtlich senken kann und somit das Risiko von Herzerkrankungen, Bluthochdruck und Schlaganfällen reduziert.

Rot vor Gesundheit

Eine der Verbindungen in Grapefruit, die ihr die besondere rosa Färbung gibt, ist das Lykopin. Dieses Antioxidans kommt auch in Tomaten und rotem Paprika vor und ist ein sehr wichtiger, wirkungsvoller Radikalenfänger, sagt der Ernährungswissenschaftler Dr. Lachance. »Gäbe es keine Lykopine in unseren Lebensmitteln, wäre die Situation der Krebs- und Herzerkrankungen noch viel drastischer.«

Grapefruits enthalten ebenso eine Menge Limonoide, die wie das Vitamin C Antikrebseigenschaften aufweisen. In Laborstudien stellten amerikanische Wissenschaftler fest, dass Limonoide die Freisetzung spezieller Enzyme fördert. Diese Enzyme bewirken eine Entgiftung und Ausscheidung der krebserregenden Substanzen.

Grapefruit ist wahrscheinlich die beste Quelle für Limonoide, sagt Dr. Antonio Montanari vom Forschungszentrum für Zitrusfrüchte in Lake Alfred. Ein Glas mit 150 Milliliter Grapefruitsaft enthält über 100 Milligramm verschiedener Limonoidenverbindungen.

Grapefruit enthält auch noch eine weitere Verbindung, Naringin, das bis jetzt noch in keiner anderen Frucht gefunden wurde. In Laborversuchen hat sich herausgestellt, dass Naringin das Wachstum von verschiedenen Brustkrebszellen stoppen kann.

Schließlich ist die Grapefruit auch noch reich an Vitamin C und eine der wenigen Früchte, die mehr als den gesamten Tagesbedarf an Vitamin C deckt. 250 Gramm enthalten circa 88 Milligramm Vitamin C, das sind 146 Prozent des Tagesbedarfs. Vitamin C ist nicht nur ein kraftvolles antioxidatives Vitamin, sondern auch Bestandteil des Kollagens, der »Kleber«, der Hautzellen miteinander verbindet. Wenn Sie nicht genügend Vitamin C zu sich nehmen, heilen Wunden schlechter und Sie bekommen leichter Zahnfleischbluten. Vitamin C hilft auch bei Erkältungsbeschwerden durch die Verminderung der Histamine, des körpereigenen Gewebshormons, das die Nase zum Laufen bringt.

ACHTUNG!

Verstärkte Wirkung von Medikamenten

Manche Nahrungsmittel beeinflussen die Wirkung bestimmter Medikamente. In einer kanadischen Studie wurde festgestellt, dass Grapefruitsaft die Wirkung von Medikamenten verstärkt. In einigen Fällen hatte eine Medikamentendosis sogar die fünffache Wirkung, wenn Grapefruitsaft getrunken wurde.

»Je mehr wir forschen, desto mehr Medikamente finden wir, deren Wirkung durch Grapefruitsaft verstärkt wird«, erklärt Dr. Bailey.

Offenbar schaltet das Naringin in Grapefruit ein Enzym im Dünndarm aus, das bei der Umwandlung bestimmter Medikamente mitwirkt. Wenn ein Medikament nicht schnell genug umgewandelt wird, wird vom Körper mehr davon aufgenommen, wodurch sich die Wirkung verstärkt. Bis jetzt weiß man, dass die Wirkung folgender Medikamente durch Grapefruitsaft beeinflusst wird: Kalziumantagonisten (gegen zu hohen Blutdruck), Seldane (ein Medikament gegen Allergien) und Halcion (ein Beruhigungsmittel).

Um Probleme zu vermeiden, lesen Sie die Packungsbeilage genau durch. Oder ersetzen Sie den Grapefruitsaft einfach durch Orangensaft, der kein Naringin enthält.

Die Kraft des Pektins

Durch ihren hohen Pektinwert lenkten Grapefruits in den letzten Jahren eine Menge Aufmerksamkeit auf sich. Pektin ist eine lösliche Faser, die im Darm gelartig aufquellt und so die Resorbtion von Nahrungsfetten in den Blutkreislauf verringert. Damit hilft sie, den Cholesterinspiegel auf ein gesundes Maß zu reduzieren.

Im Tierversuch fand der Mediziner Dr. James Cerda heraus, dass Pektin den Cholesterinspiegel um bis zu 21 Prozent verringern kann. Gleichzeitig wirkte es dem Verklumpen der Blutplättchen zu Blutgerinnseln und somit dem Herzinfarkt- und Schlaganfallrisiko entgegen. Dem Versuch zufolge hatten die Tiere, die über einen Zeitraum von neun Monaten täglich drei Prozent Grapefruit-Pektin im Futter bekamen, zu fünf Prozent belegte Arterien. Bei den Tieren ohne Pektinfutter waren 14 Prozent der Arterienwände mit Ablagerungen überzogen.

125 Gramm Grapefruit enthalten ein Gramm Pektin, und zwar nicht nur im Fruchtfleisch, sondern auch in der Schale und in der dünnen weißen Haut direkt darunter.

KÜCHENTIPPS

Manche Leute genießen den bittersüßen Geschmack der Grapefruits, während es andere lieber etwas süßer haben. So finden Sie ihre Lieblingsfrüchte:

Achten Sie auf die Saison. In Supermärkten sind Grapefruits das ganze Jahr hindurch erhältlich, Saison haben sie aber eigentlich zwischen Januar und Juni. Zu dieser Zeit sind die Früchte richtig reif und sehr süß.

Kaufen Sie Kreuzungen. Es gibt eine Reihe von Früchten,

Grapefruits 215

die der Grapefruit sehr ähnlich, aber viel süßer sind. Grapefruitkreuzungen wie Oroblanco und Melogold schmecken zum Beispiel wie bereits gezuckert.

Eine andere Alternative sind Pomelos. »Man bekommt sie in Feinkostläden, und sie sind ein wenig trockener und süßer als Grapefruits, aber nicht so bitter«, sagt Andrea S. Boyle, Leiterin der Abteilung für Konsumentenbelange der Sunkist-Anbauer.

Süßen Sie selbst. Geben Sie ein wenig Zucker oder Honig auf Ihre Grapefruit, um die saure Note zu mildern. Sie können die Frucht auch mit braunem Zucker bestreuen und ein paar Minuten braten bis der Zucker Blasen schlägt.

SO HOLEN SIE DAS BESTE HERAUS

Essen Sie die ganzen Spalten. Wenn Sie die Grapefruit halbieren und nur das Fruchtfleisch auslöffeln, geht Ihnen fast die Hälfte des Pektins verloren. Um viele Ballaststoffe aufzunehmen, empfehlen Ernährungswissenschaftler, die Frucht zu schälen und die ganzen Fruchtspalten zu essen.

Trinken Sie den Saft. Im Vergleich zum Fruchtfleisch ist der Grapefruitsaft eine konzentrierte Quelle an Naringin. Sie können zwar Ihren eigenen Saft pressen, der industriell hergestellte ist jedoch besser, da hier auch die gesunden Schalen mit ausgepresst werden.

Kaufen Sie die roten Früchte. Die roten Grapefruits enthalten mehr Lykopin als die weißen. Dr. Bill Widmer vom Forschungsinstitut für Zitrusfrüchte in Florida, empfiehlt die Sorten Ruby Red, Flame und Star Ruby.

Hafer

Der Cholesterinschlucker

Heilwirkung Senkt den Cholesterin- und Blutzuckerspiegel, verbessert die Insulinsensibilität, dämpft den Appetit, reduziert das Risiko von Krebs- und Herzerkrankungen, senkt das Infektionsrisiko.

»Hafer ist eine Getreideart, die in England gewöhnlich an Pferde verfüttert wird, in Schottland jedoch Menschen ernährt.« So lautet die etwas herablassende Beschreibung in einem englischen Wörterbuch von 1755. Dabei waren die Schotten ihrer Zeit sogar voraus, denn Hafer ist auch für uns Menschen ein ausgesprochen gesundes Nahrungsmittel.

Im Gegensatz zu Weizen, Gerste und anderen Getreidearten behält er nämlich bei der Weiterverarbeitung Kleie und Keimschichten, in denen die meisten Nährstoffe stecken.

Und er enthält eine Vielzahl von Verbindungen, die nachweislich das Herzerkrankungsrisiko mindern, Krebs bekämpfen, den Blutzuckerspiegel senken, die Insulinsensibilität verbessern und bei der Gewichtsabnahme helfen.

Abhilfe bei zu viel Cholesterin

Ein hoher Cholesterinspiegel gilt als wesentlicher Risikofaktor für Herzerkrankungen. Hafer trägt zu einem niedrigen Cholesterinspiegel bei. Studien zeigten, dass sein

Verzehr nicht einfach nur die gesamten Cholesterinmenge reduziert, sondern vor allem das gefährliche LDL-Cholesterin. Das gesunde HDL-Cholesterin bleibt dagegen »unangetastet«.

Die löslichen Fasern im Hafer, sogenannte Betaglukane, quellen im Darm gelartig auf und binden das Fett aus der Nahrung; da dieses Gel vom Körper nicht aufgenommen wird, wandert es durch den Darm und wird schließlich mitsamt den eingeschlossenen Substanzen ausgeschieden.

Neben den löslichen Fasern nehmen sich noch andere Hafer-Inhaltsstoffe des schädlichen Cholesterins an. Die sogenannten Saponine bildeten im Laborversuch nicht nur eine Verbindung mit Cholesterin, sondern auch mit Gallensäure.

Das ist deshalb von Vorteil, da ein hoher Gallensäurewert auch einen hohen Cholesterinspiegel zur Folge haben kann.

»Früher dachten wir, dass Saponine nur negative Auswirkungen auf den Körper haben«, erklärt die Ernährungsexpertin Dr. Joanne L. Slavin von der Universität von Minnesota, »weil sie die Aufnahme bestimmter Nährstoffe verhindern. Ihre gesundheitsfördernden Eigenschaften überwiegen jedoch klar die negativen Auswirkungen.«

Man braucht nicht übermäßig viel Hafer zu essen, um den Cholesterinspiegel zu senken. Bereits 190 Gramm trockenes Hafermehl (wird gekocht durch das Aufquellen zu ca. 375 Gramm) oder 125 Gramm Haferkleie (wird gekocht zu ca. 250 Gramm) täglich senken den Cholesterinspiegel um fünf Prozent.

218 Fit durch Lebensmittel

AUGEN AUF!

Fettfaktor

Wenn Sie sich fettarm ernähren, werden Sie beim Durchlesen der Haferverpackung vielleicht stutzig. Zwar enthalten alle Getreidearten ein wenig Fett, doch Hafer vergleichsweise viel. Während in 125 Gramm Weizenmehl nur 0,1 Gramm Fett stecken, bringt es die gleiche Menge Hafermehl auf etwas mehr als ein Gramm. Der Großteil davon befindet sich in der Kleie oder der Keimschicht. Bei den meisten Getreidearten werden diese Schichten durch die Verarbeitung entfernt, beim Hafer bleiben sie jedoch erhalten. Andererseits: Hafer enthält zwar viel Fett, fast 80 Prozent davon allerdings in Form der für das Herz unproblematischen ungesättigten Fettsäuren.

Schutz aus dem Pferdestall

Wie alle pflanzlichen Nahrungsmittel enthält auch Hafer eine Vielzahl von Inhaltsstoffen mit bestimmten Schutzfunktionen. Drei dieser Verbindungen – Tocotrienole (verwandt mit Vitamin E), Ferula- und Kaffeesäure – sind sogenannte Antioxidanzien, die zellzerstörende Sauerstoffmoleküle unschädlich machen. Ohne diese antioxidativen Gegenspieler begünstigen die sogenannten freien Radikale Herzerkrankungen, Krebs und bestimmte Augenkrankheiten in hohem Maße.

Neben ihren antioxidativen Eigenschaften – sie stoppen die Oxidation, bei der das LDL-Cholesterin ranzig wird und an Arterienwänden festklebt – wirken Tocotrienole auch auf die Leber. Was möglicherweise die körpereigene Cholesterinproduktion beschränkt.

Tocotrienole sind 50 Prozent wirkungsvoller als Vitamin E, fasst der Mediziner Dr. David J. A. Jenkins von der Universität von Toronto zusammen.

KÜCHENTIPPS

Hafer ist ganz einfach zuzubereiten: Ein Teil Hafermehl und zwei Teile Wasser mischen, leicht kochen lassen, fertig. Hier noch ein paar Tipps, wie Sie Konsistenz und Geschmack variieren können:

Mit Milch kochen. Wenn Sie anstatt Wasser Milch zum Kochen verwenden, erhalten Sie eine cremigere Hafergrütze, die viele Menschen der festeren, mit Wasser gekochten Variante vorziehen.

Für eine körnige Konsistenz. Wenn Sie den Hafer »al dente« bevorzugen, geben Sie ihn in bereits kochendes Wasser, statt ihn mit kaltem Wasser aufkochen zu lassen.

Verändern Sie den Geschmack. Für eine besondere Geschmacksnote verwenden Sie statt Wasser oder Milch Apfel-, Birnen- oder Pfirsichsaft. Da der Zucker in den Säften leicht anbrennt und dem Hafer schnell einen verbrannten Geschmack geben kann, verwenden Sie am besten eine Pfanne mit schwerem Boden oder bereiten Sie das Gericht im Wasserbad bei gleichmäßiger Hitze zu.

Bekämpft den Krebs

Einige der Verbindungen im Hafer, die Herzerkrankungen bekämpfen, schützen möglicherweise auch vor Krebs, sagt Dr. A. Venket Rao, Dozent für Ernährungswissenschaften an der Universität von Toronto.

So tragen die Hafer-Saponine durch die Bindung von Gallensäuren wahrscheinlich nicht nur dazu bei, das Herzkrankheiten-Risiko zu mindern, sondern eben auch das von Krebs. Denn die für die Fettverdauung zuständigen Gallensäuren werden von Dickdarmbakterien in eine gefährliche Form umgewandelt, in die sogenannten sekundären Gallensäuren. Diese können Darmzellen schädigen und so Vorgänge auslösen, die zu Krebs führen. »Durch ihre Bindung werden weniger Gallensäuren toxisch umgewandelt und somit tragen die Saponine wahrscheinlich zu einem verminderten Krebsrisiko bei«, sagt Dr. Rao.

Darüber hinaus scheinen Saponine auch das Immunsystem zu stärken. Im Tierversuch erhöhten zusätzlich zum Futter verabreichte Saponine die Zahl der körpereigenen Killerzellen; und damit verbesserte sich das Immunüberwachungssystem, das Eindringlinge, wie Bakterien, Viren oder Krebszellen aufspürt und bekämpft, berichtet Dr. Rao.

Die hafereigenen Antioxidanzien wiederum schützen gleichermaßen vor Krebs wie auch vor Herzerkrankungen, indem sie zellzerstörende freie Radikale neutralisieren, bevor sie Schaden anrichten.

»Und die Phytinsäure im Hafer«, ergänzt Dr. Slavin, »bindet möglicherweise bestimmte reaktive Mineralien und schützt so ebenfalls vor Krebs.«

Hält den Blutzucker stabil

Ein weiterer Gesundheitsvorteil des Hafers: Er trägt offenbar zu einem stabilen Blutzuckerspiegel bei. Das ist wichtig für Millionen von Menschen mit gestörter Glucosetoleranz, einem diabetesähnlichen Zustand, der das Risiko von Herzerkrankungen und Gehirnschlag erhöht.

Zwar ist dabei der Blutzuckerspiegel nicht so hoch, als dass man von Diabetes sprechen könnte. Doch auch leicht erhöhte Werte sind keineswegs unbedenklich, da sie zu einer vermehrten Insulinausschüttung führen.

Die löslichen Fasern im Hafer hinterlassen im Darm eine schützende Schleimschicht. Damit wird die Kohlenhydrataufnahme verlangsamt, was wiederum hilft, den Blutzuckerwert im Gleichgewicht zu halten. Außerdem reduzieren die löslichen Fasern offenbar die Ausschüttung von Hormonen in den Verdauungstrakt, was die Insulinproduktion des Körpers indirekt senkt.

Und noch einen Vorteil haben die löslichen Fasern im Hafer. Da sie viel Wasser aufnehmen, verspürt man ein Völlegefühl. Also fühlt man sich länger satt und isst weniger – eine gute Nachricht für alle, die abnehmen möchten.

Hilfe gegen HIV

Die Forschung steht zwar noch am Anfang, doch es gibt Hinweise darauf, dass die Saponine im Hafer das AIDS-Virus unschädlich machen können.

Dass manche HIV-Infizierte sehr schnell an AIDS erkranken, während die Krankheit bei anderen viele Jahre nicht ausbricht, gibt den Experten Rätsel auf. Was das HI-Virus bei manchen Menschen virulenter macht, das heißt stärker, ist noch immer nicht geklärt.

Eine Rolle bei der Vernichtung des Virus könnten aber bestimmte Pflanzeninhaltsstoffe spielen, darunter die Saponine im Hafer. »Die Untersuchungen in diese Richtung sollte man daher unbedingt weiterverfolgen«, meint Dr. Rao.

SO HOLEN SIE DAS BESTE HERAUS

Beim Eiweiß haben Sie die Wahl. Haferflocken enthalten ebenso wie Haferkleie viel Protein. 250 Gramm gekochte Haferkleie liefern sieben Gramm, 14 Prozent des Tagesbedarfs, während eine Portion Haferflocken sechs Gramm Protein enthält, zwölf Prozent des Tagesbedarfs.
Weniger Kalorien mit Kleie. Für eine kalorienbewusste Ernährung ist Haferkleie besser als Hafermehl. 250 Gramm gekochte Kleie enthalten 87 Kalorien, während die gleiche Menge Hafermehl auf ganze 145 Kalorien kommt.

Hirse

Getreide für die Gesundheit der Frauen

Heilwirkung Lindert prämenstruelle Beschwerden, beschleunigt die Wundheilung.

In vielen Teilen der Welt ist das nährstoffreiche, mild schmeckende Getreide, das winzigen gelben Perlen ähnelt, seit gut 6000 Jahren ein Hauptnahrungsmittel. In Äthiopien zum Beispiel wird aus Hirse Brei gekocht, und in Indien Brot gebacken. Hierzulande wird Hirse dagegen eher von Vögeln verspeist als von Menschen. Wenn Sie ein wenig Vogelfutter ausstreuen, erkennen Sie die kleinen hellen Kügelchen zwischen den Sonnenblumenkernen.

Wir würden gut daran tun, dieses nährstoffreiche Getreide nicht allein unseren gefiederten Freunden zu überlassen. Neben Magnesium, einem wichtigen Mineral, das unter anderem bei prämenstruellen Beschwerden helfen kann, enthält Hirse nämlich mehr Protein als fast alle anderen Getreidearten. Eine gute Nachricht für Leute, die kaum oder gar kein Fleisch essen.

Nicht zu vergessen die Ballaststoffe; obwohl durch den Verarbeitungsprozess einiges davon auf der Strecke bleibt, enthalten 125 Gramm Hirse immer noch mehr Ballaststoffe als beispielsweise die gleiche Menge Naturreis.

Hilfe bei Monatsbeschwerden

Magnesium unterstützt mehr Körperfunktionen als jeder andere Nährstoff. Es reguliert die Herzfrequenz, unterstützt die Nervenfunktion, stärkt die Knochen und lindert möglicherweise auch prämenstruelle Beschwerden.

Wissenschaftlichen Untersuchungen zufolge weisen Frauen mit prämenstruellem Syndrom (PMS) häufig einen niedrigen Magnesiumspiegel auf. »Schon ein geringfügiger Magnesiummangel macht manche Frauen anfälliger für PMS«, erklärt der Mediziner Dr. Donald Rosenstein. »Hirse und andere magnesiumreiche Nahrungsmittel wie Tofu, Avocados, Spinat, Bananen oder Erdnussbutter könnten Reizbarkeit, Niedergeschlagenheit und andere emotionale Schwankungen, die viele Frauen jeden Monat erleben, lindern.«

125 Gramm gekochte Hirse enthalten fast 53 Milligramm Magnesium, das sind etwa 13 Prozent des Tagesbedarfs.

KÜCHENTIPPS

Im Gegensatz zu Naturreis muss man Hirse nicht ewig kochen, bis sie gar ist. Und die Zubereitung ist ganz einfach: Geben Sie 250 Gramm ganze Hirsekörner in einen Topf mit etwa einem Liter Wasser. Lassen Sie die Hirse kurz aufkochen und anschließend zugedeckt auf kleiner Flamme weiterkochen, bis die Körner weich sind; das dauert ca. 30 Minuten.

Die Zubereitung lässt sich je nach Geschmack und gewünschter Konsistenz variieren:

- Nehmen Sie statt Wasser Orangensaft, um dem Gericht mehr Süße zu geben.
- Wenn Sie lieber eine festere Konsistenz wünschen, eher wie Naturreis, lassen Sie die Hirse 20 Minuten lang richtig kochen.
- Für eine cremigere Konsistenz rühren Sie während des Köchelns häufiger um, dadurch nehmen die Körner mehr Wasser auf.

Unverzichtbar für Reparaturen

Der Körper braucht Proteine für den Aufbau und die Reparatur von Muskeln, Binde- und anderen Körpergeweben. »Eine vermehrte Proteinzufuhr über die Nahrung ist besonders dann wichtig, wenn man sich geschnitten oder verbrannt hat oder wenn man operiert wird«, erklärt die

Ernährungsexpertin Dr. Michele Gottschlich. »Denn ohne ausreichend Eiweiß kann die Wundheilung verzögert werden.«

125 Gramm Hirse enthalten fast vier Gramm Eiweiß, mehr als acht Prozent des täglichen Bedarfs. Zum Vergleich: Die gleiche Menge Naturreis bringt es nur auf 2,5 Gramm. Reichlich Eiweiß ist zwar auch in Fleisch enthalten, aber gleichzeitig auch jede Menge gesättigte Fettsäuren, die den Cholesterinspiegel in die Höhe treiben, sagt die Dr. Lynne Brown, Lehrbeauftragte für Ernährungswissenschaften an der Pennsylvania State University.

250 Gramm gekochte Hirse enthalten fast ebenso viel Protein wie 30 Gramm Rindfleisch und sind damit eine fettarme und cholesterinfreie Alternative.

SO HOLEN SIE DAS BESTE HERAUS

Kaufen Sie ganze Körner. Hirseflocken sind zwar schneller gar als ganze Körner, haben aufgrund der Verarbeitung aber auch weniger wertvolle Inhaltsstoffe. Um alle Nährstoffe zu erhalten, sollten Sie daher Hirse im »Urzustand« bevorzugen.

Hirsemehl untermischen. Wenn Sie Hirsemehl anstelle von Weizen- oder Maismehl verwenden, ist das eine gute Möglichkeit, dieses wertvolle Getreide in Ihren Speiseplan einzufügen. Da es jedoch kein Gluten enthält, das Klebereiweiß im Weizenmehl, verwendet man Hirsemehl am besten für schnell backende Brote und andere Rezepte, die keine Hefe beinhalten.

Sorgfältig lagern. Hirse kann schnell ranzig werden und verliert dann ihren Geschmack und die wertvollen Inhaltsstoffe. Kühl und trocken in einem luftdichten Behälter aufbewahrt, hält sich Hirse länger.

Honig

Das Beste von der Biene

Heilwirkung Beschleunigt die Wundheilung, lindert die Beschwerden bei Geschwüren, hilft bei Verstopfung und Durchfall.

Nach der griechischen Mythologie retteten Bienen dem jungen Zeus das Leben, indem sie ihn mit Nahrung versorgten als er in einer Höhle versteckt gehalten wurde. Zeus war den Bienen so dankbar, dass er sie mit hoher Intelligenz ausstattete.

Obwohl es heute allerlei Süßigkeiten in Hülle und Fülle gibt, ist Honig immer noch etwas Besonderes. Und nicht nur, weil er im Gegensatz zu raffiniertem Zucker einen fein-süßen Eigengeschmack hat, sich als Brotaufstrich eignet und geringe Mengen Mineralien und B-Vitamine enthält.

Den Unterschied machen seine heilkräftigen Eigenschaften aus: Honig hilft bei Verstopfung, schützt vor Infektionen und beschleunigt Heilungsprozesse. »Kein Wunder, dass viele den Honig als Heilmittel wiederentdeckt haben«, meint der neuseeländische Biochemiker Dr. Peter Molan, der sich seit 15 Jahren mit den Heilkräften des Honigs beschäftigt.

Schnellere Heilung

Wenn Ihr Arzt ein Glas voll Honig in seiner Tasche hätte, würden Sie vielleicht annehmen, er wolle Ihnen dessen positive Wirkung vorenthalten. Dabei setzen Ärzte das Naturprodukt schon seit Jahrhunderten mit Erfolg ein.

»Bis zum Zweiten Weltkrieg wurde Honig zur Wundheilung verwendet«, weiß Dr. Molan. Erst mit Einführung der Antibiotika in den 1940er-Jahren verschwand er wieder in der Küche. Doch inzwischen befürworten einige Ärzte wieder seine Anwendung als Heilmittel. Zum Beispiel, um Hautverletzungen zu kurieren, wenn herkömmliche Methoden fehlgeschlagen sind.

Drei Dinge prädestinieren Honig für die Wundbehandlung: Durch den hohen Fruchtzuckergehalt wird viel Feuchtigkeit aus der Wunde gezogen und den Bakterien dadurch das Überleben schwerer gemacht, erklärt Dr. Molan. Zudem kann Honig große Mengen an Wasserstoffperoxid enthalten, dasselbe Mittel, das man zum Desinfizieren von Wunden und Abschürfungen verwendet. Und mit Propolis schließlich findet man noch ein weiteres natürliches Bakterizid im Honig.

Dementsprechend starben im Verlauf des Laborversuchs sieben verschiedene Bakterienstämme komplett ab, nachdem sie mit Honig bestrichen worden waren, berichtet Dr. Molan.

KÜCHENTIPPS

Auch wenn man Zucker und Honig bei vielen Rezepten beliebig gegeneinander austauschen kann, sollten Sie doch auf einiges achten:

- Honig hat eine viel stärkere Süßkraft als raffinierter Zucker. 300 Gramm Zucker können Sie deshalb beim Kochen mit 250 Gramm Honig ersetzen, müssen dann allerdings auch die Flüssigkeit um etwa einen halben Liter reduzieren.
- Wenn Sie Honig zum Backen verwenden, fügen Sie eine Messerspitze Backpulver hinzu. Das neutralisiert die Säure im Honig und lässt den Kuchen schön aufgehen. (Falls das Rezept jedoch Sauerrahm enthält, brauchen Sie kein Backpulver.)
- Wenn Sie Honig für Konfitüren, Gelees oder Bonbons verwenden, erhöhen Sie die Backtemperatur ein wenig, damit die zusätzliche Flüssigkeit verdampfen kann.
- Honig gibt es in vielen verschiedenen Geschmacksrichtungen, sodass sich für jedes Rezept die passende Sorte finden lässt. Orangenblütenhonig beispielsweise schmeckt leicht und mild und passt damit zum Beispiel gut zu Nusskuchen. Geschmacksintensivere Sorten eignen sich dagegen gut als Brotaufstrich oder zum Süßen von Getreidespeisen.

Süße von innen

Genauso wie Honig äußerliche Infektionen stoppen kann, hilft er auch von innen. Manukahonig zum Beispiel – Manuka ist ein in Neuseeland wachsender Strauch – scheint Bakterien zu töten, die Magengeschwüre verursachen. Im Rahmen einer Studie bekamen Patienten mit Geschwüren viermal täglich einen Teelöffel Manukahonig verabreicht; daraufhin wurde das Abklingen der Symptome diagnostiziert.

Auch bei Durchfall, der wegen des Verlustes von Flüssigkeit und lebenswichtigen Mineralien besonders Kindern gefährlich werden kann, hilft Honig.

Ersetzt man die normalerweise verabreichte Zuckerlösung durch eine Honiglösung, werden nämlich nicht nur diese Verluste ersetzt, sondern auch die Ursache des Problems beseitigt: die durchfallauslösenden Darmbakterien.

Wissenschaftler der Universität von Natal in Südafrika stellten fest, dass eine Honiglösung bei Kindern, die an bakteriellem Durchfall litten, doppelt so schnell wirkte wie eine Zuckerlösung.

Kaum ein anderes Nahrungsmittel enthält so viel Fruktose wie Honig. Und das macht den süßen Sirup zu einem probaten Mittel auch bei Verstopfung. Zum Teil kommt der Fruchtzucker nämlich unverdaut im Dickdarm an und wird dort von Bakterien abgebaut. Bei diesem Vergärungsprozess wird Wasser in den Darm gezogen, erklärt der Internist Dr. Marvin Schuster, und das wirkt abführend.

AUGEN AUF!

Süße Gefahr

Trotz seines bekömmlichen Rufes sollte man Säuglingen niemals Honig geben. Denn er kann geringe Mengen Botulinus-Pilze enthalten, die eine lebensgefährliche Lebensmittelvergiftung auslösen können.

Weil sich die Sporen im Darm von Säuglingen – anders als bei Erwachsenen oder älteren Kindern – vermehren, raten Kinderärzte davon ab, Kindern unter einem Jahr Honig zu geben

SO HOLEN SIE DAS BESTE HERAUS

Kaufen Sie Honig kalt geschleudert. Die Hitze bei der Verarbeitung zerstört einige der schützenden Verbindungen im Honig, sagt Dr. Molan. Um möglichst viel von den antibakteriellen Wirkstoffen zu erhalten, ist kalt geschleuderter Honig die beste Wahl.

Nehmen Sie Manukahonig. Kalt geschleuderter Manukahonig besitzt die meisten bioaktiven Inhaltsstoffe. Das ist besonders wichtig, wenn man Honig als Heilmittel gegen Geschwüre einsetzen möchte, erklärt Dr. Molan.

Manukahonig finden Sie in vielen Bioläden und Reformhäusern.

Honigmelonen

Süße Frucht für den Blutkreislauf

Heilwirkung Senkt Cholesterinspiegel und hohen Blutdruck, mindert das Risiko von Herzkrankheiten, verringert das Krebsrisiko, beugt Grauem Star (Katarakt) vor.

Honigmelonen sind reich an Substanzen, die unter anderem Blutdruck und Blutzirkulation kontrollieren und den Cholesterinspiegel senken können.

Sie gehören zu den wenigen Obstsorten, die gleichzeitig viel Vitamin C und Betacarotin enthalten, sagt der Ernährungswissenschaftler Dr. John Erdman. Beide Antioxidanzien haben sich als wirksamer Schutz gegen Krebs,

Herzkrankheiten und altersbedingte Leiden wie Katarakt erwiesen.

Schutz durch Kalium

Wenn Sie an Honigmelonen denken, stellen Sie sich vielleicht ein gesundes Frühstück mit einem Stück des hellorangefarbenen Obstes nebst Müslischale vor. Sollten Sie unter Bluthochdruck leiden, könnten Honigmelonen aber durchaus auch mittags, abends und zwischendurch auf der Tagesordnung stehen. Denn sie sind reich an Kalium, das den Blutdruck senken hilft, so der Biophysiker Dr. George Webb.

Eine halbe Honigmelone enthält 825 Milligramm des Mineralstoffes oder 24 Prozent des Tagesbedarfs. Damit liefert sie sogar noch mehr Kalium als eine Banane, sagt Dr. Webb.

Der Körper nutzt Kalium, um überschüssiges Natrium auszuscheiden. Je mehr Kalium Sie zu sich nehmen, desto mehr Natrium verlieren Sie und desto niedriger wird höchstwahrscheinlich Ihr Blutdruck sein. Dies gilt laut Dr. Webb vor allem für Menschen, die empfindlich auf Salz reagieren.

Bei einer breit angelegten internationalen Studie mit mehr als 10 000 Teilnehmern stellten die Forscher fest, dass diejenigen mit den höchsten Kaliumwerten den niedrigsten Blutdruck hatten. Testpersonen mit den geringsten Kaliumwerten neigten demgegenüber zu einem hohen Blutdruck.

Darüber hinaus belegen Studien, dass Kalium die oxidative Veränderung des schädlichen LDL-Cholesterins

(Lipoprotein niedriger Dichte) einschränken und damit verhindern könnte, dass dieses sich an den Arterienwänden festsetzt.

»Forschungsergebnisse weisen zudem darauf hin, dass eine kaliumreiche Kost die Werte des schädlichen LDL-Cholesterins senkt und die Werte des ›guten‹ HDL-Cholesterins (Lipoprotein hoher Dichte) anhebt«, erklärt Dr. Webb.

Kalium beugt darüber hinaus der Verhärtung der Arterien (Atherosklerose) und der Bildung von Blutgerinnseln vor, die einen Herzinfarkt oder einen Schlaganfall auslösen können.

KÜCHENTIPPS

Nur wenige Nahrungsmittel haben ein so süßes Aroma wie eine voll ausgereifte Honigmelone (daher ihr Spitzname »Zuckermelone«). Eine noch nicht ganz reife Honigmelone wird Sie im Gegensatz dazu eher enttäuschen. Setzen Sie daher beim Kauf Ihre Sinne gut ein.

Im Folgenden finden Sie ein paar Tipps, wie Sie die beste Frucht finden:

Vertrauen Sie Ihrer Nase. Obwohl man Honigmelonen in der Regel auf ihren Reifegrad hin abklopft, ist es noch besser, sich auf den Geruchssinn zu verlassen. Reife Honigmelonen verströmen einen köstlichen süßen Duft. Wenn nicht, lassen Sie sie liegen.

Prüfen Sie den Stiel. Reife Honigmelonen sollten keinen Stiel haben, sondern nur eine weiche Vertiefung, dort, wo vorher der Stiel war, und Fruchtfleisch, das auf leichten Druck nachgibt.

Honigmelonen 233

Das dynamische Duo

Die Antioxidanzien Vitamin C und Betacarotin in Honig-melonen neutralisieren die freien Radikale, jene zellschä-digenden Moleküle, die natürlicherweise vorkommen und vermutlich Zellveränderungen hervorrufen, die zu Herzkrankheiten, Krebs und Katarakt führen.

Vitamin C zur Bildung von Kollagen, einem Protein, das für Haut- und Bindegewebsaufbau verantwortlich ist.

Honigmelonen sind hervorragende Vitamin-C-Quel-len. 250 Gramm davon enthalten 68 Milligramm oder 113 Prozent des Tagesbedarfs.

Auch das Betacarotin wirkt Krebs und Herzkrankheiten entgegen.

Eine halbe Honigmelone liefert fünf Milligramm davon. Das entspricht etwa der Hälfte des von den meisten Ex-perten empfohlenen Tagesbedarfs.

SO HOLEN SIE DAS BESTE HERAUS

Kaufen Sie keine unreifen Früchte. Je reifer die Honig-melone, desto mehr Betacarotin enthält sie, sagt Dr. Erdman. Prüfen Sie ihre Reife mithilfe des »Gewichts- und Riech-tests«. Heben Sie die Frucht hoch, um sicherzustellen, dass sie für ihre Größe schwer genug ist. Wenn sie keinen Duft verströmt, sollten Sie sie weglegen und eine andere aus-wählen.

Essen Sie Honigmelonen recht bald. Vitamin C wird schnell abgebaut, sobald es Luft ausgesetzt ist. Deswegen ist es wichtig, die Honigmelone möglichst bald nach dem Auf-schneiden zu verzehren.

Das gilt vor allem dann, wenn Sie die Frucht in kleine Stücke geschnitten und damit die der Luft ausgesetzte Fläche beträchtlich vergrößert haben.

Hühnersuppe

Hält Leib und Seele zusammen

Heilwirkung Macht die Nase frei, beruhigt gereizte Atemwege.

Geben Sie ein Hühnchen zusammen mit Zwiebeln, Karotten, Pfefferkörnern und ein wenig Salz in einen Topf mit Wasser. Kochen Sie das Ganze, bis es auseinanderfällt. Seihen Sie die Flüssigkeit ab. Werfen Sie das Fett weg. Verfüttern Sie das verkochte Hühnchen und das Gemüse an ein hungriges Haustier. Fügen Sie der Brühe eine ganze Peperoni, eine halbe Knoblauchzehe und dünne Zitronenscheiben hinzu. Servieren Sie sie dampfend heiß. Voilà, das ist das Heilmittel für Schnupfen.

Nicht ganz nach Großmutters Hausrezept zwar, doch viel erprobt von der Medizinerin Dr. Pauline M. Jackson, die fest von der beruhigenden Kraft der Hühnersuppe überzeugt ist. »Heiß, schmeckt gut und erinnert an zu Hause.«

Sie brauchen kein Expertengremium, das Ihnen erzählt, wie gut Hühnersuppe tut, wenn Sie krank sind. Forschungsergebnisse legen jedoch nahe, dass Hühnersuppe unser Wohlbefinden nicht nur für den Augenblick steigert.

Bei Husten, Schnupfen oder anderen Infektionen der oberen Luftwege gibt es jedenfalls, so Dr. Jackson, kein besseres Heilmittel als Hühnersuppe.

Frei durchatmen

Die klassische Hühnersuppen-Studie wurde 1978 von drei Lungenspezialisten des Medizinischen Zentrums Mount Sinai in Miami Beach, Florida, durchgeführt. Fasziniert von der geheimnisvollen Heilkraft, die der schmackhaften Brühe zugesprochen wurde, ließen sie 15 erkältete Testpersonen Hühnersuppe und heißes oder kaltes Wasser schlürfen. Dann maßen sie, wie schnell und leicht Schleim und Luft durch die Nasen der Patienten flossen. Das Ergebnis war, dass die Hühnersuppe die verstopften Nasen schneller frei machte als heißes oder kaltes Wasser.

Vielleicht lindert die Hühnersuppe Erkältungssymptome, spekulierten die Forscher, weil die Wärme den Fluss des Nasenschleims beschleunigt. Und wenn die Nase beginnt zu laufen, verbringen die Erkältungserreger weniger Zeit in der Nase. Was hilft, schneller wieder gesund zu werden.

Allerdings hätte dann das heiße Wasser genauso wirksam wie die Hühnersuppe sein müssen. Das Geheimnis der Suppe müsste folglich in einer darin enthaltenen Substanz liegen, die den Fluss des Nasenschleims beschleunigt. Welche Substanz dies genau sein könnte, ist jedoch nach wie vor ein Rätsel.

In jüngster Zeit wurde die Hühnersuppe von Dr. Stephen Rennard, Professor für Innere Medizin, untersucht. Seine Frau bereitete sie nach einem Rezept ihrer Großmutter zu. Dr. Rennard stellte fest, dass die Suppe die Aktivität der Neutrophilen einschränkte – weiße Blutzellen, die von Entzündungsherden angezogen werden und Erkältungssymptome wie gereizte Atemwege und Schleimproduktion hervorrufen können.

Die Forscher vermuten, dass ein Teil der Heilkraft in der Hühnersuppe dem Vogel selbst zu verdanken ist. Hühner enthalten eine natürliche Aminosäure namens Zystein, die in ihrer chemischen Zusammensetzung einem Medikament namens Azetylcystein gleicht, sagt Dr. Irwin Ziment, Medizinprofessor an der Universität Kalifornien, Los Angeles. Die Ärzte verwenden Azetylcystein – das ursprünglich einmal aus Haut und Federn vom Huhn gewonnen wurde – zur Behandlung von Bronchitis und anderen Atemwegsinfektionen.

KÜCHENTIPPS

Wenn uns eine Erkältung erwischt hat, kommt vielleicht der Wunsch nach einer selbst gemachten Hühnerbrühe auf. Doch wer möchte schon sein mollig warmes Krankenbett verlassen, um sie frisch zuzubereiten? Das ist auch gar nicht nötig, wenn Sie die Hühnerbrühe vorsorglich kochen und einfrieren, bevor ein Grippebazillus zuschlägt.

Eine Brühe zuzubereiten ist nicht schwierig. Geben Sie einige bereits von der Haut befreite Teile vom Huhn in einen großen Topf. Bedecken Sie sie mit kaltem Wasser und fügen Sie eine Möhre, eine Zwiebel, eine Knoblauchzehe und ein Lorbeerblatt hinzu; lassen Sie das Ganze ein paar Stunden auf kleiner Flamme köcheln. Seihen Sie die Brühe ab und lassen Sie sie abkühlen.

Hühnersuppe 237

Wollen Sie das Fett in der Brühe reduzieren, schöpfen Sie sie in flache Behälter, um sie etwa zwei Stunden abkühlen zu lassen. Stellen Sie sie dann über Nacht in den Kühlschrank. Das Fett wird sich zu einer dünnen Schicht verhärten, die sich leicht herunternehmen lässt.

Eingefrorene Brühe hält sich bis zu sechs Monaten. Frieren Sie sie der Bequemlichkeit halber in Eiswürfelschalen statt in großen Behältern ein. Die kleinen, gefrorenen Würfel tauen schneller auf als große Blöcke.

SO HOLEN SIE DAS BESTE HERAUS

Nehmen Sie kleine Schlückchen. Die therapeutische Wirkung der Hühnersuppe hält der Miami-Beach-Studie zufolge etwa eine halbe Stunde an. Deswegen ist es sinnvoll, eine größere Menge zuzubereiten, die Sie immer wieder aufwärmen können, wenn die Symptome sich wieder zeigen.

Machen Sie es sich bequem. Wenn Sie einen mitfühlenden Ehepartner dazu überreden können, Ihnen einen Teller selbst gemachte Hühnersuppe zu zaubern, dann lassen Sie sich verwöhnen! Es muss nicht einmal selbst gemacht sein, meint Dr. Ziment. Hühnersuppe aus der Dose kann ebenfalls Ihre Erkältungssymptome lindern.

Würzen Sie die Suppe. Wenn Sie Ihrer Brühe scharfe Gewürze wie zum Beispiel eine Knoblauchzehe, eine gewürfelte Peperoni oder frisch gemahlenen Ingwer hinzufügen, wird ihre Heilkraft schneller eintreten.

Ingwer

Scharfe Heilwurzel

Heilwirkung Schützt vor Reisekrankheit, beruhigt einen verdorbenen Magen, lindert Migräne, vermindert die Blutgerinnung.

Römische Ärzte hatten die Ingwerwurzel bei Militärzügen immer zur Hand. Der griechische Philosoph und Mathematiker Pythagoras pries die Knolle als Verdauungsheilmittel. Und König Heinrich VIII. von England war überzeugt, dass der Ingwer vor der Pest schützen würde (wofür es freilich bis heute keinen zuverlässigen Beweis gibt).

Es gibt aber genügend Beweise, dass die knorrige, pikante Knolle bei vielen Beschwerden, angefangen von Reisekrankheit und Verdauungsstörungen bis hin zu Migräne, Arthritis, zu hohem Cholesterinspiegel und sogar bei gefährlichen Blutgerinnseln helfen kann.

Aus all diesen Gründen schwören Millionen von Menschen auf der ganzen Welt auf Ingwer als wirksames Heilmittel.

Hilfe bei Übelkeit

Jeder, der schon einmal an Reisekrankheit gelitten hat, weiß, dass schon der kleinste Anfall die schönsten Reisepläne zunichte machen kann. Daher sollte auf jeder Reisecheckliste neben so gewöhnlichen Dingen wie »Sonnencreme mitnehmen«, »Zimmerpflanzen gießen« und

»Katzen füttern« auch stehen »Mittel gegen Reisekrankheit einpacken«.

Und wenn Sie das nächste Mal in den Urlaub fahren, gehen Sie vielleicht vorher in den Supermarkt oder zu Ihrem Gemüsehändler statt in die Apotheke. Denn wie sich herausstellte, ist Ingwer eines der besten Mittel gegen Reisekrankheit überhaupt.

In einer Studie, durchgeführt von Dr. Daniel B. Mowrey, Direktor des amerikanischen Phytotherapieerforschungslabors in Salt Lake City, wurden 36 Studenten, die für Reisekrankheit anfällig waren, an schaukelnde und rotierende Stühle gefesselt und so lange gedreht, bis ihnen übel wurde. Diejenigen, die vorher 100 Milligramm Dimenhydrinat (Dramamin) geschluckt hatten, hielten diese magenumdrehende Fahrt keine fünf Minuten aus, die meisten gaben schon früher auf.

Die Hälfte derer, die vorher Ingwer zu sich nahmen, hielt die sechsminütige Fahrt jedoch bis zum Schluss durch, bei weniger Übelkeit und Schwindel als die, die das Arzneimittel einnahmen.

In einer anderen Studie testeten holländische Forscher die Auswirkungen von Ingwer an seekranken Marinesoldaten. Sie fanden heraus, dass Ingwertabletten Übelkeit und Brechreiz bei den Soldaten unterdrückte, und das für mehr als vier Stunden.

Warum Ingwer rebellierende Mägen beruhigt, ist noch nicht geklärt. Japanische Wissenschaftler gehen jedoch davon aus, das der Inhaltsstoff Zingiberol indirekt den Reflex des Übergebens hemmen könnte.

Um mithilfe von Ingwer gegen die lästige Reisekrankheit anzukämpfen, nehmen Sie etwa einen viertel Teelöffel frischen oder pulverisierten Ingwer, und zwar 20 Minuten bevor Sie in ein Auto, die Bahn oder auf ein Schiff steigen, empfiehlt der amerikanische Arzneimittelexperte Dr. Varro E. Tyler. Je nach Bedarf können Sie dies alle paar Stunden wiederholen.

Ingwer hilft auch, wenn Ihr Magen gegen Drehbewegungen rebelliert. Charles Lo, Doktor der chinesischen Medizin, empfiehlt dafür Ingwertee. Für die Zubereitung nehmen Sie drei bis fünf dünne Scheiben frischen Ingwer auf eine Tasse kochendes Wasser; in kleinen Schlucken trinken.

Linderung bei Migräne

Wenn Sie zu den Millionen von Menschen gehören, die an Migräne leiden, kann Ihnen Ingwer vielleicht helfen, Schmerzen und Übelkeit zu lindern. In einer Studie fanden Wissenschaftler der dänischen Odense Universität heraus, dass Ingwer Migräneanfälle lindern kann, ohne die Nebenwirkungen herkömmlicher Migränearzneimittel hervorzurufen. Offenbar hemmt Ingwer die Tätigkeit der Prostaglandine, Substanzen, die Schmerzen und Entzündungen in den Blutgefäßen des Gehirns hervorrufen.

Die Forschung steht in diesem Zusammenhang noch am Anfang, daher geben die Fachleute ungern Informationen über spezielle Migränebehandlungsmethoden mit Ingwer.

Wenn Sie aufkommende Kopfschmerzen verspüren, versuchen Sie aber, ihnen mit einem halben Teelöffel frischem oder pulverisiertem Ingwer entgegenzuwirken.

KÜCHENTIPPS

Falls Sie noch nie frischen Ingwer verwendet haben, wundern Sie sich nicht, er kann ein wenig seltsam aussehen. Lassen Sie sich jedoch von dem braunen, knorrigen Äußeren nicht abschrecken. Frischer Ingwer ist leichter zu handhaben, als man denkt. Hier ist alles, was Sie wissen müssen:

Einwickeln und in den Kühlschrank. Frischer, ungeschälter Ingwer hält sich bis zu zwei Wochen, wenn man ihn fest in Klarsichtfolie wickelt. Im Eisfach hält er sich so bis zu zwei Monate lang.

Schälen Sie die Haut ab. Die dünne, braune Haut hat keinen Geschmack. Schälen Sie den Ingwer deshalb vor der Verwendung mit einem Gemüseschäler oder scharfen Messer.

Fein schneiden. Um den vollen Geschmack aus frischem Ingwer zu holen, sollten Sie ihn so fein wie möglich schneiden, raspeln oder zerdrücken. Die einfachste Möglichkeit, so viel Saft wie möglich zu erhalten: Schneiden Sie ihn in kleine Stücke und drücken Sie ihn durch die Knoblauchpresse.

Hilfe bei Arthritis

Sind Ihre Fingergelenke so steif, dass Sie kaum die kindergesicherte Kappe Ihres Arzneimittelröhrchens öffnen können? Dann sollten Sie vielleicht Ingwer in Ihrem Arzneimittelschrank deponieren.

In einer Studie beobachteten dänische Forscher 56 Personen mit rheumatoider Arthritis oder Osteoarthritis, die sich selbst mit frischem oder pulverisiertem Ingwer behandelten. Wie sie herausfanden, linderte der Ingwer bei 55 Prozent der Patienten mit Osteoarthritis und 74 Prozent der Patienten mit rheumatoider Arthritis die Beschwerden.

Einige Experten gehen davon aus, dass Ingwer die Schmerzen bei Arthritis auf die gleiche Weise bekämpft wie bei Migräne, nämlich durch die Eindämmung der entzündungsauslösenden Prostaglandine.

Um Arthritisschmerzen zu lindern, empfiehlt Dr. Lo einen milden Tee aus drei bis fünf Scheiben frischem Ingwer in einer Tasse kochenden Wassers. Sie können aber auch einen halben Teelöffel pulverisierten Ingwer oder bis zu sechs Teelöffel frischen Ingwer einmal täglich einnehmen.

Hilfe fürs Blut

Wenn man sich in den Finger schneidet, »klebt« die Wunde mithilfe von Thrombozyten – den Blutplättchen, die zur Blutgerinnung beitragen – zusammen und kann heilen.

Die klebrigen Thrombozyten können jedoch auch an Arterienwänden haften und verklumpen. Und das ist nicht wünschenswert, sondern gefährlich. Viele Leute nehmen deshalb regelmäßig Mittel, um Blutpfropfen und -gerinnseln und somit Herzinfarkten vorzubeugen.

Das Zingiberol im Ingwer hat eine ähnliche chemische Struktur wie Aspirin. Wissenschaftler empfehlen daher, Ingwer in den Speiseplan miteinzubeziehen. Er verringert die Produktion einer körpereigenen Substanz mit Namen Thromboxan, die einer der Faktoren bei der Blutgerinnung ist. Aber auch hier sind sich die Wissenschaftler über die einzunehmende Menge nicht sicher.

SO HOLEN SIE DAS BESTE HERAUS

Frisch verwenden. Ingwer gibt es in verschiedenen Formen zu kaufen: frisch, getrocknet, kristallisiert und pulverisiert. Am besten verwendet man den frischen, sagt Dr. Lo, denn er ist wirksamer als getrockneter. Kristallisierter Ingwer ist fast ebenso gut.

Versuchen Sie, ganz frischen Ingwer zu bekommen, um die optimale Menge an Heilverbindungen zu erhalten. »Meiden Sie Ingwer mit weichen Stellen, Schimmel oder trockener, runzeliger Haut,« empfiehlt Dr. Lo.

Gerieben verwenden. Laut Dr. Lo setzt geriebener frischer Ingwer mehr gesunde Inhaltsstoffe frei als geschnittener oder gehackter. Durch die Knoblauchpresse gedrückt, kann man auch ein Maximum an Saft aus der Wurzel gewinnen.

Verwenden Sie ihn oft. Um den größtmöglichen Nutzen zu ziehen, sollten Sie Ingwer nach Ansicht von Dr. Lo so oft wie möglich konsumieren, und zwar knapp 30 Gramm pro Tag. Trinken Sie zum Beispiel einige Tassen Ingwertee oder fügen Sie Pfannengerichten ein wenig frischen Ingwer zu.

Wählen Sie die richtige Wurzel aus. Wenn möglich, kaufen Sie Ingwer aus Afrika oder Indien, empfiehlt der Ingwerexperte Dr. Stephen Fulder. Studien ergaben, dass diese Sorten am gehaltvollsten sind. Man kann den Unterschied jedoch nicht sehen. Sie müssen Ihren Obst- und Gemüsehändler daher fragen, woher die Ware kommt. Die Händler sollten in der Lage sein, Ihnen Auskunft über die Herkunft zu geben.

Joghurt

Die Vorteile von Bakterien

Heilwirkung Beugt Hefepilzinfektionen vor, stärkt das Immunsystem, beugt dem Entstehen von Geschwüren vor oder heilt sie.

Wenn Ihnen jemand vorschlagen würde, einen Löffel voll lebender Organismen zu schlucken, würden Sie wohl dankend ablehnen. Doch was wäre, wenn Sie dadurch Ihre Gesundheit wesentlich verbessern könnten?

Millionen von Menschen tun es und essen täglich Millionen von lebenden Organismen – in Form von Joghurt. Joghurt strotzt förmlich vor Bakterien, die als Aktiv-Kulturen unter den Zutaten aufgeführt sind. Wissenschaftler fanden heraus, dass diese gutartigen Mikroorganismen das Immunsystem stärken und das Abheilen von Geschwüren unterstützen.

Sie schützen auch vor immer wiederkehrenden Hefepilzinfektionen, sagt Professor Eileen Hilton, Spezialistin für Infektionskrankheiten am Long Island Jewish Medical Center in New York.

Und wenn man dem Joghurt die Bakterien entziehen würde, wäre er immer noch eine ideale Kalziumquelle, besser als fettarme Milch.

Hilfe bei Hefepilz

Wenn Sie sich schon einmal eine Hefepilzinfektion zugezogen haben, werden Sie in Zunkunft mit Sicherheit alles dafür tun, um nicht noch einmal eine zu bekommen. Zum Beispiel, indem Sie mehr Joghurt zu sich nehmen, wie Dr. Hilton rät.

Eine solche Infektion entsteht, wenn sich ein Pilz, der normalerweise in der Vagina angesiedelt ist, plötzlich ausbreitet, was Juckreiz, Brennen und andere unangenehme Symptome nach sich zieht.

Joghurt mit lebenden Kulturen – vor allem Lactobacillus acidophilus – kann den Pilz jedoch unter Kontrolle halten. Das hat eine am Long Island Jewish Medical Center durchgeführte Studie gezeigt. Danach wurden Frauen mit häufigen Hefepilzinfektionen dazu angehalten, über einen Zeitraum von sechs Monaten täglich 240 Gramm Joghurt zu essen.

Die Infektionsrate nahm daraufhin deutlich ab, und die Frauen waren mit dem Ergebnis so zufrieden, dass sie auch weiterhin Joghurt essen wollten. (Selbst als sie von den Wissenschaftlern zum Verzicht aufgefordert wurden.)

Die Wissenschaftler gehen davon aus, dass Joghurt die Bakterien in der Vagina im Gleichgewicht hält und so die Ausbreitung des Hefepilzes unterdrückt. Genaueren Aufschluss erwarten sie sich von weiteren Untersuchungen. In der Zwischenzeit rät Dr. Hilton Frauen, die sich vor Hefepilzinfektionen schützen wollen, täglich dieselbe Menge Joghurt zu essen, die in der Studie mit Erfolg verabreicht wurde.

Wichtig ist in jedem Fall, dass man Joghurt mit lebenden Kulturen isst, fügt sie hinzu. Wärmebehandelter Joghurt enthält keine wirksamen Bakterien. Studieren Sie deshalb sorgfältig die Angaben auf dem Becher.

Stärkung des Immunsystems

Dass man dank Joghurt noch im hohen Alter so dynamisch wie ein Marathonläufer ist, wäre eine leicht übertriebene Erwartungshaltung. Trotzdem ist die gesundheitsfördernde Wirkung von Joghurt seit Langem unbestritten.

Die Bakterien, die unter anderem Hefepilzinfektionen vorbeugen, stärken nämlich auch das Immunsystem. So fanden Wissenschaftler der Universität von Kalifornien heraus, dass Menschen, die täglich 500 Gramm Joghurt über einen Zeitraum von fünf Monaten aßen, über viermal mehr Gamma-Interferon verfügten – ein Eiweiß, das die weißen Blutkörperchen bei der Abwehr von Krankheiten unterstützt – als Menschen, die keinen Joghurt aßen. »Gamma-Interferon ist der beste Abwehrschutz des Körpers gegen Viren«, so der Verfasser der Studie, der Internist Dr. Georges Halpern.

Es gibt Hinweise darauf, dass Joghurt auch gegen bakterielle Infektionen wirksam ist. Nach Tierversuchen, die am niederländischen Institut für Milcherzeugnisse durchgeführt wurden, hatten Tiere, die mit Joghurt gefüttert wurden, viel weniger Salmonellen-Bakterien (die häufig Lebensmittelvergiftungen verursachen) als Tiere, die mit Milch gefüttert wurden. Darüber hinaus konnten die resistenten Bakterien den mit Joghurt gefütterten Tieren weniger anhaben als den mit Milch gefütterten.

Noch ist nicht ganz klar, wie Joghurt über seine immunstärkende Wirkung hinaus die Tiere vor Krankheiten schützt.

Wissenschaftler vermuten aber, dass die physiologischen Keimzahlen im Joghurt für eine allgemeine Harmonisierung im Darmmilieu sorgen, eben dort, wo das Immunsystem zu Hause ist.

Abhilfe bei Geschwüren

Da die meisten Geschwüre durch Bakterien verursacht werden, behandelt man sie in der Regel mit Antibiotika. Doch es deutet einiges darauf hin, dass auch der Verzehr von Joghurt mit lebenden Kulturen (sogenannten Eubiotika) diese Bakterien in Schach halten kann, berichtet der amerikanische Ernährungswissenschaftler Dr. Patrick Quillin.

Denn nach dem Verzehr von Joghurt siedeln sich die nützlichen Bakterien im Darmtrakt an, wo sie die gefährlichen Bakterien bekämpfen und so an der Vermehrung hindern.

Mit seinem natürlichen Gehalt am Milchzucker Laktose, der bei der Verdauung in Milchsäure aufgespalten wird, trägt Joghurt zusätzlich zu einer gesunden Darmflora bei.

Und wenn Sie bereits an einem Geschwür leiden, können Sie mit Joghurt die medikamentöse Behandlung unterstützen, sagt Dr. Khem Shahani, Dozent für Ernährungswissenschaften an der Universität von Nebraska. »Die Joghurtkulturen wirken im Magen ähnlich wie Antibiotika.«

Dr. Isadore Rosenfeld, Medizinprofessorin am Cornell Krankenhaus in New York City, empfiehlt zur Geschwürbehandlung 250 bis 1000 Gramm Joghurt (mit lebenden Kulturen) täglich.

Kalzium ohne Unannehmlichkeiten

Aufgrund ihres hohen Kalziumgehalt zählt Milch zwar zu den gesündesten Lebensmitteln, doch manche Menschen können nicht viel davon trinken. Mediziner schätzen, dass ein großer Teil der erwachsenen Bevölkerung über zu wenig Laktase verfügt, das zur Verdauung des Milchzuckers Laktose notwendige Enzym.

Joghurt bietet eine leicht verdauliche Alternative zur Milch. Obwohl ebenfalls laktosehaltig, ist er leichter verdaulich, weil die lebenden Kulturen den Körper bei der Aufspaltung des Milchzuckers unterstützen, erklärt die Ernährungsfachfrau Barbara Dixon.

Außerdem ist Joghurt eine wahre Kalziumbombe, 250 Gramm Naturjoghurt enthalten 414 Milligramm davon, was mehr als 40 Prozent des von Ernährungsexperten empfohlenen Tagesbedarfs entspricht. Die entsprechende Menge fettarme Milch kommt dagegen nur auf 300 Milligramm Kalzium.

SO HOLEN SIE DAS BESTE HERAUS

Essen Sie Joghurt gekühlt. Da die Kulturen hitzeempfindlich sind, genießen Sie Joghurt am besten gekühlt. Wenn Sie Joghurt zum Kochen verwenden, zum Beispiel für Saucen, fügen Sie ihn erst zu, nachdem das Gericht bereits vom Herd genommen wurde.

Legen Sie keinen Vorrat an. Frischer Joghurt enthält etwa 100 Millionen Bakterien pro Gramm. Doch ihre Zahl nimmt bereits nach einer Woche beträchtlich ab. Trotz Haltbarkeitsdatum sollten Sie Joghurt daher so frisch wie möglich verzehren.

Johannisbeeren

Eine hervorragende Vitamin-C-Quelle

Heilwirkung Beugen Hefepilzinfektionen vor, stärken das Immunsystem, schützen vor Geschwüren oder heilen sie.

Ob als Marmelade oder Gelee, Saft oder Likör, in Form von Kuchen oder einfach nur frisch gepflückt – Johannisbeeren erfreuten sich schon immer großer Beliebtheit.
Das trifft sich gut, denn die kleinen roten, weißen oder schwarzen Beeren sind eine großartige Vitamin-C- und Ballaststoffquelle. Außerdem enthalten sie eine chemische Verbindung mit beträchtlichem krebshemmenden Potenzial.

Ein Arsenal voller Gesundheit

Obwohl Johannisbeeren außerordentlich reich an Vitaminen sind – 125 Gramm schwarze Johannisbeeren liefern zum Beispiel 101 Milligramm Vitamin C oder 168 Prozent des von Ernährungsexperten empfohlenen Tagesbedarfs –, waren es nicht diese wertvollen Inhaltsstoffe, die die Forscher in Aufregung versetzten. Das tat die in den Beeren (darunter auch Himbeeren, Erdbeeren und Trauben) entdeckte Ellagsäure, die möglicherweise Krebs vorbeugen kann.

Ellagsäure gehört zu den Polyphenolen, die für ihren gesundheitlichen Nutzen bekannt sind. In Laborstudien erwies sie sich als wirksames Antioxidans. Das bedeutet,

250 Fit durch Lebensmittel

dass sie die freien Radikale, schädliche Sauerstoffmoleküle, denen Elektronen fehlen, neutralisiert, erklärt der Krebsspezialist Dr. Gary D. Stoner. Freie Radikale versuchen, ihre fehlenden Elektronen zu ersetzen, indem sie den gesunden Zellen Elektronen rauben und damit Zellveränderungen herbeiführen, die zu Krebs führen können.

Darüber hinaus belegen Forschungsergebnisse, dass Ellagsäure die Wirkung krebserzeugender Chemikalien im Körper hemmt und gleichzeitig die Aktivität von Enzymen anregt, die das Krebswachstum unterdrücken. Diese doppelte Angriffsspitze macht die Ellagsäure zu einem mächtigen Verbündeten im Kampf gegen den Krebs.

Die Ärzte wissen nicht genau, wie viele Johannisbeeren man essen müsste, um von ihrer Heilkraft zu profitieren. Dr. Stoner nimmt an, dass der tägliche Verzehr von vier bis sechs Portionen Obst (einschließlich Johannisbeeren) und Gemüse ausreicht, um das Krebsrisiko erheblich zu mindern.

KÜCHENTIPPS

Johannisbeeren sind sauer. Deswegen werden sie selten so gegessen, wie die Natur sie uns schenkt. Hier finden Sie ein paar Tipps, wie Sie sich den Verzehr versüßen können.

- Wie Preiselbeeren eignen sich Johannisbeeren ausgezeichnet als Sauce für Fleischgerichte. Sie sind etwas süßer als Preiselbeeren, sodass Sie zur Zubereitung der Sauce weniger Zucker benötigen.
- Johannisbeeren verleihen Obstsalat einen herben Ge-

schmack. Wenn Sie eine Mischung aus roten, weißen und schwarzen Johannisbeeren wählen, isst auch das Auge mit.

- Geben Sie Johannisbeeren in eine Schüssel. Bestreuen Sie sie mit Zucker und geben Sie ein wenig Sahne hinzu. Fertig ist ein geschmacksintensiver, leckerer Nachtisch.

Verdauungshilfen

Wie die meisten Beeren sind auch Johannisbeeren sehr faserreich. Alle Sorten enthalten etwa zwei Gramm Fasern oder acht Prozent des Tagesbedarfs.

Die Ballaststoffe schaffen nicht nur Abhilfe bei Verdauungsproblemen wie Verstopfung und Hämorrhoiden. Sie beugen auch ernsten gesundheitlichen Problemen wie einem hohen Cholesterinspiegel und Herzleiden vor.

Eine finnische Studie mit 21 930 männlichen Teilnehmern ergab, dass diejenigen, die täglich eine Extraportion von zehn Gramm Fasern zu sich nahmen, ihr Risiko, an einer Herzkrankheit zu sterben, um 17 Prozent mindern konnten.

Wenn Sie täglich ein bis zwei Portionen Johannisbeeren sowie anderes Obst und Gemüse essen, erhalten Sie eine ausreichende Menge an Fasern, um Ihren Blutkreislauf fit zu halten.

SO HOLEN SIE DAS BESTE HERAUS

Halten Sie nach frischen Beeren Ausschau. Die meisten Supermärkte haben frische Johannisbeeren im Angebot, und sie werden auch an Ständen an der Straße oder auf Wochenmärkten verkauft.

Lagern Sie sie sorgfältig. Frische Johannisbeeren bleiben zwei oder drei Tage frisch, wenn man sie in einem luftdichten Behälter im Kühlschrank aufbewahrt. Sie können Sie auch für den späteren Gebrauch einfrieren.

Karotten

Gut für die Augen und vieles mehr

Heilwirkung Verbessern das Nachtsehvermögen, mindern das Risiko von Krebs und Herzkrankheiten.

Als Kinder hörten wir immer wieder, wie gut Karotten für die Augen sind. Heute sehen die Forscher Karotten in einem ganz neuen Licht.

Denn die Heilkraft der Karotten geht weit über ihre altbekannte Fähigkeit hinaus, unser Sehvermögen zu verbessern. Sie enthalten eine Vielfalt an chemischen Verbindungen, die bestimmten Krebsarten vorbeugen, den Cholesterinspiegel senken und vor Herzinfarkten schützen können.

Namensgeberin des Karotins

Die gleiche Substanz, die Karotten ihre orange Farbe verleiht, trägt auch viel zu unserer Gesundheit bei. Die Rede ist von dem Antioxidans Betacarotin, das die freien Radikale bekämpft. Freie Radikale sind zellschädigende Sauerstoffmoleküle, die Krankheiten von Herzleiden über Krebs bis zu Makuladegeneration (die Hauptursache für die Verschlechterung des Sehvermögens bei älteren Menschen) begünstigen.

Bei einer Untersuchung von 1556 Männern mittleren Alters entdeckten amerikanische Forscher, dass die Testpersonen, deren Nahrung am meisten Betacarotin und Vitamin C enthielt, ein um 37 Prozent geringeres Risiko hatten, an Krebs zu sterben, als die Probanden, die am wenigsten davon zu sich nahmen.

Auch ohne die Hilfe von Vitamin C ist Betacarotin hochwirksam. Umfassende Bevölkerungsstudien zeigen, dass ein niedriger Betacarotinspiegel anfälliger für bestimmte Krebsarten macht, vor allem für Lungen- und Magenkrebs.

Was für die Körperzellen gut ist, nutzt auch dem Herzen. Forschungsergebnisse belegen, dass der Verzehr von reichlich Karotten und anderen Gemüse- und Obstsorten, die viel Betacarotin und andere Karotinoide enthalten, das Risiko eines Herzinfarkts mindern kann. »125 Gramm gekochte Karotten enthalten 12 Milligramm Betacarotin. Das ist etwa das Doppelte dessen, was Sie brauchen, um in den Genuss der Heilkraft zu kommen«, sagt der Ernährungswissenschaftler Dr. Paul Lachance.

Doch nicht nur Betacarotin macht Karotten zu einem heilenden Lebensmittel. Auch Alphacarotin, ein weiteres Antioxidans, scheint eine krebshemmende Wirkung zu haben. Amerikanische Krebsforscher fanden heraus, dass bei Männern, die wenig Alphacarotin zu sich nahmen, häufiger Lungenkrebs auftrat als bei Testpersonen, deren Nahrung mehr davon enthielt.

KÜCHENTIPPS

Kleine, junge Karotten sind saftig und zart, die größeren hingegen häufig so hart, dass sie sich schlecht kauen lassen. Will man die Heilkraft der Karotten genießen, ohne sich den Kiefer zu verrenken, sollte man den zähen, faserigen Kern entfernen.

Nehmen Sie ein scharfes Messer und schneiden Sie die Enden ab. Schneiden Sie die Karotte dann der Länge nach in zwei Teile. Der Kern wird deutlich sichtbar. Führen Sie die Spitze eines kleinen Schälmessers unter diesen inneren Teil und lösen Sie ihn vorsichtig heraus.

Gute Aussichten

Das Betacarotin in Karotten wird im Körper in Vitamin A umgewandelt und verbessert das Sehvermögen.

Diese Fähigkeit veranlasste Forscher im Zweiten Weltkrieg, betacarotinreiche Karotten anzubauen, um den Piloten zu einem besseren Nachtsehvermögen zu verhelfen.

Vitamin A verbessert das Sehvermögen, indem es einen purpurfarbenen Farbstoff bildet, den das Auge braucht, um bei schwachem Licht zu sehen. Das sogenannte Rhodopsin ist im lichtempfindlichen Bereich der Netzhaut angesiedelt. Je mehr Vitamin A Sie aufnehmen, desto mehr Rhodopsin kann Ihr Körper produzieren. Umgekehrt können Menschen mit niedrigen Vitamin-A-Werten an

Nachtblindheit leiden. Das macht es schwierig, nach Einbruch der Dunkelheit Auto zu fahren oder in einem dunklen Theater seinen Sitz zu finden.

AUGEN AUF!

Selbstbräunung

Wenn man zu viel Karotten isst, kann sich das äußerlich bemerkbar machen, nämlich durch die Verfärbung der Haut ins leicht Gelblich-Orange.

Unter Ärzten kursieren Geschichten von verzweifelten Eltern, die ins Krankenhaus eilen, weil sie glauben, ihre Kinder hätten die Gelbsucht, während man die Kleinen nur mit zu viel Karottenbrei gefüttert hat.

Die Verfärbung ist aber harmlos, sagt der Ernährungswissenschaftler Dr. John Erdman, und zudem leicht zu heilen. Hören Sie einfach auf, Karotten zu essen, und nach ein bis zwei Tagen wird Ihre Haut wieder normal aussehen.

SO HOLEN SIE DAS BESTE HERAUS

Fügen Sie etwas Fett hinzu. Das fettlösliche Betacarotin braucht ein wenig Fett, um durch die Darmwand in Ihren Körper zu gelangen, erklärt Dr. Erdman. Wenn Sie also das nächste Mal Karotten servieren, sollten Sie auch einen kleinen Dip, zum Beispiel mit Quark, zubereiten.

Essen Sie sie gekocht. Während viele Nahrungsmittel roh nahrhafter sind als gekocht, ist bei Karotten das Gegenteil der Fall. Das liegt daran, dass Karotten viele Ballaststoffe enthalten – pro Stück um die zwei Gramm –, die das Betacarotin binden, sagt Dr. Erdman. Beim Kochen wird Betacarotin aus den Faserzellen freigesetzt und kann dann leichter vom Körper resorbiert werden.

Lassen Sie sich die Nährstoffe nicht entgehen. Wenn man Karotten kocht, entweicht ein Teil der Nährstoffe ins Kochwasser, erklärt die Ernährungswissenschaftlerin Dr. Carol Boushey. Um in ihren Genuss zu kommen, statt sie in den Abguss zu kippen, können Sie das Kochwasser beispielsweise für eine Sauce weiterverwenden oder zum Anrühren von Kartoffelbrei.

Trinken Sie Karottensaft. Eine andere Möglichkeit, den Karotten ihr Betacarotin zu entlocken, ist die Zubereitung eines Karottencocktails. Wenn man Karotten in einem Mixer zerkleinert, werden die Fasern aufgespalten und damit das Betacarotin freigesetzt.

Putzen Sie sie richtig. Wenn Sie Karotten mit Grün kaufen, sollten Sie es vor der Lagerung abschneiden. Die hübschen blättrigen Spitzen sind nämlich Nährstoffvampire, die Vitamine und Feuchtigkeit heraussaugen, bevor Sie die Karotten essen.

Kartoffeln

Grundnahrungsmittel erster Wahl

Heilwirkung Mindern das Krebsrisiko, helfen bei der Gewichtskontrolle.

In der frühen Geschichte der Neuen Welt kannten die Menschen in den Anden von Peru und Bolivien tausend verschiedene Namen für die Kartoffel. So wichtig war die Knolle damals für die Menschen.

Während der 4000 Jahre, die seither vergangen sind, war der Ruf der stärkehaltigen Knolle mal besser und mal schlechter. Die spanischen Eroberer hielten so viel von dem neuen Gewächs, dass sie es mit nach Hause in die Alte Welt nahmen. Und da sie vor Skorbut schützten, waren Kartoffeln binnen weniger Jahre auf allen spanischen Schiffen mit von der Partie.

In Europa angekommen, schwand der gute Ruf jedoch, was an ihrer Zugehörigkeit zur Familie der giftigen Nachtschattengewächse lag.

Erst als man mit der Zeit erkannte, dass Kartoffeln nicht im Entferntesten gefährlich sind, setzten sie sich als Grundnahrungsmittel Nummer eins durch und wurden zur meistgeernteten Pflanze der Welt. Für viele Menschen in aller Welt gehören die Knollen noch heute zu jeder Mahlzeit.

»Die Kartoffel hat ein bisschen von allem«, sagt der Mediziner Dr. Mark Kestin von der University of Washington, »und liefert uns viele der Nährstoffe, die wir tagtäglich brauchen.«

KÜCHENTIPPS

Kartoffeln sind nicht alle gleich, je nach Sorte gibt es Unterschiede in Form, Farbe und Geschmack.

Einige sind besser zum Backen geeignet, während andere am besten in Suppen oder als Salat schmecken. Man unterscheidet daher zwischen folgenden Sorten:

Festkochende Kartoffeln. Sie sind rund, weiß bis rötlich und enthalten wenig Stärke, aber viel Feuchtigkeit. Sie behalten ihre Form beim Kochen und sind gut geeignet für Suppen, Eintöpfe und Salate. »Agria« ist zum Beispiel eine Vertreterin der festkochenden Sorte.

Mehlige Kartoffeln. Dank ihrer mehligen Konsistenz eignen sie sich gut zum Backen oder Pürieren.

Mehrzweck-Kartoffeln. Diese langen, hellen Kartoffeln sollte man immer auf Vorrat haben, da sie am vielseitigsten sind und sich gleichermaßen zum Backen, Kochen oder Dämpfen eignen.

Die Kraft der Schale

Die Heilkraft der Kartoffel beginnt schon in der Schale, mit einer Verbindung namens Chlorogensäure. Wie sich in Laborstudien herausstellte, fördert die Säure die Aufnahme des krebserregenden Benzpyrens (das beim Räuchern und Grillen in den Speisen entsteht) durch die Ballaststoffe in der Kartoffel. »Das gebundene Karzinogen bildet ein so großes Molekül, dass es vom Körper nicht mehr aufgenommen werden kann«, erklärt die Ernährungsmedizinerin Dr. Mary Ellen Camire von der University of Maine den Effekt.

Kartoffeln 259

Den Druck senken

Die Heilkraft der Kartoffel: Hätten Sie gedacht, dass eine 200-Gramm-Kartoffel mehr als zweimal so viel Kalium enthält wie eine mittelgroße Banane? Mit Schale liefert sie etwa 1137 Milligramm Kalium, fast ein Drittel des täglichen Bedarfs.

Als Natrium-Gegenspieler ist Kalium wichtig, weil es die negativen Auswirkungen von Salz auf den Blutdruck relativiert. Ein erhöhter Kaliumwert durch mehr Kartoffeln könnte demnach helfen, den Verbrauch von blutdrucksenkenden Medikamenten zu verringern, sagt der Pharmakologe Dr. Earl Mindell von der Pacific Western University in Los Angeles.

Bei einer Studie mit 54 Bluthochdruck-Patienten ergänzte die Hälfte der Probanden ihren normalen Speiseplan um kaliumreiche Nahrungsmittel wie Kartoffeln, während die andere Hälfte wie gewohnt weiteraß. Am Ende der Studie konnten 81 Prozent der Probanden, die kaliumreiche Kost gegessen hatten, die Hälfte ihrer Medikamente absetzen.

Retter des Blutzuckers

Bislang war Vitamin C vor allem als herzschützendes Antioxidans bekannt, das die Schäden durch freie Radikale – gewebezerstörende Sauerstoffmoleküle – mindert. Doch Vitamin C scheint auch den Blutzucker zu beeinflussen, was Diabetikern helfen kann.

Wie niederländische Wissenschaftler feststellten, erkranken Männer, die viel Kartoffeln, Fisch, Hülsenfrüchte und Gemüse essen, offenbar seltener an Diabetes. Die

Gründe dafür sind noch nicht völlig geklärt, doch möglicherweise sind die Antioxidanzien, darunter auch Vitamin C, für einen gesunden Blutzuckerspiegel mitverantwortlich.

Eine Kartoffel von 200 Gramm enthält etwa 27 Milligramm Vitamin C, ungefähr 45 Prozent des empfohlenen Tagesbedarfs.

Da Kartoffeln reich an komplexen Kohlenhydraten sind, sind sie auch für Diabetiker gut geeignet. Komplexe Kohlenhydrate müssen nämlich erst in einfache Zucker aufgespalten werden, bevor sie vom Blutkreislauf aufgenommen werden können.

Das bedeutet, dass der Zucker nicht auf einmal, sondern langsam in den Kreislauf gelangt, und gefährliche Schwankungen des Blutzuckerspiegels dadurch nicht auftreten.

Außerdem können Kartoffeln eine wichtige Rolle bei der Gewichtskontrolle spielen. Ein wichtiger Aspekt, da Übergewicht die Produktion von Insulin beeinträchtigt, des Hormons, das den Zucker aus dem Blut in die einzelnen Zellen transportiert.

Der Beitrag der Kartoffeln: Sie vermitteln ein lang anhaltendes Sättigungsgefühl, sodass man nicht so schnell wieder Hunger hat.

Eine Studie an 41 hungrigen Studenten an der Universität von Sydney in Australien bestätigte, dass Kartoffeln schneller satt machen als andere Nahrungsmittel, und dabei auch noch mit weniger Kalorien zu Buche schlagen. Auf einer »Sattheitsskala«, auf der Brot mit dem Wert 100, Weizenmehl mit 209 und Fisch mit 225 rangierten, lagen Kartoffeln mit 323 Punkten weit vorne.

Kartoffeln 261

SO HOLEN SIE DAS BESTE HERAUS

Essen Sie die Schale mit. Um die Vorteile der Anti-Krebs-Wirkstoffe in Kartoffeln zu nutzen, sollten Sie unbedingt die Schale mitessen, rät Dr. Camire. Dies ist vor allem bei gegrillten Speisen wichtig, die immer krebserregende Stoffe aufweisen. Essen Sie zu gegrillten oder geräucherten Speisen deshalb immer eine gebackene Kartoffel oder Kartoffelsalat als Beilage.

Vorsichtig kochen. Auch wenn das Kochen die beliebteste Zubereitungsmethode für Kartoffeln ist, in Bezug auf die Nährstoffe ist es eher ungünstig, da Vitamin C und einige B-Vitamine im Wasser verloren gehen; genau gesagt, bis zu 50 Prozent des Vitamin C, 25 Prozent der Folsäure und 40 Prozent des Kaliums, so die Ernährungswissenschaftlerin Dr. Marilyn Swanson.

Wenn Sie Kartoffeln trotzdem kochen, können Sie einige der Nährstoffe zurückgewinnen, wenn Sie das Kochwasser für andere Suppen oder Eintöpfe wiederverwenden.

Backen und Dämpfen sind jedoch die besseren Methoden für das Garen von Kartoffeln, weil dabei die meisten Nährstoffe erhalten bleiben. »Die Zubereitung in der Mikrowelle ist am empfehlenswertesten«, meint die Diplom-Ernährungsberaterin Susan Thom.

Spät vorbereiten. Eifrige Köche und Köchinnen schälen und schneiden Kartoffeln oft schon lange vor der Zubereitung und geben sie dann in einen Topf mit Wasser, damit sie nicht braun werden. Dadurch sehen die Kartoffeln zwar frisch aus, verlieren aber wertvolle Nährstoffe. »Im Wasser gehen außerdem einige der löslichen Ballaststoffe baden«, sagt die Ernährungsberaterin Mona Sutnick.

Kirschen

Vorbeugung zum Pflücken

Heilwirkung Lindern Gicht, beugen vielen Krebsarten vor, mindern das Risiko von Herzkrankheiten und Schlaganfall.

Wegen ihrer harten, kleinen Kerne und der Fleckengefahr beim Essen sind Kirschen mit Vorsicht zu genießen. Forschungsergebnisse ermuntern jedoch dazu, die Mühe auf sich zu nehmen, da Kirschen unter anderem eine äußerst gesunde Substanz, den sogenannten Perillylalkohol, enthalten.

»Perillylalkohol ist mit das Beste, was wir bei Labortieren zur Heilung von Krebs gesehen haben«, sagt der Krebsspezialist Dr. Michael Gould. Die Verbindung ist so vielversprechend, dass die Universität Wisconsin sie an Krebspatienten testet.

Perillylalkohol gehört zu den sogenannten Monoterpenen. Auch das in der Schale von Zitrusfrüchten vorkommende Limonen gehört zu dieser Gruppe chemischer Verbindungen, die in Untersuchungen nachweislich hemmend auf die Bildung von Krebs, darunter Brust-, Lungen-, Magen-, Leber- und Hautkrebs wirkten.

Die Erwartungen in Bezug auf Perillylalkohol sind deshalb so hoch, weil er fünf- bis zehnmal wirksamer ist als Limonen, das sich in wissenschaftlichen Test ebenfalls als äußerst effektiv erwiesen hat.

Bis jetzt weiß man noch nicht, wie viel Perillylalkohol Kirschen enthalten, erklärt die Biologin Dr. Pamela Crowell. Doch selbst in kleinen Mengen ist diese Substanz aller Wahrscheinlichkeit nach gesundheitsfördernd. Kirschen als Teil einer gesunden Ernährung können also eine kleine, aber ganz entscheidende Rolle bei der Vorbeugung von Krebs spielen.

KÜCHENTIPPS

Frische Kirschen sind am süßesten und schmackhaftesten von Mai bis Ende Juli. Im Folgenden sind einige Tipps aufgeführt, wie Sie genau die finden, bei deren Verzehr Ihnen das Wasser im Munde zusammenläuft.

Prüfen Sie die Stiele. Versichern Sie sich beim Kauf von Kirschen, dass die Stiele grün sind. Dunkle Stiele sind ein Zeichen dafür, dass die Kirschen schon zu lange lagern.

Kaufen Sie kleine Mengen. Kirschen verderben sehr schnell. Selbst wenn Sie richtig im Kühlschrank aufbewahrt werden, halten sie sich nur wenige Tage. Kaufen Sie nur so viel, wie Sie sofort verzehren.

Lagern Sie sie trocken. Wenn man Kirschen einige Zeit vor dem Verzehr wäscht, können sie im Kühlschrank verderben. Lagern Sie sie trocken und waschen Sie sie erst, wenn Sie sie brauchen.

Es ist allerdings wichtig, sie gründlich zu waschen. Denn um die Kirschen frisch zu halten, werden sie oft mit einer Mischung aus Insektiziden, Fungiziden und einer feuchtigkeitserhaltenden Substanz überzogen.

Abwechslung tut gut. Wenn Sie allzu viele Kirschen gegessen haben, steht Ihnen der Sinn vielleicht eher nach Saft. Waschen Sie die Kirschen, entfernen Sie Stiele und Kerne und zerquetschen Sie sie. Erhitzen Sie sie in einem Topf und drücken Sie die Mischung durch ein Sieb. Lassen Sie diese mehrere Stunden im Kühlschrank abkühlen, gießen Sie dann den Saft ab und geben Sie nach Bedarf Zucker hinzu.

Linderung bei Gicht

Als Hausmittel haben Kirschen und Kirschsaft zur Linderung der quälenden Schmerzen, die Gicht mit sich bringt, eine lange Tradition. Während Arthritisexperten darauf hinweisen, dass es keine Belege dafür gibt, dass Kirschen diese Schmerzen lindern, schwören viele Gichtkranke darauf.

Eine von der Zeitschrift *Prevention* (Vorbeugung) durchgeführte Umfrage ergab, dass 67 Prozent der Leser, die ihre Gicht mit Kirschen behandelten, gute Erfolge erzielten. Und der amerikanische Therapeut Steve Schumacher empfiehlt sie aufs wärmste. Er rät Gichtkranken, auf den Verzehr von rotem Fleisch und Innereien zu verzichten und täglich zwei bis drei Gläser Kirschsaft zu trinken. Am besten, so Schumacher, ist der Saft schwarzer Kirschen, verdünnt mit der gleichen Menge Wasser.

»Diejenigen, die diese Diät strikt befolgt haben, erreichten gute Ergebnisse, manche innerhalb von 48 bis 72 Stunden, andere innerhalb einer Woche; das hing davon ab, wie schwer sie erkrankt waren«, so Schumacher.

EIN STEINIGES VERGNÜGEN

Die Maraschinokirsche ist vielleicht die einzige Frucht, die die meiste Zeit ihres Lebens in einem Glas verbringt. Sie dient als Farbklecks für einen Obstcocktail oder dazu, Süßspeisen ein feines Aroma zu verleihen. Mit ihren am Baum hängenden Verwandten haben diese Kirschen allerdings wenig gemeinsam.

Maraschinokirschen – die hergestellt werden, indem man entkernte Kirschen in einen aromatisierten Zuckersirup eintaucht – haben nie viel Wertschätzung erfahren. Das liegt zum einen an ihrem klebrig-süßen Geschmack, zum anderen daran, dass sie ihre feuerrote Farbe gesundheitsschädlichen Farbstoffen verdankten.

Heute werden zwar ungefährlichere Farbstoffe verwendet, doch Maraschinokirschen, die früher ihren Geschmack dem Maraschinolikör verdankten, sind nicht gerade gesund. Sie enthalten so gut wie keine Nähr- und Ballaststoffe und sind mit 60 Kalorien pro 30 Gramm oder zehn Kalorien pro Kirsche sehr kalorienreich.

Wahrscheinlich würden Sie ohnehin niemals mehr als ein oder zwei Maraschinokirschen auf einmal essen, und das wird Ihnen gewiss nicht schaden. Genießen Sie sie und vergessen Sie nicht, sich anschließend das Rot von den Lippen zu wischen.

SO HOLEN SIE DAS BESTE HERAUS

Essen Sie Kirschen roh. Da beim Kochen der Kirschen Vitamin C und andere Nährstoffe zerstört werden, profitiert man am meisten, wenn man sie roh genießt.

Verwenden Sie sie zum Backen. Während Süßkirschen auch roh ein Genuss sind, lässt sich das von Sauerkirschen nicht unbedingt behaupten. Sie enthalten jedoch einige Nährstoffe in so ausreichender Menge, dass auch beim Backen noch ein Teil davon erhalten bleibt.

Knoblauch

Die Zehen mit der großen Wirkung

Heilwirkung Lindert Ohrinfektionen, senkt Triglycerid- und Cholesterinspiegel, reduziert das Magen- und Darmkrebsrisiko, schützt vor Herzerkrankungen und Schlaganfällen.

Die heilende Wirkung von Knoblauch ist schon seit Tausenden von Jahren bekannt. Er wurde eingesetzt bei der Wundbehandlung und gegen Infektionen bis hin zu Verdauungsproblemen. Als zum Beispiel den russischen Soldaten im Zweiten Weltkrieg das Penizillin ausging, benutzten sie kurzerhand Knoblauchzehen zur Desinfektion. Heute sind Knoblauchpräparate überall in den industrialisierten Ländern in Apotheken und Drogerien rezeptfrei erhältlich.

Um herauszufinden, was an dieser pikanten Knolle so außergewöhnlich ist, wurde sehr viel Forschungsarbeit geleistet. Die Ergebnisse sind beeindruckend, denn sie belegen gleich mehrere medizinische Vorteile des Knoblauchs.

- Danach senkt Knoblauch den Cholesterinspiegel und verdünnt das Blut, was Bluthochdruck, Herzerkrankungen und Schlaganfällen vorbeugt.
- In Labortests konnte er das Wachstum von Krebszellen verringern, und Bevölkerungsstudien ergaben, dass Menschen, die viel Knoblauch essen, seltener an Magen- und Darmkrebs erkranken als solche, die sehr wenig davon essen.

- In einer Forschungsarbeit des Boston City Hospital wurde Knoblauch erfolgreich angewendet, um 14 verschiedene Bakterienstämme abzutöten, die aus der Nasen- und Rachenschleimhaut von Kindern mit Ohrinfektionen stammten.

Darüber hinaus zeigte sich, dass Knoblauch das Immunsystems stärken und einen zu hohen Blutzuckerspiegel senken kann. Er könnte auch eingesetzt werden, um Asthmakranken Erleichterung zu verschaffen und um die Zellen generell gesund zu erhalten und somit verschiedene Alterserscheinungen zu verzögern oder sogar zu verhindern.

Gut für die Gesundheit

Für die gesundheitsfördernde Wirkung von Knoblauch auf Herz und Kreislauf sind nach Ansicht der Wissenschaftler Schwefelverbindungen verantwortlich, darunter die Diallyldisulfide (DADS), die offenbar den Blutfluss ankurbeln, indem sie das Verklumpen und Zusammenkleben der Blutplättchen verhindern.

Im Rahmen einer US-Studie wurde 45 Männern mit hohem Cholesterinspiegel Knoblauchextrakt verabreicht, mengenmäßig etwa sechs frischen Zehen entsprechend. Bei der darauf folgenden Blutuntersuchung wurde festgestellt, dass die Tendenz der Blutplättchen, zusammenzukleben und zu verklumpen, um zehn bis 58 Prozent abgenommen hatte.

Wie der Ernährungsexperte Dr. Robert I. Lin verdeutlicht, kann eine hohe Aktivität der Blutplättchen das Risiko für Arterienverkalkung, Herzinfarkten oder Schlaganfällen erhöhen. »Dem wirken die Schwefelverbindungen entgegen, indem sie das Blut verdünnen.«

Für das Herz ist Knoblauch gesund, weil er den Cholesterinspiegel und die Blutfette, die sogenannten Triglyceride, im Blutkreislauf senkt. Wie der Ernährungswissenschaftler Dr. Yu-Yan Yeh von der Pennsylvania State University erklärt, laufen viele der Knoblauch-Schutzmechanismen dort ab, wo Cholesterin produziert wird: In der Leber, unserem Fettsynthese-Organ. »Wenn die Leber weniger dieser Substanzen herstellt, findet man auch weniger davon im Blut.«

Bei Laborstudien konnte festgestellt werden, dass bei der Gabe von Knoblauchextrakt 87 Prozent weniger Cholesterin und 64 Prozent weniger Triglyceride vom Organismus produziert wurden.

Britische Forscher stellten bei der Auswertung von 16 Studien, an denen insgesamt 952 Menschen teilnahmen, fest, dass der Genuss von Knoblauch – sowohl frisch als auch getrocknet – das Gesamtcholesterin um zwölf bis dreizehn Prozent senkte.

Und Wissenschaftler des New York Medical College stießen auf Beweise dafür, dass eine halbe bis ganze Zehe Knoblauch täglich den Cholesterinspiegel im Blut um bis zu neun Prozent senkt.

Krebsvorsoge

Die Forschung kommt zu dem Ergebnis, dass der Verzehr von Knoblauch auch eine wichtige Rolle bei der Vorbeugung und Behandlung von Krebs spielen könnte; und zwar in mehrfacher Hinsicht: durch das Unterbinden von

Zellveränderungen, die zu Krebs führen, das Eindämmen des Tumorwachstums und das Abtöten schädlicher Zellen.

- Die sogenannten S-Allylcysteine im Knoblauch stoppen nach Angaben des Ernährungsexperten Dr. John Milner von der Pennsylvania State University die Stoffwechselvorgänge, die aus gesunden Zellen Krebszellen werden lassen.

- Die DADS-Verbindungen (Diallyldisulfide) dagegen scheinen das Wachstum von Krebszellen einzudämmen, indem sie deren Teilung und Vermehrung verhindern. Wie Dr. Milner berichtet, ersticken die DADS die Krebszellen sozusagen, sodass diese absterben.

- Die im Knoblauch ebenfalls enthaltenen Diallyltrisulfide (DATS) konnten sogar noch zehnmal mehr Krebszellen in der menschlichen Lunge abtöten als die DADS. Dr. Milner vergleicht ihre Wirkung mit der von 5-Fluoracil, einem Medikament, das häufig in der Chemotherapie eingesetzt wird; allerdings mit erheblichen Nebenwirkungen. Weil Knoblauch im Gegensatz zu solchen toxischen Wirkstoffen gesunde Körperzellen nicht angreift, könnte er eines Tages die Basis für sanftere Therapieformen bieten.

- Schließlich enthält Knoblauch Stoffe, welche die Umwandlung von Nitrit – das in nitratbelasteten Lebensmitteln häufig vorkommt – in krebserregende Nitrosamine verhindern.

Die Vorteile von Knoblauch lassen sich aber nicht nur unter Laborbedingungen demonstrieren. So stellten Wissenschaftler fest, dass die Menschen in Süditalien, wo mit viel Knoblauch gekocht wird, seltener an Magenkrebs erkranken als ihre Landsleute im Norden, in deren Küche weit weniger Knoblauch verwendet wird.

Dr. Paxton kennt ein weiteres Beispiel: »In einer Provinz im nördlichen China essen die Menschen im Schnitt vier bis sieben Knoblauchzehen pro Tag. Auf 100 Fälle von Magenkrebs in der angrenzenden Provinz mit sehr viel geringerem Knoblauchkonsum kommen bei den Knoblauchliebhabern höchstens acht Fälle.«

Ähnliche Beobachtungen wurden in der westlichen Welt gemacht. Nach einer Studie in den USA, an der 41 837 Frauen teilnahmen, erkrankten diejenigen, die mindestens einmal pro Woche Knoblauch aßen, um 35 Prozent seltener an Darmkrebs als die Frauen, die gar keinen Knoblauch aßen.

Nach Dr. Lins Einschätzung könnten demnach drei bis sechs Zehen pro Tag das Krebsrisiko um 20 bis 30 Prozent verringern.

KÜCHENTIPPS

Wenn Sie nicht gerade Geschmacksknospen aus Stahl haben, könnte es schwierig werden, größere Mengen rohen Knoblauchs zu essen. Es gibt aber eine Möglichkeit, den Knoblauchkonsum ohne Selbstüberwindung zu steigern. Der Trick für Knoblauch auf die sanfte Art heißt »Rösten«. Im Vergleich zu den rohen Zehen schmecken geröstete nämlich fast süß-karamelisiert, mit einem Aroma, das die ursprüngliche Schärfe nur andeutet.

Zum Rösten müssen Sie den oberen Teil abschneiden und die Spitzen der Zehen freilegen. Reiben Sie die Knolle leicht mit etwas Olivenöl ein und wickeln Sie sie in ein Stück Alufolie;

aber nicht zu fest, es muss noch etwas Luft zwischen Folie und Knolle bleiben. Verschließen Sie die Kanten gut und garen Sie die Knollen bei 175 °C 45 Minuten im Backofen. Lassen Sie die weichen Knollen anschließend abkühlen. Sie können auch die Mikrowelle zum Rösten verwenden; wählen Sie dazu die höchste Einstellung und garen Sie den Knoblauch unbedeckt und ohne Öl zehn Minuten (bei zweimaligem Wenden).

Vor dem Verzehr müssen Sie nur das Wurzelende fest zusammendrücken und die Zehen aus ihrer Haut pressen. Sie können den Knoblauch auf Brot streichen oder zu Nudeln und Gemüse genießen. Wenn Sie ihn nicht gleich verzehren, können Sie ihn in einem fest verschlossenen Behälter bis zu einer Woche im Kühlschrank aufbewahren.

In Zukunft Knobizillin?

In den letzten Jahren erwiesen sich viele herkömmliche Medikamente immer öfter als wirkungslos. Der Grund für diesen erschreckenden Trend: Immer mehr Krankheitserreger entwickeln Antibiotika-Resistenzen. Neuere Studien zeigen, dass Knoblauch genau dort eingesetzt werden könnte, wo die traditionelle Medizin versagt oder zu belastend ist.

Am Boston City Krankenhaus untersuchten Mediziner 14 verschiedene bakterielle Abstriche aus Hals und Nase von Kindern mit Ohrinfektionen. Einige dieser Infektionen sprachen auf eine Behandlung mit Antibiotika nicht mehr an. Ein Knoblauch-Wirkstoff tötete die Krankheitserreger im Labor jedoch ab.

Im Rahmen einer anderen Studie prüften amerikanische Wissenschaftler die Anwendung von Knoblauch bei der Behandlung von Otomykose, einer Infektion im äußeren Gehörgang, die vermutlich von einem Pilz namens Aspergillus verursacht wird. Die konventionelle Behandlungsmethode ist nicht ideal, da die bisherigen Medikamente unangenehme Nebenwirkungen hervorrufen und zudem nicht verwendet werden können, wenn das Trommelfell schon geplatzt ist. Unter Laborbedingungen behandelten die Forscher Otomykose mit einer Mischung aus Knoblauchextrakt und Wasser. Sogar in sehr niedriger Konzentration verhinderte Knoblauch die weitere Ausbreitung der Pilzerkrankung genauso gut wie die konventionellen Medikamente. In einigen Fällen war die Behandlung mit Knoblauch sogar erfolgreicher.

SO HOLEN SIE DAS BESTE HERAUS

Auf die Frische kommt es an. Roher Knoblauch enthält Allizin, einen Wirkstoff, der sich beim Zerkleinern schnell in eine Reihe anderer, gesundheitsfördernder Verbindungen wie zum Beispiel DADS und DATS aufspaltet. Wenn Ihnen der Geschmack von rohem Knoblauch zu intensiv ist, probieren Sie Folgendes: Schneiden Sie eine Knoblauchzehe auseinander und reiben Sie eine Salatschüssel damit ein, bevor Sie den Salat hineingeben. Sie schmecken dann nur eine Spur von Knoblauch, aber tun Ihrer Gesundheit mehr als nur eine Spur Gutes.

Essen Sie, was Ihnen schmeckt. Sie müssen nicht unbedingt frischen Knoblauch essen, um etwas für Ihre Gesundheit zu tun. Egal ob roh, gekocht oder getrocknet, Knoblauch ist in jeder Form wirksam. Hauptsache, Sie machen ihn zum festen Bestandteil Ihrer Ernährung.

Schneiden Sie Knoblauchzehen klein. Ob Sie Knoblauch kochen oder roh essen, durch das Hacken oder Pressen vergrößern Sie seine Oberfläche und maximieren damit die Entstehung und Freisetzung der gesundheitsfördernden Inhaltsstoffe.

Kochen Sie ihn nicht zu weich. Gekocht schmeckt Knoblauch milder als roh, doch wenn er zu lange gekocht wird, können einige Inhaltsstoffe zerstört werden. Dr. Lin rät daher, Knoblauch möglichst kurz zu garen, etwa ihn zusammen mit Gemüse anzubraten oder einem Eintopf, der länger gekocht wird, erst am Ende der Kochzeit zuzufügen.

Kohl

Nur Gesundes im Kopf

Heilwirkung Beugt Brust-, Prostata- und Dickdarmkrebs vor, mindert das Kataraktrisiko, schützt vor Herzkrankheiten und Geburtsfehlern.

Im Alten Rom glaubten die Heiler, sie könnten Brustkrebs behandeln, indem sie die Brust mit einer aus Kohl hergestellten Paste einrieben. Vor einigen Jahren hätten die modernen Wissenschaftler diese Praktik noch als Aberglauben abgetan. Heute sind sie sich da schon nicht mehr ganz so sicher.

»Zahlreiche Studien belegen, dass man bei Labortieren das Tumorwachstum hemmen kann, wenn man sie mit einer aus Kohlblättern hergestellten Paste einreibt«, sagt

274 Fit durch Lebensmittel

Dr. Jon Michnovicz, Präsident der Stiftung für Präventive Onkologie und des Instituts für Hormonforschung in New York.

Die beste Möglichkeit, von den Heilkräften des Kohls zu profitieren, ist natürlich, ihn zu essen. Kohl wehrt nicht nur viele Krebserkrankungen ab, sondern ist auch reich an Nährstoffen, die Forschungsergebnissen zufolge Herzerkrankungen, Verdauungsbeschwerden und anderen Leiden vorbeugen können.

Kohl gegen Krebs

Wie andere Kreuzblütler enthält auch der Kohl bestimmte Substanzen, die verschiedenen Studien zufolge Tumoren vorbeugen können. Als besonders wirksam hat er sich bei der Vorbeugung von Brust-, Prostata- und Dickdarmkrebs erwiesen.

Es sind vor allem zwei chemische Verbindungen, die Kohl nach Ansicht der Wissenschaftler zu einem besonders wirksamen krebshemmenden Nahrungsmittel machen. Das sogenannte Indol-3-Karbinol (I3K) soll insbesondere Brustkrebs vorbeugen. Es wirkt wie ein Anti-Östrogen, das den Körper von schädlichen Östrogenen befreit, die mit Brustkrebs in Verbindung gebracht wurden.

In Israel gaben Forscher einer Gruppe von Frauen drei Monate lang täglich ein Drittel eines Kohlkopfes zu essen. Nach fünf Tagen fiel der Spiegel der schädlichen Hormone signifikant.

»Es gibt keinen Zweifel, dass eine Behandlung mit reinem I3K erfolgreich gewesen wäre«, sagt Dr. Michnovicz. »Die Untersuchung zeigte jedoch, dass man mit dem Verzehr von Kohl oder kohlähnlichem Gemüse die gleiche Wirkung erzielen kann.«

Wenn Sie sich noch intensiver schützen wollen, essen Sie am besten Pak-Choi oder Chinakohl. Laborstudien zeigen, dass eine in Pak-Choi enthaltene, Brassinin genannte Substanz die Vorbeugung von Brusttumoren unterstützen kann.

Kohl enthält darüber hinaus Sulforaphan, einen weiteren krebshemmenden Stoff, der die Produktion tumorhemmender Enzyme fördert.

Das Sulforaphan findet sich – wie auch weitere wirksame Substanzen – bevorzugt in den dunklen Außenblättern der Kohlpflanze. Im Fall des Sulforaphans wurde innerhalb einer groß angelegten Studie festgestellt, dass durch den Wirkstoff aus dem Kohl Brusttumore erfolgreich gehemmt werden können.

Sulforaphan macht Kohl auch zu einem Verbündeten im Kampf gegen den Dickdarmkrebs. Es regt die Produktion eines Glutathion genannten Enzyms im Dickdarm an, das Toxine aus dem Körper befördert, bevor sie die Chance haben, die empfindlichen Zellen der Darmwand zu beschädigen.

Der regelmäßige Verzehr von Kohlgemüse, gleich welcher Art, wird aller Wahrscheinlichkeit nach Ihr Krebsrisiko mindern.

Den besten Schutz liefert Ihnen jedoch der Wirsing, so die Forscher. Wirsing enthält nicht nur I3K und Sulforaphan, sondern vier weitere zungenbrecherische Inhaltsstoffe – Beta-Sitosterin, Pheophytin-a, Nonacosan und Nonacosanon –, die potenziell krebsverursachende Stoffe nachweislich bekämpfen.

KÜCHENTIPPS

Unter den Gemüsen ist Kohl der beste Freund der Köche. Er ist vielseitig verwendbar, preiswert und leicht zuzubereiten. Wenn Sie das nächste Mal Kohl kochen, geben Sie auch etwas Sellerie oder eine ganze Walnuss (mit der Schale) in den Topf. Das mildert den strengen Geruch. Sie können den Kohl auch schneller kochen, indem Sie die Mikrowelle oder einen Wok benutzen. Langes Kochen setzt mehr der stark riechenden schwefelhaltigen Substanzen frei.

Schutz durch Antioxidanzien

Sie haben bereits viel über Antioxidanzien wie Vitamin C und E sowie Betacarotin erfahren. Nämlich, dass sie Krankheiten abwehren, indem sie uns von schädlichen Sauerstoffmolekülen, den freien Radikalen, befreien, die sich auf natürliche Weise im Körper anhäufen. Freie Radikale zerstören gesundes Gewebe, die Folge können Herzleiden, Krebs und andere schwere Krankheiten sein.

Die Mitglieder der Kohlfamilie enthalten eine Fülle an Antioxidanzien. Besonders empfehlenswert ist Kohlgemüse wie Pak-Choi und Wirsing, beide erstklassige Quellen von Betacarotin. Hohe Betacarotinwerte im Blut werden mit einem niedrigeren Herzinfarkt-, Krebs- und Kataraktrisiko in Verbindung gebracht.

Neben Betacarotin enthalten diese Kohlsorten sehr viel Vitamin C, welches das Immunsystem stärkt, den Blutdruck senkt und Herzkrankheiten vorbeugt. 125 Gramm roher Pak-Choi liefern 16 Milligramm Vitamin C oder 27 Prozent des Tagesbedarfs, die gleiche Menge roher Wirsing 11 Milligramm oder 18 Prozent des empfohlenen Tagesbedarfs.

Darüber hinaus sind Pak-Choi und Wirsing gute Folsäurequellen. Je 125 Gramm enthalten 35 Mikrogramm, was neun Prozent des Tagesbedarfs entspricht. Unser Körper braucht Folsäure für das Gewebewachstum, und Studien zeigen, dass das B-Vitamin möglicherweise auch Krebs, Herzkrankheiten und Geburtsfehlern vorbeugt. Frauen leiden oft an einem Folsäuremangel, vor allem, wenn sie die Antibabypille nehmen.

SO HOLEN SIE DAS BESTE HERAUS

Behalten Sie einen kühlen (Kohl)-Kopf. Wenn man Kohl kocht, wird die Hälfte des wertvollen Indols zerstört, sagen die Experten. Deswegen raten sie, ihn roh zu essen, etwa als Teil eines grünen Salates oder auch als Krautsalat.

Genießen Sie die Vielfalt. Wenn Sie mehrmals pro Woche in den Genuss der im Kohl enthaltenen heilenden Substanzen kommen wollen, ohne dass Ihnen langweilig wird, probieren Sie unterschiedliche Sorten aus. Grünkohl, Rotkohl, Wirsing und Pak-Choi sind reich an schützenden Inhaltsstoffen. Sie können diese Kohlsorten roh als Krautsalat verzehren, schonend in einer Brühe garen oder auch Ihre Lieblingsfüllung darin einwickeln.

Bevorraten Sie sich. Wir vermeiden es normalerweise, frisches Gemüse auf Vorrat zu kaufen, weil es schnell verderben kann. Nicht so der Kohl. Ein Kohlkopf hält sich bis zu zehn Tage im Gemüsefach. Sie können also jeden Tag ein bisschen davon essen, ohne dass er schlecht wird.

Kräuter

Heilen auf natürliche Weise

Heilwirkung Schützen vor Infektionen, lindern Schmerzen und Schwellungen, lindern Beschwerden nach der Menopause, senken den Cholesterinspiegel.

Stellen Sie sich eine Marinara-Sauce ohne Knoblauch vor, Ingwerkekse ohne Ingwer, Folienkartoffeln ohne Schnittlauch. Wohl niemand, der gerne isst, würde auf diese Kräuter verzichten wollen.

Sie sind jedoch viel mehr als das gewisse Etwas der verschiedensten Gerichte. Vor der Entwicklung moderner Arzneimittel verließen sich die Menschen auf die Kräfte der Kräuter, sagt der Pharmakologe Dr. William J. Keller. Und auch heute noch nutzen viele Menschen Kräuter als Medizin.

Ärzte fanden heraus, dass Kräuter viele Beschwerden ebenso gut wie Medikamente lindern können. Denn die aktiven Inhaltsstoffe der Kräuter sind im Grunde in vielen Fällen identisch mit den chemischen Wirkstoffen in Medikamenten.

Wenn man zum Beispiel eine Aspirintablette einnimmt, lindert der in dem Medikament enthaltene Wirkstoff Acetylsalizylsäure die Schmerzen, senkt Fieber und hemmt Entzündungen. Bevor es Aspirin gab, machten sich die Leute einen Tee aus Weidenrinde. Weide enthält eine Verbindung mit Namen Salizin, die ähnlich wirkt wie die Salizylsäure im Aspirin.

Auch viele andere Medikamente ähneln Kräutern nicht

nur, sondern bestehen daraus. So wird das in den USA bekannte Krebsmedikament Etoposid aus der Wurzel des amerikanischen Maiapfels (Podophyllum peltatum L.) extrahiert und das Herzmittel Digitalis enthält Verbindungen, die denen im lila Fingerhut gleichen. Wissenschaftler schätzen, dass bis zu 30 Prozent der von uns genutzten Medikamente Inhaltsstoffe enthalten, die den in Pflanzen enthaltenen Verbindungen sehr ähnlich sind.

Von der Pflanze zum Penicillin

Die Wissenschaft von heute benutzt hoch entwickelte Geräte und aufwendige Testverfahren, um herauszufinden welche Kräuter die beste Wirkung haben. Für die traditionellen Kräuterheilkundler bedeutete »Forschung« dagegen meist, Tiere in der freien Natur zu beobachten, welche Blätter, Rinden oder Beeren sie bei Krankheit fraßen. So erlangten Heilkundige und Ärzte über die Jahre hinweg umfangreiches Wissen, welche Kräuter für welche Krankheiten am geeignetsten waren.

Mitte des zwanzigsten Jahrhunderts waren die Wissenschaftler nicht mehr so sehr an den Kräutern selber interessiert, als an ihren Inhaltsstoffen. »Durch die Fortschritte in der Laborchemie wurde es möglich, Verbindungen aus Pflanzen zu isolieren und zu reinigen, um daraus Medikamente herzustellen,« sagt der Botaniker Mark Blumenthal. Die neuen Medikamente hatten gegenüber ihren blättrigen Vorfahren eine Menge Vorteile. Durch die Präzisionsarbeit in den Labors war es möglich, Abertausende von Pillen mit genau der gleichen Menge an Inhaltsstoffen herzustellen. Auch waren Medikamente praktisch. Man musste nicht länger Stunden damit zubringen, Kräuter zu suchen und vorzubereiten – trocknen, Öl extrahieren oder Tee daraus machen –, nachdem man nun einfach eine Tablette einnehmen konnte, die das Gleiche bewirkte.

»Die Leute hörten nicht auf, Kräuter zu nutzen, weil sie keine Wirkung zeigten, sondern weil es zuverlässigere, billigere und bequemere Mittel wie etwa schwefelhaltige Medikamente und später das Penicillin gab,« erklärt Blumenthal. »Die Kräuter gerieten darüber in Vergessenheit.«

Zurück zu den Wurzeln

Heutzutage ist es zwar viel einfacher, rezeptfreie Medikamente zu finden als Kräuterheilmittel, die die gleiche Wirkungsweise zeigen. Aber trotzdem lassen mehr und mehr Menschen herkömmliche Medikamente in den Regalen stehen und wenden sich den natürlicheren Heilmitteln zu.

Ein Vorteil der Kräuterheilmittel ist nämlich, dass sie meist weniger Nebenwirkungen hervorrufen als moderne Medikamente. Diese sind hoch konzentriert, daher kann die Einnahme einer winzigen Tablette oder Kapsel eine starke Wirkung haben. Da die Kräuter eine viel geringere Konzentration aufweisen, bekommt der Körper auch nicht so viele Wirkstoffe auf einmal, was unerwünschte Nebenwirkungen weniger wahrscheinlich macht.

Der Grund für die Renaissance von Kräuterheilmitteln wie Knoblauch oder Echinacea ist also: Sie wirken, und das schonend. So stellten deutsche Ärzte innerhalb eines Jahres 5,4 Millionen Rezepte für Ginkgo aus, ein Kräuterheilmittel, das die Blutzufuhr im Gehirn verbessern soll. Und verschrieben mehr als zwei Millionen Mal Echinacea, eine Pflanze zur Stärkung des Immunsystems, die bei Schnupfen- und Grippeerkrankungen verwendet wird.

»Studien zeigten, dass die Einnahme von Echinacea, sobald man erste Symptome spürt, die Infektionsdauer verkürzt,« berichtet der Naturheilkundler Donald J. Brown von der Bastyr Universität in Seattle.

Von allen Heilkräutern ist Knoblauch wahrscheinlich am besten erforscht. Die geschmackvolle Knolle enthält Verbindungen, die erwiesenermaßen Cholesterinspiegel und hohen Blutdruck senken, zwei der häufigsten Risiken für Herzerkrankungen. In einer wegweisenden Studie wurden zwei Gruppen von Testpersonen einige Wochen 75 Gramm Butter täglich zu essen gegeben. Der einen Gruppe wurde zudem ein Extrakt verabreicht, der inhaltlich mit einigen Zehen Knoblauch gleichzusetzen war. Erwartungsgemäß wiesen die Testpersonen daraufhin erhöhte Cholesterinspiegel auf. Der Anstieg bei der Gruppe der Knoblauchesser war jedoch lange nicht so hoch. Außerdem verringerten sich die Triglyceride, eine andere Art von Blutfett, welches mit Herzerkrankungen in Verbindung gebracht wird, um 16 Prozent.

Tanacetum parthenium (Feverfew) ist eine Pflanze, auf die die Wissenschaftler aufmerksam wurden, weil sie vor Migräne schützt. In einer breit angelegten Studie des Universitätskrankenhauses von Nottingham, England, bekamen Migränepatienten vier Monate täglich Kapseln mit *Tanacetum parthenium* (Feverfew). Am Ende der Studie hatte sich die Anzahl der Migräneanfälle in dieser Gruppe um 24 Prozent reduziert.

Süßholzwurzel ist ein gutes Beispiel dafür, dass einige Kräuter genauso gute oder noch bessere Ergebnisse erzielen als chemisch hergestellte Medikamente. Süßholz oder Lakritze enthält sogenannte Phytoöstrogene, die die Wirkung des weiblichen Geschlechtshormons Östrogen steigern. Dadurch kann es bei der Behandlung von vielen Frauenbeschwerden, wie Hitzewallungen und Stimmungsschwankungen während der Menopause, hilfreich sein, sagt Dr. Mary Bove, Ärztin für Naturheilkunde und Leiterin der Brattleboreo Klinik für Naturheilverfahren in Vermont.

Die Lakritzenwurzel hilft bei einigen Frauen genauso gut wie das konventionelle Medikament, das in der Hormonersatztherapie eingesetzt wird, fügt Dr. Bove hinzu. Da sie, anders als herkömmliche Medikamente, das Risiko von Brust- und Uteruskrebs nicht ansteigen lässt, empfiehlt sie sich umso mehr. Sollten Sie eine Therapie mit Lakritzenwurzel ausprobieren wollen, sprechen Sie in jedem Fall mit Ihrem Arzt darüber, ob diese Behandlungsmethode für Sie infrage kommt.

KÜCHENTIPPS

Die meisten Kräuter kann man selbst anbauen, im Garten oder einfach im Blumentopf auf der Fensterbank. Doch um ihre Heilkräfte zu bewahren, muss man sie richtig trocknen und aufbewahren. Hier steht wie:

- Wenn Sie Blätter oder Blüten trocknen, binden Sie kleine Bündel zusammen und hängen Sie sie kopfüber in einem trockenen, gut belüfteten Raum auf, zum Beispiel auf dem Dachboden oder in einer großen Vorratskammer. Um das

Verstauben zu verhindern, können Sie die Bündel mit Papier umwickeln, müssen dann aber Löcher ins Papier stechen, damit die Luft zirkulieren kann. Geben Sie acht, die Kräuter nicht zu knicken, da sonst die wertvollen Öle austreten können.

- Wurzeln schneiden Sie zum Trocknen in dünne Streifen, fädeln Sie sie auf einen Faden und hängen Sie sie auf.
- Zum Trocknen von Samen umwickeln Sie ein Bündel Pflanzen mit Papier und hängen es kopfüber auf. Beim Trocknen fallen die Samen auf den Boden der Papiertüte.
- Um getrocknete Kräuter frisch zu halten, bewahren Sie sie in fest schließenden Gefäßen an einem trockenen, dunklen Platz auf. Wenn sie richtig gelagert werden, bleiben die hilfreichen Inhaltsstoffe über ein Jahr erhalten.

DIE HEILKRÄUTER

Es gibt Tausende von Kräutern, die rund um den Erdball als Heilmittel verwendet werden. Die meisten kann man in Kapseln, Tabletten oder flüssiger Form wie auch als Tee einnehmen. Im Folgenden eine Auflistung der bekanntesten Kräuter und ihrer Anwendungen. Wenn Sie schwanger sind oder ernste gesundheitliche Probleme haben, sollten Sie die Einnahme natürlich erst mit Ihrem Arzt besprechen.

Name	Heilwirkung	Verwendung
Andorn, Gewöhnlicher	Ein milder Schleimlöser, gut für Husten.	½ Teelöffel fein geschnittener Blätter als Tee aufbrühen
Anis	Lindert Hitzewallungen und andere Beschwerden der Menopause. Hilft bei Blähungen.	1 Teelöffel Samen zerdrücken und mit kochendem Wasser überbrühen und ziehen lassen. Als Tee trinken.
Baldrian	Gegen Schlaflosigkeit.	2 Teelöffel fein geschnittene Wurzeln als Tee aufbrühen.
Bärentraubenblätter	Entwässert und hilft gegen Infektionen der Harnwege.	Für den Tee 1 Teelöffel grob gepuderter Blätter mit kaltem Wasser aufgießen und 12–24 Stunden ziehen lassen.
Bohnenkraut	Lindert Blähungen und Durchfall und stimuliert den Appetit.	Reichlich zerstoßene Blätter beim Kochen zugeben.
Brennessel, Große	Hilft bei Wasseransammlungen.	2 Teelöffel fein geschnittener Blätter als Tee aufbrühen.
Enzian	Regt den Appetit an und verbessert die Verdauung.	½ Teelöffel fein gechnittener oder grob gehackter Kräuter als Tee aufbrühen.
Echinacea	Stärkt das Immunsystem.	½ Teelöffel Tinktur 3-mal täglich bei den ersten Anzeichen einer Erkältung. Oder brühen Sie ½ Teelöffel grob gemahlene getrocknete Kräuter als Tee auf.
Fenchel	Lindert Hitzewallungen und andere Beschwerden der Menopause. Hilft bei Magenbeschwerden.	1–2 Teelöffel Samen zerdrücken und als Tee aufbrühen.
Feverfew (*Tanacetum parthenium*)	Schützt und lindert Migräne.	Essen Sie 2–3 Blätter täglich.

Name	Heilwirkung	Verwendung
Ginkgo	Schützt vor Blutgerinnseln, und verbessert die Blutzufuhr zum Gehirn. Lindert Angstzustände.	Täglich 3-mal eine 40-mg-Kapsel einnehmen für 1–2 Monate.
Johanniskraut	Lindert Nervosität und Angstzustände, verbessert das Erinnerungsvermögen und die Konzentrationsfähigkeit, hat einen antiviralen und entzündungshemmenden Effekt.	Täglich eine 250-mg-Kapsel einnehmen.
Kamille	Gut bei Verdauungsstörungen und Blähungen. Schafft Linderung bei Angina tonsillaris (Mandelentzündung).	Aus 1–2 Teelöffeln Kräutern einen Tee aufbrühen.
Knoblauch	Senkt den Cholesterinspiegel und zu hohen Blutdruck und reduziert das Herzerkrankungsrisiko.	Essen Sie 1–6 Zehen jeden Tag.
Lakritzenwurzel	Lindert Beschwerden der Menopause wie Stimmungsschwankungen und Hitzewallungen. und Geschwüren.	½ Teelöffel fein geschnittener Wurzeln als Tee aufbrühen. Nicht länger als 4–6 Wochen am Stück anwenden. Bei hohem Blutdruck keinesfalls anwenden.
Liebstöckel	Lindert Blähungen und Wasserstau.	½–1 Teelöffel fein geschnittener Wurzeln als Tee aufbrühen. 3-mal täglich wiederholen, wenn es harntreibend wirken soll.
Mariendistel	Gut gegen Leberbeschwerden wie Hepatitis und Zirrhose.	Täglich eine 200-mg-Kapsel einnehmen.
Melisse	Ein beruhigendes Kräuterheilmittel, das einen rauen Hals lindert.	1–2 Teelöffel fein geschnittener Blätter als Tee aufbrühen.

Name	Heilwirkung	Verwendung
Oregano	Gut gegen parasitäre Infektionen. Vermindert die Effekte von Karzinogenen in gekochtem Fleisch.	Fügen Sie reichlich ganze Blätter oder pulverisierte Kräuter beim Kochen den Gerichten bei.
Pfefferminze	Beruhigt den Magen und lindert Blähungen.	1 Teelöffel fein geschnittener Blätter als Tee aufbrühen.
Petersilie	Verbessert die Verdauung und ist mild entwässernd.	Reichlich Blatter und Stängel beim Kochen verwenden.
Rosmarin	Verbessert die Verdauung und stimuliert den Appetit.	1 Teelöffel fein geschnittener Blätter als Tee aufbrühen.
Schafgarbe	Gegen Verdauungsstörungen, regt den Appetit an.	1 gehäuften Teelöffel fein geschnittener Blätter als Tee aufbrühen.
Thymian	Lindert Husten und Infektionen der oberen Atemwege.	1 Teelöffel fein geschnittener, getrockneter Blätter als Tee aufbrühen.
Weidenrinde	Lindert Schmerzen, Fieber und Kopfschmerzen.	1–2 Teelöffel fein geschnittener Rinde als Tee aufbrühen.

Lassen wir sie wirken

Wenn Sie daran gewöhnt sind, ein Röhrchen zu öffnen und schnell mal eine Pille zu schlucken, kann die Umstellung auf Kräuter einige Zeit dauern. Apotheker haben Hunderte von Heilkräutern – verpackt in Kapseln, aufgelöst in Ölen oder lose in Glasbehältern – auf Lager. Und es ist nicht so einfach, sie in der richtigen Dosis und Form einzunehmen. Hier einige Tipps für den Anfang:

Wählen Sie die richtige Form. Viele Kräuterheilmittel sind in drei Formen erhältlich: als Tabletten oder Kapseln, flüssig (genannt Extrakte oder Tinkturen) und in ihrer natürlichen Form als Blätter, Rinden, Wurzeln oder Blüten. Jede Form hat ihre besonderen Vorteile und wirkt auf unterschiedliche Weise.

Wenn man krank ist und schnelle Linderung benötigt, sind Kräuterextrakte normalerweise das Beste, da sie vom Körper schnell aufgenommen werden, sagt Dr. Brammer, Ärztin für Naturheilkunde.

Auch wenn sie nicht so bequem einzunehmen sind wie Tabletten – man muss sie mit einem Tropfer oder Teelöffel abgemessen in Wasser oder Saft geben –, wirken sie doch fast sofort.

Wenn man Kräuter für eine Langzeitbehandlung – etwa zur Stärkung des Immunsystems – verwendet, ist es egal wie schnell sie wirken. Da man sie regelmäßig einnehmen muss, zählt eher die bequeme Anwendung in Tabletten- oder Kapselform. Man sollte nur die Packung genau lesen um sicherzugehen, dass es sich um standardisierte Produkte handelt und jede Kapsel den gleichen Anteil an Wirkstoffen enthält. (Nicht standardisierte Produkte können nämlich nur wenig oder gar keine aktiven Wirkstoffe beinhalten).

Sie können die Kräuter auch in ihrer natürlichen Form oder pulverisiert kaufen und Tees daraus bereiten, sagt Dr. Brammer. Kräutertees wirken ein wenig langsamer als Extrakte, werden vom Körper aber schneller als Tabletten oder Kapseln aufgenommen. Außerdem mögen viele den Geschmack eines frisch aufgebrühten Kräutertees. »Schon das Ritual des Teeaufbrühens ist so entspannend, dass sich viele Leute dadurch sofort besser fühlen«, meint Dr. Brammer.

Kaufen Sie frisch. Ein Problem bei frischen Kräutern ist, dass sie ihre Heilwirkung mit der Zeit verlieren. »Es ist ein schlechtes Zeichen, wenn die Kräuter bündelweise im Schaufenster des Ladens in der Sonne liegen. Licht und Luft ausgesetzt, verlieren sie nämlich ihre Wirkstoffe,« erklärt Dr. Keller.

Vor dem Kauf sollten Sie Ihre Nase testen lassen, sagt Dr. Keller. Frische Kräuter sollten auch frisch riechen. »Kaufen Sie keine Kräuter, die modrig riechen oder schimmelig aussehen, sehr trocken oder schon farblos sind«, rät er. Zu Hause lagern Sie die Kräuter am besten in einem luftdichten Behälter an einem dunklen, kühlen Platz – zum Beispiel im Küchenschrank weit weg vom Herd.

Kaufen Sie häufig. Es ist zwar bequem, große Mengen zu kaufen, doch getrocknete Kräuter sind nicht unbegrenzt haltbar, sagt Dr. Brammer. Um die beste Heilwirkung zu erzielen, kaufen Sie am besten nur kleine Mengen.

Behandeln Sie sie mit Respekt. Auch wenn Kräuter oft milder sind als moderne Medizin, können sie Nebeneffekte wie zum Beispiel Magenbeschwerden hervorrufen, sagt Dr. Keller. Es ist empfehlenswerter, die Kräuter zusammen mit einer Mahlzeit einzunehmen als auf nüchternen Magen. Und da Kräuter Medizin sind, sprechen Sie vor der Einnahme erst einmal mit Ihrem Arzt, besonders wenn Sie auch noch andere Medikamente für ernste Beschwerden wie Diabetes oder Herzerkrankungen einnehmen, sagt Dr. Keller.

Krustentiere

Gesundheit in Schale

Heilwirkung Schützen vor Blutarmut, stärken das Immunsystem, beugen Herzerkrankungen vor.

Für viele Menschen sind Hummer, Garnelen, Kammmuscheln oder Austern Luxusgüter, die für besondere Anlässe reserviert bleiben. Einerseits, weil Krustentiere im Vergleich zu Fisch teuer sind, zum anderen, weil sie jede Menge Cholesterin und Natrium enthalten und bei gesundheitsbewussten Essern deshalb keinen allzu guten Ruf haben.

Wissenschaftler sehen diese beiden Stoffe allerdings längst nicht mehr in dem Maße als gesundheitliche Bedrohung an wie früher, sagt der Ernährungswissenschaftler Dr. Robert M. Grodner von der Louisiana State University. Zumal Krustentiere viele Vitamine, Mineralien und zahlreiche weitere gesunde Inhaltsstoffe enthalten, die das »Natrium-/Cholesterin-Manko« mehr als ausgleichen.

Gut fürs Herz

Normalerweise versuchen wir, genau den Stoff zu meiden, der die Krustentiere so gesund macht – nämlich das darin enthaltene Fett. Doch in Form der sogenannten Omega-3-Fettsäuren – wie eben in Krustentieren – ist Fett für das Herz sehr gesund.

Wissenschaftler der University of Washington in Seattle

fanden heraus, dass Menschen, die so viel Fisch und Krustentiere aßen, dass sie auf fast sechs Gramm Omega-3-Fettsäuren im Monat kamen, das Risiko für Herzrythmusstörungen bis hin zum Herzstillstand im Vergleich zu Menschen, die keine Omega-3-Fettsäuren aufnahmen, halbierten.

Wie eine weitere Studie zeigte, verweisen die Fans von Meeresfrüchten in puncto Herzgesundheit sogar Vegetarier auf Platz zwei. Mit ihrer hohen Konzentration von Omega-3-Fettsäuren im Blut, wiesen sie einen vergleichsweise niedrigeren Blutdruck und geringere Cholesterin- und Triglyceridwerte auf.

Viele Studien beziehen sich zwar auf Fisch, wie zum Beispiel Lachs oder Makrele, räumt der Herzspezialist Dr. Dan Sharp ein, doch die Omega-3-Fettsäuren finden sich in allen Meeresfrüchten. Und die in Krustentieren enthaltenen Omega 3s haben eine Reihe von Vorteilen: Sie stärken den Herzmuskel, helfen den Blutdruck zu senken, das Cholesterin unter Kontrolle zu halten und das Verkleben den Blutplättchen – das zum Arterienverschluss führen kann – einzudämmen.

Besonders reichhaltige Quellen von Omega-3-Fettsäuren sind Austern aus dem Atlantik oder Pazifik. Sechs mittelgroße Austern, fünf- bis siebenmal im Monat, liefern alles was das Herz begehrt.

KÜCHENTIPPS

Krustentiere verderben äußerst schnell. Selbst sorgfältig aufbewahrt bleiben sie maximal nur ein oder zwei Tage frisch. Außerdem sind sie sehr schnell gar. Den Unterschied zwischen »genau richtig« und »igitt« entscheiden oft Minuten. Hier ein paar Tipps für einen frischen Fang auf Ihrem Teller:

Kaufen Sie sie lebend. Da Krustentiere so schnell verderben, sollte man sie lebend kaufen und am besten noch am gleichen Tag zubereiten. Um sie zu Hause frisch zu halten, sollte man sie vor dem Kochen unbedingt in den Kühlschrank legen.

Testen Sie, ob sie durch sind. Kaum eine Speise schmeckt halbgar so wenig ansprechend wie Krustentiere. Hummer und Garnelen werden rot, wenn sie nach 15 bis 20 Minuten durch sind. Venusmuscheln, Miesmuscheln und Austern sind fast fertig, wenn sich die Schale öffnet. Nach weiteren fünf Minuten sind sie zum Verzehr bereit.

Multivitamine aus der Schale

Neben der Rolle, die Krustentiere für die Gesunderhaltung des Herzens spielen, liefern sie auch große Mengen lebenswichtiger – und schwer zu findender – Vitamine und Mineralien; beispielsweise Vitamin B 12, das der Körper für gesunde Nerven sowie die Produktion von roten Blutzellen braucht.

Wenn der Vitamin-B-12-Wert absinkt, kann es zu regelrechten Kurzschlusshandlungen kommen, die bei den Betroffenen zu Gedächtnisverlust, Verstörtheit, langsamen Reflexen und Müdigkeit führen. So ist die vermeintliche Alterssenilität oftmals nichts anderes als ein Mangel an Vitamin B 12.

90 Gramm Krabben enthalten mit zehn Mikrogramm Vitamin B 12 ganze 300 Prozent des Tagesbedarfs. Noch

gehaltvoller sind Venusmuscheln, neun Stück enthalten 1400 Prozent des Tagesbedarfs.

Mit Ausnahme von Garnelen liefern Krustentiere auch jede Menge Zink, das für ein gesundes Immunsystem wichtig ist. Austern enthalten am meisten, sechs Stück liefern etwa 27 Milligramm, fast 181 Prozent des täglichen Bedarfs.

Genügend Eisen aus der Nahrung zu bekommen ist nicht immer ganz einfach. Daher weisen auch etwa 20 Prozent der Bevölkerung einen Mangel an diesem wichtigen Mineralstoff auf. Wenn Sie jedoch genügend Muskelkraft besitzen, eine Muschel zum Mund zu führen, erhalten Sie auch genug, um nicht an Eisenmangelanämie zu erkranken. 90 Gramm Miesmuscheln enthalten etwa sechs Milligramm Eisen, 60 Prozent des empfohlenen Tagesbedarfs für Männer und 40 Prozent für Frauen.

Schließlich liefern Krustentiere auch noch Magnesium, Kalium und Vitamin C in großer Menge. Gerade der hohe Vitamin-C-Gehalt ist ein großer Bonus, da er dem Körper hilft, das Eisen aus den Nahrungsmitteln besser zu verwerten.

AUGEN AUF!

Bakterien

Krustentiere sind nährstoffreich und schmecken köstlich. Doch wenn sie nicht sorgfältig zubereitet werden, können sie auch gefährlich sein.

Um Nahrung und Sauerstoff aufzunehmen, filtern Krustentiere wie Venusmuscheln und Austern täglich zwischen

55 000 und 75 000 Liter Wasser. Enthält dieses Wasser Bakterien, wie zum Beispiel den äußert gefährlichen Vibrio Vulnificus, wird auch das Krustentier damit infiziert und kann krank machen.

Trotzdem müssen Sie nicht Verzicht üben. Da die Bakterien bereits durch Hitze abgetötet werden, reicht das gründliche Kochen Ihres Fanges aus, um Sie vor Krankheiten zu schützen.

Schlechte Nachrichten also nur für Liebhaber roher Austern. Zwar machte in Labortests heiße scharfe Sauce den Bakterien den Garaus, sicherheitshalber sollte man auf rohe Austern dennoch lieber verzichten.

Neue Erkenntnisse

Ihr hoher Natrium- und Cholesteringehalt gilt heute nicht mehr als Grund, auf Krustentiere zu verzichten. »Im Gegensatz zu anderen Cholesterinquellen, wie zum Beispiel rotem Fleisch, enthalten Krustentiere nämlich fast nur ungesättigte Fette,« erklärt Dr. Frodner. Speisen mit einem hohen Anteil an gesättigten Fetten aber lassen den Cholesterinspiegel viel eher in die Höhe schnellen als der Verzehr von Cholesterin selbst.

Wie man es von Meereslebewesen erwarten kann, enthalten Krustentiere relativ viel Natrium, nämlich je nach Art 150 bis 900 Milligramm pro 90-Gramm-Portion. Solange Ihnen Ihr Arzt jedoch keine natriumarme Diät verordnet, dürften Krustentiere kein größeres Problem darstellen. Zumal eine Portion davon unterhalb der empfohlenen Natriumobergrenze von 2,4 Gramm Natrium pro Tag bleibt.

HOLEN SIE DAS BESTE HERAUS

Zusammen mit Vitamin C essen. Da das in der Nahrung enthaltene Eisen in Verbindung mit Vitamin C besser vom Körper aufgenommen wird, sollten Sie Vitamin-C-reiche Gemüse, wie Brokkoli oder Paprika, als Beilage zu Krustentieren wählen.

Miteinander kombinieren. Als Luxusgüter bleiben Krustentiere für die meisten Menschen die Ausnahme. Ein einfaches Rezept, sie öfter auf den Tisch zu bringen, ist ein Meeresfrüchte-Eintopf. Wie Dr. Grodner meint, eine herzhafte und gesunde Mahlzeit.

Kürbis

Der Betacarotin-König

Heilwirkung Lindert Erkältungsbeschwerden, schützt vor Krebs, vermindert die Bildung von Blutergüssen, verhindert Herzerkrankungen und Schlaganfälle.

Schon die ersten Siedler in Amerika wussten um die Vorzüge des Kürbis und besangen ihn sogar in Liedern. Damals war Kürbis wirklich in aller Munde, und zwar als Suppe, Kuchen und sogar Bier.

Heute wird in Amerika zwar immer noch viel Kürbis verbraucht, aber hauptsächlich als Halloween-Dekoration. Das ausgehöhlte Fleisch wird meist weggeworfen. Gegessen wird höchstens noch Kürbiskuchen zu Thanksgiving und um die Weihnachtszeit.

Dabei ist der heute so verkannte Kürbis zu viel mehr gut. Angefüllt mit Karotinoiden, die Zellschäden stoppen, kann er nämlich einer ganzen Reihe von Krankheiten vorbeugen.

Mehr als gut für die Augen

Ein »König« ist der Kürbis nicht nur wegen seiner stattlichen Größe. 125 Gramm eingelegtes Kürbisfleisch enthalten mehr als 16 Milligramm Betacarotin – das Vielfache des von Experten empfohlenen Tagesbedarfs – und außerdem die weniger bekannten Radikalenfänger Lutein und Zeaxanthin.

Diese Karotinoide sind nicht nur verantwortlich für die orange Pflanzenfärbung, sondern schützen den menschlichen Körper, indem sie schädliche Sauerstoffmoleküle (sogenannte freie Radikale) neutralisieren.

Eine Ernährung reich an solchen Antioxidanzien kann deshalb vor vielen gefährlichen Krankheiten schützen, die mit dem natürlichen Alterungsprozess einhergehen, unter anderem vor Herzerkrankungen und verschiedenen Krebsarten.

Lutein und Zeaxanthin, so der Ernährungswissenschaftler Dr. Paul Lachance, sind besonders wirksame Radikalenfänger.

Und sie finden sich nicht nur im Fruchtfleisch des Kürbis, sondern auch in den Linsen unserer Augen. Deshalb wird angenommen, dass eine entsprechende Ernährung vor Grauem Star schützt, einer Augenkrankheit, die den unwiderruflichen Verlust der Sehkraft zur Folge haben kann.

296 Fit durch Lebensmittel

In einer Studie an einer amerikanischen Fachklinik für Augen- und Ohrenkrankheiten wurden die Ernährungsgewohnheiten älterer Menschen, die an fortgeschrittener Makuladegeneration litten – einer Krankheit, die die Sehfähigkeit beeinträchtigt – mit denen gesunder Gleichaltriger verglichen.

Die Wissenschaftler fanden heraus, dass diejenigen, die die meisten Karotinoide mit der Nahrung aufnahmen, bis zu 43 Prozent seltener erkrankten als die mit der schlechtesten Karotinoidversorgung. Und bei den bereits an Makuladegeneration Erkrankten verlief die Krankheit bei denjenigen, die am meisten Karotinoide zu sich nahmen, weniger dramatisch.

Das Betacarotin im Kürbis schützt die Pflanze vor Krankheiten, den Folgen starker Sonneneinstrahlung und vor anderen natürlichen Stressfaktoren. Dem Menschen scheint es in gleicher Weise zugute zu kommen. Wissenschaftler konnten zum Beispiel nachweisen: Wer mehr Betacarotin zu sich nimmt, ist besser gegen eine Reihe von Krebsarten, besonders Magen-, Speiseröhren-, Lungen- und Darmkrebs geschützt.

Dieser Schutzeffekt wird von den Phenolen im Kürbis, die potenziell krebserregende Stoffe im Körper binden und dadurch deren Resorption verhindern, noch unterstützt.

Auch Herzerkrankungen beugt das Kürbis-Betacarotin möglicherweise vor. Wissenschaftlichen Untersuchungen zufolge treten nämlich bei Menschen, die viel betacarotinreiches Obst und Gemüse zu sich nehmen, seltener Herzerkrankungen auf als bei denen, die sich weniger gesund ernähren.

KÜCHENTIPPS

Wegen ihrer Größe und der Möglichkeit, ausgehöhlt und geschnitzt zu werden, fristen Kürbisse häufiger ein Dasein als Dekorationsstück denn als Nahrungsmittel.

Dabei sind sie eine Delikatesse, die sich vielseitig zubereiten lässt:

- Um Kürbis zu backen, müssen Sie ihn halbieren (eventuell auch vierteln, wenn er sehr groß ist), die Kerne entfernen und die Stücke mit der Schnittfläche nach unten in eine Backform legen. Geben Sie etwas Wasser hinzu, um das Anbrennen zu verhindern, und backen Sie ihn 45 bis 60 Minuten bei 175 °C, bis das Fleisch sich leicht mit einem Messer lösen lässt.

- Um die Garzeit zu verkürzen, können Sie den Kürbis auch in kleinere Stücke schneiden und dann im Ofen backen, dünsten oder in der Mikrowelle garen.

- Wenn Sie Kürbis für Kuchen, Suppe oder Eintopf verwenden, müssen Sie die Schale entfernen. Dies gelingt am besten, wenn Sie ihn wie oben beschrieben zum Backen vorbereiten und bei 175 °C im Ofen garen, bis das Fleisch weich ist. Wenn der Kürbis abgekühlt ist, können Sie das Fleisch abschaben oder herausschneiden und die Schale wegwerfen.

Das ganze Bild

Zusätzlich zu seinen reichen Betacarotin-Depots und anderen pflanzlichen Wirkstoffen enthält Kürbis jede Menge Ballaststoffe. 125 Gramm Cornflakes enthalten beispielsweise ein Gramm Ballaststoffe, ein kleines Schüsselchen eingelegter Kürbis hingegen mehr als drei Gramm – sechs Prozent des Tagesbedarfs.

Ein weiteres Plus: Das im Kürbis enthaltene Eisen – wichtig besonders für Frauen, die aufgrund der Menstruation ihren Eisenvorrat regelmäßig auffüllen müssen. 200 Gramm Kürbis enthalten fast zwei Milligramm Eisen, also etwa 20 Prozent der empfohlenen Tagesdosis für Männer und 13 Prozent für Frauen.

Noch eisenhaltiger als das Fruchtfleisch sind die Kerne. Eine Handvoll enthält mit vier Milligramm 40 Prozent der empfohlenen Tagesdosis für Männer und 27 Prozent für Frauen. Und mit neun Gramm Eiweiß bringen es die Kerne darüber hinaus auf genauso viel wie die gleiche Menge Fleisch, sagt die Ernährungsberaterin Susan Thom.

Allerdings sollte man nicht zu viel davon essen, da 73 Prozent ihrer Kalorien (148 pro 28 Gramm) vom darin enthaltenen Fett stammen. Aber wenn Sie knackige, nährstoffreiche Zwischenmahlzeiten mögen, sind ein paar Kürbiskerne immer eine gute Wahl.

SO HOLEN SIE DAS BESTE HERAUS

Verwenden Sie ihn eingelegt. Einen riesigen Kürbis zu verarbeiten kann sogar die engagiertesten Köche abschrecken. Schade, denn damit entgeht ihnen auch seine heilende Wirkung. Die Lösung des Problems ist eingelegter Kürbis. Vom Nährwert her ist er so gut wie frischer, meint die Gesundheitsberaterin Pamela Savage-Marr.

Kaufen Sie weiche Früchte. Wenn Sie lieber frischen Kürbis essen, gehen Sie auf Nummer sicher und kaufen Sie mildere, kleinere Sorten. Große Kürbisse eignen sich zwar großartig für Schnitzereien, sind aber eher hart und faserig und daher weniger zum Verzehr geeignet.

Schwächen Sie den Geschmack etwas ab. Kürbis hat einen sehr intensiven Geschmack, und der wird manchmal sogar ausgesprochenen Kürbisliebhabern zu viel. Ein Esslöffel Orangen- oder anderer Zitrusfruchtsaft beim Kochen zugeben, schwächt den Geschmack ab, sagt die Ernährungsberaterin Anne Dubner.

Stürzen Sie sich auf die Reste. Einen ganzen Kürbis auf einmal zu essen dürfte schwierig werden, und es gibt auch keinen Grund dafür, denn seine Inhaltsstoffe bleiben beim Einfrieren fast vollständig erhalten.

Leinsamen

Gut fürs Herz und vieles mehr

Heilwirkung Verbessert die Nierenfunktion, vermindert das Risiko von Herzerkrankungen, schützt vor Krebs.

Jahrhundertelang verwendete man Leinsamen (und die Flachspflanze selbst) für alles Mögliche, nur nicht als Nahrungsmittel. Flachs ist einer der ältesten Rohstoffe für textile Fasern und wurde zur Leinenproduktion verwendet. Die Samenkörner wurden zur Herstellung von Farbe gebraucht und fanden Verwendung als Tierfuttermittel; jedoch nicht als Nahrung für den Menschen. Den Sprung zum Nahrungsmittel schafften die Körner erst kürzlich.

Nachdem er nun endlich als besonders gesundes Lebensmittel geschätzt wird, genießen wir den leicht süßen, nussigen Geschmack des Leinsamens – und den Schutz vor Herzerkrankungen und Krebs.

Krebskontrolle

Leinsamen ist eine reichhaltige Quelle sogenannter Lignane. Zwar sind diese Verbindungen auch in anderen pflanzlichen Nahrungsmitteln enthalten, der Leinsamen ist jedoch absoluter Lignan-Spitzenreiter. Er enthält mindestens 75-mal mehr davon als alle anderen pflanzlichen Nahrungsmittel. (Man müsste etwa 15 Kilogramm Brokkoli oder 100 Scheiben Vollkornbrot essen, um die gleiche Menge an Lignan aufzunehmen, die in 63 Gramm Leinsamen steckt.)

Das ist von Bedeutung, weil Lignane wirksame Antioxidanzien sind, welche die Körperzellen vor den schädigenden Sauerstoffmolekülen namens freie Radikale schützen. Diese stehen unter anderem im Verdacht, krebsauslösende Zellveränderungen zu verursachen.

Besonders bei der Bekämpfung von Brustkrebs haben sich Lignane bewährt. Sie mindern die Östrogenauswirkungen, die bei einigen Frauen langfristig das Brustkrebsrisiko zu erhöhen scheinen. Und sie dämmen das Wachstum bereits bestehender östrogenempfindlicher Tumoren.

Eine Studie konnte die Tatsache belegen, dass nach der Zuführung von Leinsamen das Brusttumorrisiko signifikant reduziert werden kann.

Leinsamen birgt zwei weitere Geheimwaffen gegen Krebs: Er enthält viele mehrfach ungesättigte Fettsäuren,

Leinsamen 301

darunter auch Omega-3-Fettsäuren, die offenbar die Produktion der Prostaglandine hemmen. Dies ist ein wichtiger Aspekt, da die körpereigenen Gewebshormone in großen Mengen das Tumorwachstum beschleunigen können, sagt der Ernährungsexperte Bandaru S. Reddy.

Leinsamen hat außerdem einen hohen Ballaststoffgehalt. Drei Esslöffel der Samenkörner enthalten drei Gramm Ballaststoffe, etwa zwölf Prozent der empfohlenen Tagesmenge.

Eine ballaststoffreife Ernährung ist sehr wichtig, da sie die Darmzellen vor potenziell krebserregenden Substanzen schützt. Die unverdaulichen Pflanzenfasern bewirken nämlich einen schnelleren Abtransport dieser Verbindungen aus dem Darm, wodurch sie dann weniger Schaden anrichten können.

KÜCHENTIPPS

Anders als bei Kürbis- oder Sonnenblumenkernen, die man einfach zwischendurch knabbert, verwendet man Leinsamen eher als Zutat in Speisen. Hier stellen wir Ihnen einige Beispiele vor:

Weichen Sie die Körner ein. Leinsamen sind durch eine harte Außenschale geschützt, und deshalb sollte man sie vor dem Verzehr über Nacht in Wasser aufweichen. Geben Sie ein paar Esslöffel voll in ein Glas mit Wasser, und am Morgen können Sie die Körner pur oder über Müsli oder Früchten essen.

Mahlen Sie die Körner. Eine gute Art, Leinsamen in Ihre Speisen zu integrieren, ist, die Körner in einer Gewürz- oder

Kaffeemühle zu mahlen. Das Leinsamenmehl kann man dann Kuchen- oder Brotteigen zufügen. Ersetzen Sie einfach einige Löffel Mehl durch Leinsamenmehl, Geschmack und Konsistenz des Teiges verändern sich dadurch kaum.

Unterstützung für Herz und Nieren

Einige der chemischen Verbindungen im Leinsamen, die vor Krebserkrankungen schützen, senken wahrscheinlich auch das Risiko von Herzerkrankungen. Studien belegen, dass die im Leinsamen enthaltenen Omega-3-Fettsäuren (die auch im Fisch vorkommen) der Blutgerinnung vorbeugen, die das Risiko von Herzerkrankungen und Schlaganfällen stark erhöht.

Man geht auch davon aus, dass Leinsamen den Wert des gefährlichen LDL-Cholesterins – ein Risikofaktor für Herzerkrankungen – senkt. Bei einer Studie aßen Testpersonen fünf Wochen lang 50 Gramm (etwa fünf Esslöffel) Leinsamen täglich. Danach lag ihr Cholesterinwert um bis zu acht Prozent niedriger.

Darüber hinaus gibt es Anzeichen dafür, dass Leinsamen Nierenschäden ausgleichen kann, die durch Lupus hervorgerufen werden.

Lupus ist ein Defekt, bei dem das Immunsystem schädliche Substanzen produziert, die gesundes Gewebe angreifen und zerstören. Wissenschaftler der Universität von Western Ontario gaben neun Patienten, die an lupusbedingten Nierenschäden litten, Leinsamen zu essen und stellten daraufhin fest, dass die Nierenfunktionen, wie das Filtern von Giftstoffen, sich zum Teil schnell verbesserten.

Vermutlich bekämpfen die Lignane und Omega-3-Fettsäuren im Leinsamen Entzündungen in den feinen Arterien, die die Nieren mit Blut versorgen; dadurch wird der Arterienverkalkung vorgebeugt, die zu Nierenschäden führen kann.

Außerdem ergaben Labortests, dass die Lignane im Leinsamen die Fähigkeit haben, Bakterien und Pilze zu bekämpfen. Das ist im Hinblick auf die Infektionsabwehr von Bedeutung.

SO HOLEN SIE DAS BESTE HERAUS

Kaufen Sie keine ganzen Körner. Viele Leute streuen ganze Leinsamenkörner über ihren Salat oder in selbst gebackenes Brot. In dieser Form nutzt der Leinsamen jedoch nur wenig, da der Körper die harte Schale der Körner nicht aufbrechen kann. Daher sollte man besser gequetschten oder gemahlenen Leinsamen kaufen, dessen Inhaltsstoffe leichter vom Körper aufgenommen werden können.

Kaufen Sie nur frisches Öl. Leinsamenöl ist ein hervorragendes Salatöl, vollmundig und nussig im Geschmack: Aber vorsichtig, es wird schnell ranzig! Und wenn Sie alle Inhaltsstoffe nutzen wollen, sollten Sie besser die ganzen Leinsamen verwenden, denn: Die meisten Lignane finden sich im Mehl des Leinsamens, dem ölfreien Teil der Körner. Im Öl findet sich lange nicht so viel davon. Nicht, dass Leinsamenöl ungesund wäre, es enthält jedoch weit weniger Ballaststoffe, Proteine und Mineralien als die Samenkörner.

»Selbst wenn Sie im Öl genauso viel von einer Substanz erhalten wie aus den Körnern, ist es besser, die ganzen Samen zu essen«, sagt die Ernährungstherapeutin Cindy

Moore. »Nur so haben Sie die Chance, noch andere gesunde Substanzen aufzunehmen, von denen die Wissenschaftler bis zum jetzigen Zeitpunkt vielleicht noch gar nichts wissen.«

Mais

Körner gegen das Cholesterin

Heilwirkung Senkt den Cholesterinspiegel, steigert die Energie.

In Süd-Dakota, Zentrum des US-amerikanischen Maisgürtels, feiern die Menschen aus Anlass der Maisernte ein Erntedankfest. Ort der Feierlichkeit ist der Maispalast, ein 1892 erbautes Gebäude, dessen Mauern, Minarette und Türme über und über mit Mais geschmückt sind. Sie brauchen den Mais nicht derart wichtig zu nehmen, doch zweifellos verdient er einen Ehrenplatz auf Ihrem Speiseplan.

Als hervorragender Faserlieferant kann Mais dazu beitragen, den Cholesterinspiegel zu senken. Da er außerdem reich an Kohlenhydraten ist, versorgt uns das (fettarme!) Getreide schnell mit Energie.

»Mais ist wirklich ein ausgezeichnetes Grundnahrungsmittel«, erklärt der Ernährungswissenschaftler Prof. Dr. Mark McLellan. »In Verbindung mit anderem Gemüse ist er eine gute Quelle für Proteine, Kohlenhydrate und Vitamine.«

Cholesterinsenkende Wirkung

Mais enthält lösliche Fasern, die sich im Körper mit Gallenflüssigkeit verbinden, einer cholesterinhaltigen, von der Leber produzierten Verdauungsflüssigkeit. Da die löslichen Pflanzenfasern unverdaulich sind, wandern sie in den Darm und nehmen das Cholesterin mit sich.

Mit seinen cholesterinsenkenden Eigenschaften übertrifft Maiskleie sogar Hafer- und Weizenkleie. Amerikanische Forscher setzten 29 Männer mit hohem Cholesterinspiegel auf eine fettarme Diät. Nach zwei Wochen gaben sie einigen Probanden 20 Gramm (etwa ein halber Esslöffel) Maiskleie pro Tag, anderen die gleiche Menge Weizenkleie.

Während der Untersuchung fielen bei den Probanden der ersten Gruppe der Cholesterinspiegel um mehr als fünf Prozent und die Triglyzeridwerte – Blutfette, die zu Herzkrankheiten beitragen – um 13 Prozent. Bei der zweiten Gruppe trat, abgesehen vom Absinken des Cholesterinspiegels aufgrund der fettarmen Diät, keine weitere Veränderung auf.

AUGEN AUF!

Mais-Allergie

Wenn es um Lebensmittelallergien geht, denken Sie sicher als Erstes an Meeresfrüchte, Erdnüsse und andere geläufige Übeltäter. Viele Leute reagieren aber auch empfindlich auf verarbeiteten Mais. Aus Mais hergestellte Zerealien gehören tatsächlich zu den ersten fünf der allergieauslösenden Lebensmittel.

Darüber hinaus sind Maiszerealien dafür bekannt, dass sie bei

Menschen mit Reizdarm (Colon irritabile) Bauchschmerzen und Krämpfe auslösen können. Mehrere Studien belegen, dass Mais bei mehr als 20 Prozent der Betroffenen Probleme verursachen kann.

Mais ist in vielen Produkten enthalten. Wenn Sie also empfindlich auf Mais reagieren, sollten Sie sorgfältig die Produktetiketten studieren.

Eine Fülle von Nährstoffen

Das Gute am Mais – er liefert viel Energie, aber nur wenig Kalorien, nämlich etwa 83 pro Kolben.

Mais ist auch eine ausgezeichnete Quelle von Thiamin, einem B-Vitamin, das für die Umwandlung von Nahrung in Energie benötigt wird. Ein Maiskolben enthält 0,2 Milligramm Thiamin oder 13 Prozent des Tagesbedarfs – mehr als zum Beispiel drei Scheiben Schinken.

Da Mais in erster Linie aus einfachen und komplexen Kohlenhydraten besteht, ist er ein so fantastischer Energielieferant, sagt der Ernährungswissenschaftler Dr. Donald V. Schlimme. Die wenigen in Mais enthaltenen Fette sind die vielfach ungesättigten und einfach ungesättigten Sorten, die viel gesünder sind als die in Fleisch und Milchprodukten enthaltenen gesättigten Fettsäuren.

SO HOLEN SIE DAS BESTE HERAUS

Achten Sie auf die Farbe der Maiskörner. Mais ist nicht gleich Mais. Gelber Mais liefert mehr als zwei Gramm Fasern pro Kolben, weißer Mais jedoch mehr als das Doppelte pro Kolben.

Mandarinen

Schälen Sie sich Ihren Schutz

Heilwirkung Schützen vor Herzerkrankungen, mindern das Krebsrisiko.

Sicherlich haben Sie schon einmal eine Dose Mandarinen geöffnet; aber wussten Sie, dass in den niedlichen kleinen Stückchen – die wie die meisten Zitrusfrüchte ursprünglich aus China stammen – eine Menge Heilkraft steckt?

Wie Orangen enthalten sie zum Beispiel viel Vitamin C. Eine Mandarine bringt es auf 26 Milligramm davon, was 43 Prozent des Tagesbedarfs entspricht. Ein weiterer Inhaltsstoff mit Namen Beta-Kryptoxanthin wird im Körper zu Vitamin A umgewandelt; 240 Gramm Mandarinensaft liefert bis zu 1037 internationale Einheiten Vitamin A, mehr als 20 Prozent des Tagesbedarfs.

Mit dieser Vitamin-Kombination, so Dr. Bill Widmer vom Forschungsinstitut für Zitrusfrüchte in Florida, wirken Mandarinen Fältchen, Herzerkrankungen und sogar Krebs entgegen. Denn als Antioxidanzien neutralisieren beide Vitamine aggressive Sauerstoffmoleküle, die sogenannten freien Radikale, bevor diese unsere Körperzellen schädigen können.

Schutz vor Krebs

Zwei Inhaltsstoffe machen Mandarinen besonders interessant im Hinblick auf eine sanftere Krebstherapie. Tangeretin und Nobiletin, beide offenbar hochwirksam bei Brustkrebs. Wie kanadische Wissenschaftler herausfanden, schützen diese Verbindungen noch 250-mal besser als die Anti-Krebs-Substanz Genistein in Sojabohnen. Und in Kombination damit sind sie noch stärker.

In Bezug auf Blutkrebs beispielsweise stellten japanische Forscher fest, dass Mandarinen die Vermehrung von Leukämiezellen durch »programmierte Selbstzerstörung« eindämmten, ohne dabei gesunde Körperzellen anzugreifen.

SO HOLEN SIE DAS BESTE HERAUS

Heben Sie die Schale auf. Das Fruchtfleisch der Mandarinen enthält zwar einen Teil der heilkräftigen Verbindungen, aber Tangeretin und Nobiletin konzentrieren sich in der Schale. Am besten schälen Sie darum ein paar Streifen der Schale mit einem Orangenschäler ab und mischen sie in ein Glas Saft, unter Reis, Nudelgerichte oder Salate. So erhalten Sie zusätzlich Aroma und obendrein die gesunden Inhaltsstoffe.

Trinken Sie den Saft. Obwohl Mandarinen nur von Oktober bis Mai Saison haben, müssen Sie auch außerhalb dieser Zeit nicht darauf verzichten, wenn Sie im Supermarkt Mandarinensaft einkaufen.

KÜCHENTIPPS

Zu den Mandarinen gehören Früchte mit unterschiedlicher Geschmacksrichtung und Beschaffenheit. Hier stellen wir einige mehr oder weniger exotische Sorten vor.

Fairchilds sind die ersten Mandarinen der Saison, erhältlich von Mitte Oktober bis Dezember. Sie sind dank der lockeren Schale ganz leicht zu schälen.

Clementinen haben einen süßen Geschmack, eine lose sitzende Schale und leider ziemlich viele Kerne.

Satsumas sind ebenfalls leicht zu schälen, mild, süß, saftig und kernlos.

Honig-Mandarinen sind sehr süß, sehr saftig und können viele Kerne haben.

Tangelos, eine Kreuzung zwischen Mandarine und Grapefruit, haben oft an einem Ende eine Art Höcker, der aussieht wie ein kleiner Knoten. Wie man es von ihrer Abstammung her erwarten kann, sind diese saftigen Früchte süß und sauer zugleich.

Melonen

Gesundheit aus der Kletterpflanze

Heilwirkung Verhindern Defekte bei Neugeborenen, reduzieren das Risiko für Krebs und Herzkrankheiten, halten den Blutdruck niedrig.

Sommerliche Picknicks kommen erst so richtig in Gang, wenn der Grill abgekühlt und der Kartoffelsalat weggeräumt ist. Dann ist es Zeit, ein Messer zu holen und die harte grüne Schale einer eiskalten Wassermelone aufzuschneiden und ihr süßes rotes Fruchtfleisch offen zu legen.

Das Öffnen einer Melone ist immer wieder eine Überraschung, da das gute Fruchtfleisch von einer schützenden Rinde umgeben ist. Schon vor dem Öffnen regen die meisten Melonen durch ihren eindringlichen Duft den Appetit an – deswegen werden sie auch »Parfümfrüchte« genannt.

Sie sind aber auch aus einem anderen Grund dufte. Wissenschaftler fanden heraus, dass Melonen eine Reihe von Substanzen enthalten, die sehr gesundheitsfördernd sind.

Sowohl Wasser- als auch Moschusmelonen – darunter fallen Honig-, Netz- und andere Melonen – enthalten Folsäure, ein B-Vitamin, welches das Risiko von Defekten bei Föten und Herzerkrankungen senkt. Melonen enthalten auch Kalium, das vor allem dazu beiträgt, den Blutdruck in gesunden Grenzen zu halten. Und da Melonen nur wenig Kalorien und Fett haben, sind sie für

Figurbewusste ein perfektes Nahrungsmittel. Honigmelonen sind besonders gesund und enthalten bestimmte Nährstoffe, die andere Melonen nicht besitzen, daher haben wir ihnen ein eigenes Kapitel gewidmet (→ Seite 231 ff.).

Melonen für werdende Mütter – und andere

Als eine der entscheidendsten Entdeckungen des 20. Jahrhunderts fanden Wissenschaftler heraus, dass die Wahrscheinlichkeit von Gehirn- und Rückgratdeformierungen (Neuralrohrdefekt) um die Hälfte oder noch mehr reduziert werden können, wenn Frauen im gebärfähigen Alter mindestens 400 Mikrogramm Folsäure täglich zu sich nehmen.

Lange Zeit waren sich die Wissenschaftler nicht einig, was Folsäure eigentlich bewirkt. Sie nahmen an, dass sie Deformierungen bei Föten verhindert, es gab hierfür aber keine schlüssigen Beweise.

Bei einer Untersuchung an 4000 Müttern zeigte sich aber, dass diejenigen Probandinnen, die genügend Folsäure aufnahmen, 60 Prozent weniger gefährdet waren, ein Kind mit Gehirn- und Rückgratdeformierungen auf die Welt zu bringen, als Mütter, die zu wenig Folsäure zu sich nahmen.

Das B-Vitamin ist wichtig bei der Zellteilung. Es verhält sich wie ein Shuttle-Bus, der Proteinfragmente transportiert. Wenn der Folsäurespiegel niedrig ist, werden diese Fragmente mangels Überbringer zurückgelassen. Die neu gebildeten Zellen können somit die oben beschriebenen Defekte aufweisen. (Im späteren Leben kann dieses Prob-

312 Fit durch Lebensmittel

lem sogar zu Zellveränderungen und somit zu Krebs führen.)

Bevor Sie also zum Regal mit den Essiggurken gehen, legen Sie sich einige Melonen, die sehr reich an Folsäure sind, in Ihren Einkaufswagen.

250 Gramm Honigmelone enthalten zum Beispiel elf Mikrogramm Folsäure, drei Prozent des täglichen Bedarfs. Casaba-Melonen sind noch besser, die gleiche Menge enthält 29 Mikrogramm Folsäure, sieben Prozent des Tagesbedarfs.

Das hört sich nach nicht viel an, aber 250 Gramm Melone sind auch nur ein paar gute Bissen. Viele essen die doppelte oder dreifache Menge und dann ist die Folsäureaufnahme schon sehr gut.

Aber nicht nur werdende Mütter sollten Melonen verzehren. Die gleichen Inhaltsstoffe, die gegen Geburtsdefizite helfen, sind auch für das Herz gut. Der Körper nutzt das B-Vitamin nämlich, um den Homocystein-Spiegel zu kontrollieren. »Auch wenn geringe Mengen dieser Aminosäure normal sind, zu viel davon kann zu Arterienverstopfungen und somit zu Herzerkrankungen führen«, erklärt Dr. Killian Robinson, Kardiologe in Ohio. »Wir wissen, dass ein niedriger Folsäurewert mit einem zu hohen Homocysteinspiegel zusammenhängt.«

Und schließlich wurde herausgefunden, dass Folsäure das Risiko von Polypen, Zellwucherungen im Darm, die zu Krebs führen können, vermindern. Wissenschaftler der medizinischen Fakultät in Harvard stellten fest, dass Leute, die viel Folsäure zu sich nehmen 33 Prozent seltener Darmpolypen entwickeln als Menschen, die weniger des B-Vitamins aufnehmen.

KÜCHENTIPPS

Anders als bei den meisten Früchten und Gemüsesorten, bei denen man den Reifegrad schnell und einfach feststellen kann, verstecken Melonen ihr weiches, saftiges – oder noch hartes – Fruchtfleisch hinter einer schützenden Schale. Um die Reife festzustellen hier einige Tipps:

Kontrollieren Sie den Boden. Eine Wassermelone, die am Boden hellgelb oder beige ist, konnte noch auf dem Feld reifen und ist wahrscheinlich besonders frisch und reif. Ist die Farbe dagegen überall gleich, wurde sie sicherlich schon früh geerntet und wird nicht ihren ganzen Geschmack entfalten.

Riechen Sie an der Melone. Die meisten Melonen (außer der Wassermelone) verbreiten einen wunderbaren süßen Duft, wenn sie reif sind. Wenn Sie beim Kauf nichts riechen, lassen Sie sie liegen.

Kontrollieren Sie den Stiel. Wenn Moschusmelonen auf dem Feld reifen können, fallen sie ohne Stiel ab. Sehen Sie also eine Melone mit Stiel, wissen Sie gleich, dass sie früh geerntet wurde und nicht ganz reif ist. Bei Wassermelonen stört der Stiel hingegen nicht.

Geben Sie ihr einen Klaps. Die schnellste Möglichkeit, sich von der Reife zu überzeugen, wäre, die Wassermelone einfach aufzuschlagen, aber ein kleiner Klaps tut's auch. Wenn die Melone anstatt eines hohen einen dumpfen Ton von sich gibt, ist sie zum Verzehr bereit.

Ein Schuss Ballaststoffe

Ihr Verdauungstrakt braucht eine regelmäßige Zufuhr an Ballaststoffen. Diese sind so wichtig, dass Menschen, die zu wenig aufnehmen, ein höheres Krebsrisiko aufweisen sowie eine Reihe an Verdauungsproblemen bekommen können, sagt der Mediziner Dr. John H. Weisburger.

Die in Melonen enthaltenen Fasern sind lösliche Ballaststoffe und besonderes wichtig, um den Darm gesund zu erhalten, erklärt Dr. Weisburger. Weil die löslichen Ballaststoffe Wasser auf ihrem Weg durch den Verdauungstrakt aufnehmen, führen sie zu größerem und schwererem Stuhl. Dieser bewegt sich schneller durch den Darm und reduziert so die Zeit, in der schädliche Substanzen mit den Darmwänden in Kontakt kommen können.

»Eine größere Anzahl an Ballaststoffen verringert die Zahl der Polypen im gastrointestinalen Trakt und auch das Risiko von Darmkrebs«, so Dr. Weisburger. Alle Melonen enthalten Ballaststoffe, Honigmelonen haben jedoch etwas mehr davon als Wassermelonen, nämlich fast sechs Gramm Ballaststoffe, 24 Prozent des Tagesbedarfs.

MELONEN, DIE NICHT ROLLEN

Man könnte fast annehmen, dass der Erfinder des Rades ein Fan von Wassermelonen war. Wie Sie sicherlich schon bemerkt haben, ist die Wassermelone durch ihre glatte Oberfläche und zylindrische Form dazu geschaffen, davonzurollen, meistens vom Tisch oder vom Autositz – und als Melonenbrei am Boden zu enden.

Die Form verursacht aber noch ein anderes Problem. Da man sie nicht stapeln kann, benötigen sie viel Lagerplatz, was bei den Züchtern zu hohen Kosten führt. In Japan, wo bekanntlich kaum Platz ist, haben die Züchter eine geniale Lösung gefunden: die quadratische Wassermelone.

Solange die Melonen noch klein und auf dem Feld sind, legen sie einige japanische Züchter in Kartons. Beim Wachsen füllen die Melonen den vorhandenen Platz aus, flachen somit an den Seiten oben und unten ab und sind so leicht zu stapeln. Bei uns sind diese Melonen noch nicht erhältlich, aber man könnte doch mal im eigenen Gemüsegarten versuchen, eine quadratische Melone zu züchten.

SO HOLEN SIE DS BESTE HERAUS

Greifen Sie zur Honigmelone. Wassermelonen bieten zwar viele Nährstoffe, enthalten aber auch viel Wasser, sodass sie stark harntreibend wirken. Honigmelonen hingegen haben mehr als doppelt so viel Kalium und fast dreimal so viel Folsäure.

Kaufen Sie ganze Früchte. In Supermärkten bekommt man Wasser-, Honig- und andere Melonen oftmals schon aufgeschnitten. Dadurch kann man Platz im Kühlschrank sparen, aber man verliert auch Nährstoffe. Sobald das Fruchtfleisch Licht ausgesetzt ist, beginnen sich die Nährstoffe zu spalten. Daher die Melonen lieber als Ganzes kaufen. Einmal aufgeschnitten, sollte man die Schnittflächen der restlichen Melone abdecken und im Kühlschrank aufbewahren, sodass sie keine Vitamine verliert.

Kühl lagern. Folsäure wird durch Hitze schnell zerstört, es ist daher wichtig, die Melonen, ob ganz oder aufgeschnitten, kühl und dunkel aufzubewahren.

Milch

Ein Glas voller Gesundheit

Heilwirkung Kräftigt die Knochen und beugt Osteoporose vor, senkt Blutdruck- und Cholesterinspiegel, verringert das Schlaganfallrisiko.

Leidenschaftliche Milchtrinker sollen ja ab und zu von schlechtem Gewissen geplagt werden. Weil ihr Lieblingsgetränk – obwohl seit jeher in dem Ruf eines idealen Nahrungsmittels – so fetthaltig ist.

Ein Glas Vollmilch besteht zu 3,5 Prozent aus Fett, und sogar fettarme Milch bringt es immer noch auf etwa 1,5 Prozent Fett. Noch schwieriger als der hohe Fettgehalt wiegt allerdings die Tatsache, dass es sich dabei zum größten Teil um gesättigte Fettsäuren handelt, die die Arterien verstopfen.

Und speziell Kuhmilch kann aufgrund ihrer Eiweißstruktur so die Darmzotten verkleben, dass die Aufnahme von Vitalstoffen verzögert oder gar blockiert wird.

Aber es muss ja nicht immer Vollmilch sein. Bevor Sie sich also für immer von Ihrem Milchbart verabschieden, versuchen Sie es einmal mit fettarmer Milch oder Magermilch. Beide sind eine gute Alternative, um den täglichen Nährstoffbedarf bei minimaler Fettzufuhr zu decken. Zumal die fettreduzierten Milchsorten heute nichts mehr mit der dünnflüssigen, wässrigen Sache von früher gemeinsam haben.

Fettarme Milch und Magermilch enthalten zwar weniger Fett, aber ansonsten die gleichen Inhaltsstoffe wie Vollmilch. Viele Hersteller sind auch verkaufstüchtig genug, um zu wissen, dass der Konsument zwar kein Fett zu sich nehmen, aber auch nicht auf dessen Geschmack verzichten will. Deshalb sind in den USA zum Beispiel bereits cremige Magermilchsorten auf dem Markt, denen man kaum einen Unterschied zur Vollmilch anmerkt.

»Ohne all das Fett ist Milch ein ausgesprochen nahrhaftes Lebensmittel«, sagt der Epidemiologe Dr. Curtis Mettlin. Denn die vielen verschiedenen Nährstoffe in der Milch können in hohem Maße dazu beitragen, Bluthochdruck, Schlaganfall, Osteoporose und vielleicht sogar Krebs vorzubeugen – und das bei nur 85 Kalorien, weniger als fünf Milligramm Cholesterin und einem Gramm Fett pro Glas entrahmter Milch.

Um Herzkrankheiten einen Bogen machen

Wenn Ihnen Ihr Cholesterinspiegel am Herzen liegt, essen Sie sicherlich schon Äpfel, Haferflocken, Bohnen und ähnlich cholesterinsenkende Lebensmittel. Dazu zählt auch die Milch.

Amerikanische Forscher ließen 64 Probanden täglich einen Viertel Liter entrahmter Milch trinken. Nach einem Monat war der Cholesterinwert bei den Probanden mit dem höchsten Cholesterinspiegel um zehn Punkte, das heißt um annähernd sieben Prozent, gesunken. Da eine Reduzierung des Cholesterins um ein Prozent das Risiko, an einer Herzkrankheit zu sterben, um zwei Prozent verringert, minderten die Testpersonen mithilfe der Milch ihr Herzinfarkt- oder Schlaganfallrisiko folglich um fast 14 Prozent.

»Verschiedene Untersuchungen und Testreihen haben ergeben, dass Milch Substanzen enthält, die die Produktion von Cholesterin in der Leber begrenzen«, erläutert der Ernährungswissenschaftler Prof. Dr. Arun Kilara diese Beobachtung.

Ein weiterer Pluspunkt der Milch ist ihr hoher Kalziumgehalt, der allem Anschein nach sowohl den Blutdruck als auch den Cholesterinspiegel senkt. In der oben erwähnten Studie bewirkte die Milch nämlich, dass der systolische Blutdruck (die höhere Zahl) nach Ablauf von acht Wochen im Durchschnitt von 131 auf 126 und der diastolische Blutdruck (die niedrigere Zahl) von 82 auf 78 fiel.

Noch nicht hinreichend erforscht ist die Menge, die man täglich trinken sollte, um die kritischen Blutwerte zu senken. Vier Gläser Milch pro Tag können hilfreich sein, andererseits sollte nicht uferlos viel Milch getrunken werden. Das gilt gerade für Herzpatienten, da eine sogenannte Übereiweißung durch Kuhmilch häufig zur Übersäuerung führt, was wiederum dem Herzen nicht gut bekommt.

Der beste Knochenbildner

Milch ist vor allem für seine Fähigkeit bekannt, die Knochen zu kräftigen. Der Grund dafür ist ihr hoher Kalziumgehalt. Mit nur einem Glas nehmen Sie mehr als 120 Milligramm des Mineralstoffes oder ein Drittel des Tagesbedarfs zu sich. Deshalb wird Milch oft zur Vorbeugung von Osteoporose empfohlen, jener Krankheit, die bei Millionen von Betroffenen, darunter vor allem Frauen, die Knochen brüchig werden lässt.

Bei einer Untersuchung an 581 Frauen jenseits der Menopause fanden Forscher der Universität von Kalifornien in San Diego heraus, dass diejenigen, deren Milchkonsum im Alter zwischen zehn und Mitte 20 am höchsten war, kräftigere Knochen hatten als die Frauen mit einem geringeren Milchkonsum.

Der Tagesbedarf an Kalzium wird meist mit 1000 Milligramm beziffert. Doch die tatsächlich benötigte Menge richtet sich von Fall zu Fall nach Alter, Geschlecht und weiteren Faktoren.

Während Männer im Alter von 25 bis 65 und Frauen von 25 bis 50 Jahren mit einem Gramm auskommen, steigt der Bedarf bei Männern und Frauen über 65 auf 1500 Milligramm an. Frauen nach der Menopause, die Östrogene einnehmen, benötigen 1000 Milligramm, Schwangere und Stillende dagegen 1200 bis 1500 Milligramm pro Tag.

NAHRHAFT OHNE FETT

Bei Buttermilch denken Sie wahrscheinlich an ein dickflüssiges, erfrischend säuerliches Getränk mit hohem Fettgehalt. Trotz ihres Namens enthält Buttermilch jedoch weniger Fett als Milch und ist so eine gesunde Alternative zu Sahne und Mayonnaise in den verschiedensten Speisen, von Salatsaucen bis zu Backwaren.

Ein Glas Buttermilch aus entrahmter Milch hat ungefähr zwei Gramm Fett, Buttermilch aus fettarmer Milch fünf Gramm. Im Vergleich dazu enthält ein Glas »normale« Milch um die acht Gramm Fett. Ersetzt man also einen Teil der Milch durch Buttermilch, nimmt man schon bedeutend weniger Fett zu sich. Lesen Sie sich wegen des differierenden Fettgehaltes der Buttermilch beim Einkaufen am besten die Nährstoffangaben auf der Verpackung durch.

Buttermilch hat noch einen weiteren Vorteil: Sie gehört zu den besten Kalziumquellen, die man finden kann. Ein Glas enthält mehr als 120 Milligramm Kalzium oder ungefähr 29 Prozent des Tagesbedarfs.

Ein Schlag gegen Schlaganfall

Milch tut auch dem Gehirn gut. In einer Studie tranken Versuchspersonen täglich einen halben Liter Milch oder mehr und hatten gegenüber denen, die keine Milch tranken, ein um 50 Prozent niedrigeres Risiko, einen durch Thrombose oder Embolie verursachten Schlaganfall zu erleiden. (Dieser kann dann auftreten, wenn Fettablagerungen den Blutdurchfluss zum Gehirn behindern.)

Man weiß nicht genau, warum der Konsum von Milch zu so beeindruckenden Ergebnissen führte. Kalzium schien damit in keinem Zusammenhang zu stehen, da die Testpersonen, die Kalziumpräparate, aber keine Milchprodukte zu sich nahmen, keine vergleichbaren Erfolge erzielten.

Der Biostatistiker Prof. Dr. Robert Abbott erklärt dies folgendermaßen: »Aber Milch enthält neben Kalzium alle Arten von Nährstoffen und scheint damit eine Schutzfunktion zu erfüllen.« Der Erfolg sei allerdings nicht alleiniger Verdienst der Milch, fügt Abbott hinzu. »Die Milchtrinker waren im Allgemeinen schlanker, körperlich aktiver und nahmen mehr gesunde Kost zu sich als die Probanden der Vergleichsgruppe, die keine Milch tranken.«

Hilfe gegen Krebs?

Obst und Gemüse gelten als die besten und gesündesten Lebensmittel und das zu Recht. Immer wieder wird jedoch auch zu fettarmer oder entrahmter Milch geraten. Was ist davon zu halten?

Zwei Studien sprechen auf den ersten Blick für ein größeres Krebsrisiko bei Patienten, die Vollmilch statt fettarme oder entrahmte Milch getrunken haben. Die eine Studie wurde von Dr. Mettlin an 4600 Menschen am Roswell-Park-Krebsinstitut durchgeführt, die andere von der Amerikanischen Krebsgesellschaft in Auftrag gegeben. Fettarme oder entrahmte Milch der Vollmilch vorzuziehen erscheint auch auf den ersten Blick naheliegend, da Krebs mit einem hohen Konsum von Lebensmittelfetten in Zusammenhang gebracht wird. Von daher überrascht es nicht, dass Probanden, die Vollmilch tranken, das höchste Krebsrisiko hatten.

Verblüffend ist jedoch die Feststellung in beiden Studien, dass der gänzliche Verzicht auf Milch ein höheres Krebsrisiko birgt als der Konsum von fettarmer oder fettreduzierter Milch. Es muss also etwas in der Milch enthalten sein, das vor dieser Krankheit schützt, meint Dr. Mettlin.

Flüssige Nahrung

Bei der beschriebenen Schutzfunktion vor Krankheiten hat Milch folglich einen gewissen Stellenwert als nahrhaftes Lebensmittel. Neben dem hohen Kalziumgehalt finden sich in einem Glas Milch 100 internationale Einheiten Vitamin D oder 25 Prozent des Tagesbedarfs. Unsere Knochen brauchen nicht nur Kalzium, um kräftig zu bleiben, sondern auch Vitamin D, das dem Körper hilft, Kalzium aufzunehmen.

Darüber hinaus enthält ein Glas entrahmte Milch ungefähr 400 Milligramm Kalium oder fast zwölf Prozent des Tagesbedarfs. Kalium gehört zu den Hauptmineralien, die vor hohem Blutdruck, Schlaganfall und Herzbeschwerden schützen. In Milch sind außerdem 0,4 Milligramm Riboflavin, mehr aus 23 Prozent des Tagesbedarfs, enthalten.

SO HOLEN SIE DAS BESTE HERAUS

Kaufen Sie Milch nicht in Glasflaschen. Transparente Glasflaschen sind eigentlich ungeeignet für Milch mit ihren lichtempfindlichen Vitaminen. Binnen kurzer Zeit werden 90 Prozent des Vitamin A und ein großer Teil des Riboflavins zerstört. Durch Lichteinwirkung kann Milch auch einen Beigeschmack annehmen, den viele Menschen nicht mögen. Entscheiden Sie sich also besser für Milch in braunen Glasflaschen oder notfalls im Karton oder Plastikschlauch.

Lassen Sie Ihren Geschmacksknospen Zeit zur Gewöhnung. Manche mögen den Geschmack von entrahmter Milch nicht, zumindest am Anfang; andere nehmen keinen großen Unterschied wahr. Wenn Sie entrahmte Milch in Ihren Speiseplan aufnehmen wollen, ohne Ihre Geschmacksknospen zu schocken, sollten Sie sie allmählich umgewöhnen. Mischen Sie zunächst Vollmilch mit fettarmer Milch und trinken Sie diese Mischung einige Wochen lang. Reduzieren Sie dann den Anteil der Vollmilch so lange, bis Sie eines Tages nur noch die fettarme Milch trinken. Wenn Sie sich daran gewöhnt

Milch 323

haben, mischen Sie diese wiederum mit entrahmter Milch. Am Ende dieser Umstellungsphase trinken Sie dann ausschließlich entrahmte Milch.

Fügen Sie etwas hinzu, was die Milch dicker macht. Die Abneigung der meisten Menschen gegenüber entrahmter Milch beruht auf ihrer dünnflüssigen Konsistenz. Wenn Sie zwei bis vier Esslöffel fettarmes Milchpulver hinzufügen, wird die Milch dicker und cremiger.

Nehmen Sie sie in Ihren Speiseplan auf. Selbst wenn Milch nicht gerade Ihr Lieblingsgetränk ist, gibt es doch Möglichkeiten, sie in Ihrer Kost unterzubringen. Mischt man sie zum Beispiel statt Wasser unter Haferflocken, steigt der Kalziumgehalt des Frühstücks auf einen Streich von 20 auf 320 Milligramm.

Nüsse

Ein Gewinn für die Gesundheit

Heilwirkung Senken den Cholesterinspiegel, schützen vor Herzerkrankungen, senken das Krebsrisiko.

Die alten Perser glaubten fest daran, dass der Verzehr von fünf Mandeln vor dem Genuss alkoholischer Getränke vor Trunkenheit oder zumindest vor dem Kater am nächsten Morgen schütze. Genauso glaubten sie, dass Mandeln Hexen abwehren und die Milchproduktion bei stillenden Müttern anregen.

So abgehoben dies heute auch klingen mag, Nüsse

können kaum hoch genug eingeschätzt werden. Sie lassen sich winters wie sommers problemlos aufbewahren und sind somit eine handliche Energiequelle, die das ganze Jahr über zur Verfügung steht.

Darüber hinaus liefern Nüsse dank verschiedenster Inhaltsstoffe einen großen gesundheitlichen Nutzen, insbesondere bei der Vorbeugung von Herzerkrankungen und Krebs.

Der Fettfaktor

Neben den positiven gesundheitlichen Aspekten der Nüsse sollten wir den Blick allerdings auch auf die potenziellen Nachteile richten.

Denn Nüsse sind zwar reich an gesunden Nährstoffen, aber auch an Fett. 65 Gramm haben durchschnittlich zwischen 240 und 300 Kalorien sowie 20 bis 25 Gramm Fett.

Die Kokosnuss enthält zum Beispiel besonders viel Fett, und zwar überwiegend von der gesättigten, also ungesunden Sorte. »Auf der anderen Seite des Spektrums«, so der Ernährungsexperte Dr. Joan Sabaté, »steht die sehr fettarme Kastanie, die überwiegend ungesättigte Fette enthält.« Nach Ansicht des Wissenschaftlers sollte man jedoch nur wegen des relativ hohen Fett- und Kaloriengehaltes keinesfalls ganz auf Nüsse verzichten, sondern sie vielmehr bewusst in die Ernährung einbauen.

»Vorausgesetzt, Sie übertreiben es mengenmäßig nicht und halten sich zum Ausgleich bei anderen, weniger gesunden Fetten wie denen in Butter, hydrierter Margarine und nährstoffarmen Snacks wie Chips und Keksen zurück«, sagt der Fachmann.

KÜCHENTIPPS

Erdnussbutter ist leicht selbst herzustellen und schmeckt hausgemacht nicht nur absolut köstlich, sondern lässt sich vor allem auch im Fettgehalt individuell variieren. So funktioniert's:

- Kaufen Sie geröstete Erdnüsse, am besten die vakuumverpackten in der Dose. Damit ersparen Sie sich das arbeitsintensive Schälen.
- Pro 250 Gramm Erdnüsse fügen Sie 1½ bis 2 Esslöffel geschmacksneutrales Öl und gegebenenfalls ½ Teelöffel Salz hinzu.
- Pürieren Sie Nüsse und Öl im Mixer bis zur gewünschten Konsistenz.
- Füllen Sie die Erdnussbutter in ein Glas und bewahren Sie sie im Kühlschrank auf. Sie bleibt etwa drei bis vier Monate haltbar.
- Allerdings tendieren die Öle in Ihrer handgemachten Erdnussbutter dazu, sich zu trennen (was keine Qualitätseinbuße bedeutet). Rühren Sie bei Bedarf vor Gebrauch einfach kräftig um.

Krebsvorsorge

Nüsse scheinen nicht nur Bestandteile zu haben, die Herzkrankheiten vorbeugen, sondern auch solche, die Krebs aufhalten.

Walnüsse enthalten zum Beispiel eine Verbindung namens Ellagsäure, die den Krebs an mehreren Fronten bekämpft. »Als wirksames Antioxidans setzt sie die sogenannten freien Radikale außer Gefecht, nachweislich

326 Fit durch Lebensmittel

krebsfördernde instabile Sauerstoffmoleküle«, sagt der Krebsexperte Dr. Gary D. Stoner.

Darüber hinaus entgiftet Ellagsäure potenziell krebsauslösende Substanzen und hindert Krebszellen an der Teilung.

Gut fürs Herz

Die herausragende Eigenschaft von Nüssen ist, dass sie die Arterien offen halten und das Blut leichter fließen lassen. Ein gesundheitlicher Aspekt, den die Forscher gewissermaßen nebenbei entdeckt haben.

Im Rahmen einer Studie befragten Wissenschaftler 26 000 Mitglieder der amerikanischen Adventisten, einer sehr gesundheitsbewussten Religionsgemeinschaft, nach ihren Verzehrgewohnheiten in Bezug auf 65 bestimmte Nahrungsmittel.

Dabei stellte sich heraus, dass die Adventisten ganz wild auf Nüsse waren. 24 Prozent der Befragten gaben an, mindestens fünfmal die Woche Nüsse zu essen. Im Gegensatz dazu konsumieren nur fünf Prozent der amerikanischen Gesamtbevölkerung so häufig Nüsse.

Diesen Unterschied im Verzehr von Nüssen setzten die Wissenschaftler in Beziehung zu der unterschiedlichen Herzerkrankungsrate und kamen schließlich zu dem Ergebnis: Wer ein- bis viermal in der Woche Nüsse zu sich nimmt, reduziert das Risiko, an einer durch Arterienverengung entstandenen Herzerkrankung zu sterben, um 25 Prozent. Wer mindestens fünfmal wöchentlich eine Portion Nüsse isst, kann dieses Risiko sogar um 50 Prozent mindern.

Da Erdnüsse – die eigentlich zu den Hülsenfrüchten zählen, hinsichtlich ihres Nährstoffgehaltes den Nüssen aber sehr ähnlich sind –, Mandeln und Walnüsse den Angaben zufolge am häufigsten gegessen wurden, können die Forscher nicht genau sagen, welche Sorten am wirksamsten sind.

Warum die mehr oder weniger ölhaltigen Nüsse jedoch überhaupt einen positiven Einfluss auf die Gesundheit haben können, lässt sich so erklären: »Von wenigen Ausnahmen abgesehen, sind Nüsse reich an einfach und mehrfach ungesättigten Fettsäuren. Wenn man also seine Ernährung umstellt und gesättigte Fette durch diese gesündere Variante ersetzt, nimmt man weniger des ungesunden LDL-Cholesterins zu sich; damit reduziert sich der Gesamtcholesterinspiegel, nicht aber der für das Herz gesunde HDL-Gehalt«, erläutert Dr. Sabaté.

Diese Erkenntnisse über den regelmäßigen Verzehr von Nüssen jedweder Art, ist inzwischen allgemeine Auffassung der Ernährungswissenschaft.

Seien Sie aber beim Kauf von Nüssen »wählerisch«: Nüsse sollten relativ frisch sein, ältere Nüsse neigen dazu, zu verpilzen. Bei Walnüssen ist es das (durchaus sichtbare schwarze Aflatoxin). Also: Augen auf, beim Nüssekauf!

Ein weiterer Bestandteil, der Nüsse gesund fürs Herz macht, ist Arginin. Diese Aminosäure wird im Körper zum Teil in Stickstoffmonoxid umgewandelt, das die Blutgefäße erweitert; nach dem gleichen Wirkprinzip wie Nitroglyzerin, das angewandt wird, um die Arterien schnell zu erweitern, wenn die Blutversorgung des Herzens unterbrochen ist.

Stickstoffmonoxid wirkt darüber hinaus offenbar auch dem Verklumpen der Blutplättchen entgegen, was das Herzinfarkrisiko noch zusätzlich senkt.

Nüsse sind zudem reich an Vitamin E und verhindern damit die Oxidation des LDL-Cholesterins. »Einen Vorgang, durch den das Cholesterin ansonsten leicht an den Arterienwänden haftet und den Blutfluss blockiert«, so Dr. Sabaté.

Abgesehen von pflanzlichen Ölen sind Nüsse die Lebensmittel mit dem höchsten Vitamin-E-Gehalt. Und Mandeln und Walnüsse sind erste Wahl: 80 Gramm davon enthalten etwa zwölf internationale Einheiten oder 40 Prozent des Tagesbedarfs.

Außerdem liefern Nüsse reichlich Kupfer und Magnesium. Spurenelemente, die den Cholesterinspiegel möglicherweise ebenfalls senken. Magnesium wird zudem eine positive Wirkung auf Blutdruck und Herzrhythmus zugeschrieben.

Ernährung, die sich auszahlt

Alle Nussorten enthalten reichlich Eiweiß, jede Menge Vitamine, Mineralien und Ballaststoffe.

Zum Beispiel Erdnüsse. Sie sind zwar nicht die heilkräftigsten, aber die eiweißreichsten Verteter. 83 Gramm davon enthalten mit mehr als elf Gramm und 22 Prozent des Tagesbedarfs mehr Eiweiß, als die gleiche Menge Fleisch oder Fisch. Darüber hinaus enthält das hochwertige Nusseiweiß alle lebenswichtigen Aminosäuren. Paranüsse, Cashewnüsse, Walnüsse und Mandeln enthalten ebenfalls viel Eiweiß. Sie liefern jeweils etwa sechs

Gramm pro 83 Gramm-Portion, also zwölf Prozent des Tagesbedarfs.

In puncto Ballaststoffgehalt stehen Nüsse mit bis zu zwei Gramm pro 83 Gramm-Portion der gleichen Menge ballaststoffreicher Frühstücksflocken in nichts nach. Die faserreichsten Nüsse sind Pistazien (fast fünf Gramm pro 83 Gramm und somit nahezu 20 Prozent des Tagesbedarfs) und Mandeln (etwas über sechs Gramm, 24 Prozent des Tagesbedarfs).

Olivenöl

Lebenselixier fürs Herz

Heilwirkung Senkt den Cholesterinspiegel, schützt vor Herzerkrankungen, senkt das Brustkrebsrisiko.

Als Wissenschaftler vor mehr als 40 Jahren begannen, die Lebensgewohnheiten auf der griechischen Insel Kreta zu studieren, stießen sie auf Überraschendes: Herzkrankheiten waren dort extrem selten, obwohl die griechische Küche traditionell sehr fetthaltig ist. »Offensichtlich machen die Menschen etwas richtig«, kommentiert der Krebsspezialist Dr. Dimitrios Trichopoulos diese Beobachtung, »und das Olivenöl scheint dabei eine wichtige Rolle zu spielen.« Wir würden gut daran tun, dem Beispiel der Griechen zu folgen. Zumal Olivenöl nicht nur das Risiko von Herzerkrankungen senkt, sondern möglicherweise auch das von Brustkrebs.

Das bessere Fett

Alle Arten von Fett, ob Butter, Margarine oder Olivenöl, enthalten zwar in etwa die gleiche Menge an Kalorien, in unserem Körper verhalten sie sich aber ziemlich unterschiedlich.

Gesättigte Fettsäuren beispielsweise, die vorwiegend in Fleisch und Milchprodukten stecken, sind gesundheitsschädlich, da sie es dem Körper erschweren, das schädliche LDL-Cholesterin loszuwerden. Dieser Typ Fett verstopft die Arterien und erhöht so die Gefahr von Herzerkrankungen.

Olivenöl hingegen besteht aus einfach ungesättigten Fettsäuren. Wenn man die gesättigten Fette in der Ernährung durchweg durch Olivenöl ersetzt, kann man folglich den schädlichen LDL-Cholesterinwert senken, ohne dabei den Anteil des vorteilhaften HDL-Cholesterins anzutasten.

KÜCHENTIPPS

Einige Olivenöle sind selten, haben einen besonderen Geschmack – und leider auch ihren Preis. Andere sind erschwinglicher, was sich aber auch im Geschmack widerspiegelt. Viele Köche haben mehr als nur ein Olivenöl im Regal – das eine für Salate oder Pasta, ein kräftigeres zum Kochen und Braten.

Aber Vorsicht mit der Temperatur: Olivenöl hält keine hohen Temperaturen aus, die Grenze liegt bei etwa 180 Grad Celsius!

- *Extra vergine* ist das beste aller Olivenöle. Man verwendet es normalerweise zum geschmacklichen Verfeinern und weniger zum Kochen. Wenn Sie Olivenöl extra vergine kaufen, achten Sie auf die Farbe. Je tiefer die Färbung, desto intensiver der Olivengeschmack.

- *Normales (oder auch vergine) Olivenöl* ist heller als das Olivenöl extra vergine und im Geschmack milder. Es wird hauptsächlich zum Kochen bei geringer bis mittlerer Hitze verwendet.

- *Leichtes Olivenöl* wird oft von Menschen verwendet, die die gesunden Inhaltsstoffe aufnehmen möchten, den starken Olivengeschmack aber nicht mögen. Es lässt sich gut erhitzen und kann zum Kochen bei hohen Temperaturen verwendet werden

Chemie fürs Herz

Die Griechen lieben Olivenöl und essen gleichzeitig nur wenig Butter oder Margarine, erklärt Dr. Trichopoulos. Und was noch wichtiger ist, sie essen als Hauptmahlzeiten anstelle von Fleisch vorwiegend Gemüse und Hülsenfrüchte. Unterm Strich nehmen sie so sehr wenig gesättigte Fettsäuren auf.

Die sogenannte »Sieben-Länder-Studie«, ergab, dass 46 Prozent der Todesfälle bei amerikanischen Männern mittleren Alters auf Herzerkrankungen zurückzuführen waren. Im Gegensatz dazu starben auf Kreta im gleichen Zeitraum nur vier Prozent der männlichen Bevölkerung an Herzversagen.

Nicht nur die einfach ungesättigten Fettsäuren machen Olivenöl so gesund für das Herz. Es enthält auch noch andere Verbindungen, die Schädigungen der Arterien vorbeugen können.

Im Körper entstehen von Natur aus schädigende Sauerstoffmoleküle, genannt freie Radikale. Diese oxidieren unter anderem das LDL-Cholesterin im Blutstrom, das daraufhin leichter an den Arterienwänden »festklebt«. Es sei denn, die freien Radikale werden außer Gefecht gesetzt.

Das übernehmen sogenannte Antioxidanzien, wie zum Beispiel die im Olivenöl reichlich vorhandenen Polyphenole, so Dr. Trichopoulos. Also kann Olivenöl helfen, die Arterien durchlässig zu halten.

Der beste Freund der Frau

Olivenöl ist zwar in erster Linie bekannt für seine Herz-Schutzwirkung, spielt möglicherweise aber auch eine vorbeugende Rolle bei Brustkrebs – eine für Frauen erfreuliche Entdeckung.

Das fanden griechische und amerikanische Wissenschaftler im Rahmen einer gemeinsamen Studie an mehr als 2300 Frauen heraus.

Danach lag bei täglichem Olivenölverzehr das Brustkrebsrisiko im Vergleich zu geringerem Konsum um 25 Prozent niedriger. Tatsächlich erkranken Griechinnen sehr viel seltener an Brustkrebs als beispielsweise Frauen in den USA.

»Wir sind uns noch nicht sicher, was genau diesen offensichtlichen Schutz ausmacht«, sagt Dr. Trichopoulos. »Im Olivenöl ist viel Vitamin E enthalten, das Zellschäden, die zu Krebs führen können, verhindern kann; vielleicht spielen die Polyphenole, die das Herz schützen, auch beim Krebsschutz eine Rolle.«

SO HOLEN SIE DAS BESTE HERAUS

Kaufen Sie Olivenöl extra vergine. Alle Olivenöle enthalten viele einfach ungesättigte Fettsäuren, ihr Gehalt an den krankheitsbekämpfenden Polyphenolen ist jedoch unterschiedlich.

Die meisten dieser Verbindungen findet man in Olivenöl mit der Bezeichnung extra vergine. Dieses Öl stammt aus der ersten Pressung von ganz reifen Oliven, wodurch die Polyphenole im Öl bleiben, die Bitterstoffe aber nicht.

Kühl aufbewahren. Olivenöl ist im Prinzip sehr lange haltbar. Am besten bewahren Sie Ihr Olivenöl an einem kühlen und trockenen und vor Tageslicht geschützten Ort auf. Bei niedrigen Temperaturen kann Olivenöl flockig werden. Das bedeutet jedoch keine Qualitätsbeeinträchtigung. Im Gegenteil: Das Ausflocken ist hier ein Markenzeichen für ein gutes, weil nicht gepanschtes Olivenöl. Bei Zimmertemperatur wird es dann schnell wieder flüssig und klar.

Orangen

Die süße Seite der Zitrusfrüchte

Heilwirkung Senken das Risiko von Herzerkrankungen und Herzschlag, stoppen Entzündungen, bekämpfen Krebs.

Von unserem Standpunkt als Verbraucher aus ist die Orange eine beinahe perfekte Frucht. Gesund und praktisch, ist sie nicht nur reich an Vitamin C und Ballaststoffen, sondern enthält auch viel natürlichen Zucker für eine schnelle Energiezufuhr. Gut verpackt in ihrer eigenen schützenden Schale, kann man sie zudem immer und überall genießen.

Einige Orangeninhaltsstoffe sind besonders vielversprechend. Die in Orangen enthaltenen Substanzen Limonin, Limonen, Limoninglykosid und Hesperidin können möglicherweise vor Krebs schützen, und andere Verbindungen vor Herzerkrankungen. Ebenso wirken Orangen Entzündungen entgegen.

Hilfe für das Herz

Studien haben gezeigt, dass die Inhaltsstoffe in Orangen hochwirksame Antioxidanzien sind. Das bedeutet, sie können zellschädigende Sauerstoffmoleküle im Körper ausschalten.

Diese sogenannten freien Radikale sind unter anderem Ursache von verstopften Arterien und damit von Herzerkrankungen und Schlaganfall.

Neben Vitamin C, das schon lange als wirksames Antioxidans bekannt ist, scheinen Orangen noch andere Verbindungen zu enthalten. Denn Untersuchungen zur antioxidativen Wirkung von Orangen ergaben, dass Vitamin C nur für 15 bis 20 Prozent davon verantwortlich ist.

»Die anderen Inhaltsstoffe in den Orangen erwiesen sich in unseren Untersuchungen als drei- bis sechsmal so starke Antioxidanzien«, berichtet Ronald L. Prior von der Tufts University in Boston.

Im Laborversuch wurde Ratten ein Extrakt aus der Schale und dem Fruchtfleisch von Orangen verabreicht. Der Extrakt, der die Verbindung Hesperidin enthielt, führte bei den Versuchstieren zu einem deutlich erhöhten HDL-Wert, während der gefährliche LDL-Cholesterinwert fiel.

Sollte das Hesperidin bei Versuchen an Menschen die gleiche Wirkung zeigen, könnte man mithilfe von Orangen möglicherweise hohe Cholesterinwerte und damit eines der Hauptrisiken für Herzerkrankungen in den Griff bekommen.

Und die Hesperidin-Verbindung bietet darüber hinaus wahrscheinlich sogar noch mehr gesundheitlichen Nutzen.

In Laborstudien fanden brasilianische Wissenschaftler beispielsweise heraus, dass die Verbindung entzündungshemmend wirkt, ohne die empfindliche Magenschleimhaut anzugreifen.

Somit könnte das Hesperidin gegebenenfalls anstelle des reizenden Aspirins oder Ibuprofens angewendet werden.

Krebskontrolle

Laborstudien zeigten darüber hinaus, dass die Limonene in Orangen helfen können, Lungen- und Brustkrebs zu hemmen, berichtet Dr. Bill Widmer vom Forschungsinstitut für Zitrusfrüchte in Lake Alfred, Florida.

Das in Zitrusfrüchten enthaltene Vitamin C unterstützt zum einen allgemein die Abwehrkräfte gegenüber Viren sowie Bakterien und hilft dadurch den weißen Blutkörperchen.

Hinzu kommt die Wirkung von Vitamin C als Antioxidans, womit es vor Schäden, die durch freie Radikale hervorgerufen werden, schützt und so bestimmten Krebsarten vorbeugt.

Nitrate, Pestizide und andere Umweltbelastungen fördern heutzutage die Bildung von freien Radikalen. Umso wertvoller ist das in Zitrusfrüchten enthaltene Vitamin C.

Die Konzentration des Extraktes, mit der Dr. Widmer arbeitete, entspricht einer Tagesmenge von 4,5 Litern Orangensaft über vier Monate.

»Das klingt vielleicht zunächst eher unrealistisch, aber im Gegensatz zu dem isolierten Extrakt, besitzt frisch gepresster Orangensaft all seine Wirkstoffe in natürlichen Anteilen; deshalb könnten bei regelmäßigem Konsum über einen längeren Zeitraum auch schon geringere Mengen Orangensaft ähnliche gesundheitliche Effekte haben«, meint der Ernährungswissenschaftler Dr. Robert S. Parker.

Die Versuche mit Limonenen waren jedenfalls so vielversprechend, dass englische Wissenschaftler derzeit ihre Anwendung bei Brustkrebs erforschen.

Auch der Krebsspezialist Dr. Michael Gould hält die Wirkung der Limonene auf krankhafte Zellveränderungen für einzigartig. »Im Grunde bringen sie die Krebszellen dazu, sich selbst zu zerstören. Sie helfen ihnen beim Suizid.«

AUGEN AUF!

Orangen-Allergie

Das Leckere an den Orangen ist ihr fruchtig-saurer Geschmack. Bei manchen Menschen kann jedoch gerade die Fruchtsäure Hautausschläge auslösen.

Schwere allergische Reaktionen auf Orangen sind zwar selten, doch wenn Sie auftreten, kommt es zu Juckreiz und Brennen im Mund und Hals. Das sogenannte Orale Allergische Syndrom tritt beim Verzehr von Zitrusfrüchten, aber auch von anderen Obst- und Gemüsesorten auf, sagt die Immunologin Dr. Carol Baum.

Während diese Reaktionen bei Erwachsenen eher selten sind, kommen sie bei Kleinkindern häufiger vor. In den meisten Fällen, so die Medizinerin Dr. Marianne Friere, klingen die Beschwerden jedoch schnell ab, wenn die fraglichen Nahrungsmittel weggelassen werden.

Greifen Sie nach des Cs

Orangen sind für ihren hohen Vitamin-C-Gehalt bekannt. Eine einzige Orange deckt mit fast 70 Milligramm Vitamin C fast 117 Prozent des Tagesbedarfs. Das Vitamin ist nicht nur für die Kontrolle der schädlichen freien Radikale wichtig, sondern hilft auch bei Heilungsprozessen und stärkt das Immunsystem. Dieser Eigenschaft verdankt es den Ruf als Anti-Erkältungsvitamin. Darüber hinaus verbessert es die Verwertbarkeit des Nahrungseisens, was besonders für Frauen von Bedeutung ist, da sie jeden Monat während ihrer Menstruation Eisen verlieren.

Die Auswertung von 46 Vitamin-C-Studien durch die Medizinerin Dr. Gladys Block ergab schließlich, dass die Menschen mit dem höchsten Vitamin-C-Konsum das niedrigste Krebsrisiko haben.

Angefüllt mit Ballaststoffen

Mit etwa drei Gramm enthält eine Orange ungefähr zwölf Prozent des Tagesbedarfs an Ballaststoffen. Der Anteil unlöslicher Fasern davon lindert eine Reihe von Verdauungsproblemen, angefangen bei Verstopfung über Hämorrhoiden bis zur Divertikulose. Sie vergrößern nämlich Volumen und Gewicht des Stuhls und beschleunigen so die Darmpassage. Eventuell schädigende Substanzen verweilen nur kurze Zeit im Darm, das Krebsrisiko wird dadurch verringert.

Die löslichen Fasern, wie zum Beispiel Pektin, quellen im Dünndarm dagegen zu einer gelartigen Schutzschicht auf. Untersuchungen haben bewiesen, dass dadurch sowohl die Cholesterin- als auch die Blutzuckerwerte reguliert werden. Das ist vor allem für Diabetiker von Bedeutung.

Allerdings müssten Sie täglich sieben Orangen essen, um Ihren Cholesterinwert um etwa 20 Prozent zu senken. Die praktikablere Lösung, um die Werte auf einem gesunden Niveau zu halten, lautet daher: Essen Sie regelmäßig Obst und Gemüse und dabei so oft wie möglich Orangen.

SO HOLEN SIE DAS BESTE HERAUS

Frisch am besten. Der Genuss von Orangensaft ist die einfachste Art, mehr Vitamin C in die tägliche Ernährung zu bringen. Frisch gepresster Saft ist am wirkungsvollsten und mit geringem Aufwand herzustellen. Trinken Sie den Saft unmittelbar nach dem Pressen. Wenn Sie ein Glas frisch gepressten Saft länger stehen lassen, verflüchtigen sich die Vitamine nämlich.

Essen Sie alles auf. Die Hälfte des Pektins steckt in der weißen Haut zwischen Schale und Fruchtfleisch. Also nehmen Sie es mit dem Schälen nicht so genau. Wenn Sie mit jeder Orangenspalte ein wenig von der weißen Haut mitessen, erhalten Sie schließlich mehr von dem wertvollen Ballaststoff.

KÜCHENTIPPS

Orangen sind mehr als nur ein süßer Snack. Und für die verschiedenen Zubereitungsformen gibt es auch die passenden Orangensorten.

Navelorangen werden oft als die besten Orangen für den direkten Verzehr bezeichnet. Sie lassen sich ganz leicht schälen, haben keine Kerne und sind zudem süß und besonders saftig.

Valenciaorangen, die oft eine leichte Grünfärbung aufweisen, sind saftiger als Navelorangen und werden deshalb bevorzugt zum Pressen verwendet.

- Wenn Sie Navelorangen zum Kochen verwenden, fügen Sie sie dem Gericht erst ganz zum Schluss zu. Sie können sonst bitter schmecken.

- Frieren Sie Saft aus Navelorangen nicht ein, da auch Kälte dazu führen kann, dass er bitter wird.
- Um möglichst viel Saft zu erhalten, lassen Sie die Orange auf Zimmertemperatur aufwärmen und rollen Sie sie vor dem Pressen unter leichtem Druck der flachen Hand hin und her.

Paprika

Schoten voller Gesundheit

Heilwirkung Senken das Risiko von Herzerkrankungen und Herzschlag, stoppen Entzündungen, bekämpfen Krebs.

Die farbenprächtigen Paprikaschoten, deren Palette von dunkelgrün über sonnengelb bis feuerrot reicht, je nachdem, wie lange sie auf dem Feld reifen durften, sind von unserem Speiseplan heutzutage gar nicht mehr wegzudenken.

Man findet sie nicht nur am Salatbuffet, sondern auch in Suppen, Saucen, Pürees und Nudelgerichten. Dabei liefern sie mehr als eine fruchtig-süße Note, nämlich Nährstoffe, die vor Grauem Star und Herzerkrankungen schützen können.

Und im Gegensatz zu ihren feurig-scharfen Verwandten, den Chilischoten, sind Paprika so mild, dass man sie zur Vorbeugung von Krankheiten in großen Mengen genießen kann.

Angefüllt mit Antioxidanzien

Wegen ihres außerordentlich hohen Vitamin-C- und Betacarotin-Gehaltes verdienen Paprika besondere Aufmerksamkeit im Hinblick auf ein funktionierendes Immunsystem.

Eine Paprikaschote liefert mit etwa vier Milligramm Betacarotin 40 bis 60 Prozent der empfohlenen Tagesmenge von sechs bis zehn Milligramm. Als Faustregel gilt: je intensiver das Rot, desto mehr Betacarotin ist enthalten.

Im Körper wird Betacarotin zu Vitamin A umgewandelt und neutralisiert dort als Antioxidans die gewebeschädigenden Sauerstoffmoleküle namens freie Radikale. Diese können nach Einschätzung von Fachleuten Gesundheitsprobleme wie Grauer Star – eine Linsentrübung, die zum Erblinden führt – und verschiedene Herzerkrankungen hervorrufen.

Gleiches trifft auch auf Vitamin C zu. 125 Gramm grüne Paprika – etwa eine halbe Schote – enthalten 45 Milligramm Vitamin C, 74 Prozent des täglichen Bedarfs. Die gleiche Menge rote Paprika bringt es sogar auf 142 Milligramm; das sind 236 Prozent des Tagesbedarfs und mehr als doppelt so viel Vitamin C wie in einer mittelgroßen Orange.

Vor allem in Kombination bieten die beiden Vitamine wirksamen Schutz vor Grauem Star. So stellten italienische Wissenschaftler im Rahmen einer Studie an mehr als 900 Testpersonen fest, dass diejenigen, die regelmäßig Paprikaschoten und andere betacarotinreiche Pflanzen aßen, im Gegensatz zu den restlichen Probanden vergleichsweise selten an Grauem Star erkrankten.

KÜCHENTIPPS

Manche mögen's scharf ... Wenn Sie jedoch süße Paprikaschoten denen vorziehen, die Sie ins Schwitzen bringen, sollten Sie die folgenden Sorten einmal ausprobieren.

Gemüsepaprika, die in jeder nur erdenklichen Farbe erhältlich sind, kann man roh, gegrillt, gebacken oder gebraten genießen.

Pimientos sind kleine, herzförmige Paprikaschoten, die bei ihren Anhängern als die geschmacklich besten gelten. Sie werden oft als Füllung für eingelegte Oliven verwendet, man kann sie aber auch in Feinkostläden kaufen.

Süße Paprika haben einen milden, süßen Geschmack und sind durch ihre dünne Haut perfekt zum Andünsten geeignet oder als Belag auf geröstetem Brot.

Edelsüße (Gewürz)-Paprika, die man getrocknet zu dem gleichnamigen Gewürz verarbeitet, kann man auch gebraten, gefüllt oder roh genießen.

Ungarische, gelbe Paprikaschoten sind in Farbe und Form Bananen ähnlich und werden mit ihrem mild-süßen Geschmack oft für Salate und gerne auch als Sandwich-Belag verwendet.

SO HOLEN SIE DAS BESTE HERAUS

Nicht lange kochen. Das empfindliche Vitamin C kann schon beim Kochen zerstört werden. Durch den Verzehr roher Paprika hat man daher am meisten von diesem Nährstoff. Das fettlösliche Betacarotin braucht dagegen ein wenig Hitze, damit es aus den Zellen herausgelöst wird. Um genug von beiden Stoffen zu erhalten, bereitet man Paprika am bes-

Paprika 343

ten gedämpft, leicht angedünstet oder in der Mikrowelle zu, bis sie durch sind, aber noch Biss haben.

Fügen Sie ein wenig Fett hinzu. Damit das Betacarotin auch in den Blutstrom aufgenommen werden kann, braucht der Körper ein wenig Fett. Daher sollte man die Paprika vor oder nach dem Kochen mit etwas Öl beträufeln. Wenn Sie rohe Paprikaschoten essen, dippen Sie sie in etwas Salatsauce.

Mischen Sie. Zwar sind Paprikaschoten mit die gesündeste Gemüseart, doch kaum jemand isst genug davon. Einen Platz in Ihrem Speiseplan räumen Sie Paprika vielleicht als Zutat oder Beilage zu anderen Gerichten ein. Und Nudeln, Thunfisch oder grünem Salat geben Sie so eine süße Note.

Schenken Sie sich ein Glas ein. Wenn Sie Paprikasaft trinken, profitieren Sie am meisten davon. Der Saft aus zwei grünen Paprika enthält mit 132 Milligramm C dreimal mehr Vitamin als die gleiche Menge der Schoten. Pur schmeckt Paprikasaft vielleicht etwas gewöhnungsbedürftig, aber anderen Säften verleiht er eine besondere Note. Geben Sie zum Beispiel vier oder fünf Karotten mit zwei grünen Paprikaschoten in einen Entsafter und mixen Sie sich einen Power-Cocktail.

Pastinaken

Partner beim Schutz vor Schlaganfällen

Heilwirkung Beugen Dickdarmkrebs vor, reduzieren das Risiko von Herzerkrankungen, stabilisieren den Blutzuckerspiegel, mindern das Schlaganfallrisiko, schützen vor Geburtsfehlern.

Sie könnten auch »gekräuselte Lippen« heißen, passend zu der Reaktion, die der Genuss des intensiv und leicht süß schmeckenden Gemüses oft auslöst. Und für ihr Aussehen würden Pastinaken wohl auch nicht gerade einen Preis gewinnen.

Es soll sogar Leute geben, die behaupten, die blassen Wurzeln ähnelten Karotten, die gerade ein Gespenst gesehen haben.

Richtig interessant wird dieser Vertreter der Petersilien-Familie erst durch seine inneren Werte. Reich an Folsäure, Ballaststoffen und Phenolsäuren, bieten Pastinaken nämlich sogar Schutz vor Krebs.

Fabelhafte Fasern

Auf einer Top-Ten-Liste der gesunden Inhaltsstoffe würden Experten die Ballaststoffe ziemlich weit vorne ansiedeln. Und Pastinaken liefern viele Ballaststoffe, nämlich fast sieben Gramm pro 125 Gramm-Portion; das entspricht 28 Prozent der empfohlenen Tagesmenge.

Etwas mehr als die Hälfte davon sind lösliche Fasern, die sich im Verdauungssystem in eine gelartige Masse verwandeln. Dadurch verhindern sie, dass das gesamte Fett und Cholesterin aus der Nahrung über den Darm aufgenommen wird. Gleichzeitig verdünnt das Gel die Gallensäuren im Darm, und das kann wiederum Krebs vorbeugen.

Den anderen Teil der Pastinaken-Ballaststoffe machen unlösliche Fasern aus, die dafür sorgen, dass der Stuhl rasch durch den Verdauungstrakt befördert wird. Je schneller dieser Vorgang abläuft, desto weniger Schaden können die – potenziell krebserregenden – Gallensäuren in den Zellen anrichten.

In der abschließenden Beurteilung von über 200 wissenschaftlichen Untersuchungen kamen Wissenschaftler zu dem Ergebnis, dass eine ballaststoffreiche Ernährung gegen viele verschiedene Arten von Krebs, darunter Magen-, Bauchspeicheldrüsen- und Dickdarmkrebs, vorbeugen kann.

Darüber hinaus sind Ballaststoffe auch bei der Vorbeugung und Behandlung von vielen anderen Beschwerden nachweislich wirksam. Demnach kann eine ballaststoffreiche Ernährung Hämorrhoiden und anderen Darmerkrankungen vorbeugen. Außerdem gleichen Ballaststoffe Schwankungen im Blutzuckerspiegel aus, die Diabetes auslösen können.

KÜCHENTIPPS

Pastinaken werden wie Karotten gekocht – nur nicht ganz so lange – und ähnlich zubereitet: püriert oder in kleine Stücke geschnitten.

Große Exemplare können bis zu 50 Zentimeter lang werden

und haben einen intensiven Geschmack, den viele nicht mögen. »Kaufen Sie kleine oder mittelgroße Pastinaken von etwa 20 Zentimetern Länge«, empfiehlt die Ernährungswissenschaftlerin Dr. Marilyn A. Swanson. »Sie schmecken besser und sind zarter.«

Schutz vor Schlaganfall

Nach Ansicht einiger Experten ist Folsäure-Unterversorgung eine der häufigsten ernährungsbedingten Mangelerscheinungen; vor allem bei Jugendlichen, die sich oft einseitig von vitaminarmem Fast Food ernähren. Eine ausreichende Versorgung mit diesem B-Vitamin aber beugt bestimmten Geburtsfehlern vor, mindert möglicherweise das Schlaganfallrisiko und senkt die Homocystein-Konzentration im Blut. Das ist eine Aminosäure, die die Arterien blockieren und dadurch den Blutfluss unterbrechen kann.

Im Rahmen einer Gesundheitsstudie wiesen die Männer, die am meisten Folsäure zu sich nahmen, ein um 59 Prozent geringeres Schlaganfallrisiko auf als diejenigen, die am wenigsten davon aßen. Und die Probanden, die täglich drei Portionen Obst und Gemüse zusätzlich aßen, minderten damit das Risiko um 22 Prozent.

Dreimal täglich Pastinaken, das isst im wirklichen Leben natürlich kein Mensch. Aber 23 Prozent des Tagesbedarfs an Folsäure (91 Mikrogramm) lassen sich mit 250 Gramm Pastinaken immerhin decken. Außerdem liefert diese Menge noch 560 Milligramm Kalium, 16 Prozent des Tagesbedarfs. Damit haben Sie schon eine Menge für Ihre Arterien getan.

AUGEN AUF!

Wildwuchs

Wild wachsende Pastinaken enthalten manchmal so starke Wirkstoffe, dass selbst andere Pflanzen erst in gebührendem Sicherheitsabstand wachsen.

Auch dem Menschen tun diese sogenannten Kumarine nicht gut, denn sie erhöhen die Lichtempfindlichkeit. »Deshalb bekommen Sie leicht einen Sonnenbrand, wenn Sie viele Pastinaken essen«, erklärt der Lebensmitteltechnologe Dr. Robert T. Rosen.

Die im Handel erhältlichen Sorten enthalten allerdings viel weniger Kumarin als ihre wild wachsenden Verwandten. (So wie Menschen ins Schwitzen geraten, wenn sie ärgerlich sind, setzen Pastinaken mehr Kumarin frei, wenn das Klima und die Bedingungen wechselhaft sind.) »Sie müssten am Tag mindestens ein Kilo der kultivierten Pastinaken essen«, schätzt Dr. Rosen, »bevor Sie Schaden nehmen.«

Der Säuretest

Wie Karotten und Sellerie sind Pastinaken Doldenblütler und enthalten eine Reihe sogenannter sekundärer Pflanzenstoffe, die unter Laborbedingungen das Wachstum von Krebstumoren unterbinden.

Die wichtigsten dieser natürlichen Inhaltsstoffe sind die Phenolsäuren. Sie hängen sich an potenziell krebserregende Stoffe im Körper und bilden dadurch Moleküle, die so groß sind, dass sie nicht vom Körper resorbiert werden können.

Über das Anti-Krebs-Potenzial der Pastinaken gibt es

allerdings keine gesicherten Erkenntnisse, weil die Forschung zu diesem Thema noch am Anfang steht.

SO HOLEN SIE DAS BESTE HERAUS

Entfernen Sie das Grünzeug. Wenn Sie Pastinaken im Kühlschrank aufbewahren, sollten Sie vorher das Grünzeug entfernen, da dieses sonst Feuchtigkeit und Nährstoffe aus der Wurzel zieht, rät die Ernährungsberaterin Dr. Denise Webb.

Bewahren Sie sie kühl auf. Einige Gemüse halten sich sehr gut bei Zimmertemperatur, Pastinaken sollten Sie jedoch immer im Kühlschrank oder Kartoffelkeller aufbewahren. »Die feuchte Kälte verhindert das Austrocknen und den Verlust der Nährstoffe«, sagt die Ernährungsberaterin Susan Thom.

Kaufen Sie auf Vorrat. Locker in Plastikfolie gewickelt, halten sich Pastinaken im Kühlschrank einige Wochen. Je länger sie aufbewahrt werden, desto süßer werden sie.

Schälen Sie sie nach dem Kochen. Einige der Nährstoffe in den Pastinaken sind wasserlöslich und gehen beim Kochen deshalb leicht verloren. Schält man das Gemüse dazu vor dem Kochen, geht glatt die Hälfte aller wasserlöslichen Vitamine verloren.

Petersilie

Mehr als nur Dekoration

Heilwirkung Lindert Infektionen der Harnwege, verhindert Defekte bei Neugeborenen, lindert prämenstruelle Beschwerden.

Das unverdiente Schicksal der meisten Petersilienblättchen: Sie werden als dekorative Garnitur auf dem Teller angerichtet, nur um dann mit den Resten weggeworfen zu werden.

Dabei ist das aromatische Kraut viel zu schade, um die Speisen nur optisch aufzupeppen. Denn nicht nur als natürlicher Atemerfrischer hat die Petersilie sich längst einen Namen gemacht, sondern auch als wirksames Naturheilmittel.

Erleichterung beim Harnlassen

Die heilenden Kräfte der Petersilie finden sich in zwei Verbindungen wieder – Myristicin und Apiol –, die den Harnfluss fördern, sagt der Pharmakologe Dr. Varro E. Tyler. Durch diesen verbesserten Harnfluss werden infektionsauslösende Bakterien besser aus den Harnwegen ausgeschwemmt.

Die harntreibende Wirkung kann auch prämenstruelle Wasseransammlungen verhindern. Demnach ist es hilfreich, vor der Menstruation ab und zu ein paar Petersilienblätter zu kauen, damit der Körper überflüssiges Wasser verliert, bevor es zu Beschwerden kommt.

KÜCHENTIPPS

Hier einige Tipps, wie Sie frische Petersilie am besten behandeln:

Kühl aufbewahren. Petersilie welkt bei Raumtemperatur innerhalb von wenigen Stunden, daher sollten Sie sie unbedingt in den Kühlschrank legen.

Sorgfältig lagern. Nach dem Kauf sollten Sie Petersilie gleich waschen und alle verwelkten Blätter und Stiele entfernen. Dann die Petersilie trocknen, in ein feuchtes Küchentuch rollen und in einem verschlossenen Plastikbehälter in das Gemüsefach des Kühlschranks legen. Oder frieren Sie die gesäuberte und fein geschnittene Petersilie für eine spätere Verwendung ein.

Ins Wasser stellen. Eine andere Frischhaltemethode ist, den Bund in ein halb gefülltes Wasserglas zu stellen.

Natürliches Multivitamin

Auch wenn man Petersilie normalerweise nur in kleinen Mengen verwendet, besitzt sie genauso viel Heilkraft wie andere gesunde Nahrungsmittel.

So enthalten 125 Gramm frische Petersilie mit 40 Milligramm Vitamin C ganze 66 Prozent des täglichen Bedarfs und somit immerhin mehr als halb so viel wie die gleiche Menge Orangen.

Darüber hinaus ist Petersilie reich an Folsäure; 125 Gramm liefern 46 Mikrogramm, mehr als elf Prozent des Tagesbedarfs. Benötigt wird dieses B-Vitamin zur Produktion von roten Blutzellen oder als Schutz vor Geburtsfehlern bei Neugeborenen.

SO HOLEN SIE DAS BESTE HERAUS

Frisch verwenden. Getrocknete Petersilie besitzt zwar auch Nährstoffe, das frische Kraut ist aber viel besser. »Es enthält auch mehr heilende ätherische Öle als die getrockneten Blätter,« sagt Dr. Tyler.

Verwenden Sie sie als Hauptzutat. Immer nur hübsche Beilage, das muss nicht sein. Zum libanesischen Tabouleh-Salat gehören beispielsweise bis zu 250 Gramm frische, geschnittene Petersilie. Und auch einen gemischten Salat wertet ein halber Bund Petersilie auf. Wenn Sie ganze Petersilienzweige verwenden, erhalten Sie einen leicht sellerieartigen Geschmack; glatte Petersilie schmeckt intensiver als die gekräuselte Sorte.

Sorgfältig aufbewahren. Da getrocknete Petersilie leichter aufzubewahren ist, haben die meisten Köche eine kleine Tüte oder ein Gläschen voll im Küchenschrank. Damit die getrocknete Petersilie ihre Inhaltsstoffe nicht verliert, sollte sie an einem dunklen, kühlen Ort, am besten in einem luftdichten Behälter aufbewahrt werden.

Pilze

Heilkräftige Gewächse

Heilwirkung Hemmen das Wachstum von Tumoren, kräftigen das Immunsystem, senken den Cholesterinspiegel.

In Asien sind Pilze so beliebt, dass sie allerorten im Straßenverkauf angeboten werden wie bei uns heiße Würstchen oder italienisches Eis. In den westlichen Ländern dagegen haben sie sich – die einheimischen Waldpilze einmal ausgenommen – ihren Platz erst nach und nach erobern müssen.

Eigenschaften, um die Naturheiler schon seit Jahrzehnten wissen, hat die Wissenschaft jetzt wiederentdeckt. So stärken einige der in Pilzen enthaltenen Nährstoffe zum Beispiel das Immunsystem.

Man nimmt deshalb an, dass diese Wirkstoffe bei der Bekämpfung von Krebs und hohen Cholesterinwerten helfen und vielleicht sogar bei AIDS eingesetzt werden können.

Einer der populärsten Vertreter, der weiße Champignon, besitzt allerdings keinen nennenswerten medizinischen Nutzen. Dafür aber eine Menge wichtiger Nährstoffe, darunter die B-Vitamine.

Schutz gegen Krebs

Shiitake-Pilze, in Japan schon lange für ihre tumorschrumpfenden Eigenschaften geschätzt, haben mit ihren krebsbekämpfenden Inhaltsstoffen inzwischen auch weltweit Aufmerksamkeit erregt und werden deshalb immer beliebter.

Die großen, gehaltvollen schwarzen Pilze enthalten ein Polysaccharid namens Lentinan. Polysaccharide sind lange, komplexe Kohlenhydrat-Moleküle, die eine ähnliche Struktur aufweisen wie Bakterien, erklärt der Naturheilkundler Dr. Robert Murphy.

Und beim Verzehr von Shiitake-Pilzen mobilisiert das Immunsystem aus diesem Grund ein ganzes Heer von Abwehrzellen.

Mit anderen Worten: Lentinan führt das Immunsystem in die Irre und regt es an, aktiv zu werden. Im Laborversuch hemmte die Fütterung von Lentinan in Form von getrocknetem Pilzpulver das Wachstum von Tumoren um ganze 67 Prozent.

Auch mit den Maitake-Pilzen befassen sich die Wissenschaftler; wie die Shiitake hat diese Pilzsorte seit Jahrhunderten den Ruf, bei der Behandlung von Krebs hilfreich zu sein.

Wissenschaftler halten die in den Maitake-Pilzen enthaltenen Polysaccharide, sogenannte Betaglukane, für möglicherweise noch wirksamer als Lentinan. Denn im Tierexperiment führten sie zur Verkleinerung von Krebstumoren.

»Eine 125-Gramm-Portion Shiitake- oder Maitake-Pilze versorgt Sie mit einigen dieser immunsystemanregenden Polysaccharide«, sagt Dr. Murphy.

Beide Sorten finden Sie auf Wochenmärkten, in asiatischen Lebensmittelläden und in gut sortierten Supermärkten. Bauen Sie diese Pilzsorten am besten regelmäßig in Ihren Speiseplan ein.

KÜCHENTIPPS

Auf dem Markt bekommen Sie zum Beispiel Shiitake-Pilze zwar manchmal auch frisch, oftmals gibt es sie aber nur in getrockneter Form. Hier einige Tipps für die Zubereitung.

Einweichen. Getrocknete Pilze in einen Topf geben, mit Wasser bedecken und aufkochen lassen, dann die Hitze reduzieren und 20 Minuten leicht kochen lassen. Abtropfen, klein schneiden und dem Gericht zufügen. Das Kochwasser intensiviert den Geschmack von Saucen und Suppen.

Fein schneiden. Eingeweichte Pilze sehen nicht so schön aus wie frische. Sie können auch einen leicht scharfen Geschmack haben, der bei größeren Mengen unangenehm durchschlagen kann. Küchenchefs schneiden Pilze deshalb sehr fein und verwenden sie sparsam für Kurzgebratenes, Geschmortes sowie für Suppen und Speisen aus Mehl.

Ein starkes Immunsystem und AIDS

Nachdem sich Shiitake- und Maitake-Pilze als immunstärkend erwiesen haben, untersuchten Wissenschaftler ihre Wirkung in Bezug auf das AIDS-Virus. Dabei stellten sie fest, dass Maitake-Pilze tatächlich einen gewissen Schutz bieten. Unter Laborbedingungen bewahrte ihr Betaglukan die T-Zellen – die zu den weißen Blutkörperchen zählen – vor der Zerstörung durch das HI-Virus.

Senkt das Cholesterin

Wenn sich Ihr Cholesterinwert der gefährlichen 200-Marke nähert (oder sie schon überschreitet), ist der Gedanke

Pilze **355**

an ein Pilzgericht keineswegs abwegig. Während der 1970er- und 1980er-Jahre zeigten japanische Studien nämlich, dass der Shiitake-Inhaltsstoff Eritadenin den Cholesterinwert deutlich senken kann. Neuere Studien bestätigen diese Befunde. So fanden slowakische Wissenschaftler heraus, dass der Cholesterinspiegel von fettreich gefütterten Mäusen um 45 Prozent fiel, wenn ihrem Futter fünf Prozent getrocknete Pilze, vor allem Austernpilze, beigefügt wurden.

Wie viele Pilze man als Mensch essen muss, um eine ähnliche Wirkung zu erzielen, können die Wissenschaftler noch nicht genau sagen. Sie sind sich aber einig, dass es nicht schaden kann, die Pilze regelmäßig zu essen, wenn man den Cholesterinspiegel unter Kontrolle halten will.

AUGEN AUF!

Rohe Gefahr

Rohe geschnittene Pilze findet man oft an Salatbuffets. Doch Experten warnen vor dem häufigen Genuss ungekochter Pilze. Denn sie enthalten Hydrazine, die im Tierversuch krebserregend wirkten. Obwohl nicht bekannt ist, welche Mengen die gleichen Auswirkungen beim Menschen haben, raten Experten, Pilze gekocht zu essen, da die Hydrazine durch Hitze zerstört werden.

Eine große Portion an B-Vitaminen

Pilze liefern die beiden wichtigen B-Vitamine Niacin und Riboflavin, die in Pflanzen nicht oft vorkommen. Dabei spielen weiße Champignons vielleicht sogar eine Schlüsselrolle.

Da getrocknete Shiitake-Pilze eine höhere Nährstoffkonzentration aufweisen, haben sie einen relativ kräftigen Geschmack und werden eher sparsam als Beilage verwendet. Die milden weißen Champignons passen dagegen zu fast jeder Speise und sind eine ergiebige Niacinquelle. Dieses Vitamin benötigt der Körper, um Enzyme zu bilden, die Zucker in Energie umwandeln, Fett verwerten und unser Gewebe gesund erhalten. Eine Portion Champignons deckt etwa 20 Prozent des Tagesbedarfs an Niacin.

Auch Riboflavin ist so ein hilfreicher Nährstoff. Wir brauchen es zur Umwandlung von Niacin, Vitamin B6 und Folsäure, in für den Körper verwertbare Formen. Bei einem Mangel an Riboflavin ist daher auch ein Mangel an diesen Nährstoffen wahrscheinlich. 100 Gramm gekochte Champignons enthalten mit rund 0,5 Milligramm Riboflavin zwölf Prozent des Tagesbedarfs.

SO HOLEN SIE DAS BESTE HERAUS

Lieber gekocht. Sowohl geschmacklich als auch hinsichtlich der Nährstoffe ist es besser, Pilze gekocht zu genießen als roh. Denn beim Kochen verdampft das enthaltene Wasser, was die Inhaltsstoffe sowie den Geschmack konzentriert.

Essen Sie exotisch. Asiatische Sorten, besonders Shiitake- und Maitake-Pilze, enthalten den Experten zufolge besonders viele heilkräftige Wirkstoffe. Andere Pilze mit möglichen Heilwirkungen sind Enokipilze, Austernpilze und Pinienpilze.

Reis

Getreide fürs Herz

Heilwirkung Senkt den Cholesterinspiegel, vermindert das Risiko von Darmkrebs, reguliert die Verdauung.

Wenn es nur ein Nahrungsmittel in den Speisekammern der Köche gäbe, dann wäre das vermutlich Reis. Reis wird in den Küchen der Welt am häufigsten verwendet, und es gibt ungefähr 40 000 verschiedene Sorten. Man kann Basmati-Reis aus Indien und Pakistan kaufen, Arborio aus Italien, Valenci aus Spanien oder Klebreis aus Japan. (Wildreis gehört übrigens nicht zu den Reissorten, sondern zu den Gräsern.)

»Die nährstoffreichste Reisart ist unpolierter Naturreis, der reich ist an Ballaststoffen, komplexen Kohlenhydraten und dem wichtigen Vitamin B«, so die Ernährungswissenschaftlerin Dr. Maren Hegsted.

»Außerdem beinhaltet Reis eine Komponente, die bei der Reduktion des körpereigenen Cholesterins hilfreich ist. Da ein hoher Cholesterinspiegel einer der größten Risikofaktoren für Herzerkrankungen ist, sollte Vollkornreis bei jedem Herzvorsorgeprogramm eine Rolle spielen.«

Quelle der Gesundheit

Wir vergessen oft, dass der Körper im Grunde sehr wenig Cholesterin benötigt, um seine Funktionen, wie zum Beispiel die Zellwand- oder Hormonbildung, aufrechtzuerhalten. Um ihn mit der nötigen Menge zu versorgen, produziert die Leber jeden Tag Cholesterin. Doch wenn wir uns sehr fettreich ernähren, erhält der Körper mehr Cholesterin als er brauchen kann. Und genau da beginnt das Risiko einer Herzerkrankung.

Dr. Hegsted meint: »Wer mehr Vollkornreis isst, kann das verhindern. Die äußere Kleieschicht des Reiskorns enthält einen Stoffnamens Oryzanol, der die körpereigene Cholesterinproduktion reguliert. Genau genommen ist dieser Stoff cholesterinsenkenden Arzneimitteln chemisch sehr ähnlich.«

Im Rahmen einer Studie an der Louisiana State University aßen Testpersonen über einen Zeitraum von drei Wochen täglich 100 Gramm Naturreis. Am Ende der Studie stellten die Wissenschaftler fest, dass der Cholesterinspiegel der Testpersonen um durchschnittlich sieben Prozent gefallen war. Genauer gesagt, wurde das schädliche LDL-Cholesterin um zehn Prozent gesenkt, während der Spiegel des HDL-Cholesterins relativ hoch blieb.

Eine zehnprozentige Senkung des Cholesterinspiegels hört sich nicht allzu hoch an, aber Ärzte gehen davon aus, dass man mit jedem Prozent weniger Cholesterin die Wahrscheinlichkeit einer Herzerkrankung um zwei Prozent reduziert.

Die Reisesser in der zitierten ernährungswissenschaftlichen Studie haben demnach innerhalb von nur drei Wochen das Risiko einer Herzerkrankung um 20 Prozent gesenkt.

»Kombiniert mit einer ausgewogenen fettarmen Ernährung ist Naturreis das beste Nahrungsmittel, um den Cholesterinspiegel zu senken«, bemerkt Dr. Hegsted.

KÜCHENTIPPS

Die Hersteller von Reis versprechen in ihrer Werbung oft, dass ihr Produkt wirklich immer perfekt gelingt, was ja eigentlich heißen würde, dass andere Reissorten klebrig und feucht oder, noch schlimmer, gar trocken und hart auf den Tisch kämen.

Lesen Sie hier, wie Ihnen Ihr Reis jedes Mal wunderbar gelingt, ganz egal welche Sorte Sie kaufen.

Lassen Sie ihn in Ruhe. Den meisten Köchen fällt es sehr schwer, während des Kochens nicht dauernd in ihrem Reistopf zu rühren oder nachzusehen, ob auch alles in Ordnung ist. Das Problem dabei ist: Wenn man den Reis während des Kochens zu oft umrührt, wird das Korn geschädigt und das Endprodukt zäh. (Arborio-Reis, der vor allem für italienische Risottos verwendet wird, bildet da eine Ausnahme, er muss während des Kochens häufig umgerührt werden.)

Seien Sie wählerisch bei der Flüssigkeit. Reis wird zwar meist in Wasser gekocht, viele Köche bevorzugen jedoch andere Flüssigkeiten, die einen besonderen Geschmack in das Gericht zaubern. Dabei sind Hühner- oder Fleischbrühe besonders ideal. Sie können dem Kochwasser aber auch einfach einen Spritzer Zitronensaft, Gewürzessig oder ein paar Kräuter hinzufügen und wenn Sie's scharf mögen, ein paar Tröpfchen Tabascosauce.

Achten Sie auf die Körnigkeit. Um zu verhindern, dass Reis zu lange gekocht wird, sollte man seine Konsistenz einige Minuten vor Ablauf der Kochzeit überprüfen. Wenn der Reis noch sehr feucht aussieht, braucht er noch etwas länger, um das überschüssige Wasser aufzusaugen.

Nach Beendigung der Kochzeit sind langkörnige Reissorten

einfach zu trennen und weder trocken noch klebrig. Rund-kornreis klebt eher zusammen. Wenn der Reis nach dem Kochen 15 bis 20 Minuten ruhen kann, sind die Körner nicht so klebrig

Ein verdauungsfördernder Schwamm

»Naturreis ist dunkler und in der Konsistenz härter als seine helleren Verwandten, weil er sich noch in einer nähr-stoffreichen Außenhaut befindet, dem Teil des Korns, das am meisten Ballaststoffe beinhaltet«, erklärt die Ernäh-rungswissenschaftlerin Christine Negm.

Wie Dr. Hegsted ergänzt, sind »die Ballaststoffe im Na-turreis nicht löslich und wirken im Verdauungstrakt wie ein Schwamm, der große Mengen Wasser aufsaugen kann.« Dadurch dehnt sich der Magen- und Darminhalt aus, wird weicher und feuchter, und der Stuhlgang gestaltet sich problemloser.

Darüber hinaus wird der Stuhl schneller durch den Darm geführt, weil er ein größeres Gewicht hat. Dies be-deutet, dass auch schädliche Substanzen weniger Zeit haben, Zellen in der Darmwand zu schädigen, und das wiederum reduziert das Krebsrisiko.

Wissenschaftler vermuten, dass das Darmkrebsrisiko um 31 Prozent sinkt, wenn man täglich 39 Gramm Bal-laststoffe verzehrt.

Was gut für den Darm ist, ist auch gut für die Brust. Da sich die Ballaststoffe im Naturreis im Verdauungstrakt mit Östrogenen verbinden, zirkuliert eine geringere Menge des Hormons im Blutkreislauf. Dies ist von großer Bedeu-tung, da bewiesen wurde, dass ein hoher Östrogenspiegel

Zellveränderungen auslösen und somit zu Brustkrebs führen kann. Eine Studie, die in Zusammenarbeit zwischen australischen und kanadischen Forschern entstand, kam zu dem Ergebnis, dass Frauen, die 28 Gramm Ballaststoffe am Tag zu sich nahmen, 38 Prozent seltener an Brustkrebs erkrankten als Frauen, die nur die halbe Menge Ballaststoffe aßen.

Der Natur zur Hand gehen

Das Problem beim polierten, weißen Reis ist, dass die nährstoffreiche Außenhaut bei der Verarbeitung entfernt wird und somit nur das zwar weichere, aber dennoch weniger gesunde Korn übrig bleibt. Um das auszugleichen, greifen manche Hersteller zu einer List. Sie führen dem Korn wieder einige der Nährstoffe (wie Niacin und Thiamin) zu, die während der Verarbeitung verloren gingen. Das führt dazu, dass weißer Reis teilweise sogar mehr Nährstoffe beinhaltet, als die Natur ihm gegeben hat.

125 Gramm weißer Reis enthalten 0,2 Milligramm Thiamin – ein B-Vitamin, das wichtig ist für die Umwandlung von Nahrungsmitteln in Energie – und zwei Milligramm Niacin, das den Stoffwechsel unterstützt. Dagegen enthält Naturreis nur 0,1 Milligramm Thiamin und ein Milligramm Niacin.

Was dem weißen Reis jedoch fehlt, sind die Ballaststoffe. 125 Gramm liefern nur magere 0,2 Gramm Fasern und damit zehnmal weniger als die gleiche Menge Vollkornreis. Wenn Sie also nur das Beste für Ihren Körper wollen, sollten Sie sich besser an die natürliche Variante halten.

SO HOLEN SIE DAS BESTE HERAUS

Lagern Sie ihn kühl. »Da Naturreis eine Menge Öl enthält, wird er bei Zimmertemperatur leicht ranzig«, so Dr. Hegsted. Um die gesunden Inhaltsstoffe zu erhalten, sollten Sie Naturreis in einem luftdicht verschlossenen Behälter im Kühlschrank aufbewahren. So gelagert bleibt er bis zu einem Jahr frisch.

Schütten Sie das Wasser nicht weg. Viele der wichtigen Nährstoffe werden beim Kochen ins Wasser geschwemmt. Um diese Nährstoffe auf Ihren Teller und nicht in Ihren Ausguss zu bekommen, sollten Sie Reis so lange kochen, bis das ganze Wasser aufgesogen ist.

Verwenden Sie ihn trocken. Da sich sowohl Niacin als auch Thiamin im angereicherten weißen Reis in der Außenschale des Korns befinden, würden Sie diese Nährstoffe einfach wegwaschen, wenn Sie den Reis vor dem Kochen abspülen. Am besten schütten Sie den Reis direkt aus der Packung in das Kochwasser.

Rhabarber

Helfer der Verdauung

Heilwirkung Stärkt das Immunsystem, lindert Verdauungsprobleme.

Sollten Sie über den Rhabarber noch nicht in Begeisterung ausgebrochen sein, könnte seine Wirkung Sie womöglich spätestens dann überzeugen, wenn Sie einmal an Verstopfung leiden.

Und nicht nur dann. Auch Patienten mit hohen Cholesterinwerten und einem geschwächten Immunsystem dürften von den wissenschaftlich nachgewiesenen Heilwirkungen dieser sauren Pflanze angetan sein. Ob sie auch vor Krebs schützen kann, wird derzeit erforscht.

Allerdings ist Rhabarber nur richtig zubereitet so gesund: Essen Sie nur die Stangen, denn seine Blätter enthalten Oxalat, ein Mineralsalz, das der Körper nicht verwerten kann und das für manche Menschen sogar giftig sein kann.

Abführmittel aus dem Garten

Rhabarberkuchen und -kompott helfen bei Verstopfung, sagt der Volksmund. Dem können Wissenschaftler wie Dr. Tapan K. Basu nur zustimmen: »Wir wissen heute, dass für diese Wirkung der hohe Ballaststoffgehalt des Rhabarbers verantwortlich ist.« 125 Gramm der faserigen Stangen enthalten mehr als zwei Gramm der Stoffe, die den Darm auf Trab bringen.

Der Mediziner Dr. Ronald L. Hoffman empfiehlt folgendes Rezept, sollte es mit der Verdauung mal nicht so klappen: Schneiden Sie drei rohe Rhabarberstangen (ohne die giftigen Blätter) klein, mischen Sie das Fruchtfleisch mit 200 Millilitern Apfelsaft, dem Saft von einer viertel Zitrone und einem Teelöffel Honig und pürieren Sie alle Zutaten im Mixer. Um den sauren Geschmack des Rhabarbers zu mildern, können Sie zusätzlich auch noch andere Säfte zugeben.

KÜCHENTIPPS

Um den säuerlichen Geschmack abzuschwächen, geben die meisten Köche reichlich Zucker an den Rhabarber. Aber es geht auch anders, und zwar ohne zusätzliche leere Zuckerkalorien:
Geben Sie Fruchtsaft zu. Viele Köche kochen Rhabarber in Orangen- oder Ananassaft, die Säure nehmen und Süße geben. Für ein Kompott schneiden Sie die Stangen in mundgerechte Stücke, geben sie zusammen mit 125 Milliliter Wasser oder Fruchsaft je 750 Gramm Rhabarber in einen Topf und kochen das Ganze etwa 15 Minuten weich.
Verwenden Sie Gewürze, um die Säure des Rhabarbers auf zuckerfreie Art zu mildern. Dazu eignen sich zum Beispiel Orangenschalen, Rosenwasser, Ingwer und Zimt.

Spülen Sie das Cholesterin fort

Wie andere ballaststoffreiche Lebensmittel kann auch Rhabarber Cholesterin aufnehmen und es aus dem Körper spülen, bevor es möglicherweise an den Arterienwänden festklebt. (Was zum Verstopfen der Blutgefäße und schließlich zu Herzkrankheiten führen würde.)

Im Rahmen einer Studie fanden kanadische Wissenschaftler heraus, dass die Rhabarber-Ballaststoffe nicht nur den Wert des gefährlichen LDL-Cholesterins senkten, sondern auch den Triglycerid-Spiegel. Das sind ebenfalls gefährliche Blutfette. Die Testpersonen aßen täglich 27 Gramm ballaststoffreichen Rhabarberextrakt über einen Zeitraum von 30 Tagen.

»Wie viel Rhabarber tatsächlich nötig ist, um den gleichen Effekt zu erzielen, wissen wir noch nicht«, räumt Dr. Basu ein, »wir können jedoch sagen, dass sein Verzehr im Hinblick auf den günstigen Fasergehalt keinesfalls schaden kann.«

Tumorvernichtende Kräfte

Auch wenn die Forschung noch am Anfang steht, so zeichnet sich doch ab, dass Rhabarber Verbindungen enthält, die vor Krebs schützen können.

Der einzigen bisher veröffentlichten Studie zufolge testeten Wissenschaftler der Universität Mainz rohen Rhabarbersaft neben anderen Gemüse- und Fruchtsäften auf ihre Wirkung gegen krebserregende Substanzen. Rhabarber war mit am besten in der Lage, Zellmutationen, die gewöhnlich eine Vorstufe von Krebs darstellen, zu verhindern.

Diese Ergebnisse sind zwar vielversprechend, doch die Wissenschaftler können noch nicht sagen, ob der Rhabarber im menschlichen Körper den gleichen Effekt hat wie im Reagenzglas.

AUGEN AUF!

Nierensteine

Wenn Sie zu Nierensteinen neigen, sollten Sie auf Rhabarber allerdings besser verzichten. Die enthaltenen Mineralsalze, die sogenannten Oxalate, werden vom Körper nämlich nicht verwertet, sondern mit dem Urin ausgeschieden. Bei empfindlichen Menschen oder durch übermäßigen Verzehr oxalathaltiger Nahrungsmittel können die Mineralsalze zu Nierensteinen führen.

Sauer macht stark

Rhabarber enthält mit Vitamin C ein Antioxidans, das freie Radikale unschädlich macht, jene instabilen Sauerstoffmoleküle, die Herzerkrankungen, Krebs, aber auch Alterungserscheinungen wie Falten und Augenkrankheiten begünstigen können. Bekannt in der Kinderheilkunde: Rhabarber hat eine milde, jedoch sicher abführende Wirkung.

Vitamin C verhindert damit auch die Oxidation des gefährlichen LDL-Cholesterins, das sich sonst leicht an den Arterienwänden festsetzen kann. Auch wirkt es beim Aufbau von Kollagen mit, einer Eiweißfaser, die das Bindegewebe bildet und für glatte Haut sorgt. Und schließlich ist das Vitamin auch für seine immunstärkende Wirkung bekannt, die den Körper bei der Abwehr von Erkältungen und Infektionen unterstützt.

125 Gramm gekochter Rhabarber liefern rund vier Milligramm Vitamin C, fast sieben Prozent des täglichen Bedarfs.

SO HOLEN SIE DAS BESTE HERAUS

Setzen Sie auf die Farbe Rot. Manche Menschen bringen wegen seines ziemlich sauren Geschmacks nur ein paar Bissen Rhabarber hinunter. Im Allgemeinen gilt: Je intensiver die rote Färbung der Stangen ist, desto süßer schmecken sie.

Rosenkohl

Kleine Päckchen mit feinem Inhalt

Heilwirkung Mindert das Risiko von Brust-, Prostata- und Dickdarmkrebs, senkt den Cholesterinspiegel, beugt Verstopfung vor, verringert das Risiko von Herzkrankheiten.

Rosenkohl ist vielleicht nicht gerade jedermanns Leibgericht, aber das Kohlgemüse hat mehr zu bieten, als viele denken. Und das ist nicht nur eine reine Geschmackssache.

Zumal das typische Kohlaroma und der leicht bittere Nachgeschmack dieser Miniaturausgabe aus der Familie der Kohlgemüse mehr oder weniger der Vergangenheit angehört.

Denn schon seit einiger Zeit sind mildere Züchtungen auf dem Markt.

Die grünen Röschen sind aber noch in anderer Hinsicht delikat. Sie sind reich an Inhaltsstoffen, die Schutz vor schweren Krankheiten wie Krebs oder Herzproblemen bieten können.

Feinde des Krebs

Wie viele andere Gemüsesorten enthält auch Rosenkohl eine Fülle sogenannter sekundärer Pflanzenstoffe, die verschiedenen Krebsarten entgegenwirken. Einer der wichtigsten davon ist Sulforaphan. Dieser Wirkstoff löst die Freisetzung von Enzymen aus, die unsere Körperzellen von giftigen Abbauprodukten befreien und so das Krebsrisiko mindern, erklärt der Krebsexperte Dr. Jon Michnovicz.

Man nimmt an, dass Rosenkohl vor bestimmten Brustkrebsarten schützen kann, die von einem zu hohen Östrogenspiegel hervorgerufen werden. Untersuchungen in den USA haben ergeben, dass das Hormon Östrogen bei einer Beschleunigung des Stoffwechsels in deutlich geringeren Mengen zur Bildung von bösartigen Geschwüren zur Verfügung steht. Frauen mit einem rascheren Östrogenstoffwechsel sind somit weniger gefährdet an Brust- oder Gebärmutterkrebs zu erkranken.

Ein weiterer sekundärer Pflanzenstoff in Rosenkohl ist Indol-3-Karbinol (I3K), das wie ein Anti-Östrogen wirkt: Es reinigt den Körper von schädlichen Östrogenen, bevor diese zum Wachstum von Krebszellen beitragen können. Darüber hinaus regt I3K die Produktion bestimmter Enzyme an, die den Körper von krebserregenden Toxinen befreien. »Indol ist äußerst wirksam gegen Dickdarm-, Brust- und Prostatakrebs«, vermutet Dr. Michnovicz. Und

Rosenkohl 369

Bevölkerungsstudien deuten darauf hin, dass es möglicherweise auch vor anderen Krebsarten schützen kann.

Niederländische Forscher fanden im Dickdarm von Testpersonen, die eine Woche lang täglich etwas mehr als 300 Gramm Rosenkohl (etwa 14 Röschen) verzehrt hatten, im Durchschnitt 23 Prozent mehr krebshemmende Enzyme als im Dickdarm derer, die keinen Rosenkohl gegessen hatten.

Im Rahmen einer anderen Studie aßen fünf Personen drei Wochen etwa 300 Gramm Rosenkohl pro Tag, während fünf weitere Testpersonen jegliches Gemüse mieden. Nach Ablauf der Studie stellte man bei den Rosenkohlessern eine um 28 Prozent geringere Abnutzung der Erbinformation DNS fest. Das ist ein vielversprechendes Ergebnis, so die Experten, denn je gesünder die DNS, desto gesünder bleiben auch Sie.

KÜCHENTIPPS

Dafür, dass Rosenkohl so klein ist, stellt er ziemlich große Ansprüche. So kann das Kochen schon zur Herausforderung werden, wenn hinterher nicht das ganze Haus nach dem Gemüse riechen soll. Doch wenn Sie die nachstehenden Ratschläge befolgen, kommen Sie ohne Mühen in den Genuss der heilkräftigen Röschen.

Schneiden Sie die Stiele kreuzweise ein. Damit die zähen Stiele genauso schnell durch sind wie die Röschen, schneiden Sie die Enden mit einem scharfen Messer kreuzweise fünf Millimeter tief ein. Dämpfen Sie sie dann einige Minuten, bis sie so weich sind, dass Sie mit einer Gabel hineinstechen können.

Bezwingen Sie den Geruch. Wegen des starken Schwefelgeruchs, den die kleinen Röschen ausströmen, lassen einige Leute die Finger davon. Werfen Sie einen Selleriestrunk ins Kochwasser, wird der Geruch aber neutralisiert.

Bereiten Sie ihn bald zu. Rosenkohl hält sich zwar eine Woche oder länger im Kühlschrank, doch nach etwa drei Tagen wird er bitter. Kaufen Sie deshalb nur so viel, wie Sie in den nächsten Tagen verzehren werden.

Verdauungshilfe Rosenkohl

Neben all den exotisch klingenden Verbindungen enthält Rosenkohl auch eine Fülle von den guten alten Vitaminen, Mineralien und anderen Stoffen, die den Kampf gegen Krebs, Herzleiden, einen hohen Cholesterinspiegel und viele andere Gesundheitsprobleme unterstützen.

Angeführt wird die Liste von den Ballaststoffen. Rosenkohl ist mit drei Gramm Fasern pro 125 Gramm eine gute Quelle. Um auf diese Menge zu kommen, müssten Sie mindestens zwei Scheiben Vollkornbrot essen.

Wenn Sie täglich eine Portion Rosenkohl essen, können Sie allerlei »einschlägigen« Beschwerden vorbeugen, darunter Verstopfung, Hämorrhoiden und andere Verdauungsprobleme. Das sollte man allerdings auch wissen: Rosenkohl kann bei manchen Menschen zu durchaus unangenehmen Blähungen führen.

125 Gramm Rosenkohl liefern 48 Milligramm des immunstärkenden Vitamin C oder mehr als 80 Prozent des Tagesbedarfs. Darüber hinaus decken sie mit 47 Mikrogramm Folsäure etwa zwölf Prozent des Tagesbedarfs. Das B-Vitamin ist notwendig für das Gewebewachstum und schützt Studien zufolge vor Krebs, Herzkrankheiten und

Geburtsfehlern. Frauen haben oft einen Mangel an diesem wichtigen Nährstoff, vor allem, wenn sie die Pille nehmen.

SO HOLEN SIE DAS BESTE HERAUS

Dämpfen Sie ihn. Beim Kochen gehen einige Nährstoffe (Vitamin C beispielsweise) verloren, aber roher Rosenkohl ist ziemlich ungenießbar. Wenn man ihn aber kurz dämpft, bleiben die heilkräftigen Inhaltsstoffe weitgehend erhalten.

Rosinen

Senken zu hohen Blutdruck

Heilwirkung Regen die Verdauung an, erhalten das Blut gesund.

Rosinen sind vielleicht nicht gerade ein Augenschmaus, dafür können sie aber mit einer illustren Vergangenheit aufwarten. Prähistorische Höhlenbewohner schrieben ihnen religiöse Kräfte zu, fertigten Halsbänder und Dekorationen daraus und verewigten sie in Höhlenzeichnungen. Und bereits 1000 vor Christus bezahlten die Israeliten ihre Steuern an König David mit Rosinen. (Versuchen Sie das doch mal bei unserem Finanzamt!)

Heutzutage nehmen Rosinen einen viel bescheideneren Platz in unserem Leben ein. Dabei sind sie aber noch genauso hilfreich wie eh und je. Rucksackreisende und Wanderer schätzen sie als energiereiche, fettarme und bequeme Zwischenmahlzeit. Denn sie passen in jedes Lunchpaket und werden nicht matschig wie Bananen, wenn man sie versehentlich in der Büroschublade vergisst; praktisch unbegrenzt haltbar, können sie schon mal monatelang in der Speisekammer liegen.

Rosinen sind aber weit mehr als nur bequeme Lebensmittel. Wie Studien belegen, helfen sie, die Blutzucker- und Cholesterinwerte zu senken, fördern die Verdauung und spielen sogar eine Rolle bei der Gesunderhaltung des Blutes.

KÜCHENTIPPS

Von der Nährstoffseite her betrachtet, gibt es kaum einen Unterschied zwischen Rosinen und Sultaninen. (Die dunklen Rosinen enthalten mehr Thiamin, während die goldenen Sultaninen etwas mehr Vitamin B6 besitzen.) Der größte Unterschied ist die Art der Trocknung.

- Die dunklen Rosinen werden in der Sonne getrocknet. Dadurch erhalten sie auch das verschrumpelte Aussehen. Man kann sie als Snack oder zum Backen verwenden.
- Die kernlosen Sultaninen werden in einer geschlossenen Kammer schwefeligem Rauch ausgesetzt, um sie zu trocknen; dadurch bekommen sie ihre goldene Farbe. Man verwendet sie wegen ihres Aussehens vorwiegend zum Backen, zum Beispiel für Obstkuchen.

Beide Sorten sind extrem lang haltbar. Solange sie gut verschlossen sind, halten sie sich einige Monate in der Vorratskammer und sogar ein Jahr im Kühlschrank oder Eisfach.

Wenn sie verdorben sind, erkennt man das am weißen, kristallisierten Zucker auf der Oberfläche.

Während der Lagerung können Rosinen ein wenig austrocknen. Werfen Sie sie deshalb aber nicht weg, sondern dämpfen Sie sie fünf Minuten. Dadurch gewinnen sie ihre Feuchtigkeit und Größe zurück. Wenn Sie Rosinen zum Backen verwenden, können Sie sie auch fünf Minuten in heißem Wasser oder Fruchtsaft einweichen und dann dem Teig beifügen.

Den Blutdruck senken

Wenn Sie an hohem Blutdruck leiden – oder dem vorbeugen wollen –, sind Rosinen die ideale Zwischenmahlzeit. Denn sie sind reich an Kalium, dem Mineral, das Bluthochdruck entgegenwirkt.

Im Rahmen einer Studie verabreichten amerikanische Wissenschaftler 87 männlichen Probanden afroamerikanischer Abstammung entweder ein Kaliumergänzungspräparat oder ein Placebo. Bei denjenigen, die das Kaliumergänzungspräparat einnahmen, sank der systolische Blutdruck (der höhere Wert) um fast sieben Punkte, während der diastolische Blutdruck um fast drei Punkte fiel. Die gegebene Kalziummenge war bei dieser Studie sehr hoch – man müsste etwa 750 Gramm Rosinen essen, um auf die gleiche Menge zu kommen –, aber auch kleinere Mengen nutzen der Gesundheit. Bereits 63 Gramm Rosinen enthalten 272 Milligramm Kalium, fast acht Prozent des Tagesbedarfs.

»Jeder, besonders aber Menschen über 40, sollten eine gewisse Menge kaliumreicher Lebensmittel«, wie Rosinen, zu sich nehmen, empfiehlt demnach der Ernährungswissenschaftler Dr. Donald V. Schlimme.

AUGEN AUF!

Gefährliche Farbe

Der Prozess, der den Sultaninen ihre goldene Farbe gibt, kann bei manchen Menschen ernste Beschwerden hervorrufen.

Bei der Trocknung werden Sultaninen Sulfit ausgesetzt, der gleichen Verbindung, die manchmal auch bei Salatbuffets verwendet wird, damit die Speisen nicht braun werden. Erst Mitte der 1980er-Jahre entdeckten Wissenschaftler, dass einige Menschen mit Asthmaanfällen oder anderen allergischen Reaktionen auf diese Verbindungen reagieren können. »Verzichten Sie deshalb auf Sultaninen«, rät der Ernährungswissenschaftler Dr. Mark McLellan, »wenn Sie sensibel auf Sulfit reagieren.«

Eisen und mehr

Wenn wir an eisenreiche Lebensmittel denken, kommen uns gewöhnlich rotes Fleisch und Leber in den Sinn. Rosinen könnten eine sehr gute alternative Eisenquelle sein, zumindest für Menschen, die wenig oder gar kein Fleisch essen.

»Wenn man mich fragen würde, welches Lebensmittel außer rotem Fleisch als guter Eisenlieferant empfehlenswert ist, würde ich Rosinen nennen,« bestätigt auch Dr. Schlimme.

Eisen ist wichtig für die Bildung von Hämoglobin in den roten Blutzellen, welches der Körper für den Transport von

Sauerstoff benötigt. Der Mineralstoff ist zwar in Lebensmitteln schon für den Körper aufnahmebereit enthalten, Frauen während der Menstruation oder Schwangerschaft brauchen aber oft zusätzliche Mengen.

63 Gramm Rosinen decken mit 0,8 Milligramm Eisen mehr als acht Prozent der empfohlenen Tagesmenge für Männer und fünf Prozent für Frauen.

Wie auch andere Trockenfrüchte, sind Rosinen zudem reich an Ballaststoffen. Pro 63-Gramm-Portion liefern sie fast zwei Gramm der unverdaulichen Fasern, etwa acht Prozent des Tagesbedarfs. Ballaststoffe helfen nicht nur bei alltäglichen Problemen wie Verstopfung und Hämorrhoiden, sondern können auch den Cholesterinspiegel senken und somit das Risiko von Herzerkrankungen.

Im Rahmen einer ballaststoffreichen und fettarmen Diät verordneten Wissenschaftler Patienten mit hohen Cholesterinwerten täglich 90 Gramm Rosinen. Nach etwa einem Monat war der Gesamt-Cholesterinspiegel der Teilnehmer um durchschnittlich acht Prozent gesunken, und der gefährliche LDL-Cholesterinwert sogar um ganze 15 Prozent.

Aber Vorsicht bei Diabetes: Wer Diabetiker ist und gern Rosinen mag, sollte sie den täglichen Broteinheiten hinzurechnen, denn Rosinen enthalten, neben Fruchtzuckern, auch insulinpflichtige Sacharose.

SO HOLEN SIE DAS BESTE HERAUS

Mischen Sie Rosinen mit anderen Lebensmitteln. Das Eisen aus Rosinen, Nicht-Hämeisen genannt, wird vom Körper schlechter aufgenommen als das sogenannte Hämeisen aus Fleisch. Isst man Rosinen aber zusammen mit Vitamin-C-reichen Lebensmitteln, verbessert sich die Aufnahme des Nicht-Hämeisens.

Greifen Sie zu praktischen Mengen. Kleine, handliche Packungsgrößen, die ja fast ewig haltbar sind, kann man ideal in der Hand- oder Manteltasche oder in der Schreibtischschublade unterbringen, sodass man immer dann Rosinen essen kann, wenn man gerade Lust auf eine kleine Zwischenmahlzeit hat.

Rote Bete

Besser leben mit Borschtsch

Heilwirkung Schützt vor Krebs und Herzerkrankungen, beugt Geburtsfehlern vor.

Wenn man an gesundes Essen denkt, kommt einem die russische Küche vielleicht nicht als Erstes in den Sinn. Das Klischee verbindet damit schließlich üppig-deftige Gerichte, die womöglich noch mit einem Schluck Wodka hinuntergespült werden.

Doch es gibt mindestens ein traditionelles russisches Gericht, das unsere ganze Aufmerksamkeit verdient: Borschtsch. Diese aus frischer Roter Bete zubereitete süße, dunkelrote Suppe, die heiß oder kalt serviert wird, ist überaus reich an Nährstoffen, die vor Geburtsfehlern schützen und vielleicht sogar Krebs vorbeugen kann.

Dem Krebs die rote Karte zeigen

In der Volksmedizin hat die Verwendung von Roter Bete und ihrem Saft gegen Krebs eine lange Geschichte. Bisher liegen nur vorläufige Forschungsergebnisse vor, doch einige Wissenschaftler vermuten, dass Betazyanin, die chemische Verbindung, die dem Gemüse die satte, dunkelrote Farbe verleiht, auch geschwulsthemmende Eigenschaften hat.

Eine Studie untersuchte die Wirksamkeit von Betesaft sowie anderen Obst- und Gemüsesäften gegen einige krebsverursachende Chemikalien. Der Saft von Rote Bete erwies sich mit am wirksamsten bei der Vorbeugung von Zellveränderungen, die häufig zu Krebs führen.

»Zwar weiß man über Rote Bete noch nicht so viel wie über andere Gemüse, wie zum Beispiel Brokkoli«, bemerkt die Medizinerin Dr. Eleonore Blaurock-Busch, »doch es gibt genügend Forschungsergebnisse, die uns nahelegen, dass man Rote Bete unbedingt regelmäßig auf den Speiseplan setzen sollte.«

AUGEN AUF!

Rot sehen

Sie haben Rote Bete auf Ihren Salat geraspelt, sie in Scheiben geschnitten oder direkt aus dem Glas gegessen. Und plötzlich sehen Sie rot – und zwar dort, wo es Ihnen am meisten Angst einjagt.

Geraten Sie nicht in Panik, wenn Ihr Urin rot verfärbt ist. Bei manchen Menschen stellt sich nach dem Verzehr von Roter Bete eine sogenannte Beturie ein, die Ausscheidung von rosa oder rot verfärbtem Urin.

Das ist im ersten Moment sicher beunruhigend. Doch die Experten sagen, dass die Beturie völlig harmlos ist und in der Regel noch am gleichen Tag wieder verschwindet, es sei denn, Sie essen weiterhin Rote Bete.

Eine großartige Folsäurequelle

Wenn es einen Nährstoff gibt, an dem es Frauen oft mangelt, ist es das B-Vitamin Folsäure. Frauen essen offenbar nicht genug Linsen, Spinat oder andere folsäurereiche Lebensmittel, um den Tagesbedarf von 400 Mikrogramm zu decken.

Folsäure fördert das Gewebewachstum und schützt möglichweise vor Herzerkrankungen und gewissen Krebsarten. Deswegen sollte man darauf achten, die erforderliche Menge mit der Nahrung aufzunehmen. Zudem haben Ärzte herausgefunden, dass Folsäure der beste Freund der Schwangeren ist, weil sie vor Geburtsfehlern schützt.

125 Gramm gekochte Rote Bete enthalten 45 Mikrogramm Folsäure. Das entspricht etwa elf Prozent des Tagesbedarfs.

Die Eisenspeicher auffüllen

Was den Eisengehalt anbelangt, kann sich die Rote Bete nicht mit so hervorragenden Mineralstofflieferanten wie magerem Rindfleisch messen. Wenn Sie jedoch Ihren Fleischverzehr reduziert haben oder gar Vegetarier geworden sind, bietet Ihnen die Rote Bete eine Möglichkeit, Ihren Eisenspiegel anzuheben.

Rote Bete sorgt auch insgesamt für einen gesunden Stoffwechsel und ein harmonisches Saure-Basen-Gleichgewicht, das bei einer Krebstherapie außerordentlich wichtig ist.

KÜCHENTIPPS

Die Zubereitung von Roter Bete ist nicht ganz unproblematisch. Rote Bete hat ein starkes Aroma, ist oft zäh und blutet. Sie zu kochen ist so, als würde man ein Paar rote Socken in eine Maschine mit weißer Wäsche stecken – man weiß, dass sich garantiert irgendetwas rosa verfärbt. Doch es gibt Möglichkeiten, dieses widerspenstige Gemüse zu bändigen.

Das »Bete-Bluten« lässt sich vermeiden. Köche empfehlen, die frische Bete zunächst vorsichtig zu waschen. Achten Sie darauf, dass die Schale nicht reißt, da die zähe äußere Schicht dafür sorgt, dass der größte Teil des Farbstoffs innerhalb des Gemüses bleibt. Aus dem gleichen Grund sollten Sie die Rote Bete auch nicht schälen oder die Wurzelenden oder Stiele entfernen, bevor Sie sie gekocht und in eine separate Schüssel gegeben haben.

Kaufen Sie kleine Bete. Die besten Ergebnisse erzielt man mit kleiner oder mittelgroßer Roter Bete. Diese ist häufig noch so weich, dass man sie nicht zu schälen braucht.

SO HOLEN SIE DAS BESTE HERAUS

Kochen Sie sie auf kleiner Flamme. Studien haben gezeigt, dass Hitze die geschwulsthemmenden Wirkungen der Roten Bete verringert. Wenn Sie sie auf kleiner Flamme kochen, bleiben die wirksamen Substanzen erhalten.

Probieren Sie Rote Bete als Konserve. Rote Bete aus der Dose oder dem Glas ist fast so nahrhaft wie Bete frisch aus dem Garten. Sie können also jederzeit die gesundheitsfördernden Substanzen holen.

Säfte

Schenken Sie sich ein Glas Gesundheit ein

Heilwirkung Schützen vor Krebs und Herzerkrankungen, stärken das Immunsystem.

In den 1970er-Jahren kam es kurzzeitig groß in Mode, frisch gepresste Säfte zu trinken. Doch das verschwand schon bald darauf genauso in der Versenkung wie andere Modeerscheinungen auch.

Heute allerdings, da Wissenschaftler den gesundheitsfördernden Verzehr von viel frischem Obst und Gemüse aufs Neue propagieren, wird das Entsaften nach und nach wiederentdeckt.

Denjenigen, die jeden Tag frisches Obst und Gemüse durch den Entsafter jagen, ist es ein Leichtes, die empfohlenen fünf bis sieben Portionen täglich zu sich zu nehmen. Der vitaminreiche Saft mit viel Fruchtfleisch enthält unter anderem Karotinoide und Flavonoide, Heilverbindungen, denen eine Schutzwirkung vor Krebs oder Herzerkrankungen zugeschrieben werden.

Andere entsaften, um den Körper von Giftstoffen zu reinigen, das Immunsystem zu kräftigen und eine Reihe von Krankheiten, darunter Blutarmut und Verstopfung, zu behandeln.

Mehr als ein Multivitamin

Für Millionen von Menschen ist die Einnahme von Vitamin- und Mineralientabletten am Morgen schon genauso zur Gewohnheit geworden wie eine Schüssel Müsli und ein Glas Orangensaft. Auch wenn dies keine schlechte Art ist, die Nahrung zu ergänzen, es könnte da eine noch bessere geben.

»Säfte sind eine Multivitamin- und Mineralstoffergänzung für Leute, die keine Tabletten und Kapseln einnehmen möchten,« sagt Dr. Eve Campanelli, Ganzheitsmedizinerin in Beverly Hills. »Der Körper nimmt die Nährstoffe aus dem Saft viel besser auf als die aus den Tabletten.«

Pflanzen stecken zwar voller Vitamine, Mineralien und anderer heilender Wirkstoffe, doch diese Substanzen sind in den Zellulosewänden mit faserigem Gewebe verbunden. Beim Entsaften von Früchten und Gemüse wird die Zellulose zerstört und somit werden die Verbindungen frei und können vom Körper besser aufgenommen werden, sagt der Naturheilkundler Dr. Steven Bailey. »Wenn Sie nicht sehr, sehr gründlich kauen – und das tun nur wenige – werden Sie nicht alle Nährstoffe der Nahrungsmittel aufnehmen können. Anders bei Säften, die deshalb zu den höchstkonzentrierten Nahrungsmitteln zählen, die man dem Körper zuführen kann«, sagt Dr. Bailey. »Außerdem kostet ihre Verdauung nur wenig Energie, die zugeführte Nahrungsenergie steht also fast vollständig zur Verfügung.«

Im Vergleich zu einem Glas Saft bräuchte man einen Berg Gemüse, um die gleiche Menge an Nährstoffen zu erhalten. »Um all die Vitamine aus 180 Milliliter Karottensaft zu erhalten, müsste man acht Karotten essen«, so Dr. Campanelli. Karottensaft enthält Betacarotin, das 948 Prozent des Tagesbedarfs an Vitamin A deckt. Darüber hinaus liefern die 180 Milliliter Saft 16 Milligramm Vitamin C, das sind 27 Prozent des Tagesbedarfs, 0,4 Milligramm Vitamin B6, 20 Prozent des Tagesbedarfs, 537 Milligramm Kalium, 15 des Tagesbedarfs, und 0,2 mg Thiamin, elf Prozent des Tagesbedarfs.

Trotz des hohen Nährstoffgehalts, sollten Säfte als Ergänzung zu frischem Obst, Gemüse und Vollkornprodukten dienen und sie nicht ersetzen, rät Dr. Campanelli. So gut Säfte auch sind, sie tragen nicht viel zu den 20 bis 35 Gramm Ballaststoffen bei, die ein Erwachsener täglich zu sich nehmen sollte. Während acht Karotten beispielsweise 17 Gramm Ballaststoffe liefern, enthalten 180 Milliliter Karottensaft nur zwei Gramm. Eine ballaststoffreiche Kost aber wird in Zusammenhang mit einem niedrigeren Krebsrisiko, weniger Verdauungsproblemen und niedrigem Cholesterinspiegel gebracht.

Mehr als Vitamine und Mineralstoffe

Frische Säfte enthalten eine Vielzahl sogenannter sekundärer Pflanzenstoffe, die vor ernsten Gesundheitsschäden, wie Krebs und Herzerkrankungen, schützen können.

Der bekannteste ist das Betacarotin, ein Pflanzenpigment, das Karotten, Honigmelonen und anderen Pflanzen den orangen Glanz gibt. Studien haben bewiesen, dass Menschen, die vorwiegend betacarotinreiche Früchte und Gemüse essen, ein deutlich geringeres Krebsrisiko aufweisen.

Neben Betacarotin liefern Obst und Gemüse noch Hunderte von Verbindungen, wie zum Beispiel Lutein, Lykopin und Alphacarotin, die sich als ebenfalls krankheitsbekämpfend bewiesen haben.

»Mit dem Genuss karotinoidreicher Säfte, besonders aus Karotten, Tomaten und dunkelgrünen Gemüsearten, geben Sie Ihrem Körper die volle Kraft dieser Verbindungen«, erklärt Dr. Bailey.

Frucht- und Gemüsesäfte enthalten darüber hinaus Flavonoide, die eine stark antioxidative Wirkung haben. Das heißt, sie schützen vor Krankheiten, indem sie zellzerstörende Sauerstoffmoleküle – sogenannte freie Radikale –, die natürlich im Körper entstehen, abbauen.

Antioxidanzien schützen auch das gefährliche LDL-Cholesterin vor der Oxidation durch die freien Radikale. Bei diesem Prozess setzt sich das Cholesterin an den Arterienwänden fest, was langfristig zu Herzerkrankungen führen kann. Studien haben belegt, dass Menschen, die regelmäßig flavonoidreiche Kost zu sich nehmen, seltener Herzinfarkte erleiden.

»Der Genuss verschiedener Gemüse- und Fruchtsäfte ist ein wunderbarer Weg, die therapeutische Menge an all diesen heilenden Verbindungen zu erhalten«, fasst Dr. Campanelli zusammen. Als Vorsorge rät Dr. Bailey, täglich einen halben bis ganzen Liter Frucht- oder Gemüsesaft zu trinken.

Spülen Sie die Giftstoffe fort! Umweltgifte, Pestizide, Konservierungsmittel, künstliche Farbstoffe – das ist nur ein kleiner Teil der Stoffe, die der Körper jeden Tag aufnimmt. Ihr Körper handelt natürlich wie eine gute Hausfrau und versucht, die Gifte durch Reinigungsorgane wie die Leber zu beseitigen. Aber genauso, wie man die Beutel im Staubsauger wechseln sollte, um eine gute Saugkraft zu erzielen, sollte man ab und zu die Gifte aus dem Körper herausspülen, sagt Dr. Campanelli.

Obwohl diese Theorie bei den Schulmedizinern größtenteils als überholt gilt, raten Naturheilkundler zu Trinkkuren mit Säften, um den Körper zu reinigen. Das bedeutet: Kein festes Essen für einige Tage, die komplette Nährstoffaufnahme erfolgt über Frucht- und Gemüsesäfte.

»Wenn Sie für einige Tage die Nährstoffe über Säfte zu sich nehmen, bekommen Sie nicht nur größere Mengen an Vitaminen, Mineralien und natürlichen Enzyme, Ihr Körper muss auch nicht so viel Kraft für die Verdauung aufwenden, daher bekommen Sie ein nährstoffreicheres Blut, das mehr Zeit zur Reinigung, Reparatur beschädigter Zellen und Regenerierung des Körpers hat,« meint Dr. Bailey. »Sie werden auch eine Stärkung Ihres Immunsystems feststellen; Symptome chronischer Beschwerden wie Arthritis, Sinusitis und Allergien klingen oft deutlich ab durch eine Saftkur«. Saftkuren heilen diese Beschwerden zwar nicht, aber sie schaffen immerhin kurzzeitig Linderung.

Auch wenn Saftkuren im Allgemeinen nicht gefährlich sind, können manche Beschwerden, wie der Typ I (nicht insulinabhängige) Diabetes, durch sie verstärkt werden. Daher sprechen Sie vor jeder Saftkur mit Ihrem Arzt, warnt Dr. Bailey.

Säfte

KÖSTLICHE KOMBINATION

Den Kombinationsmöglichkeiten bei Geschmack und Konsistenz von Säften ist kaum eine Grenze gesetzt. Mischen Sie einfach verschiedene Früchte und Gemüsesorten je nach Geschmack.

Nachfolgend einige einfache Kombinationen, die Sie vielleicht probieren möchten:

- Karotten und Sellerie, die oft miteinander kombiniert werden, bezeichnet man als Universalkombinationen, denn sie lassen sich gut mit allen anderen Gemüsesorten mischen. Entsaften Sie für jede Selleriestange drei Karotten.
- Der Saft aus einigen Tomaten zusammen mit einigen Streifen grünem Paprika ergibt eine erfrischende Alternative zu den salzhaltigen Tomatensäften, die es fertig zu kaufen gibt.
- Für einen überraschend erfrischenden Drink nehmen Sie eine geschälte Salatgurke und eine kleine Zwiebel. Die Kombination mit verschiedenen Zwiebelarten, mildere rote oder schärfere weiße, ergibt interessante Geschmacksrichtungen.

KÜCHENTIPPS

Entsaften ist mehr, als einfach nur die Ernte des Tages in den Mixer zu werfen. Um einen frischen Geschmack und den Erhalt der Nährstoffe zu gewährleisten, hier ein paar Tipps von Experten:

Zutaten gut waschen. Waschen Sie die Zutaten vorab gründlich und schneiden Sie alle beschädigten oder faulen Stellen weg.

Entfernen Sie die Schale. Auch wenn nicht alle Früchte oder Gemüsesorten unbedingt geschält werden müssen, bei einigen ist es aus verschiedenen Gründen dringend erforderlich. Die Schalen von Orangen und Grapefruit zum Beispiel enthalten Chemikalien, die in größerer Menge für den menschlichen Körper giftig sind. Eingewachste Produkte sollte man schälen ebenso wie tropische Früchte, die oft in Ländern angebaut werden, in denen es keine Pestizidregelungen gibt wie bei uns.

Verwenden Sie die ganze Frucht. Die meisten Gemüsearten kann man im Ganzen entsaften, mit Blättern und Stiel. Zwei Ausnahmen gibt es: Rhabarber und Karotten, deren Blätter beziehungsweise Enden (Karotten) giftige Verbindungen enthalten.

Klein schneiden. Die Öffnungen der meisten Entsafter sind klein, schneiden Sie daher die Zutaten in kleine Stücke. Dadurch wird auch der Motor des Entsafters nicht so beansprucht und hält länger.

Mischen Sie Bananen. Wenn Sie Früchte oder Gemüsesorten mit einem geringen Wassergehalt entsaften, ist es hilfreich, erst andere, wasserreichere zu verwenden und dann die trockeneren hinzuzufügen, um ein dickflüssiges, mildes Getränk herzustellen.

Schnell trinken. Ebenso schnell wie sie ihre Nährstoffe verlieren, verlieren sie auch ihren Geschmack. Einige Säfte, wie zum Beispiel aus Kohl, werden innerhalb einiger Stunden ranzig. Es ist daher empfehlenswert, immer nur die Menge zuzubereiten, die man auch gleich trinkt.

Oder einfrieren. Karotten-, Apfel- und Orangensaft halten sich in einem verschlossenen Behälter zwischen drei und vier Wochen im Eisfach.

Säfte 387

SO HOLEN SIE DAS BESTE HERAUS

Schnell trinken. Sobald die Frucht oder das Gemüse durch den Entsafter gepresst werden, beginnen die natürliche Enzyme in den Lebensmitteln die Nährstoffe aufzubrechen. Daher verlieren Säfte ihren Nährstoffgehalt sehr schnell, berichtet Dr. Bailey. Säfte sollten innerhalb von 30 Minuten nach ihrer Zubereitung getrunken werden, um auch alle wertvollen Inhaltsstoffe zu erhalten.

Fertigsäfte halten sich ungeöffnet sehr lange. Diese Säfte haben viele im selbst gemachten Saft enthaltene Nährstoffe verloren. Der gesündeste Saft ist daher immer der selbst gepresste.

Bevorzugen Sie Gemüse. Auch wenn Fruchtsaft ein süßer sommerlicher Genuss sein kann, sollte man bevorzugt Gemüsesäfte trinken. »Fruchtsäfte haben einen zu hohen Zucker- und Säuregehalt, um große Mengen davon zu trinken,« erklärt Dr. Bailey. Gemüsesäfte haben mehr Nährstoffe und weniger Säure.

Genießen Sie die Vielfalt. Um die optimale Gesundheitswirkung zu erzielen, sollten Sie Säfte aus verschiedenen Gemüsen trinken, rät Dr. Bailey. »Je mehr Abwechslung in Ihrem Speiseplan herrscht, desto besser. Bei Säften ist das ganz einfach, da Sie einfach mehrere Gemüse miteinander kombinieren können.«

Seetang

Schutz aus der Tiefe des Meeres

Heilwirkung Dämmt das Wachstum von Tumoren ein, stärkt das Immunsystem, verhindert Makuladegeneration.

Als die Beatles 1969 »Octopus's Garden« besangen, meinten sie sicherlich nicht die Vorzüge von »Meeresgemüse«. Aber angenommen, seinerzeit wäre schon bekannt gewesen, wie wertvoll diese Pflanzen sind, hätten sie es vielleicht doch getan.

Regelmäßig genossen, wird Seetang nämlich zu einer wertvollen Vitamin- und Mineralstoffquelle. Außerdem enthält er verschiedene schützende Verbindungen, die ernste Gesundheitsgefahren, darunter Krebs, verhindern können.

Traditioneller Krebsbekämpfer

In Asien wird Seetang seit Hunderten oder vielleicht sogar schon Tausenden von Jahren zum Schutz vor und zur Behandlung von Krebs verwendet. Und wie schon so oft, stützen die Erkenntnisse der modernen Forschung diese uralten Heilmethoden.

»Wir benötigen zwar noch weitere klinische Studien, doch schon jetzt gibt es einige interessante Bevölkerungsstudien und Tierversuche zur Anti-Krebs-Wirkung von Seetang,« sagt der Ernährungswissenschaftler Dr. Alfred A. Bushway, der davon überzeugt ist, dass die Pflanze für die niedrigen Krebsraten in Ländern wie Japan mitverantwortlich ist. Dort zählt Seetang schon fast zu den Grundnahrungsmitteln.

Japanische Wissenschaftler beobachteten die Wirkung von acht verschiedenen Seetangextrakten auf Zellen, die mit krebserregenden Stoffen behandelt wurden. Die Ergebnisse zeigten, dass Seetang Krebstumoren unterdrücken kann. Die Wissenschaftler sind zwar noch unschlüssig, welche Verbindungen im Seetang dafür verantwortlich sind. Sie nehmen aber an, es könnte das antioxidative Betacarotin sein, welches unter anderem auch in Karotten vorkommt. Der getrocknete Nori-Seetang (auch als Layer bekannt) zum Beispiel ist so eine gute Betacarotinquelle.

Wissenschaftler nehmen an, dass Seetang eventuell krebsbekämpfende Verbindungen enthält, die in Landpflanzen nicht vorkommen. Der Ernährungswissenschaftler Dr. Alfred D. Bushway nennt als Beispiel eine Verbindung mit Namen Natriumalginat, die in Seetang hoch konzentriert vorkommt.

Kelp-Seetang für Herz und Blut

Wenn Ihr Blut »ozeanische« Kraft haben soll, dann könnten ein paar Grünpflanzen aus den Tiefen des Meeres nachhelfen.

30 Gramm Kelp, ein dünner, zarter Seetang, der oft für Suppen und Kurzgebratenes verwendet wird, deckt mit 51 Mikrogramm Folsäure 13 Prozent des täglichen Bedarfs. Das B-Vitamin wirkt an der Eiweißspaltung im Körper und bei der Regeneration des Blutes mit. Die gleiche Menge Nori – der vorwiegend für Sushi verwendete See-

tang – liefert 42 Mikrogramm Folsäure, elf Prozent des Tagesbedarfs.

Kelp enthält auch Magnesium, einen Mineralstoff, der den Blutdruck reguliert, vor allem bei natriumsensitiven Menschen. 30 Gramm Kelp liefern mehr als 34 Milligramm oder fast neun Prozent des gesamten Tagesbedarfs an Magnesium.

Ein starkes Immunsystem

Haben Sie schon einmal einen Wal mit Schnupfen gesehen? Nein? Das kommt vielleicht daher, weil Wale mit jeder Welle so viele Meerespflanzen aufnehmen.

Und bestimmte Seetangarten sind angefüllt mit wichtigen Vitaminen, die das Immunsystem stärken und bei der Bekämpfung von vielen Krankheiten mitwirken.

Ganz oben auf der Liste steht der gehaltvolle Nori-Seetang. 30 Gramm davon enthalten mit elf Milligramm des infektionsbekämpfenden Vitamin C mehr als 18 Prozent des täglichen Bedarfs. Das Antioxidans Vitamin C neutralisiert instabile, gewebezerstörende Sauerstoffmoleküle, die sogenannten freien Radikale. Die gleiche Menge Nori liefert zudem 1500 internationale Einheiten Vitamin A, 30 Prozent des Tagesbedarfs.

Wie wissenschaftliche Studien gezeigt haben, stärkt Vitamin A nicht nur das Immunsystem, sondern schützt auch vor Nachtblindheit und dem altersbedingten Verlust der Sehkraft, zum Beispiel bedingt durch Makuladegeneration.

Außerdem schützt Vitamin A möglicherweise vor verschiedenen Krebsarten.

AUGEN AUF!

Gefahr aus der Tiefe

Seetang enthält zwar eine Menge gesunder Inhaltsstoffe, aber auch einige, die in größeren Mengen Beschwerden verursachen können.

Das Spurenelement Jod etwa braucht der Körper für die Verarbeitung von Proteinen und Kohlenhydraten. Außerdem benötigt die Schilddrüse Jod, um Wachstum und Stoffwechsel zu steuern. Die fragliche Menge ist jedoch gering, nämlich etwa 150 Mikrogramm täglich, und Seetang kann ein Vielfaches davon enthalten.

Menschen, die viel Seetang verzehren, laufen deshalb Gefahr, zu viel Jod aufzunehmen. Wer mehr als 1000 Mikrogramm pro Tag aufnimmt, stört damit möglicherweise die Schildrüsenfunktion, erklärt Dr. Bushway.

Auch Natrium findet sich hoch konzentriert in Seetang. Bei empfindlichen Menschen können diese Mengen zu Bluthochdruck führen.

Sollte dies bei Ihnen der Fall sein, können Sie den Natriumgehalt des Seetangs durch gründliches Abwaschen vor dem Kochen um zehn bis 20 Prozent reduzieren. Durch Einweichen in Wasser lässt sich der Natriumgehalt noch mehr vermindern, nämlich um 50 bis 70 Prozent, je nach Seetangsorte.

KÜCHENTIPPS

Wenn Sie ein flaches, grünes Blatt Nori-Seetang zum ersten Mal auspacken, werden Sie sich vielleicht fragen, wie Sie das essen sollen. Doch auch wenn Seetang, der in Reformläden und in asiatischen Lebensmittelgeschäften verkauft wird, seltsam aussieht, lässt er sich doch sehr einfach zubereiten. Es ist jedoch wichtig, zu wissen, welche Sorte man kauft, da sie alle ein wenig unterschiedlich zu handhaben sind.

Alaria-Seetang. Auch Wakame genannt, wird dieser Seetang traditionell für Misosuppe verwendet. Wenn Sie ihn für Salate oder Nudelgerichte verwenden, weichen Sie ihn zwei bis drei Minuten in Wasser ein und schneiden Sie ihn dann in Streifen. Alaria kann leicht zäh schmecken, daher sollte man die mittlere harte Rippe entfernen.

Dulse-Seetang. Getrockneter Dulse-Seetang hat dunkelrote, faltige Blätter, die ohne weitere Zubereitung essbar sind. Er kann allerdings recht salzig schmecken, daher empfiehlt es sich, ihn vorher abzuspülen. Wie auch Nori, wird er klein geschnitten in Suppen, Eintöpfen und Nudelgerichten verwendet. Er ist aber auch in gebrauchsfertiger Flockenform erhältlich.

Hijiki-Seetang. Hijiki (auch Hiziki geschrieben) ist sehr stark im Geschmack und sieht verpackt aus wie schwarze Spaghetti. Um seinen stark salzigen Geschmack zu mildern, weichen Sie ihn zehn bis 15 Minuten ein und spülen Sie ihn dann gut ab. (Eingeweicht hat er das vierfache Volumen.) Kochprofis empfehlen, Hijiki ungefähr 30 Minuten leicht zu kochen, bis er weich ist; dann kann man ihn Salaten, Gemüse oder Bohnengerichten beifügen. Sie können ihn aber auch mit Sesamöl beträufeln und als Beilage essen.

Kelp-Seetang. Getrocknet in großen, dunkelgrünen Streifen erhältlich, wird Kelp (ist dem japanischen Kombus sehr ähnlich) vorwiegend in Suppen und Eintöpfen als Salzersatz verwendet. Um Bohnen- und Vollkorngerichten ein wenig

Würze zu verleihen, fügen Chefköche oft ein paar Streifen Kelp bei. Und frittierte Kelp-Chips sind eine hübsche Teller-dekoration.

Nori-Seetang. Auch bekannt als Layer, wird in getrockneten hauchdünnen, grünen Blättern verkauft. Er hat einen mild-salzigen Geschmack und wird gewöhnlich um Sushi gerollt oder Suppen beigemengt. Salaten und Nudelgerichten ver-leiht er einen besonderen Akzent. Schneiden Sie Nori mit einer Schere klein oder zerbröseln Sie die Blätter mit den Hän-den und streuen Sie ihn, damit er nicht klumpt, in das ko-chende Gericht ein.

Gute Neuigkeiten für Veganer

Wenn Sie zu den ganz strikten Vegetariern gehören, die weder Fleisch noch Milch und Eier essen, also den Vega-nern, sollten Sie ein paar Meerespflanzen auf Ihren Spei-sezettel setzen. Diese gewährleisten ausreichende Men-gen Vitamin-B12, das man sonst überwiegend in Fleisch findet.

Zwar gibt es widersprüchliche Meinungen über den Vi-tamin-B12-Gehalt in Seetang. Experten sind sich aber ei-nig, dass der regelmäßige Verzehr von Seetang die Versor-gung mit diesem Vitamin auf jeden Fall verbessert.

Im Rahmen einer Studie mit 21 strikten Vegetariern stellten Wissenschaftler fest, dass diejenigen, die regel-mäßig Seetang aßen, einen doppelt so hohen Vitamin-B12-Wert aufwiesen, wie jene, die keinen aßen.

Eine Unterversorgung mit Vitamin-B12 kann Symp-tome wie Müdigkeit, Gedächtnisverlust und Nervenschä-den – etwa Zittern der Hände und Füße – zur Folge haben.

Normalerweise sind nur wenige Leute gefährdet, doch eingefleischte Vegetarier und ältere Leute sollten auf ihre B12-Versorgung besonders achten.

SO HOLEN SIE DAS BESTE HERAUS

Nur leicht abspülen. Da bei getrocknetem Seetang viele der wertvollen Spurenelemente auf der Oberfläche lagern, sollten Sie die Blätter vor der Zubereitung unter leichtem Druck kurz abbrausen. »Aber schwemmen Sie nicht alle Inhaltsstoffe aus den Meerespflanzen aus«, warnt Dr. Bushway.

Auf Vorrat investieren. Die beste Methode, am meisten Nährstoffe aus Seetang zu holen, ist die Zubereitung als Suppe, sagt Dr. Bushway. »Denn so gehen einige der Mineralien in die Brühe über, die dann wertvolle Ballaststoffe und einzigartige pflanzliche Wirkstoffe liefert, zum Beispiel die Alginate des Kelp-Seetangs.«

Genießen Sie die Vielfalt. Man muss keine großen Mengen an Seetang verzehren, um an die gesundheitlichen Vorteile zu kommen. »Ernährungswissenschaftliche Studien zeigen, dass schon 7,5 Gramm getrockneter Seetang einen nicht unerheblichen Beitrag zu Ihrer Nährstoffbilanz liefern«, erklärt Dr. Bushwax.

Am besten experimentieren Sie einfach ein wenig mit den Pflanzen aus dem Meer. Und fügen Sie verschiedenen Gerichten wie Salaten, Suppen, Eintöpfen, Vollkornspeisen, Kurzgebratenem oder Sandwiches mundgerechte Stücke davon bei.

Sellerie

Stangenweise Schutz

Heilwirkung Senkt hohen Blutdruck, mindert das Krebsrisiko.

Die alten Römer, bekannt für ihre Festgelage, trugen Selleriekränze, um sich vor einem Kater zu schützen. Das erklärt vielleicht den Brauch, Selleriestückchen in Bloody Marys zu stecken.

Wenn es auch keine Beweise dafür gibt, dass das Tragen eines Selleriehutes Sie vor einem schweren Kopf bewahrt, ist die Heilkraft des Selleries doch unbestritten. Dieses Gemüse enthält chemische Verbindungen, die den Blutdruck senken helfen und vielleicht Krebs vorbeugen. Darüber hinaus ist Sellerie eine ergiebige Quelle nicht löslicher Fasern sowie einiger wichtiger Nährstoffe, unter anderem Kalium, Vitamin C und Kalzium.

Den Blutdruck senken

In Asien wird Sellerie seit Jahrhunderten als Hausmittel zur Behandlung von Bluthochdruck verwendet. In den USA bedurfte es der Hartnäckigkeit eines unter hohem Blutdruck leidenden Patienten, um die Forscher der Medizinischen Fakultät der Universität Chicago davon zu überzeugen, dieses Heilmittel zu testen.

Die Geschichte begann, als man bei einem Patienten namens Mr. Le einen leicht erhöhten Blutdruck diagnostizierte. Statt seinen Salzkonsum einzuschränken, wie die

Ärzte ihm rieten, ließ Mr. Le sich täglich ein Viertelpfund (ca. vier Stangen) Sellerie schmecken. Nach einer Woche war sein Blutdruck von 158/96 auf 118/82 gefallen.

Das veranlasste Dr. William J. Elliott, damals Assistenz-Professor für Medizin, Pharmakologie und Physiologie an der Universität Chicago, die Heilkraft des Selleries näher zu untersuchen. Er injizierte Versuchstieren eine kleine Menge 3-n-Butylphthalid, eine in Sellerie enthaltene chemische Verbindung. Innerhalb einer Woche fiel der Blutdruck der Tiere um durchschnittlich zwölf bis 14 Prozent.

»Phthalid wirkt entspannend auf die Arterienmuskeln, die den Blutdruck regulieren, und sorgt damit für eine Erweiterung der Blutgefäße‹, erklärt Dr. Elliott. Darüber hinaus verringerte Phthalid die Anzahl der Katecholamine genannten Stresshormone im Blut. Dies könnte hilfreich sein, da Stresshormone bekannterweise eine Verengung der Blutgefäße bewirken und damit den Blutdruck in die Höhe treiben.

Falls Sie unter Bluthochdruck leiden und Sellerie eine Chance geben wollen, sollten Sie die von asiatischen Heilkundigen empfohlene Methode ausprobieren. Essen Sie eine Woche lang täglich vier bis fünf Selleriestangen. Legen Sie dann eine dreiwöchige Pause ein. Essen Sie danach eine weitere Woche Sellerie.

Stopfen Sie den Sellerie aber auf keinen Fall pfundweise in sich hinein. Sellerie enthält Natrium – 35 Milligramm pro Stange –, was bei einigen Leuten eher zu einem Ansteigen als zum Absinken des Blutdrucks führt. »Unmengen Sellerie zu essen kann bei einem salzsensitiven Bluthochdruck gefährlich sein«, warnt Dr. Elliott.

Sellerie 397

Krebszellen blockieren

Hätten Sie gedacht, dass Sellerie Krebs vorbeugen kann? Tatsächlich enthält Sellerie eine Reihe von Inhaltsstoffen, die nach Einschätzung von Experten Krebszellen daran hindern können, sich im Körper auszubreiten.

Da wären zum einen die Acetylene, die nachweislich das Wachstum von Tumorzellen eindämmen, so Dr. Robert Rosen.

Zum anderen enthält Sellerie Phenolsäuren, chemische Verbindungen, die die Wirkung hormonähnlicher Substanzen, der Prostaglandine, hemmen. Man nimmt an, dass einige Prostaglandine das Wachstum von Tumorzellen fördern, erklärt Dr. Rosen.

SO HOLEN SIE DAS BESTE HERAUS

Lassen Sie die Blätter dran. Selleriestangen sind zweifellos ein gesunder Imbiss, doch das meiste Kalium, Vitamin C und Kalzium enthalten die Blätter.

Essen Sie ihn so, wie Sie ihn am liebsten mögen. Bei vielen Lebensmitteln gehen die Nährstoffe durch Kochen verloren, doch beim Sellerie bleiben die meisten Inhaltsstoffe erhalten.

125 Gramm Sellerie, roh oder gekocht, liefern etwa neun Milligramm Vitamin C oder 15 Prozent des Tagesbedarfs, 426 Milligramm Kalium oder zwölf Prozent des Tagesbedarfs sowie 60 Milligramm Kalzium, was sechs Prozent des Tagesbedarfs entspricht.

Kaufen Sie Selleriesamen. Selleriesamen, die Sie im Gewürzregal im Supermarkt finden, verfügen über einen Nährstoffbonus. Ein Esslöffel Samen, den Sie Suppen, Eintopfgerichten und Kasserollen hinzufügen können, enthält drei Milligramm Eisen oder 17 Prozent des Tagesbedarfs.

AUGEN AUF!

Hautprobleme

Sellerie ist ein solch süßes, fleischiges Gemüse, dass es seine eigenen Pestizide produzieren muss, um sich vor hungrigen Pilzen zu schützen.

Diese chemischen Verbindungen namens Psoralene schützen zwar den Sellerie, können uns jedoch schaden. Bei einigen Menschen führt der Kontakt mit Psoralenen über die Nahrung (oder auch nur über die Haut) zu einer extremen Sonnenempfindlichkeit. Das kann so weit gehen, dass sie schon nach einem kurzen Aufenthalt in der Sonne einen Sonnenbrand bekommen.

Wenn Sie nach dem Verzehr von Sellerie Hautprobleme bekommen, werden Sie dieses Gemüse vermutlich von Ihrem Speiseplan streichen wollen. Versuchen Sie jedoch zunächst, den Sellerie gründlich zu waschen, bevor Sie ihn essen. Beim Waschen werden die Pilze entfernt, die sich auf der Pflanze bilden können und manchmal die Produktion von Psoralenen anregen.

Sojaerzeugnisse

Unterstützung für die Hormone

Heilwirkung Schützen vor Herzerkrankungen, lindern Symptome der Wechseljahre, reduzieren das Risiko von Brust- und Prostatakrebs.

In einer perfekten Welt würden Milchshakes den Cholesterinspiegel senken, Hamburger vor Krebs schützen und Käsekuchen Hitzewallungen, Gefühlsschwankungen und andere unangenehme Beschwerden lindern, die mit den Wechseljahren einhergehen.

So weit hergeholt ist diese Vorstellung nicht einmal. Vorausgesetzt, die Produkte bestünden aus Soja. Nach Angaben von Wissenschaftlern sind dieser Bohne – die viele von uns noch nie gesehen, geschweige denn gegessen haben – sogar noch weit mehr gesundheitsfördernde Wirkungen zuzutrauen.

So zeigten Studien, dass einige Inhaltsstoffe in Sojabohnen und daraus hergestellten Produkten, wie zum Beispiel Tofu, Räuchertofa (Tempeh) und Sojamilch, den Cholesterinspiegel senken, das Risiko von Herzerkrankungen und Krebs reduzieren und Wechseljahrsbeschwerden lindern können. Sollten diese ersten Untersuchungsergebnisse sich langfristig betätigen, könnten Frauen zukünftig Sojaerzeugnisse als Ersatz oder zumindest als unterstützende Behandlung zur Östrogen-Ersatz-Therapie einnehmen.

Wissenschaftler gehen davon aus, dass die Heilwirkung von Sojaprodukten auf sogenannte Phytöstrogene zurückzuführen ist. Genistein und Daidzein zum Beispiel, sind schwächere Versionen der weiblichen Östrogene und scheinen mehrfach wirksam: Sie schwächen die negativen Effekte der körpereigenen Hormone und ersetzen sie, wenn ihr Spiegel abnimmt.

Trotz vielversprechender Anwendungsmöglichkeiten weisen Experten aber darauf hin, dass langfristige Erfahrungen zur Heilwirkung der Sojaerzeugnisse noch ausstehen.

KÜCHENTIPPS

Sie kennen Tofu, aber wissen nicht, wie man dieses weiße, schwammige Stück zubereitet? Sie können ihn auf jede erdenkliche Art zubereiten. Der Vorteil von Tofu ist, dass er wenig Eigengeschmack besitzt und leicht das Aroma der Zutaten annimmt, mit denen er zubereitet wird. Man kann ihn mit Fleisch, in Suppen, Gemüsegerichten und sogar als Desserts verwenden.

Es gibt zwei verschiedene Varianten, festen und weichen Tofu. Welchen Sie kaufen, hängt vom Verwendungszweck ab.

- Festem Tofu wurde ein Großteil des enthaltenen Wassers entzogen. Er wird immer dann verwendet, wenn eine feste Konsistenz gewünscht ist, zum Beispiel als Rezeptgrundlage für Kurzgebratenes, Geschmortes oder vegetarische Burger.

- Weicher Tofu oder Seidentofu enthält mehr Wasser als fester Tofu, was ihm eine eher cremige Konsistenz verleiht. Er wird hauptsächlich für Dips, Dressings und Desserts verwendet.

Beide Tofusorten sollten vor der Zubereitung mit kaltem Wasser abgespült werden. Wenn Sie nicht alles auf einmal verwenden oder Tofu offen gekauft haben, sollten Sie ihn in kaltem Wasser aufbewahren, das Sie jeden Tag wechseln. Sie können ihn aber auch einfrieren.

Nach dem Abspülen sollten Sie das überschüssige Wasser ausdrücken. Dadurch behält der Tofu während der Verarbeitung leichter seine Form.

Gut für das Herz

Ein erhöhter Cholesterinspiegel ist der größte Risikofaktor für Herzerkrankungen. Wenn Sie Sojaprodukte in Ihren Ernährungsplan einbauen, können Sie Ihren Cholesterinspiegel aber senken.

Forscher verweisen auf die asiatischen Länder, wo Sojaprodukte zu den Grundnahrungsmitteln zählen. Zum Beispiel auf die Japaner: Sie haben weltweit die höchste Lebenserwartung; und bei den tödlichen Herzkrankheiten belegen japanische Männer den letzten Platz in der weltweiten Statistik, Japanerinnen rangieren ebenfalls weit hinten. Ein möglicher Grund dafür ist der jährliche Pro-Kopf-Verbrauch von rund zwölf Kilo Sojaerzeugnissen – was etwa 30 Gramm täglich entspricht – in Japan. Amerikaner zum Beispiel essen im Vergleich dazu nur knapp zwei Kilo pro Person jährlich.

Wissenschaftler vermuten, dass Sojaprodukte die Aktivität der Rezeptoren für das gefährliche LDL-Cholesterin erhöhen. Diese »Fallen« auf den Zellenoberflächen, transportieren die LDL-Moleküle aus dem Blutstrom in die Leber, wo sie dann ausgeschieden werden. Weniger LDL-

Cholesterin im Blut aber bedeutet weniger Oxidation und daraus resultierende Arterienverstopfung.

In einer groß angelegten Studie werteten der Mediziner Dr. James W. Anderson und seine Mitarbeiter die Ergebnisse von 38 Einzelstudien über den Zusammenhang von Soja und Cholesterin aus. Danach können 30–45 Gramm Sojaeiweiß (im Gegensatz zu tierischem Eiweiß) pro Tag den Gesamtcholesterinspiegel um neun Prozent und das schädliche LDL-Cholesterin um 13 Prozent senken.

SOJASORTEN-VIELFALT

Sie kennen den Unterschied zwischen Tofu und Räuchertofu nicht? Hier ist eine Liste mit den bekanntesten Sojaprodukten und einigen Zubereitungstipps.

Fleischersatz. Wenn Sie Ihren Fleischkonsum etwas einschränken und gleichzeitig mehr Soja essen wollen, sehen Sie sich nach »Fleischersatz« um – Aufschnitt, Würstchen oder Burger. Sie bestehen hauptsächlich aus Soja und sind manchmal kaum von echten Fleischprodukten zu unterscheiden.

Sojamehl wird aus gerösteten, gemahlenen Sojabohnen hergestellt und kann beim Backen einen Teil des Weizenmehls ersetzen. Ernährungswissenschaftler raten zu fettarmem Sojamehl, da dieses zwar weniger Fett, aber mehr Eiweiß enthält.

Sojamilch ist eine cremige, milchige Flüssigkeit, die aus gemahlenen, eingeweichten Sojabohnen und Wasser hergestellt wird. Sie ist in verschiedenen Geschmacksrichtungen erhältlich. Manche Menschen bevorzugen fettarme Sojamilch. Sie enthält aber auch weniger schützende Phytöstrogene.

Räuchertofu oder Tempeh. Diese dicken, weichen Plätzchen werden aus vergorenen Sojabohnen hergestellt, die mit einem Schimmelpilz versetzt wurden, der den typisch rauchig-nussigen Geschmack verleiht. Sie können Räuchertofu grillen oder ihn zur Zubereitung von Spaghettisaucen, Chilis und Geschmortem verwenden.

Texturiertes Sojaeiweiß. Hergestellt aus Sojamehl, kann es als Fleischersatz in Hackbällchen, Burger und Chili verwendet werden.

Tofu. Eine weiche, käseartige Masse, die aus geschlagener Sojamilch hergestellt wird. Tofu ist in fester und weicher Konsistenz erhältlich und kann für nahezu jedes Gericht, von Suppen bis Desserts verwendet werden.

Die verschiedenen Tofusorten sind in gut sortierten Supermärkten erhältlich. Alle anderen Sojaprodukte bekommen Sie im Reformhaus oder Asialaden.

Hitzewallungen mildern

Mehr als die Hälfte aller Frauen in den Wechseljahren klagt über Hitzewallungen und Nachtschweiß. In Japan existiert nicht einmal ein entsprechendes Wort für »Hitzewallungen«. Haben Japanerinnen etwa weniger Beschwerden in den Wechseljahren, weil sie mehr Soja essen?

»Erste Ergebnisse deuten tatsächlich darauf hin, dass Soja typische Wechseljahrsbeschwerden reduziert«, sagt der Ernährungsexperte Dr. Mark Messina.

Im Rahmen einer australischen Studie verabreichten Wissenschaftler 58 Frauen in den Wechseljahren täglich etwa 45 Gramm Soja- beziehungsweise Weizenmehl.

Nach drei Monaten nahmen die Hitzewallungen bei den Frauen, die Sojamehl bekommen hatten, um 40 Prozent ab. Bei den Frauen, die Weizenmehl gegessen hatten, wurde hingegen nur ein Rückgang von rund 25 Prozent registriert.

»Sollten sich diese Ergebnisse erhärten, werden Ärzte ihren Patientinnen mit Wechseljahrsbeschwerden in ein paar Jahren vielleicht einen halben Liter Sojamilch täglich anstelle einer Hormon-Ersatz-Therapie verordnen«, meint Dr. Messina.

Wirksamer Schutz vor Brustkrebs

Nach Einschätzung der Wissenschaftler scheint das Phytöstrogen in Sojaprodukten die Wirkung der körpereigenen Hormone zu verringern. Da Östrogen in Verdacht steht, das Wachstum von Brustkrebstumoren zu fördern, könnte eine geringere Aktivität ein geringeres Krebsrisiko bedeuten.

Die pflanzlichen Hormone schützen Frauen in den verschiedenen Lebensphasen auf unterschiedliche Weise. So verlängert eine hohe Zufuhr von Soja bei Frauen vor der Menopause möglicherweise den Menstruationszyklus. Das ist insofern wichtig, als sich der Östrogenhaushalt zu Beginn des weiblichen Zyklus stark erhöht. Auf das ganze Leben gerechnet, werden so hohe Mengen an Östrogenen im Körper freigesetzt, die eventuell krebsartige Zellveränderungen verursachen. Wenn der weibliche Zyklus jedoch verlängert wird, sind die Östrogenschübe seltener und damit die Menge des Hormons geringer.

Wissenschaftler an der National University in Singapur

fanden heraus, dass Frauen vor den Wechseljahren, die viele Sojaprodukte in Kombination mit reichlich Betacarotin und mehrfach ungesättigten Fettsäuren aßen, ein um die Hälfte geringeres Risiko hatten, an Brustkrebs zu erkranken als Frauen, die viel tierisches Eiweiß zu sich nahmen.

Erstaunlicherweise tragen Sojaerzeugnisse bei Frauen nach den Wechseljahren dazu bei, den niedrigen Hormonhaushalt auszugleichen. Dadurch werden offenbar die positiven Wirkungen des Östrogens (wie beispielsweise der Schutz vor Osteoporose) verstärkt, ohne dass das Krebsrisiko steigt.

Schutz für Männer

Obwohl sich die einschlägige Forschung vor allem mit der Wirkung von Soja auf den weiblichen Organismus beschäftigt, können auch Männer von der gesundheitsfördernden Bohne profitieren.

Denn eine sojareiche Ernährung scheint die schädliche Wirkung des männlichen Geschlechtshormons Testosteron zu verringern, das vermutlich Prostatakrebs fördert.

Eine Untersuchung an 8000 in Hawaii lebenden Japanern zeigte, dass diejenigen, die am meisten Tofu aßen, die niedrigste Prostatakrebsrate hatten. Obwohl Japaner genauso oft an Prostatakrebs erkranken wie Männer in den westlichen Industrieländern, haben sie weltweit die niedrigste Sterberate infolge von Prostatakrebs. Mediziner gehen davon aus, dass Sojaerzeugnisse die Bildung von Krebs hemmen, indem sie die Wirkung des Testosterons schwächen.

»Wenn tatsächlich eine Sojamahlzeit pro Tag das Krebsrisiko von Männern und Frauen gleichermaßen senkt, kann Soja einen großen Beitrag zur allgemeinen Gesundheit leisten«, so Dr. Messina.

Extras zur Ernährung

Tofu, Räuchertofu und alle anderen Sojaerzeugnisse enthalten aber nicht nur Phytöstrogene. »Aus ernährungswissenschaftlicher Sicht sprechen viele Gründe dafür, Soja zu essen«, so Dr. Messina.

125 Gramm Tofu enthalten zum Beispiel 20 Gramm Eiweiß, was 40 Prozent des Tagesbedarfs entspricht, des weiteren 258 Milligramm Kalzium (25 Prozent des Tagesbedarfs) sowie 13 Milligramm Eisen (87 Prozent der empfohlenen Tagesdosis bei Frauen und 130 Prozent bei Männern).

Zudem sind Sojaerzeugnisse vergleichsweise fettarm, wobei das meiste Fett darin mehrfach ungesättigt ist. Arterienverstopfende gesättigte Fettsäuren, wie sie in Fleisch und Milchprodukten zu finden sind, fehlen fast ganz.

SO HOLEN SIE DAS BESTE HERAUS

Als Letztes zufügen. Geben Sie Tofu und andere Sojaprodukte beim Kochen erst am Schluss zu. Wissenschaftler gehen davon aus, dass hohe Temperaturen und lange Garzeiten die gesunden Inhaltsstoffe verringern oder gar zerstören.

Kaufen Sie gesunde Kraft. Am besten essen Sie Sojaerzeugnisse möglichst unbehandelt. Doch manchmal hat man Lust auf einen fertigen vegetarischen Burger oder ein vegetabiles Würstchen. Wenn Sie weiterverarbeitete Sojaprodukte kaufen, achten Sie darauf, dass sie »Sojaeiweiß«, »hydrolisiertes pflanzliches Eiweiß« oder »texturiertes pflanzliches Eiweiß« enthalten, die alle gute Lieferanten von Phytöstrogenen sind. Erwarten Sie jedoch nicht zu viel von Soja-Fertigprodukten. »Leider werden ihnen die wertvollen Substanzen meist entzogen«, sagt Dr. Anderson.

Nehmen Sie die fettreiche Variante. Es ist zwar im Allgemeinen ratsam, sich fettarm zu ernähren, doch Soja-Vollmilch enthält 50 Prozent mehr Phytöstrogene als Halbfett-Sojamilch. »Hier sollte man sich bewusst für die fetthaltigere Variante entscheiden«, rät Dr. Anderson.

Spargel

Die grünen Power-Stangen

Heilwirkung Beugt Geburtsfehlern vor, mindert das Risiko von Herzkrankheiten und Krebs.

Spargel war schon am Hof des französischen Königs im 17. Jahrhundert äußerst populär – nicht nur wegen seines frischen Geschmacks, sondern auch, weil man die zarten Stangen für ein wirksames Aphrodisiakum hielt.

Für Spargelliebhaber – sogar die, die dabei nicht an die Liebe denken – wird der Frühling mit den grünen Spitzen, die vorwitzig aus dem Winterboden herausgucken, eingeläutet. Spargel ist auch als Gemüse für die Gesundheit willkommen, denn die grünen Stangen enthalten Substanzen, die Geburtsfehlern, Herzleiden und Krebs vorbeugen können.

Angefüllt mit Folsäure

Zu den wichtigsten medizinischen Fortschritten dieses Jahrhunderts gehört die Entdeckung, dass die Rate der Gehirn- und Rückenmarksschäden (Neuralrohrschäden) bei Neugeborenen um die Hälfte reduziert werden kann, wenn Frauen im gebärfähigen Alter täglich 400 Mikrogramm Folsäure zu sich nehmen.

Spargel ist sehr reich an dem B-Vitamin, das für die Regeneration der Zellen ausschlaggebend ist. Fünf Stangen Spargel enthalten 110 Mikrogramm Folsäure oder rund 28 Prozent des Tagesbedarfs. Wenn Sie schwanger sind, können Sie ruhig die doppelte Menge verzehren.

Offiziellen Empfehlungen zufolge brauchen Frauen täglich 400 Mikrogramm Folsäure. Doch die Ernährungswissenschaftlerin Dr. Lynn B. Bailey geht davon aus, dass die optimale Menge für Schwangere höher sein könnte, nämlich möglicherweise sogar 600 Mikrogramm.

Folsäure ist nicht nur gut für Frauen im gebärfähigen Alter, sondern beugt auch Herzkrankheiten vor. Das B-Vitamin scheint wie ein Schleusentor zu wirken, das die Homocysteinmenge (eine Aminosäure) im Blut reguliert. Wenn der Folsäurespiegel sinkt, steigt der Homocysteinwert an und beschädigt die empfindlichen Arterien, die Herz und Gehirn mit Blut versorgen.

Bei der Vorbeugung von Herzleiden kann genug Folsäure genauso wichtig sein wie die Kontrolle des Cholesterins. Herzforscher sagen, dass die Zahl der Herztoten generell erheblich zurückginge, wenn die Menschen darauf achteten, täglich 400 Mikrogramm Folsäure zu sich zu nehmen. Derzeit tun das bewusst nur wenige Menschen in den westlichen Industrieländern.

ACHTUNG

Merkwürdige Gerüche

Sie werden deswegen nicht gleich zur Notaufnahme eilen, wenn Sie bemerken, dass Ihr Urin schon nach dem Verzehr kleiner Mengen Spargel unangenehm riecht.

Das ist keine Einbildung. Spargel enthält eine Aminosäure mit Namen Asparaginsäure, und vielen Menschen fehlt das Enzym, das zur Aufspaltung der Asparaginsäure nötig ist. Deswegen bleibt sie im Körper und wird in eine chemische Verbindung umgewandelt, die diesen unverwechselbaren schwefeligen Geruch hat.

Es gibt kein Heilmittel für dieses merkwürdige Aroma, aber es sollte Sie auch nicht weiter beunruhigen. Essen Sie einfach noch eine Portion Spargel und ignorieren Sie den schon bald vorübergehenden Geruch.

Schutz vor Krebs

Wie von Gemüse nicht anders zu erwarten, bietet auch Spargel wirksamen Schutz vor Krebs. Er enthält eine Reihe von chemischen Verbindungen, die gemeinsam krebsverursachende Substanzen unwirksam machen, bevor sie Schaden anrichten können.

Die erste dieser Substanzen ist Folsäure. Studien zeigen Folgendes: Je mehr Folsäure unser Blut enthält, desto geringer ist unser Risiko, an Dickdarmkrebs zu erkranken.

Die zweite schützende Substanz in Spargel ist Glutathion, ein Protein mit antioxidativen Eigenschaften. Es hilft, den Körper von freien Radikalen zu befreien. Diese äußerst energiereichen Partikel gelangen, wenn sie nicht kontrolliert werden, überall in den Körper, durchlöchern die Zellen und richten Schaden an, der zu Krebs führen kann. Bei der Analyse des Glutathiongehalts von 38 Gemüsesorten rangierte frisch gekochter Spargel an erster Stelle.

KÜCHENTIPPS

Spargel gehört zu den Gemüsen, die sehr einfach zuzubereiten und zu kochen sind. Zudem hat seine natürliche Frische den Vorteil, dass man keine Butter oder Sauce braucht, damit er seinen Geschmack entfaltet. Wie Sie mit dem geringsten Aufwand den köstlichsten Spargel genießen können, zeigen Ihnen folgende Ratschläge:

Prüfen Sie die Spitzen. Sehen Sie sich beim Kauf von Spargel die Spitzen genau an. Frische Spargelspitzen sind fest und eingerollt. Wenn die Spitzen lose und ausgefranst aussehen, ist der Spargel alt und Sie sollten ihn liegen lassen.

Entfernen Sie den Stiel. Man kann zwar den gesamten Spargel essen, doch der holzige Stiel wird oft entfernt. Das geht am einfachsten, wenn Sie den Stiel knicken. Der Spargel bricht dann ganz leicht an dem Punkt ab, an dem das harte Ende aufhört und die zarte Spitze beginnt. Wenn die Stangen dick sind, verschwendet man mit der dargestellten

Methode sehr gutes Fleisch. Nehmen Sie in diesem Fall ein Schälmesser, um den unteren Teil der Stangen zu schälen. Finden Sie den Punkt, an dem das Fleisch holzig wird (es wird hart zu schneiden sein), und schneiden Sie dort den holzigen Teil ab.

Springen Sie auf den Vitamin-E-Zug

Es gibt noch einen weiteren Grund, Spargel auf den Speiseplan zu setzen. Er enthält Vitamin E, das sehr gut für das Herz ist. Forscher der Fakultät für Gesundheitswissenschaften der Universität Minnesota stellten fest, dass zehn Internationale Einheiten Vitamin E pro Tag das Risiko von Frauen, an einem Herzleiden zu erkranken, erheblich minderten. Fünf Spargelstangen enthalten 0,4 internationale Einheiten Vitamin E. Das ist etwa ein Prozent des Tagesbedarfs.

»Dies ist die erste Studie, die die Wirkung von Vitamin E aus der Nahrung anstelle von Zusatzpräparaten untersucht hat, und die Ergebnisse überraschten selbst uns«, sagt Prof. Dr. Lawrence H. Kushi.

Man müsste schon eine Menge Spargel essen (um genau zu sein, 119 Stangen), um die Vitamin-E-Menge zu bekommen, die sich in der Untersuchung als optimal erwiesen hat. Es ist tatsächlich schwierig, Vitamin E allein mit der Nahrung aufzunehmen, da es vorwiegend in Ölen und Nüssen vorkommt. Deswegen empfehlen viele Ärzte Frauen Vitamin-E-Zusatzpräparate.

Vitamin E schützt nicht nur vor Herzerkrankungen. Forschungen legen nahe, dass es auch dem insulinunabhängigen Diabetes vorbeugt, indem es die Bauchspeicheldrüse (das Organ, das Insulin produziert) schützt, und einen Einfluss darauf hat, wie der Körper Zucker verbrennt. Eine Untersuchung an 944 Männern im Alter zwischen 42 und 60 Jahren kam zu dem Ergebnis, dass ein geringer Vitamin-E-Spiegel viermal anfälliger für diese Krankheit macht.

SO HOLEN SIE DAS BESTE HERAUS

Lagern Sie ihn vorsichtig. Folsäure wird zerstört, wenn sie Luft, Hitze oder Licht ausgesetzt ist. Deswegen sollten Sie Ihren Spargel sorgfältig lagern, sagt die Ernährungsexpertin Dr. Gertrude Armbruster. Sie empfiehlt, ihn im Kühlschrank oder im Vorratsschrank aufzubewahren.

Kochen Sie ihn vorsichtig. Spargel ist ein zartes Gemüse, das man nur leicht zu kochen braucht. »Bei der Zubereitung in der Mikrowelle werden eindeutig weniger Nährstoffe zerstört als beim Kochen oder Dämpfen«, so Dr. Armbruster.

Stellen Sie ihn aufrecht. Da die meisten Nährstoffe in der Spitze stecken, ist es besser, den Spargel aufrecht in einen schmalen, hohen Topf zu geben, statt ihn auf den Boden einer Backform zu legen. Geben Sie ein wenig Wasser in den Topf, decken Sie den Topf mit dem Deckel zu und lassen Sie den Spargel auf kleiner Flamme kochen. Wenn die Spitzen noch etwas aus dem Wasser schauen, bleiben nicht nur die Nährstoffe erhalten, sondern die Stangen kochen gleichmäßig und schneller.

Süßkartoffeln

Angefüllt mit Antioxidanzien

Heilwirkung Unterstützen ein gutes Gedächtnis, regulieren Diabetes, reduzieren das Risiko von Herzerkrankungen und Krebs.

Wenn Sie »Vom Winde verweht« gesehen haben, erinnern Sie sich bestimmt an Scarlett O'Haras Wespentaille. Ihr Geheimnis könnten Süßkartoffeln gewesen sein, die übrigens – anders als ihr Name vermuten lässt – mit unseren herkömmlichen Kartoffelknollen nichts gemeinsam haben.

Denn jedes Mal, wenn Scarlett zu einem Barbecue ging, aß sie vorher Süßkartoffeln, um später auf der Party den gehaltvollen Speisen zu widerstehen.

»Ich bringe keinen Bissen herunter!«, kann man sie förmlich protestieren hören, wenn ihr – deren Magen mit den nährstoffreichen, seltsam geformten kleinen Knollen gefüllt war – die kulinarischen Versuchungen angeboten wurden.

Süßkartoffeln sind allerdings weit mehr als eine »Sättigungsbeilage«. Das Gewächs aus der Familie der Ackerwinden enthält die drei hochwirksamen Antioxidanzien Betacarotin, Vitamin C und Vitamin E und könnte damit bei der Bekämpfung von Krebs und Herzerkrankungen eine Rolle spielen.

Und da Süßkartoffeln auch reich an komplexen Kohlenhydraten sind, aber arm an Kalorien – eine Portion von 120 Gramm enthält nur 117 Kalorien – empfehlen sie Experten zur Gewichtsreduktion und bei gewichtsabhängigen Erkrankungen wie der Diabetes vom Typ II.

KÜCHENTIPPS

Da Süßkartoffeln einer speziellen Behandlung unterzogen werden – sie werden für etwa eineinhalb Wochen bei hoher Luftfeuchtigkeit und Temperatur gelagert –, bevor sie auf den Markt kommen, halten sie sich nach dem Kauf etwa einen Monat. Man sollte jedoch auf die richtige Lagerung achten.

Kühl lagern. Süßkartoffeln sollte man im Keller, in der Speisekammer oder bei Temperaturen zwischen 7 °C und 12 °C lagern. (Legen Sie sie nicht in den Kühlschrank, da das ihre Lebensdauer verkürzt.) Bei Raumtemperatur halten sie sich ein Woche.

Trocken lagern. Sobald sie nass werden, verderben Süßkartoffeln. Daher sollte man sie unbedingt trocken lagern und erst kurz vor der Zubereitung waschen.

Sanft behandeln. Süßkartoffeln verderben schnell, sobald sie Druckstellen haben. Kaufen Sie keine Süßkartoffeln mit beschädigten Stellen. Nur unversehrte Exemplare halten sich auch lange.

Ein Paket voller Schutz

Eine 120 Gramm-Portion Süßkartoffeln liefert mehr als 14 Milligramm Betacarotin, das nicht nur gesund für das Herz ist, sondern auch Krebs entgegenwirkt, sagt die Ernährungsberaterin Pamela Savage-Marr. Wie der Mediziner Dexter L. Morris erklärt, schützt das antioxidative Betacarotin zusammen mit den Vitaminen C und E den

Körper vor den instabilen Sauerstoffmolekülen, den sogenannten freien Radikalen. Der Genuss von Süßkartoffeln und anderen betacarotinhaltigen Speisen hilft, diese Moleküle zu neutralisieren, bevor sie verschiedene Körperregionen, etwa Blutgefäße oder bestimmte Teile der Augen, schädigen können.

Im Rahmen einer Studie mit fast 1900 männlichen Teilnehmern stellten die Wissenschaftler fest, dass Männer mit dem höchsten Karotinoidwert im Blut – neben Betacarotin auch Lutein und Zeaxanthin – um 72 Prozent seltener Herzanfälle erlitten als diejenigen mit den geringsten Werten. Selbst unter den Rauchern (die so viel Schutz wie nur möglich brauchen) erlitten diejenigen mit dem höchsten Karotinoid-Spiegel im Blut um 25 Prozent seltener einen Herzanfall als die Probanden mit dem geringsten Wert.

Süßkartoffeln sind zudem reich an Vitamin C; eine 120-Gramm-Portion enthält mit 28 Milligramm fast die Hälfte des täglichen Bedarfs. Außerdem liefert sie sechs internationale Einheiten Vitamin E (20 Prozent des Tagesbedarfs), das sehr schwierig aus natürlichen Quellen aufzunehmen ist, wie der Ernährungswissenschaftler Dr. Paul Lachance bemerkt.

Kontrolle des Blutzuckers

Da Süßkartoffeln außerdem viele Ballaststoffe liefern, sind sie auch für Diabetiker sehr geeignet. Die unverdaulichen Pflanzenfasern helfen indirekt, den Blutzucker zu senken, indem sie die Aufnahme von Glukose in den Blutkreislauf verlangsamen.

Durch ihren hohen Gehalt an komplexen Kohlenhydraten tragen sie darüber hinaus dazu bei, das Gewicht konstant zu halten und damit auch, die Krankheit zu kontrollieren. Der Zusammenhang zwischen Übergewicht und Diabetes ist offenkundig: Laut Statistik leiden etwa 85 Prozent der Patienten mit Typ II (nicht-insulinabhängiger) Diabetes an Übergewicht.

Da Süßkartoffeln so gut sättigen, ist die Lust auf andere, fettere Speisen entsprechend gering, und der daraus resultierende Gewichtsverlust kann entscheidende Vorteile bringen. Tatsächlich können unter Umständen schon fünf bis zehn Pfund Gewichtsabnahme einen normalen Blutzuckerspiegel gewährleisten, sagt der Stoffwechselexperte Dr. Stanley Mirsky.

Gut für das Gedächtnis

Zusätzlich zu den Ballaststoffen und antioxidativen Vitaminen enthalten Süßkartoffeln die B-Vitamine Folsäure und B6. Diese können die Gehirnfunktion anregen, die mit zunehmendem Alter abnimmt.

Im Rahmen einer Studie am Jean-Mayer-Zentrum in Boston untersuchten Wissenschaftler die Blutwerte von 70 Männern im Alter zwischen 54 und 81 Jahren im Hinblick auf Folsäure sowie die Vitamine B6 und B12. Danach hatten die Probanden mit niedrigem Folsäure- und B12-Spiegel eine höhere Konzentration der Aminosäure Homocystein. Hohe Homocysteinwerte aber werden mit schlechten Ergebnissen bei Tests zum räumlichen Vorstellungsvermögen, zum Beispiel Würfel nachzeichnen oder verschiedene Muster identifizieren, in Verbindung gebracht.

SO HOLEN SIE DAS BESTE HERAUS

Kaufen Sie Süßkartoffeln in kräftigen Farben. Wählen Sie immer die Süßkartoffeln mit dem tiefsten Orange aus. Je intensiver die Farbe, desto größer nämlich der Gehalt an Betacarotin, sagt der Ernährungsmediziner Dr. Mark Kestin.

Geben Sie ein wenig Fett dazu. Während sich einige Vitamine leicht in Wasser lösen, benötigt Betacarotin Fett, um durch die Darmwände zu gelangen, erklärt der Ernährungswissenschaftler Dr. John Erdman. Die dazu benötigte Menge von fünf bis sieben Gramm Fett erhält man meist ganz einfach durch die Kombination mit anderen Lebensmitteln in der Mahlzeit.

Tee

Eine Tasse voller Gesundheit

Heilwirkung Reguliert den Cholesterinspiegel, schützt vor Schlaganfällen und Herzerkrankungen, hemmt Karies, schützt vor Darmkrebs.

Was würden Sie denken, wenn Ihnen jemand ein Getränk anbieten würde, das vor Haut-, Lungen-, Magen-, Darm-, Leber-, Brust-, Speiseröhren- und Bauchspeicheldrüsenkrebs schützt? Außerdem vor Herzerkrankungen und Schlaganfall sowie vor Karies. – Scharlatan, das würden Sie denken.

Dabei hätte dieser Scharlatan gar nicht so unrecht. Laboruntersuchungen ergaben nämlich, dass Tee tatsächlich das Wachstum von Tumoren hemmt, das Risiko von Herzerkrankungen und Schlaganfällen mindert und Karies stoppt.

Die Teepflanze stammt aller Wahrscheinlichkeit nach aus einer Region, die Tibet, das westliche China und den nördlichen Teil Indiens umfasst. Holländische Handelsleute brachten den Tee im 17. Jahrhundert nach Europa, Auswanderer nahmen ihn mit nach Amerika. Der Aufguss aus den getrockneten Blättern des Teestrauchs wurde schnell zum beliebten Getränk. Als die englische Regierung in ihrer amerikanischen Kolonie eine Teesteuer erheben wollte, protestierten im Hafen von Boston die Siedler und warfen die Ladung englischer Teeschiffe ins Wasser. Die »Bostoner Teeparty« wurde zum Auslöser des amerikanischen Unabhängigkeitskrieges.

Tee enthält eine Vielzahl von Inhaltsstoffen, sogenannte Polyphenole, die antioxidative Eigenschaften haben. Das heißt, sie neutralisieren jene schädlichen Sauerstoffmoleküle im Körper – die freien Radikale –, die in Verdacht stehen, Krebs und Herzerkrankungen zu erzeugen. Außerdem werden sie auch für einige weniger schwerwiegende Auswirkungen, wie Faltenbildung, verantwortlich gemacht.

»Polyphenole sind generell sehr gute Antioxidanzien und die wirksamsten von ihnen sind in hoher Konzentration im Tee enthalten«, so Dr. Joe A. Vinson, Chemiedozent an der Scranton Universität in Pennsylvania. »Die Polyphenole betragen fast 30 Prozent des Trockengewichts des Tees.«

Tee 419

Das erklärt vielleicht die Tatsache, dass Tee weltweit das beliebteste Getränk ist.

DIE VERSCHIEDENEN TEESORTEN

Grüner Tee, schwarzer Tee, aromatisierter oder Früchtetee – welche Sorte enthält die meisten Polyphenole?

Das macht keinen großen Unterschied, solange es sich nicht um Kräutertee handelt, der keine Blätter der Pflanze Camellia sinensis enthält, so Dr. Joe A. Vinson, Chemiedozent an der Scranton Universität in Pennsylvania. Alle anderen Sorten stammen von diesem Strauch. Trotzdem sind sie nicht völlig identisch. Hier ein kurzer Überblick:

- Grüner Tee ist am frischesten und am wenigsten behandelt. Seine Blätter sind nicht fermentiert, und sein Geschmack ist leicht und mild. Der grüne Tee ist anregender als der schwarze, denn das in seinen Blättern enthaltene Teein wurde nicht durch den Verarbeitungsprozess zerstört. Er wird bevorzugt in Asien und einigen Teilen Nordafrikas getrunken.

- Schwarzer Tee hat den kräftigsten und vollmundigsten Geschmack. Hierbei handelt es sich um grünen Tee, der für etwa sechs Stunden fermentiert wurde. Diese Fermentierung färbt die grünen Blätter schwarz. Es verwandelt auch die Polyphenole des grünen Tees in andere Polyphenole, zum Beispiel Theaflavin und Thearubigen. Diese sind ebenfalls sehr wirkungsvolle Antioxidanzien.

- Halbfermentierter Oolong-Tee ist eine Mischung aus grünem und schwarzem Tee. Er ist in Taiwan und einigen Teilen Chinas sehr beliebt und schmeckt etwas kräftiger als grüner Tee, aber immer noch mild.

KÜCHENTIPPS

Wenn Engländer etwas mehr lieben als ihre Gärten, dann ist das eine gute Tasse Tee. Hier sind ihre Geheimtipps für die perfekte Zubereitung.

1. Reinigen Sie die Teekanne gründlich mit Spülwasser, um sie von Bitterstoffen, die beim letzten Aufbrühen entstanden sein könnten, zu befreien.
2. Schwenken Sie die Kanne vorher mit kochendem Wasser aus, damit der Tee später nicht zu schnell abkühlt.
3. Geben Sie den Tee in die Kanne. Ein Teelöffel voll entspricht etwa einer Tasse Tee.
4. Überbrühen Sie die Blätter mit kochendem Wasser und lassen Sie sie abgedeckt drei bis fünf Minuten ziehen.
5. Wenn Sie den Tee nicht sofort trinken, entfernen Sie die Blätter aus der Kanne oder gießen den Tee durch ein Sieb ab, da er sonst bitter wird.

Arterienschutz

Verkalkte Arterien und die möglichen Folgen Bluthochdruck, Herzinfarkt und Schlaganfall, bekommt man nicht von heute auf morgen. Dem geht gewöhnlich eine über Jahre hinweg sich ständig verschlimmernde Schädigung voraus. Dabei wird das schädliche LDL-Cholesterin oxidiert und lagert sich allmählich an den Arterienwänden ab, die davon starr und eng werden.

Dagegen kann Tee helfen. In Untersuchungen fand Dr. Vinson heraus, dass die im Tee enthaltenen Polyphenole die Oxidation des Cholesterins wirksam verhindern. Eines dieser Polyphenole, das Epigallocatechingallat, kann sogar fünfmal so viel LDL-Cholesterin neutralisieren wie das Vitamin C, das stärkste der antioxidativen Vitamine.

In einer niederländischen Studie mit 800 Männern fanden Wissenschaftler heraus, dass die Männer, die die meisten Flavonoide (zu denen die Polyphenole chemisch betrachtet gehören) aßen, ein 58 Prozent geringeres Risiko hatten, an Herzerkrankungen zu sterben. Als man dieses Ergebnis näher untersuchte, fand man heraus, dass die Männer am gesündesten waren, die mehr als die Hälfte der Flavonoide in Form von schwarzem Tee zu sich nahmen und den Rest überwiegend mit Zwiebeln und Äpfeln.

Um von der gesundheitlichen Wirkung des Tees zu profitieren, müssen Sie ihn nicht in Unmengen trinken. In der niederländischen Studie tranken die Probanden täglich etwa vier Tassen.

Tee schützt sowohl die Arterien, die direkt vom Herzen wegführen, als auch die, die zum Gehirn hinführen. In einer ebenfalls in den Niederlanden durchgeführten Langzeitstudie untersuchten Wissenschaftler die Ernährungsweise von 550 Männern im Alter von 50 bis 69 Jahren. Ähnlich der Herzstudie hatten die Männer mit dem höchsten Flavonoidspiegel – sie tranken täglich fünf und mehr Tassen schwarzen Tee – ein 69 Prozent geringeres Schlaganfallrisiko als die Männer, die weniger als drei Tassen täglich tranken.

Krebsschutz

Wenn man Fleisch brät, bilden sich sogenannte heterozyklische Amide. Im Körper werden diese in andere, schädlichere Stoffe umgewandelt, die zur Bildung von Krebs führen können, so der Mediziner Dr. John H. Weisburger.

Die im Tee enthaltenen Polyphenole neutralisieren diese karzinogenen Stoffe im Körper. Das heißt, sie hindern gesunde Zellen daran, sich zu Krebszellen zu entwickeln.

In Untersuchungen an der Medizinischen Fakultät der Case Western Universität in Cleveland, Ohio, entdeckte Dr. Hasan Mukhtar, Dozent für Dermatologie und Umweltmedizin, dass Tee das Wachstum und die Verbreitung von Krebszellen in jedem Stadium stoppen kann. Tee wirkt sogar unterstützend bei der Rückbildung bereits bestehender Tumoren.

In Tierversuchen, in denen die Auswirkungen von grünem Tee auf sonnenverbrannte Haut getestet wurden, fand Dr. Mukhtar heraus, dass sich die positive Wirkung des Tees, insbesondere der Zellschutz vor schädigenden Substanzen, sowohl bei innerer als auch bei äußerer Anwendung entfaltete. Aufgrund dieser hohen Schutzwirkung mischen einige Kosmetikfirmen ihren Proben bereits grünen Tee bei.

Zahnschutz

Im Allgemeinen sind Zahnschmerzen keine große Sache, es sei denn, es handelt sich um die eigenen Zähne.

Zahlreiche Tee-Inhaltsstoffe, wie zum Beispiel Polyphenole oder Tannin schützen vor Zahnschmerzen, da sie wie Antibiotika wirken. Mit anderen Worten: Tee vernichtet Bakterien, die die Zähne angreifen. Am Forsyth Dental Center in Boston untersuchte man verschiedene Lebensmittel auf ihre antibakterielle Wirkung und fand heraus, dass Tee bei Weitem am wirkungsvollsten ist.

Wissenschaftler an der Kyushu Universität in Fukuoka, Japan, bestimmten vier Inhaltsstoffe im Tee – Tannin, Catechin, Koffein und Tocopherol (ein dem Vitamin E ähnlicher Stoff), die den Zahnschmelz widerstandsfähiger gegenüber Säuren machen. Die Wirkung dieser Stoffe konnte unter der Zugabe von Fluorid noch um 98 Prozent gesteigert werden. Und Tee enthält die Fluoride, die zum Schutz der Zähne beitragen.

SO HOLEN SIE DAS BESTE HERAUS

Drei Minuten ziehen lassen. Tee benötigt mindestens drei Minuten, um seine gesunden Inhaltsstoffe zu entfalten. Wissenschaftler gehen in ihren Studien auch von dieser Zubereitungszeit aus. Ein längeres Ziehen setzt zwar mehr Inhaltsstoffe frei, diese schmecken jedoch meist bitter. Und doppelt hilft bekanntlich auch nicht immer doppelt so viel.

Greifen Sie zu Teebeuteln. Teeliebhaber ziehen meist lose Teeblätter den viel praktischeren Beuteln vor. Dabei kann sich das Polyphenol aus den gemahlenen Blättern im Beutel viel besser im heißen Wasser entfalten.

Wählen Sie nach Geschmack. Grüner Tee ist zwar bisher gründlicher erforscht worden als schwarzer – was hauptsächlich daran liegt, dass die ersten Untersuchungen in China und Japan durchgeführt wurden, wo bevorzugt grüner Tee getrunken wird –, doch beide Sorten haben dieselbe gesunde Wirkung.

Entkoffeinierter Tee weist einen nur geringfügig niedrigeren Gehalt an Polyphenolen auf. Dasselbe gilt für Instant- und

424   Fit durch Lebensmittel

Eistee sowie Mixgetränke, die Tee enthalten. Einige Hersteller von Softdrinks und Säften sind von den Vorteilen des grünen Tees so überzeugt, dass sie ihn ihren Getränken beimischen. In Bioläden und Reformhäusern finden Sie eine Auswahl an verschiedenen Produkten.

Verzichten Sie auf Milch – für alle Fälle. Erste Untersuchungen in Italien zeigten, dass Milch die antioxidative Wirkung des Tees hemmen könnte. Es wurde nachgewiesen, dass Milchprotein einige Wirkstoffe des Tees bindet und so deren Resorption verhindert. Doch diese Wirkstoffe könnten im Magen wieder freigesetzt werden, sodass noch nicht vollständig bewiesen ist, ob sich Milch wirklich nachteilig auswirkt.

Bewahren Sie Tee nicht zu lange auf. Selbst gemachten Eistee sollte man innerhalb von wenigen Tagen trinken. »Außerdem sollten Sie ihn immer gut verschlossen in den Kühlschrank stellen«, rät Dr. Vinson. »Meiner Erfahrung nach verringert sich die Konzentration an Wirkstoffen innerhalb einer Woche um bis zu zehn Prozent.«

Trinken Sie nach dem Verzehr von Fleisch Tee. Da die Polyphenole des Tees karzinogene Stoffe binden können, ist es sinnvoll, nach Gegrilltem oder Gebratenem eine Tasse Tee zu trinken.

Tomaten

Schutz für die Prostata

Heilwirkung Reduzieren das Risiko von Herzerkrankungen und Krebs, schützen vor Grauem Star, halten ältere Menschen aktiv.

Wäre da nicht ein gewisser Colonel Robert Gibbon Johnson gewesen, hätten die Amerikaner vielleicht nie den Geschmack von Tomaten erfahren. Jahrhundertelang galt das rote Nachtschattengewächs nämlich als giftig. Man sagte ihm nach, Appendizitis (Blinddarmentzündung), Krebs und »Gehirnfieber« hervorzurufen. Colonel Johnson jedoch, ein berühmt-berüchtigter, exzentrischer Gentleman, hatte eine ganz andere Meinung. Von einer Überseereise Anfang des 19. Jahrhunderts brachte er Tomaten mit nach Salem, einer Stadt in New Jersey, mit dem Plan, die saftige, rote Frucht von ihrem schlechten Ruf zu befreien.

Johnson liebte dramatische Auftritte und verkündete öffentlich, dass er am 26. September 1820 nicht nur eine Tomate, sondern gleich einen ganzen Korb voll essen wolle. Das Interesse war groß, und über 2000 Schaulustige kamen, um Johnson bei seinem vermeintlichen Selbstmord zuzusehen.

Er überlebte natürlich, und die Tomate wurde daraufhin eines der beliebtesten Fruchtgemüse.

Tatsächlich werden zum Beispiel in den USA mehr Tomaten – egal ob frisch oder verarbeitet – gegessen als jedes andere Obst oder Gemüse.

Und es ist auch verständlich, dass Tomaten so beliebt sind, haben die roten Früchte doch eine ganze Reihe an Vorzügen zu bieten.

Sie sind ausgesprochen vielseitig, und man kann sie in jeder nur erdenklichen Form, von der Sauce bis zum Hauptgericht, zubereiten. Und was noch besser ist, Tomaten enthalten bestimmte Verbindungen, die Beschwerden von Herzerkrankungen und Krebs bis zu Grauem Star, verhindern helfen.

AUGEN AUF!

Allergiegefahr

So nährstoffreich und gesund Tomaten auch sind, für manche Menschen können sie unter Umständen tatsächlich zur Gefahr werden.

»Denn Tomaten können Allergien auslösen, die Symptome wie Nesselausschlag, Asthma und Kopfschmerzen zur Folge haben«, erklärt der Mediziner Dr. Robert Podell. Das Problem ist der hohe Säuregehalt in Tomaten, der bei manchen Menschen einen verdorbenen Magen und Mundirritationen zur Folge haben kann.

Wenn Sie auf Aspirin allergisch reagieren, sollten Sie unbedingt auf Tomaten verzichten – außer Ihr Arzt sagt etwas anderes. Tomaten enthalten nämlich sogenanntes Salicylat, den gleichen Wirkstoff wie Aspirin. Auch wenn die meisten, die auf Salicylate empfindlich reagieren, keine Beschwerden bei der Aufnahme des Stoffes aus Lebensmitteln haben, sollten Sie dennoch vorsichtig sein. Denn allergische Reaktionen können ernste, sogar tödliche Folgen haben, warnt Dr. Podell.

KÜCHENTIPPS

Anfang des Jahres sind saftige, sonnengereifte Tomaten nur eine wehmütige Erinnerung an den letzten Sommer. Aber selbst wenn frische Tomaten gerade keine Saison haben, auch mit getrockneten Tomaten kann man das ganze Jahr über gut auskommen.

Allerdings sind sonnengetrocknete Tomaten nicht ganz billig. Um ihren herrlichen Geschmack zu genießen, ohne viel dafür auszugeben, trocknen Sie ihre Tomaten doch einfach selbst.

1. Waschen Sie die Tomaten gründlich und schneiden Sie den Stiel sowie das Grün heraus.

2. Schneiden Sie die Tomaten in 0,5 Zentimeter breite Scheiben. Legen Sie die Scheiben auf Backpapier und geben Sie sie bei 50 bis 60 °C für etwa 24 Stunden ins Backrohr. Die Tomaten sind fertig getrocknet, wenn sie ledrig, aber noch biegsam sind.

3. Sortieren Sie alle Tomatenscheiben aus, die beim Trocknen schwarze, gelbe oder weiße Flecken bekommen haben. Geben Sie die restlichen Scheiben in einen Gefrierbeutel oder eine gut schließende Plastikdose und legen Sie sie bis zur weiteren Verarbeitung in den Kühl- oder Gefrierschrank.

Zellschutz

Tomaten enthalten ein rotes Pigment, das Lykopin genannt wird. Diese Verbindung scheint antioxidative Eigenschaften zu besitzen – sie neutralisiert zellzerstörende Sauerstoffmoleküle, sogenannte freie Radikale, bevor diese Schäden anrichten können. Neuere Forschungsergebnisse weisen darauf hin, dass Lykopin doppelt so wirksam gegen Krebs vorgeht wie das verwandte Betacarotin.

Bei einer groß angelegten Studie mit fast 48 000 männlichen Probanden fanden Wissenschaftler der Harvard Universität heraus, dass jene, die pro Woche mindestens zehn Portionen Tomaten verzehrten (egal ob roh oder gekocht; wobei als eine Portion zum Beispiel 125 Gramm Tomatensauce galten), das Prostatakrebsrisiko um 45 Prozent senkten.

Zehn Portionen, das hört sich nach viel an, aber auf eine ganze Woche verteilt ist es wahrscheinlich nicht viel mehr als Sie auch jetzt schon essen.

»Lykopin ist ein starkes Antioxidans,« sagt Dr. Meir Stampfer, Co-Autor der Studie und Professor für Epidemiologie und Ernährung an der Harvard School of Public Health, »und aus noch unbekanntem Grund sammelt es sich in der Prostata. Männer mit einem höheren Lykopinwert im Blut haben auch ein geringeres Prostatakrebsrisiko.«

Die Vorteile der Tomaten beschränken sich aber nicht nur auf die positive Wirkung auf die Prostata. Bei Laborstudien fanden israelische Wissenschaftler heraus, dass Lykopin auch Brust-, Lungen- und Gebärmutterkrebs stoppen kann.

Fast niemand zieht so viel Nutzen aus Tomaten wie die Italiener, die sie in der ein oder anderen Form fast jeden Tag essen. Italienische Wissenschaftler entdeckten, dass Menschen, die mindestens sieben Portionen rohe Tomaten in der Woche essen, ein 60 Prozent geringeres Magen-, Darm- oder Dickdarmkrebsrisiko aufwiesen als Menschen, die höchstens zwei Portionen aßen.

Mehr Lykopin in der Ernährung hilft nach Ansicht von Wissenschaftlern auch älteren Menschen, länger aktiv zu bleiben. Bei einer Studie mit 88 Nonnen im Alter zwischen 77 und 98 Jahren, stellten Wissenschaftler fest, dass diejenigen unter ihnen, die den höchsten Lykopinwert aufwiesen, am wenigsten auf Hilfe bei ihren täglichen Verrichtungen, wie zum Beispiel Anziehen, angewiesen waren.

Neue Entdeckungen

In nicht allzu ferner Zukunft empfehlen Ärzte vielleicht Tomaten als Schutz vor Lungenkrebs. Denn Tomaten enthalten auch zwei wirksame Verbindungen, Kumarinsäure und Chlorogensäure, die möglicherweise die Auswirkungen von krebserregenden Nitrosaminen – »die stärksten Karzinogene im Tabakrauch« – blockieren können, sagt der Toxikologe Dr. Joseph Hotchkiss.

Noch bis vor Kurzem nahmen Wissenschaftler an, dass das Vitamin C in Früchten und Gemüse bei der Neutralisierung dieser gefährlichen Verbindungen mitwirkt. Eine Studie, durchgeführt von Dr. Hotchkiss und seinen Kollegen, zeigte jedoch, dass Tomaten die Entstehung von Nitrosaminen auch dann noch verhindern konnten, als das Vitamin C entzogen wurde.

Die schützende Kumarin- und Chlorogensäure lassen sich außer in Tomaten auch in anderen Früchten und Gemüse nachweisen, so zum Beispiel in Karotten, Paprikaschoten, Ananas und Erdbeeren.

Zusätzlicher Schutz

Zitronen und Limonen sind nicht die einzigen Früchte mit hohen Vitamin-C-Werten. Auch Tomaten enthalten viel von dem kraftvollen Vitamin, das eine Reihe von Beschwerden lindern hilft, von Grauem Star und Krebs bis zu Herzerkrankungen. Eine mittelgroße Tomate liefert fast 24 Milligramm oder 40 Prozent des täglichen Bedarfs an Vitamin C.

Darüber hinaus liefern Tomaten reichlich Vitamin A, das das Immunsystem ankurbelt und vor Krebs schützen kann. Eine mittelgroße Tomate enthält 766 internationale Einheiten, das sind 15 Prozent des empfohlenen Tagesbedarfs.

Mit 273 Milligramm Kalium deckt eine Tomate zudem acht Prozent des Tagesbedarfs an dem Mineralstoff; und mit etwa 0,6 Milligramm Eisen sieben Prozent des empfohlenen Tagesbedarfs für Frauen und zehn Prozent für Männer.

Auch wenn die Eisenmenge relativ gering ist, kann sie der Körper dank des in Tomaten enthaltenen Vitamin C sehr gut verwerten.

SO HOLEN SIE DAS BESTE HERAUS

Nehmen Sie kräftige Farben. Wenn Sie frische Tomaten kaufen, nehmen Sie die mit der intensivsten Farbe. Rote, reife Tomaten haben viermal so viel Betacarotin wie die unreifen grünen.

Kaufen Sie auch Dosentomaten. Sie müssen nicht unbedingt frische Tomaten kaufen – oder die faden Varianten, die im Winter im Supermarkt angeboten werden –, um die heilenden Inhaltsstoffe zu erhalten. Die Lykopine überstehen die Hitze während der Verarbeitung unbeschadet, daher sind konservierte Dosentomaten und Tomatenmark ebenso empfehlenswert.

Leicht kochen. Die Lykopine befinden sich in den Zellwänden. Wenn die Tomaten in ein wenig Öl gebraten werden, spalten sich die Zellwände auf und mehr Lykopine können austreten.

Geben Sie etwas Fett dazu. »Wenn Sie Tomaten mit ein wenig Fett essen, zum Beispiel mit Olivenöl, können Sie die Lykopine besser aufnehmen«, so Dr. Stampfer.

Traubensaft

Getränk fürs Herz

Heilwirkung Senkt den Cholesterinspiegel, vermindert das Herzinfarktrisiko, senkt hohen Blutdruck.

Ende des 19. Jahrhunderts beschlossen einige abstinente Kirchengruppen in Amerika, bei der Kommunion einen antialkoholischen Ersatz für Wein einzuführen. Ihre Wahl fiel auf Traubensaft, und damit hatten sie alles andere als eine Notlösung gefunden.

Nicht nur Antialkoholiker profitieren, wenn Sie mit Traubensaft anstoßen. Denn in dem wohlschmeckenden Getränk stecken Verbindungen, die den Cholesterinspiegel senken, Arterienverhärtung verhindern und somit Herzkrankheiten vorbeugen können. Ähnlich wirksame

Inhaltsstoffe – abgesehen vom Alkohol – wie auch im Wein enthalten sind.

Geben Sie Ihrem Herzen Saft

Wissenschaftler wären wohl nie über die gesundheitsfördernden Inhaltsstoffe des Traubensaftes und seines »geistigen« Bruders Wein gestolpert, gäbe es nicht jenes besonders vor Herzkrankheiten gefeite Volk, das sich klischeehaft mit den Croissants, Baguettes und Baskenmützen charakterisieren lässt.

Vor ein paar Jahren entdeckten die Forscher etwas, das sie zunächst »französisches Paradoxon« nannten. Danach erlitten die Franzosen zweieinhalbmal seltener einen Herzinfarkt, obwohl sie fast viermal mehr Fett konsumierten, höhere Cholesterin-und Blutdruckwerte hatten und genauso viel rauchten wie andere Menschen der westlichen Welt auch.

Nach Ansicht der Wissenschaftler ist für dieses Phänomen Rotwein zumindest mitverantwortlich. Denn er enthält sogenannte Flavonoide, und die werden mit einem niedrigen Herzerkrankungsrisiko in Verbindung gebracht.

Wenn Wein gut für die Gesundheit ist, dachten sich die Wissenschaftler, warum dann nicht auch der rote Traubensaft?

Tatsächlich stellte sich heraus, dass die alkoholfreie Traubenvariante einige der Flavonoide enthält, die auch im Wein vorkommen, und die Studien zufolge den Cholesterinspiegel senken, vor Arterienverkalkung schützen und die Bildung gefährlicher Blutgerinnsel im Blutkreislauf blockieren können.

Gehaltvolle Trauben

Wissenschaftler haben das Rätsel, wie Traubensaft vor Herzkrankheiten schützt, noch immer nicht ganz gelöst. So viel ist jedoch klar: Der Saft hilft auf verschiedene Weisen.

Die Flavonoide im Traubensaft sind mit die stärksten Antioxidanzien, die man kennt – vielleicht sogar wirkungsvoller als die Vitamine C und E, so der Herzspezialist Dr. John D. Folts.

Flavonoide wirken der Oxidation des gefährlichen LDL-Cholesterins in unserem Körper entgegen – einem Prozess, der zu Cholesterinablagerungen an den Blutgefäßwänden und somit zur Verengung der Arterien führen kann.

Die regelmäßige Überprüfung des LDL-Cholesterinspiegels ist daher eine erste Maßnahme gegen Herzerkrankungen. Genauso wichtig ist aber auch, dass die Thrombozyten, die das Blut zum Gerinnen bringen, nicht verklumpen.

Die Flavonoide im Traubensaft wirken dem sehr effektiv entgegen, sagt Dr. Folts. Wie eine systematische Laborstudie an der Universität von Wisconsin zeigte, führte Traubensaft bei Tieren zur Normalisierung von übermäßiger Blutgerinnung.

Und da ist noch ein Vorteil: Traubensaft ist auch eine ergiebige Kaliumquelle. Ein Glas mit rund 200 Milliliter Traubensaft enthält etwa 334 Milligramm des Mineralstoffs, das sind zehn Prozent der empfohlenen Tagesmenge.

Kalium schützt darüber hinaus auch vor Bluthochdruck und Schlaganfall.

Die fehlende Verbindung

Traubensaft enthält zwar sehr wirksame Verbindungen, diese aber im Vergleich zu Wein nur in geringen Mengen. Nach Dr. Folts muss man dreimal so viel Traubensaft trinken wie Wein, um die gleichen schützenden Effekte zu erhalten.

Die Flavonoide befinden sich zur Gänze im Most, der Mischung aus Traubenschalen, Fruchtfleisch, Kernen und Stängeln, aus der Wein und auch Traubensaft gewonnen wird, sagt Dr. Folts.

Wenn der Most zu Wein vergoren wird, werden viele der Flavonoide in die Flüssigkeit mitgenommen. Da Traubensaft aber nicht vergoren wird, sondern erhitzt, gelangen nur wenige Flavonoide beim Verarbeitungsprozess in den Saft.

Die Verbindungen, die letztendlich im Saft landen, sind immer noch stark genug, fügt er hinzu. Man muss nur reichlich Traubensaft trinken, um genügend davon aufzunehmen.

SO HOLEN SIE DAS BESTE HERAUS

Schenken Sie sich täglich ein großes Glas Traubensaft ein. Da Sie weit mehr Traubensaft als Wein zu sich nehmen müssen, um die gleichen positiven gesundheitlichen Effekte zu erhalten, rät Dr. Folts, täglich mindestens 360 Milliliter Saft zu trinken.

Kaufen Sie den dunklen Traubensaft. Die Flavonoide in den Trauben geben dem Saft die purpurne Farbe; kaufen Sie demnach den dunkelsten Saft im Sortiment, um den größten Nutzen zu ziehen.

Saft trinken. Kaufen Sie keine gezuckerten, wasserver-
dünnten Fruchtsaftgetränke oder Nektare. Diese sind ernäh-
rungswissenschaftlich gesehen nur eine schlechte Imitation
des Originals. Wenn Sie die gesundheitsfördernden Eigenschaften des Traubensaftes nutzen wollen, gehen Sie sicher,
richtigen Saft zu kaufen. Denn nur der enthält 100 Prozent
Frucht.

Trockenpflaumen

Natürliche Abführmittel

Heilwirkung Lindern Verstopfung, senken den Cholesterinspiegel, reduzieren das Risiko für Krebs und Herzerkrankungen.

Trockenpflaumen haben ein Imageproblem. Noch immer
sind die runzeligen Früchte vor allem als Hausmittel gegen Verstopfung bekannt. Und sie werden deshalb anscheinend weit seltener gegessen als normales Obst. Dabei sind die verkannten Pflaumen mit das Gesündeste,
was es gibt.

Das natürliche Abführmittel

Apotheken haben Dutzende von Medikamenten zur Vorbeugung und Behandlung von Verstopfungen auf Lager –
auf die wir allesamt verzichten könnten, würden wir nur
regelmäßig Trockenpflaumen essen. Denn die enthalten

nicht nur einen, sondern gleich drei verschiedene Inhaltsstoffe, die das Verdauungssystem auf Trab halten.

Ihre unlöslichen Ballaststoffe sind der Schlüssel für eine gute Verdauung. Da sie nicht vom Körper aufgenommen werden, verbleiben die äußerst saugfähigen Fasern im Verdauungstrakt, wo sie viel Wasser aufnehmen. Dieser Prozess macht den Stuhl um einiges voluminöser und schwerer, sodass er in der Folge leichter und schneller durch den Darm transportiert wird.

Trockenpflaumen enthalten darüber hinaus aber auch lösliche Ballaststoffe, die Ihnen helfen, den Cholesterinspiegel und damit das Risiko von Herzerkrankungen zu senken.

Fünf Trockenpflaumen enthalten fast drei Gramm Ballaststoffe, das sind ungefähr zwölf Prozent des täglichen Bedarfs.

Außerdem enthalten Trockenpflaumen einen natürlichen Zucker, genannt Sorbitol, der sich genau wie die Ballaststoffe voll Wasser saugt, erklärt die Ernährungswissenschaftlerin Dr. Mary Ellen Camire. Die meisten Früchte enthalten weniger als ein Prozent Sorbitol, Trockenpflaumen dagegen enthalten etwa 15 Prozent; das erklärt, warum sie ein so gutes Mittel gegen Verstopfung sind.

Und schließlich findet man in Trockenpflaumen auch noch eine Verbindung mit dem Namen Dihydroxyphenylisatin, die die Darmkontraktion anregt.

Um in den Genuss dieser Vorteile zu kommen, muss man nicht einmal viele Trockenpflaumen essen. Etwa fünf Trockenpflaumen täglich dürften reichen. Vorsicht jedoch bei all denen, die schnell zu Blähungen neigen.

KÜCHENTIPPS

Trockenpflaumen werden wohl vor allem zum Frühstück gegessen. Man kann sie aber auch in der Küche verwenden. Butter, Margarine oder Öl können beim Backen durch pürierte Trockenpflaumen ersetzt werden; auf diese Weise lassen sich bis zu 90 Prozent Fett einsparen, ohne Geschmack einzubüßen oder die sämige fettartige Konsistenz.

Wenn Sie Trockenpflaumen beim Backen verwenden, pürieren Sie etwa 240 Gramm entkernte Pflaumen und sechs Teelöffel Wasser in einem Mixer. Rühren Sie nach und nach anstelle von einem Teelöffel Fett die gleiche Menge Pflaumenmus unter den Teig. Experimentieren Sie einfach ein wenig, bis Sie die gewünschte Konsistenz und den Geschmack erhalten. Übrig gebliebenes Püree hält sich zugedeckt einige Wochen im Kühlschrank.

Rundumschutz

Wie die meisten Früchte enthalten auch Trockenpflaumen viele Vitamine, Mineralien und andere gesunde Inhaltsstoffe. Sie sind zudem eine besonders konzentrierte Energiequelle, da sie beim Trocknungsprozess nahezu alles Wasser verloren haben. Trockenpflaumen liefern also viel Gutes auf kleinstem Raum.

Eine der gesündesten Verbindungen in Trockenpflaumen ist das Betacarotin. Wie Vitamin C und E, ist es ein Antioxidans, das schädliche Sauerstoffmoleküle im Körper neutralisiert.

Außerdem sind Trockenpflaumen reich an Kalium, einem wichtigen Mineralstoff zur Regulation des Blutdrucks.

Studien haben gezeigt, dass sogar ein kurzzeitig niedriger Kaliumwert den Blutdruck ansteigen lässt.

Fünf Trockenpflaumen decken mit 313 Milligramm fast neun Prozent des Tagesbedarfs an Kalium.

SO HOLEN SIE DAS BESTE HERAUS

Trinken Sie den Saft wegen der Vitamine. Pflaumensaft hat zwar weniger Ballaststoffe als die ganzen Früchte, aber umso mehr Vitamine. So enthalten fünf Trockenpflaumen etwas mehr als ein Milligramm Vitamin C, 180 Milliliter Saft hingegen fast acht Milligramm.

Essen Sie ganze Früchte für die Verdauung. Da Ballaststoffe so wichtig für eine gesunde und regelmäßige Verdauung sind, empfehlen Ärzte ganze Früchte, sowohl frisch als auch aus der Dose. Pflaumensaft hilft zwar auch, jedoch nicht ganz so wirkungsvoll wie ganze Früchte.

Tropische Früchte

Exotische Heilkraft

Heilwirkung Unterstützen die Verdauung, schützen vor Herzerkrankungen und Krebs.

Wenn Sie das nächste Mal mit Ihrem Einkaufswagen an den Ananas vorbeikommen, bleiben Sie einen Moment stehen und schenken Sie ihren tropischen Nachbarn Ihre Aufmerksamkeit: Die leckeren Mangos, Guaven (die wie übergroße Zitronen aussehen) und Papayas (sie sehen ein bisschen aus wie »gedopte« Birnen) gibt es mittlerweile das ganze Jahr hindurch, und sie liefern viele der gleichen wertvollen Inhaltsstoffe wie ihre heimisch gewachsenen Verwandten. Darunter nicht nur eine Menge Ballaststoffe, sondern auch eine Vielzahl von Wirkstoffen, die Herzkrankheiten und sogar Krebs entgegenwirken.

Die Magie der Mangos

Mangos isst man eigentlich nicht – man schlürft sie. Aber auch wenn diese extrem saftige Frucht, die wie eine süße Mischung aus Ananas und Pfirsich schmeckt, nicht ganz einfach zu essen ist – der Mühe ist sie allemal wert.

Denn sie steckt nicht nur voller Vitamin C, sondern liefert auch viel Betacarotin. Beide Antioxidanzien neutralisieren instabile Sauerstoffmoleküle, genannt freie Radikale. Das ist von Bedeutung, da freie Radikale gesundes Gewebe im gesamten Körper genauso schädigen können wie das LDL-Cholesterin. Solchermaßen oxidiert, lagert es sich leicht an den Arterienwänden ab und erhöht somit das Herzerkrankungsrisiko.

Eine Mango enthält fast fünf Milligramm Betacarotin – 50 bis 83 Prozent der empfohlenen Tagesmenge von sechs bis zehn Milligramm – sowie 57 Milligramm Vitamin C; das sind 85 Prozent des täglichen Bedarfs. – Eine äußerst gesunde Mischung.

Bei einer australischen Studie bekamen Probanden drei Wochen täglich einen Betacarotin- und Vitamin-C-haltigen Saft zu trinken. Das Ergebnis: Die LDL-Moleküle waren daraufhin weniger geschädigt, also durch den Saftkonsum besser vor Oxidation geschützt.

Es sind jedoch nicht nur die Antioxidanzien, die Mangos so gesund für das Herz machen. Ihr Ballaststoffgehalt (eine Frucht enthält mit sechs Gramm mehr Fasern als 250 Gramm Weizenkleie) kann darüber hinaus regulierend auf den Cholesterinspiegel wirken. Die löslichen Fasern in der Tropenfrucht senken damit nachweislich das Risiko von Herzkrankheiten, Schlaganfall und Bluthochdruck. Die unlöslichen Ballaststoffe sind dagegen für ein vermindertes Darmkrebsrisiko zuständig. Denn der Stuhl – und alle darin enthaltenen schädlichen Substanzen – werden mit ihnen schneller aus dem Körper hinaustransportiert.

Die Power von Papayas

Von außen sehen sie aus wie gelbe oder orangefarbene Avocados, und auch ihr Innenleben ist nicht zu verachten.

Papayas sind angefüllt mit Karotinoiden, natürlichen Pflanzenpigmenten, die vielen Früchten und Gemüsesorten ihre schöne Farbe geben. Und sie sind weit mehr als ein optischer Blickfang. Sie können buchstäblich lebensrettend sein.

Denn die Karotinoide in Papayas sind besonders wirksame Antioxidanzien. Und Studien zufolge kann eine karotinoidreiche Kost das Risiko, an Herzerkrankungen oder Krebs zu sterben, erheblich reduzieren.

Unter den 39 besonders karotinoidreichen Nahrungsmitteln stehen Papayas ganz oben. Eine halbe Frucht enthält fast 3,8 Milligramm Karotinoide. Die Nummer zwei,

Grapefruit, bringt es im Vergleich dazu nur auf 3,6 Milligramm und Aprikosen auf 2,6 Milligramm.

Papayas enthalten zudem eine Reihe eiweißspaltender Protease-Enzyme, darunter zum Beispiel das sogenannte Papain, die den körpereigenen Enzymen im Magen ähnlich sind. Der Verzehr von rohen Papayas während oder nach einer Mahlzeit unterstützt folglich die Eiweißverdauung. »Und beruhigt damit einen gereizten Magen«, erklärt die Hebamme Deborah Gowen.

Papayas spielen möglicherweise auch bei der Vorbeugung von Geschwüren eine Rolle. Im Tierversuch entwickelten sich nach Gabe von stark magenschleimhautreizenden Mitteln weniger Geschwüre, wenn die Tiere vorher mit Papayas gefüttert wurden.

Das lässt den Schluss zu, dass der tägliche Genuss von Papaya auch den Menschen vor den Nebenwirkungen von Aspirin und anderen entzündungshemmenden Medikamenten schützen kann.

KÜCHENTIPPS

Das Schwierigste bei den tropischen Früchten ist vielleicht, sich die besten herauszusuchen. Hier ein paar Tipps dazu:
Riechen Sie daran. Tropische Früchte sollten süß und aromatisch riechen, schon bevor sie aufgeschnitten werden. Riechen Sie also an den Früchten, bevor Sie sie in den Einkaufswagen legen. Wenn sie nur leicht duften, wird auch der Geschmack nicht überwältigend sein.
Kühl, aber nicht kalt lagern. Wenn die tropischen Früchte noch ein wenig nachreifen sollen, legt man sie am besten an einen kühlen, trockenen Ort. Jedoch nicht in den Kühl-

schrank, da die Kälte den Geschmack sprichwörtlich tötet. *Finden Sie die richtige Kombination.* Fruchtsalat, ja – Früchte mit Gelatine, nein. Rohe Papaya oder Ananas sollten nie mit Gelatine vermischt werden. Denn die Enzyme in den rohen Früchten spalten die Proteine in der Gelatine, und sie wird nicht fest.

Großartige Guaven

Die etwa zitronengroßen, pinkfarbigen oder gelben Guaven findet man nicht immer im Supermarkt, aber häufig in Feinkostengeschäften. Auf jeden Fall lohnt die Suche.

Was diese tropische Frucht so einzigartig macht, sind die darin enthaltenen Lykopine. Lange Zeit standen diese Karotinoide im Schatten des verwandten Betacarotins; inzwischen haben Studien allerdings gezeigt, dass die Lykopine wahrscheinlich ebenso wirksam sind. Sie zählen jedenfalls zu den stärksten Antioxidanzien, erklärt der Ernährungswissenschaftler Dr. Paul Lachance.

Wie israelische Wissenschaftler in Laborstudien herausfanden, sind Lykopine auch in der Lage, das Wachstum von Lungen- und Brustkrebszellen zu stoppen. Und einer groß angelegten Studie mit fast 48 000 männlichen Teilnehmern zufolge, hatten diejenigen, die die meisten Lykopine mit der Nahrung aufnahmen, ein um 45 Prozent niedrigeres Prostatakrebsrisiko als die Probanden mit der geringsten Lykopinaufnahme.

Lange galten Tomaten als erste Wahl in puncto Lykopingehalt. Guaven liefern jedoch mindestens 50 Prozent mehr Lykopin.

Echte Superstars sind die Guaven, wenn es um Ballaststoffe geht. Eine 250-Gramm-Portion bringt es auf fast neun Gramm der unverdaulichen Fasern. Das ist mehr als ein Apfel, eine Aprikose, eine Banane und eine Nektarine zusammen enthalten.

Weil eine ballaststoffreiche Ernährung eine der besten Methoden ist, den Cholesterinspiegel und somit das Risiko von Herzerkrankungen zu senken, wurden Herzspezialisten auf die Guave aufmerksam.

Einer indischen Studie mit 120 Männern zufolge fiel der Gesamtcholesterinspiegel bei denjenigen, die über drei Monate hinweg fünf bis neun Guaven täglich aßen, um fast zehn Prozent. Zugleich stieg der Wert des gesunden HDL-Cholesterins um acht Prozent.

SO HOLEN SIE DAS BESTE HERAUS

Nehmen Sie keine Dosenware. Während tiefgefrorene Früchte noch ihre Nährstoffe enthalten, ist dies bei Dosenfrüchten nicht der Fall. Bei einer spanischen Untersuchung stellte sich beispielsweise heraus, dass eingemachte Papayas die meisten der schützenden Karotinoide durch die Verarbeitung verloren hatten.

Geben Sie etwas Fett hinzu. Die Lykopine in Guaven können mit ein wenig Fett besser vom Körper aufgenommen werden. Ein paar Löffel Joghurt auf den Guavenspalten macht die köstliche Frucht also noch etwas gehaltvoller.

Setzen Sie sie keiner Hitze aus. Tropische Früchte werden oft als Zutat zum Beispiel von Fleischsaucen verwendet. Die Hitze während des Kochens zerstört aber sehr viel Vitamin C, so der Ernährungswissenschaftler Donald V. Schlimme. Um möglichst viele Nährstoffe zu erhalten, sollten Sie die tropischen Früchte besser roh essen – so wie es die Natur auch vorgesehen hatte.

Vorsichtig lagern. Tropische Früchte, die Luft und Sonnenlicht ausgesetzt sind, verlieren ebenfalls schnell ihr Vitamin C. Das lässt sich verhindern, indem man sie an einem kühlen, dunklen Platz lagert.

Wasser

Nierensteine einfach wegspülen

Heilwirkung Beugt Nierensteinbildung vor, gibt Energie, schützt vor Verstopfung.

Wenn Sie das Kühlerwasser Ihres Wagens nicht regelmäßig nachfüllen, wird sich der Motor eines Tages überhitzen. Es ist erstaunlich, dass Menschen, die Ihren Wagen sorgfältig warten, manchmal vergessen, bei sich selbst Wasser nachzufüllen.

Weil aber auch jede Zelle des Körpers Flüssigkeit benötigt, um Vitamine, Mineralien, Zucker und andere chemische Stoffe zu lösen und weiterzutransportieren, kann bei Flüssigkeitsmangel ein Leistungsdefizit und Gefühl der Erschöpfung auftreten.

Der Mensch scheidet im Durchschnitt täglich zwei Prozent seines Körpergewichts in Form von Urin, Schweiß und anderen Flüssigkeiten aus. Um diesen Verlust auszugleichen, raten Mediziner täglich mindestens 2,5 Liter Wasser zu trinken. Einen erhöhten Flüssigkeitsbedarf haben vor allem große Menschen sowie Sportler, Kranke und Senioren.

Der Flüssigkeitshaushalt wird vom Thalamus gesteuert, einem Bereich im Gehirn, der den Natriumspiegel im Blut kontrolliert. Steigt der Natriumgehalt, bedeutet dies, dass der Flüssigkeitshaushalt zu niedrig ist. Das Gehirn sendet dann ein Signal aus, das Durstgefühl.

Dieses System funktioniert für gewöhnlich einwandfrei. Mit zunehmendem Alter jedoch nimmt die Sensibilität für dieses Signal ab, sodass man nicht immer ausreichend trinkt, sagt die Ernährungswissenschaftlerin Dr. Lucia Kaiser.

Hinzu kommt, dass wir in Stresssituationen häufig vergessen, zu trinken. Das kann zu ernsthaften Beschwerden führen, von Nierensteinen und Verstopfung bis hin zu Ermüdungserscheinungen. Nachfolgend einige gesundheitsfördernde Wirkungen von Wasser.

Stoppt die Steinbildung

Männer halten sie für die schlimmsten Schmerzen überhaupt. Frauen würden sogar Geburtswehen diesen Schmerzen vorziehen. Fest steht, dass Nierensteine extrem schmerzvoll sind.

Gewöhnlich werden die meisten Abfallstoffe im Körper in Flüssigkeiten gelöst und über den Urin ausgeschieden. Wenn man aber nicht genügend Wasser zu sich nimmt, ist die Konzentration dieser Stoffe zu hoch. Es formen sich Kristalle, aus denen sich Nierensteine bilden können. Ausreichendes Trinken beugt folglich der Bildung von Nierensteinen vor.

»Ich vergleiche den menschlichen Organismus hier mit einer Spülmaschine«, sagt der Mediziner Dr. Bernell Baldwin, »und man kann von einer Spülmaschine nicht erwarten, dass sie mit zu wenig Wasser das Geschirr ordentlich spült.«

Anhand der Färbung Ihres Urins können Sie leicht feststellen, ob Sie genug trinken. Außer dem Morgenurin, der immer etwas dunkler ist, da man für längere Zeit nichts getrunken hat, sollte der Urin schwach gelb bis klar sein. Wenn er dunkel gefärbt ist, bedeutet das, dass die Konzentration an Abfallstoffen zu hoch ist und Sie unbedingt mehr trinken sollten.

Schlacken ausspülen

Der andere Weg, Abfallstoffe aus dem Körper zu transportieren, ist über den Stuhl. Das Wasser sorgt hier für einen weichen Stuhl, es beugt also Verstopfung vor. Wenn man nicht genug Flüssigkeit aufnimmt, verhärtet sich der Stuhl und kann deshalb nicht so schnell aus dem Körper ausgeschieden werden.

Verstopfung ist nicht nur unangenehm. Untersuchungen zeigen, dass Verstopfung zu erheblichen Beschwerden führen kann, wie zum Beispiel Hämorrhoiden, Darmerkrankungen und sogar Dickdarmkrebs.

»Sie sollten etwa eine halbe Stunde vor dem Frühstück zwei Glas Wasser trinken,« rät Dr. Baldwin, »das versorgt den Körper nicht nur mit Flüssigkeit, sondern regt auch den Stoffwechsel an. Schlacken werden auf diese Weise ausgespült, und der Organismus wird auf die bevorstehende Nahrungsaufnahme vorbereitet.«

Spült die Müdigkeit weg

Viele Menschen halten zu wenig Schlaf oder zu viel Stress in der Arbeit für die Ursachen ihrer häufig auftretenden Müdigkeit. Das ist unter bestimmten Umständen sicher richtig. Doch in vielen Fällen ist die Ursache dafür schlicht und einfach Flüssigkeitsmangel.

Wenn man nicht ausreichend trinkt, trocknen die Zellen im gesamten Organismus aus. Um dem entgegenzuwirken, entziehen sie dem Blut Wasser. Dadurch wird es dicker und zähflüssiger, also schwerer zu transportieren. Die zusätzliche Energie, die wir für den Bluttransport benötigen, lässt unsere Kraftreserven schrumpfen.

Diese Auswirkungen werden schon bei geringem Flüssigkeitsverlust spürbar. In Untersuchungen, die man an professionellen Radrennfahrern durchgeführt hat, fand man heraus, dass sich deren Leistungen schon bei einem Flüssigkeitsverlust von zwei Prozent ihres Körpergewichts in spürbarem Ausmaß verschlechterten.

Überflüssige Pfunde verlieren

Dass man durch erhöhte Flüssigkeitsaufnahme gleichzeitig Gewicht verlieren kann, ist einer der schönsten Effekte. Viele Menschen glauben häufig, Hunger zu verspüren, dabei sind sie in Wirklichkeit nur durstig. Durch Trinken lassen sich Hungerattacken besonders gut und erfolgreich besiegen. Und wenn man dann auch noch zu den Mahlzeiten viel trinkt, isst man auch automatisch weniger.

Wasser kann auch noch auf andere Weise zur Gewichtsreduzierung beitragen. Wenn man kaltes Wasser (unter 5 °C) trinkt, verbrennt man bereits Kalorien, da der

Organismus das Wasser auf Körpertemperatur erwärmen muss. So wird für 25 Milliliter Wasser knapp eine Kalorie verbrannt. Wenn man also 1,5 Liter Wasser pro Tag trinkt, verbrennt man bis zu 62 Kalorien. Das sind rund 430 Kalorien pro Woche, so Dr. Ellington Darden.

SO HOLEN SIE DAS BESTE HERAUS

Essen Sie Flüssigkeit. Man kann seinen Flüssigkeitsbedarf nicht nur durch Trinken decken. Viele Lebensmittel haben einen hohen Anteil an Wasser, zum Beispiel Suppen oder Eintöpfe. Zusätzlich kann man dazu noch knackige Gemüse wie Sellerie oder Paprika essen.

Essen Sie Obst. Saftige Früchte, wie zum Beispiel Wasser- und Zuckermelonen, Orangen und Grapefruit bestehen überwiegend aus Wasser und sind somit ein einfacher und schmackhafter Weg, seinen Wasserhaushalt aufzufüllen.

Vorsicht vor bestimmten Getränken. Säfte und entkoffeinierter Tee erhöhen den Wasserhaushalt des Körpers, koffeinhaltige Getränke wie Kaffee und Coca-Cola nicht. Koffein- und alkoholhaltige Getränke zählen zu den diuretischen Getränken, das heißt, sie entziehen dem Körper noch zusätzlich Wasser. Ein Glas Wasser für jedes koffein- oder alkoholhaltige Getränk gleicht diesen Verlust aus.

Wein

Das Geheimnis eines gesunden Herzens

Heilwirkung Beugt Nierensteinbildung vor, gibt Energie, schützt vor Verstopfung.

Mit der Entwicklung des Gärungsprozesses wurde Wein zu einem beliebten Getränk und das nicht nur bei Hochzeiten und religiösen Ritualen, sondern auch zu den täglichen Mahlzeiten und sogar in der Medizin. Doch erst seit kurzer Zeit untersuchen Wissenschaftler die gesundheitsfördernde Wirkung von Wein. Und die bisherigen Ergebnisse lassen Weinliebhaber im wahrsten Sinne des Wortes »auf ihr Wohl« anstoßen.

In Maßen genossen, senkt vor allem Rotwein den Cholesterinspiegel und verhindert so das Verhärten von Arterien und daraus resultierende Herzerkrankungen. Darüber hinaus weisen Studien darauf hin, dass Wein Bakterien vernichtet, die Lebensmittelvergiftungen und Durchfall auslösen. Dennoch raten Experten davon ab, nun plötzlich übermäßig viel Wein zu trinken oder gar, damit anzufangen, wenn man vorher keinen Alkohol getrunken hat. Nur der maßvolle Genuss von Wein kann ein gesunder Beitrag zu einer ausgewogenen Ernährung sein.

Schutz der Blutgefäße

Jahrelang wunderten sich amerikanische Wissenschaftler darüber, dass die Anfälligkeit für Herzerkrankungen in Frankreich zweieinhalb Mal niedriger ist als in Amerika, obwohl viele Franzosen mehr rauchen und sich fetthaltiger ernähren als die meisten Amerikaner.

Dieses sogenannte »französische Paradox« wird von Wissenschaftlern immer noch eingehend untersucht. Es scheint jedoch so, dass die Franzosen gesündere Herzen haben, weil sie so gerne Rotwein trinken.

Dieser beinhaltet wertvolle Inhaltsstoffe, die den Cholesterinspiegel senken und verhindern, dass sich das schädliche LDL-Cholesterin an den Arterienwänden ablagert, was zu Herzerkrankungen führen kann. Ebenso verhindert Rotwein das Verklumpen von Blutplättchen und wirkt damit der Bildung von Blutgerinnseln entgegen.

Zweifacher Herzschutz

Rotwein hält das Herz auf komplexe Weise fit. Es wirken mehrere chemische Stoffe, und viele von diesen haben laut Wissenschaftlern mehr als eine heilende Wirkung.

Für Menschen, die selten Alkohol trinken, scheint Rotwein ein guter Schutz vor Herzerkrankungen zu sein, ergaben die Untersuchungen. Der Grund dafür ist der Ethanolalkohol, der den Spiegel des gesunden, herzschützenden HDL-Cholesterins anhebt.

Wenn es jedoch nur darum ginge, den HDL-Wert zu erhöhen, wäre ein Glas Rotwein nicht gesünder als Whiskey oder Bier. Der Grund dafür, dass Rotwein einen Schutz liefert, liegt anscheinend an seinen gesundheitsfördernden Flavonoiden, beispielsweise dem Quercetin. Zusammen mit anderen wirksamen Inhaltsstoffen, wie zum Beispiel dem Reservatrol, verhindert es ein Oxidieren des

LDL-Cholesterins. Dieses kann sich dann nicht an den Arterienwänden ablagern und sie nicht verhärten und verstopfen.

»Die Flavonoide im Rotwein sind effektiver als das Vitamin E, das bekanntlich eines der wichtigsten Antioxidanzien ist«, so Dr. Folts, Medizindozent und Leiter des Labors für Herzthrombose an der Medizinischen Fakultät der Universität von Wisconsin in Madison.

Die Kontrolle des schädlichen LDL-Cholesterins ist wichtig, um Herzerkrankungen vorzubeugen, doch das ist noch lange nicht alles, was das Quercetin im Rotwein leistet. Es verhindert nämlich ebenso ein Verklumpen der Blutplättchen.

In einer von Dr. Folts und seinen Mitarbeitern durchgeführten Studie mit Labortieren wurde sogar nachgewiesen, dass Rotwein mögliche gefährliche Gerinnsel auflöst. Damit ist Rotwein zweifach wirksam, so Dr. Folts.

GENUSS OHNE ALKOHOL

Auf jeden Weinliebhaber kommt einer, der ein alkoholfreies Getränk jedem Glas Wein vorzieht. Wenn Sie alkoholfreien Wein bevorzugen, umso besser. Denn außer dem Alkohol, der während der Verarbeitung entzogen wird, enthalten diese Weine dieselben wertvollen Inhaltsstoffe, wie zum Beispiel Quercetin und Reservatrol, zwei Bestandteile, die eine heilende Wirkung haben.

Experten raten, alkoholfreien Wein ebenso nach der Stärke des Farbtones auszuwählen. Denn viele der wirksamen Inhaltsstoffe sind gleichzeitig auch für seine purpurrote Farbe verantwortlich.

Auf die Farbe kommt es an

Wenn Wissenschaftler von den gesunden Eigenschaften des Weines sprechen, beziehen sie sich im Allgemeinen auf Rotwein. Denn der gesundheitsfördernde Aspekt ist bei Weißwein nicht so stark gegeben.

In Laboruntersuchungen an der Universität von Kalifornien fanden Wissenschaftler zum Beispiel heraus, dass Rotwein einen 46- bis 100-prozentigen Schutz vor dem Oxidieren des LDL-Cholesterins liefert, wohingegen Weißwein nicht so wirkungsvoll ist. Zudem scheint Weißwein auch nicht der Bildung von Blutgerinnseln vorzubeugen. Der Grund dafür, dass Rotwein so viel gesünder als Weißwein ist, liegt laut Experten im Herstellungsverfahren.

Bei der Weinherstellung verwenden Winzer nicht nur das Fruchtfleisch der Trauben, sondern ebenso Haut, Kerne und Stängel. Das wird alles zu einer dickflüssigen Masse verarbeitet, dem Most. Im Most sind die wertvollen Flavonoide enthalten. »Je länger der Most im Alkohol gärt, desto mehr von diesen Inhaltsstoffen werden im Wein gelöst«, sagt Dr. Folts. »Bei Weißwein nimmt man den Most früher aus dem Alkohol, damit sich der Wein nicht dunkel färbt.«

Wein schützt vor Infektionen

Als Kind hat sich bestimmt jeder schon einmal mit Bakterien infiziert, die dann schlimme Durchfälle auslösten. Mancher wird sich noch gut an die übel schmeckenden Kohletabletten erinnern, die er von seiner Mutter damals bekam.

Sogar heute noch empfehlen Mediziner einen Vorrat Kohletabletten mit auf Reisen zu nehmen, um im Notfall den sogenannten Reisedurchfall zu lindern. Wenn diese Tabletten nur nicht so schlecht schmecken würden! Wäre es nicht wunderbar, wenn man stattdessen etwas wohlschmeckendes, wie zum Beispiel ein Glas Chardonnay, zu sich nehmen könnte? Das können Sie laut Wissenschaftlern vom Tripler Army Medical Center in Honolulu gerne tun. Ausgehend von der altbekannten verdauungsfördernden Wirkung von Wein, untersuchten Mediziner die Wirkung von Rot- und Weißwein und Pepto-Bismol (ein in den USA sehr gebräuchliches Medikament gegen Darmerkrankungen) auf für den Darm gefährliche Keime, wie zum Beispiel Shigellen (Ruhrerreger), Salmonellen und das Bakterium Escherichia coli. Das Ergebnis war, dass sowohl Rot- als auch Weißwein wirkungsvoller gegen die schädlichen Bakterien sind als das Medikament.

Es sind zwar noch weitere Studien notwendig, doch es scheint, dass etwas Wein zu den Mahlzeiten Ihren Darm im Urlaub stärkt, so dass Sie gegen Durchfall gefeit sind.

AUGEN AUF!

Früchte des Zorns

Jeder weiß, dass ein Glas Rotwein zu viel einen ziemlichen Kater nach sich zieht. Doch bei Menschen, die zu Migräneschüben neigen, kann sogar schon ein Schluck Wein Kopfschmerzen verursachen. Rotwein enthält nämlich Stoffe, die sogenannten Amine, die die Blutgefäße zuerst verengen und dann erweitern. Bei empfindlichen Menschen kann dies zu starken Kopfschmerzen führen.

Weißwein enthält zwar weniger Amine, aber auch nicht so viele gesunde Inhaltsstoffe wie Rotwein. Wenn Sie also zu Migräneschüben neigen, sollten Sie mit Ihrem Arzt besprechen, ob alkoholfreier Wein nicht besser geeignet ist.

SO HOLEN SIE DAS BESTE HERAUS

Das richtige Maß. Um die gesundheitsfördernde Wirkung von Wein voll zu nutzen, ist es wichtig, zu wissen, wann es genug ist. Frauen sollten nicht mehr als 125 Milliliter und Männer nicht mehr als 250 Milliliter täglich trinken.

Wählen Sie nach Geschmack. Beim Weinkauf sollten Sie sich für die vollmundigen, kräftigen Sorten entscheiden, rät Dr. Andrew Waterhouse, Assistent in der Abteilung für Weinbau und Weinkunde an der Universität von Kalifornien. »Es besteht eine enge Verbindung zwischen dem Tanningehalt, der für die trockene Note des Weins verantwortlich ist, und dem Gehalt an heilenden Inhaltsstoffen im Rotwein. Die drei gesündesten Weine werden aus den Rebsorten Cabernet Sauvignon, Petit Sirah und Merlot gewonnen.«

Weizen

Das Vitamin-E-Getreide

Heilwirkung Kann die Verdauung verbessern, reduziert das Risiko von Herzkrankheiten und Krebs.

Weizen gehört mit Abstand zu den beliebtesten Getreidesorten – ganz gleich ob in Form von Nudeln, Brot oder Frühstücksflocken verspeisen wir jährlich pro Kopf einige Kilo davon.

Zudem ist das vielseitige Getreide Bestandteil Tausender Rezepte; mit seinem milden Geschmack passt es von luftigem Gebäck bis zu herzhafter Polenta in alle möglichen Gerichte.

Doch Weizen schmeckt nicht nur sehr gut, sondern er beinhaltet auch viele wertvolle Nährstoffe, die der menschliche Körper tagtäglich benötigt. Wie alle Getreidearten ist er reich an Vitaminen, Mineralien und komplexen Kohlenhydraten.

Das Besondere am Weizen ist jedoch sein einzigartiger Gehalt an Vitamin E, das sonst fast nur in Pflanzenölen vorkommt.

Damit, so die Ernährungsexpertin Dr. Susan Finn, lässt sich der tägliche Bedarf von 30 Internationalen Einheiten leichter decken.

Vitamin E spielt, wie Wissenschaftler vermuten, auch eine Rolle bei der Senkung des Cholesterinspiegels und verhindert, dass sich das LDL-Cholesterin an den Arterienwänden festsetzt und Herzkrankheiten zur Folge hat.

Vitamin fürs Herz

Tag für Tag produziert der menschliche Körper aufgrund von Umwelteinflüssen eine enorme Menge an freien Radikalen, schädigenden Sauerstoffmolekülen, die ein Elektron verloren haben und gesunden Körperzellen daher Elektronen entreißen.

Dabei schädigen sie auch das Cholesterin im Blutstrom und machen es zäh, sodass es an den Arterienwänden kleben bleibt. Das ist ein erster Schritt hin zu koronaren Herzkrankheiten.

Wissenschaftlichen Untersuchungen zufolge kann ein erhöhter Weizenverzehr helfen, diesen Prozess erst gar nicht in Gang zu setzen. So ergab eine Studie an 31 000 Testpersonen, dass diejenigen, die am meisten Weizenvollkornbrot aßen, ein deutlich geringeres Risiko von Herzkrankheiten aufwiesen als jene, die Weißbrot bevorzugten.

»Wir vermuten außerdem«, erklärt der Mediziner Dr. Michael H. Davidson, »dass das Weizenvitamin E die Produktion von schädlichem Cholesterin in der Leber reduziert.«

Dementsprechend fiel der Cholesterinspiegel von Patienten mit hohen Werten um sieben Prozent, nachdem man ihnen zunächst vier Wochen lang täglich 20 Gramm und weitere 14 Wochen 30 Gramm Weizenkeime verabreicht hatte.

Weizenkeime sind eine konzentrierte Vitamin-E-Quelle. Knapp zwei Teelöffel davon liefern etwa 16 Prozent des Tagesbedarfs. Das übertrifft den Vitamin-E-Gehalt in Haferkleie und anderen Vollgetreide-Produkten bei Weitem.

KÜCHENTIPPS

Wir essen Weizen vor allem im Brot oder als Frühstücksmüsli, doch es gibt noch viele andere Varianten:

- Bulgur wird aus dem ganzen Korn gewonnen, ist vorgekocht und dann getrocknet. Als Ganzes oder gemahlen zubereitet, ist er eine hervorragende Beilage und wird oft als Ersatz für Reis verwendet.

- Weizengrieß wird ebenfalls aus dem ganzen Korn gewonnen, das in ganz kleine Teilchen gebrochen wurde, damit es schneller gar wird. Grieß wird meist zu Brei gekocht, verleiht aber auch anderen Speisen einen leicht nussigen Charakter.

- Weizenkeime sind die Embryos der Pflanze. Sie sind die reichhaltigste Quelle von Vitamin E und Ballaststoffen, und man kann sie fast allen Speisen zufügen, zum Beispiel Joghurt oder Eiscreme. Da die Keime so viel Öl enthalten, können sie schnell verderben, wenn sie nicht im Kühlschrank aufbewahrt werden.

- Weizenflocken werden hergestellt, indem die ganzen Körner von Rollen gequetscht werden. Sie können unter anderem unter Teig gemischt werden.

Ballaststoffquelle Weizen

Auch in puncto Fasergehalt liegt Weizen vor Hafer. Die Ballaststoffe im Weizen gehören zur unlöslichen Sorte, denn sie nehmen auf ihrem Weg durch den Darm viel Wasser auf, ohne sich aufzulösen. »Der Stuhl nimmt an Volumen und Gewicht zu und passiert den Verdauungstrakt folglich so flott, dass die enthaltenen Schadstoffe weniger Zeit haben, die Darmzellen anzugreifen«, erklärt die Ernährungsexpertin Dr. Beth Kunkel.

Die Auswertung von 13 internationalen Studien an über 15 000 Teilnehmern ergab, dass diejenigen, die die meisten Ballaststoffe zu sich nahmen, ein geringeres Darmkrebsrisiko aufwiesen. Nach Einschätzung der Wissenschaftler könnten 39 Gramm Ballaststoffe täglich das Risiko um 31 Prozent senken.

Ein Teller Frühstücksmüsli liefert etwa zehn Gramm Ballaststoffe und damit 40 Prozent des Bedarfs; knapp zwei Teelöffel Weizenkleie liefern mehr als ein Gramm. Weitere ergiebige Ballaststoffquellen sind Bulgur,- Vollkornnudel und Weizengrieß.

SO HOLEN SIE DAS BESTE HERAUS

Kaufen Sie das ganze Korn. Um die optimale Menge an Ballaststoffen und Vitamin E zu erhalten, kaufen Sie am besten Weizenkeime oder Vollkornweizen, der noch die äußerste nährstoffreiche Schicht besitzt. Bei der industriellen Verarbeitung zu Weißbrot beispielsweise gehen die meisten wertvollen Inhaltsstoffe dagegen verloren.

Lesen Sie die Packungsaufschrift. Manche Produkte mit dem Aufdruck »Vollkorn« enthalten nur einen geringen Weizenanteil. Eine gute Wahl treffen Sie, wenn Sie »Vollkornweizen« ganz oben auf der Liste der Inhaltsstoffe lesen.

Winterkürbis

Voller Betacarotin und mehr

Heilwirkung Beugt Lungenproblemen vor, verringert das Risiko von Gebärmutterhalskrebs.

Archäologische Funde aus Mexiko lassen darauf schließen, dass die Menschheit schon seit mindestens 7000 Jahren Kürbis isst. Demnach gehörte Kürbis neben Mais und Bohnen zu den Grundnahrungsmitteln der eingeborenen Amerikaner und spielte eine derart bedeutende Rolle, dass man ihn den Toten ins Grab legte, damit sie auf ihrer letzten Reise genug zu essen hatten.

Die Wissenschaft hat ein paar Jahrtausende gebraucht, um zu bestätigen, was die amerikanischen Ureinwohner aus Erfahrung wussten: Der Kürbis enthält nahrhafte Bestandteile in Hülle und Fülle, darunter viele Vitamine, Mineralien und andere Substanzen, deren Heilkraft die Forscher gerade erst registriert haben.

Wenn von den Heilkräften des Kürbis die Rede ist, dann ist in der Regel Winterkürbis, zum Beispiel Eichelkürbis, gemeint. Die blassen Sommerkürbisse, obwohl kalorienarm und faserreich, werden nämlich bislang als weniger nahrhaft angesehen. »Wobei es allerdings unwahrscheinlich ist«, so der Mediziner Dr. Dexter L. Morris, »dass bereits alle seine gesunden Inhaltsstoffe bekannt sind.« Und wie der Epidemiologe Dr. Mark Kestin einräumt, habe er vor nicht allzu langer Zeit behauptet, Äpfel und Zwiebeln seien nicht sehr nahrhaft. »Dann entdeckte die Forschung ein Reihe von herzschützenden Flavonoiden, und diese

Nahrungsmittel hatten plötzlich an Wert gewonnen. Vielleicht enthält auch der Sommerkürbis wertvolle Substanzen, die wir noch gar nicht entdeckt haben«, sagt Dr. Kestin.

Gesunde Farben

Winterkürbis gibt es in einer enormen Vielzahl von Formen, Größen und Texturen, angefangen beim kleinen Eichelkürbis von der Größe einer Walnuss bis zu den riesigen Hubbards von der Größe eines Kegels. Doch eines haben sie alle gemeinsam: die kräftigen, leuchtenden Farben, die auf das Vorhandensein von heilenden Substanzen hindeuten.

Zwei der beliebtesten Winterkürbisse, der Hubbard mit der hubbeligen Schale und der Buttercup-Kürbis, sind reich an Vitamin C und Betacarotin, zwei Antioxidanzien, die nachweislich Krebs, Herzleiden und bestimmten altersbedingten Krankheiten, wie Augenproblemen, vorbeugen.

125 Gramm geschmorter Buttercup-Kürbis liefern mehr als ein Viertel des Tagesbedarfs an Vitamin C. Und zudem 40 bis 66 Prozent der von Experten empfohlenen Menge an Betacarotin.

Kürbis und andere Vitamin-C-reiche Nahrungsmittel können darüber hinaus Asthmatikern die Atmung erleichtern und generell das Risiko von Atemwegserkrankungen nachweislich mindern. Auspuffgase, Zigarettenrauch und andere Luftverschmutzer – Wissenschaftler nennen sie Oxidanzien –, die das Lungengewebe zerstören (also die Lungenfunktion beeinträchtigen), haben dank dem Kürbis weniger Chancen, erklärt der Toxikologe Dr. Gary E. Hatch.

»Denn das Vitamin C wird zum Lungengewebe transportiert und wirkt direkt vor Ort als Antioxidans. Wer also langfristig mehr Vitamin C über die Nahrung zu sich nimmt, leidet seltener unter Lungenproblemen.« Der Fachmann empfiehlt mindestens 100 bis 200 Milligramm Vitamin C täglich. Das entspricht in etwa der Menge, die in 1,6 Kilo Buttercup-Kürbis enthalten ist.

Zahlreiche wissenschaftliche Studien dokumentieren die gesundheitsfördernde Wirkung von betacarotinreichem Gemüse, so Dr. Morris. Ärzte in Italien und der Schweiz untersuchten beispielsweise die Ernährungsgewohnheiten von mehr als 1000 Frauen.

Und die vorläufigen Ergebnisse deuten darauf hin, dass die Frauen, die das meiste Betacarotin – 5,5 Milligramm pro Tag, etwa die Menge von 125 Gramm Winterkürbis – ein nur halb so großes Risiko trugen, an Gebärmutterhalskrebs zu erkranken, wie diejenigen, die am wenigsten aßen.

Betacarotin ist nicht das einzige in Kürbis enthaltene Karotin. In geringer Menge liefert er auch das chemisch ähnlich aufgebaute Alphacarotin, das allerdings erst wenig erforscht ist.

KÜCHENTIPPS

Winterkürbis ist zwar reich an Betacarotin, Vitamin C und anderen heilkräftigen Substanzen, aber man kommt nicht so leicht an sie heran. Der Kürbis wird von einer harten, lederartigen Schale umgeben, die man mit einem scharfen Messer und einer kräftigen Hand durchschneiden muss, um an das Fleisch zu gelangen. Geben Sie acht, dass Sie nicht abrutschen!

So lässt sich ein Kürbis etwas leichter aufschneiden: Lassen Sie ihn zunächst ungefähr 20 Minuten bei 220 °C im Backofen rösten; wenn die Schale dann weicher ist, schneiden Sie den Kürbis auf und entkernen ihn. Geben Sie ihn dann wieder in den Ofen, bis er weich ist.

KÖSTLICHE AUSWAHL

Beim Kauf von Kürbis denkt man vielleicht zuerst an Sorten wie Eichel- oder Spaghettikürbis. Doch es gibt noch viel mehr Varianten. Wenn möglich, sollten Sie auch einmal die Folgenden (allerdings schwer erhältlichen) probieren:

- Buttercup-Kürbisse sehen aus wie kleine Trommeln, die zu den Streifen auf ihrer grünen Schale passende blasse Hütchen tragen. Der ungefähr 1½ Kilo schwere Kürbis ist mild und süß, aber manchmal trocken.
- Der riesige Calabazakürbis wird meist in große Stücke geschnitten angeboten. So sieht man sehr gut sein leuchtend oranges Fleisch. Diesen süßen Kürbis serviert man am besten als Püree oder kocht ihn zusammen mit anderen Zutaten.
- Golden Nugget sieht aus wie ein kleiner Gartenkürbis. Er ist etwas süß, und sein Fleisch reicht gerade für eine Portion.
- Kaum größer als ein Apfel sind Sweet Dumplings, eine Kürbissorte, die cremefarben und mit einem gesprenkelt grünen Bogenrand versehen ist. Sie werden im Ganzen gekocht und serviert.

SO HOLEN SIE DAS BESTE HERAUS

Achten Sie beim Kauf auf die Farbe. Die in Kürbis enthaltene Menge Betacarotin variiert stark. In ein und derselben Sorte sind Mengen zwischen 0,5 und fünf Milligramm nachweisbar. Als Faustregel gilt: Je intensiver die Farbe, desto höher der Gehalt an Betacarotin und anderen Nährstoffen. Die Schale eines Eichelkürbis sollte zum Beispiel ein sattes, dunkles Grün, Hubbard ein leuchtendes Orange und Buttercup-Kürbis die Farbe von Karamellbonbons haben.

Kaufen Sie ihn einige Zeit vor dem Verzehr. Die harte Schale, die das Zerschneiden zu einer wahren Herausforderung werden lässt, schützt das Kürbisfleisch sehr gut. Daher kann man Kürbis einen Monat oder länger an einem kühlen, gut belüfteten Platz aufbewahren, bevor sich der Nährstoffgehalt verringert. Nach Angaben der Ernährungsexpertin Dr. Densie Webb erhöht sich die Menge an Betacarotin durch die Lagerung sogar noch.

Probieren Sie Sommerkürbisse. Zucchini und andere Sommerkürbisarten sind zwar nicht so nährstoffreich wie Winterkürbisse, aber dafür gute Ballaststoffquellen. Vorausgesetzt, man isst die Schale mit, sagt die Ernährungsberaterin Pamela Savage-Marr. 125 Gramm ungeschälter, roher Sommerkürbis liefern mehr als ein Gramm Fasern.

Zerealien

Gesunder Start in den Tag

Heilwirkung Beugen Krebs und Herzkrankheiten vor, schützen vor Geburtsfehlern.

Die Zerealienecke im Supermarkt wirkt manchmal eher wie ein Spielplatz als wie ein Ort, an dem man Lebensmittel kaufen kann. Auf vielen der farbenfrohen Schachteln prangen Comicfiguren, Rätsel und das Versprechen, dass in der Schachtel eine Überraschung wartet. Bei vielen Zerealiensorten handelt es sich im Grunde um zuckerige Snacks, die pro Portion so viel Süße enthalten wie die gleiche Menge Ihres Lieblingsdesserts.

Wenn Sie jedoch die Etiketten lesen und die schlimmsten Übeltäter einmal beiseitelassen, werden Sie feststellen, dass Frühstückszerealien sehr gesund sein können. Viele sind reich an Ballaststoffen und fast alle mit Nährstoffen wie Folsäure angereichert. »Zerealien sind das ideale Frühstück«, sagt die Ernährungsberaterin Pat Harper. »Sie bereiten keine Umstände und sind ausgesprochen nahrhaft.«

Löffel für Löffel gesund

Das Beste an einem Zerealienfrühstück ist, dass man mit jedem Löffel ein Mini-Multivitamin zu sich nimmt. Selbst die mit Kakao überzogenen Kreationen für Kinder sind oft mit vielen wichtigen Vitaminen und Mineralstoffen angereichert, die man auf andere Weise nur schwer in ausreichender Menge bekommt. »Ohne angereicherte Nahrungsmittel wie Frühstückszerealien hätten wir große Probleme«, stellt Dr. Paul Lachance, Professor für Ernährungswissenschaften, fest. »Sie liefern bis zu 25 Prozent vieler wichtiger Nährstoffe und leisten damit einen großen Beitrag zur Gesundheit.«

Frühstückszerealien sind tatsächlich so gesund, dass viele Ärzte sie häufig gerade älteren Menschen empfehlen, die sich mitunter nicht so gut ernähren wie in jüngeren Jahren und deswegen an einem Vitamin- und Mineralstoffmangel leiden, erklärt der Medizinprofessor Dr. William Regelson.

Und sie sind besonders wichtig, wenn es um die Aufnahme ausreichender Mengen an B-Vitaminen geht, wie zum Beispiel Thiamin, Niacin, Riboflavin, Vitamin B6 und Folsäure.

Es ist nicht ganz leicht, B-Vitamine, die wir brauchen, um Nahrungsmittel in Energie umzuwandeln und unser Blut und Nervensystem gesund zu erhalten, allein über die Nahrung zu beziehen. Das gilt vor allem für Folsäure, von der die Forscher annehmen, dass sie Geburtsfehlern vorbeugt.

Mit Folsäure angereicherte Zerealien vereinfachen die Aufnahme dieses wichtigen Nährstoffs, da sie in der Regel 25 Prozent des Tagesbedarfs enthalten.

Will man ein Höchstmaß an B-Vitaminen aufnehmen, muss man auch die nach dem Verzehr der Zerealien übrig gebliebene Milch auslöffeln. Bei angereicherten Zerealien sind die Vitamine sprichwörtlich auf die Getreideflocken aufgesprüht. Ein Teil der Vitamine endet dann in der Milch am Boden des Tellers.

466 Fit durch Lebensmittel

KÜCHENTIPPS

Beginnt man den Tag mit gekochten Zerealien wie Haferkleie oder Weizenschleim, ergibt sich folgendes Problem: Das Getreide als solches schmeckt einfach fade und ist wahrlich keine Herausforderung für Ihre Geschmacksnerven. Hier finden Sie einige Tipps, wie Sie Ihrem Frühstück mehr Pfiff verleihen können:

- Orangen- oder Apfelsaft als Kochflüssigkeit verleihen den Zerealien einen Hauch fruchtiger Süße und versorgen Sie zudem mit weiteren Nährstoffen.
- Sie können das Wasser auch durch Magermilch ersetzen. Milch macht den Brei leicht cremig und enthält außerdem eine gesunde Portion Kalzium. Wenn Sie 125 Gramm Haferschrot in der gleichen Menge Magermilch kochen, kommen Sie in den Genuss von 320 Milligramm dieses wichtigen Mineralstoffs.
- Mit Obst lässt sich der Geschmack gekochter Zerealien leicht aufbessern. Reiben Sie hartes Obst wie Äpfel oder Birnen direkt in den gekochten Brei. Auch Bananen, Beeren und anderes weiches Obst kann nach dem Kochen hinzugefügt werden. Dörrobst wie zum Beispiel Rosinen sollte jedoch mitgekocht werden, damit es saftig wird.

Faserflocken

Die Ärzte sind sich einig in der medizinischen Bewertung, dass Ballaststoffe der Schlüssel zu einer gesunden Ernährung sind, denn Ballaststoffe halten nicht nur die Verdauung in Gang, sondern senken auch den Cholesterinspiegel. Wenn Cholesterin im Übermaß vorhanden ist, setzt es

Zerealien 467

sich oft an den Arterienwänden fest, verengt die Blutgefäße und erhöht das Risiko von Herzkrankheiten.

Zerealien versorgen uns auf bequeme Weise mit genügend Ballaststoffen. Eine Portion Weizenkeime oder Frosties enthält zum Beispiel drei Gramm Fasern, eine Portion Kleiezerealien sogar sechs Gramm oder 24 Prozent des Tagesbedarfs. Eine ernährungswissenschaftliche Untersuchung ergab, dass Testpersonen, die nur drei Gramm lösliche Fasern aus Kleiezerealien bezogen, ihren Cholesterinspiegel bereits um fünf bis sechs Punkte senken konnten.

Zerealien, die gut für Ihr Herz sind, können auch Ihr Risiko mindern, Dickdarmkrebs zu bekommen. Das liegt im Wesentlichen daran, dass die in Zerealien enthaltenen Ballaststoffe den Stuhl vergrößern, sodass er in der Folge schneller durch den Darm wandert. Je schneller der Stuhl nämlich durch den Darm befördert wird, desto weniger Möglichkeit haben schädliche Substanzen, die Darmwand zu reizen, erklärt die Ernährungswissenschaftlerin Dr. Beth Kunkel.

»Es ist nicht ganz einfach, die empfohlene Menge von 25 bis 30 Gramm Fasern mit der Nahrung aufzunehmen«, fügt Pat Harper hinzu. »Der häufigere Verzehr faserhaltiger Zerealien wird es Ihnen erleichtern, die nötige Ballaststoffmenge zu sich zu nehmen.«

SO HOLEN SIE DAS BESTE HERAUS

Nicht alle Frühstückszerealien sind ballaststoffreich. Einige enthalten eine nur mittelmäßige Fasermenge, bei anderen ist sie kaum der Rede wert. Die folgenden Tipps werden

Ihnen helfen, mit jeder Portion Müsli in den Genuss der größtmöglichen Fasermenge zu kommen.

Befolgen Sie die »Fünfer-Regel«. Bei der großen Auswahl an erstklassigen Zerealien gibt es keinen Grund, sich mit der zweiten Wahl zufrieden zu geben. Harper empfiehlt, Zerealien zu wählen, die mindestens fünf Gramm Fasern pro Portion enthalten.

Kaufen Sie abwechslungsreich. Die einzelnen Zerealiensorten enthalten unterschiedliche Ballaststoffe. Um in den Genuss der Vielfalt an Fasern zu kommen, sollten Sie die Zerealien mischen. Weizen und Reis sind zum Beispiel reich an unlöslichen Fasern, mit denen man am besten Verstopfung vorbeugen und das Risiko von Dickdarmkrebs mindern kann. Im Gegensatz dazu enthält Haferschrot hauptsächlich lösliche Fasern, die den Cholesterinspiegel senken. Wieder andere Zerealien, bei denen Körner und Obst gemischt sind, enthalten beide Faserarten.

Kaufen Sie die Kleie. Zerealien wie Korn-, Weizen- oder Haferkleie, die man warm isst, sind ausgezeichnete Faserquellen. Tatsächlich enthalten alle Zerealien, bei denen die Spelze erhalten ist, mehr Fasern als ihre leichteren Pendants. Achten Sie deswegen beim Kauf von Zerealien darauf, dass auf den Etiketten »Kleie« oder »Vollkorn« steht.

Bleiben Sie wachsam. Greifen Sie nicht einfach zu einer Schachtel, nur weil »Hafer« oder »Weizen« auf dem Etikett steht, rät Dr. Michael H. Davidson, Präsident des Zentrums für Klinische Forschung, Chicago. Die Hersteller können fast alles auf eine Schachtel drucken (oder in sie hineinstecken). So könnten Zerealien, auf deren Etikett »Weizen« steht, nur eine Spur des Getreides, aber so gut wie keine Ballaststoffe enthalten.

Studieren Sie das Etikett, bevor Sie die Schachtel in Ihren Einkaufswagen packen.

Mischen und aufeinander abstimmen. Sollten Sie den Geschmack vieler ballaststoffhaltiger Zerealien nicht mögen, können Sie sie halb und halb mit Zerealien mischen, die Ihnen gut schmecken. »Auf diese Weise kommen Sie gleichzeitig in den Genuss der Fasern und des Geschmacks Ihres Lieblingsmüslis«, sagt Harper.

Essen Sie sie, wann immer Sie mögen. Zerealien werden zwar in der Regel zum Frühstück verzehrt, doch es gibt keinen Grund, sie sich nicht auch zu anderen Zeiten schmecken zu lassen. Da sie faserreich sind, machen sie satt, ob als Mittagessen, zum Abendessen oder auch als Nachmittagsimbiss. Außerdem sind die meisten ballaststoffreichen Zerealien fettarm – ein weiterer Pluspunkt. Viele Leute nehmen eine Schachtel Müsli mit zur Arbeit und essen im Laufe des Tages immer mal wieder ein Schälchen davon.

Zitronen und Limetten

Saure Kraftpakete

Heilwirkung Heilen Schnitte und Kratzer, schützen vor Krebs und Herzerkrankungen.

Mögen Sie den sauren Geschmack von Zitronen und Limetten, halten es aber nicht unbedingt für einen Hochgenuss, in eine ganze Frucht hineinzubeißen? Das sahen die Menschen im 19. Jahrhundert wahrscheinlich nicht anders.

Sie hatten aber trotzdem großes Verlangen nach den farbenfrohen Zitrusfrüchten; allerdings weniger wegen des sauren Geschmacks als vielmehr wegen der bemerkenswerten Heilwirkung.

Britische Seeleute, die viele Monate ohne frisches Obst oder Gemüse auf See verbringen mussten, tranken Zitronensaft gegen die Vitamin-C-Mangelkrankheit Skorbut. Und während des Goldfiebers in Kalifornien, als Zitronen ebenfalls knapp waren, zahlten die Leute viel Geld für die sauren Früchtchen.

Ein Meer voll C

Unter allen bekannten Nährstoffen beeindruckt das Vitamin C mit der vielleicht größten Vielseitigkeit. In der kalten Jahreszeit ist es heiß begehrt, weil es den Spiegel von Histamin senkt, des körpereigenen Gewebshormons, das rote Augen und triefende Nasen hervorruft. Als wirksames Antioxidans »entwaffnet« Vitamin C darüber hinaus die hochreaktiven Sauerstoffmoleküle im Körper, die zu Krebs und Herzerkrankungen beitragen können. Der Körper benötigt das Vitamin außerdem zum Aufbau von Kollagen, der Eiweißfaser, die die Zellen zusammenhält und bei der Wundheilung mitwirkt.

Das Fruchtfleisch und der Saft von Zitronen und Limetten liefern reichlich Vitamin C. Eine große Zitrone enthält etwa 45 Milligramm davon, das sind 45 Prozent des Tagesbedarfs. Limetten sind ebenso gut, ein kleines Exemplar liefert etwa 20 Milligramm oder 20 Prozent des Tagesbedarfs.

KÜCHENTIPPS

Wenn Sie schon einmal Zitronenschalen abgerieben haben, haben Sie sicherlich auch schon Erfahrung mit abgeschürften Knöcheln. Eine gefahrlose Art, die Schalen zu entfernen, ist der Gebrauch eines Zitronenschälers. Diese günstige Küchenhilfe sieht ein wenig aus wie ein Flaschenöffner. Das breite Ende enthält einen Streifen rostfreien Stahls, auf den kleine, scharfe Löcher gestanzt sind. Wenn Sie den Schäler an der Frucht entlangziehen, entfernt er dünne, gedrehte Streifen, mit denen man auch hübsche Verzierungen machen kann – und das ohne einen Kratzer auf der Haut.

Lassen Sie sich die Schale nicht nehmen

Zitronen und Limetten bieten noch mehr als Vitamin C. Sie enthalten zudem Verbindungen wie Limonin und Limonen, von denen man annimmt, dass sie krebsverursachende Zellveränderungen verhindern können.

Studien zufolge steigern die hauptsächlich in der Schale enthaltenen Limonene die Aktivität von Proteinen, die an der Beseitigung von Östradiol beteiligt sind. Dieses Hormon wird mit Brustkrebs in Verbindung gebracht. Darüber hinaus erhöhen die Limonene den Wert der Enzyme in der Leber, die krebserregende Chemikalien eliminieren.

Geriebene Zitronenschalen machen also nicht nur als Geschmackszutat im Kuchenteig Sinn.

AUGEN AUF!

Zitronensonnenbrand

Wer viel mit Zitrusfrüchten umgeht, kann unter Umständen schnell Sonnenbrand bekommen. Denn die sauren Früchtchen enthalten sogenannte Fuocomarine, die die Lichtempfindlichkeit erhöhen.

In einem im New England Journal of Medicine beschriebenen Fall, brannte und schwoll die Hand eines Mannes an, der zuvor etwa 60 Limetten für Margaritas ausgepresst hatte. Die Fachleute gaben diesem Symptom den Namen »Margarita Photodermatitis«.

Nach dem Auspressen vieler Zitrusfrüchte sollten Sie also vorsorglich die Hände waschen, um alle ätherischen Öle von der Haut zu entfernen. Und Sie sollten einen hohen Schutzfaktor auftragen, bevor Sie in die Sonne gehen.

SO HOLEN SIE DAS BESTE HERAUS

Reiben Sie den Geschmack ab. Ob Sie nun einen Zitronenkuchen backen oder einfach ein wenig Geschmack in einen Joghurt bringen möchten, mischen Sie die abgeriebene

Schale einer unbehandelten Zitrone unter. Zumal sich der heilende Inhaltsstoff Limonen zu fast 65 Prozent in den ätherischen Ölen der Schale findet, sagt der Onkologe Dr. Gould von der Universität von Wisconsin.

Verwenden Sie getrocknete Schalen. Frische Zitrusfrüchte enthalten zwar die meisten Wirkstoffe, doch getrocknete Schalen tun's auch. Sie finden sie im Supermarkt bei den Backzutaten.

Zwiebeln

Knollen für eine starke Gesundheit

Heilwirkung Erhöhen den Wert des gesunden HDL-Cholesterins, senken den Blutdruck, mindern das Krebsrisiko, lindern Kongestion (Verstopfung), vermindern Entzündungen, sind gut bei Wespen- und Bienenstichen.

Wir schreiben 1864, im amerikanischen Bürgerkrieg: Die Soldaten der Nordstaaten leiden an Ruhr. General Ulysses S. Grant telegrafiert ins Kriegsministerium, um seine Truppen zu retten: »Ohne Zwiebeln werde ich meine Armee nicht weiterbewegen!« Tags darauf werden drei Waggonladen voll Zwiebeln von Washington auf den Weg gebracht. Der Rest ist Geschichte.

Es wäre sicher übertrieben zu behaupten, dass der Krieg dank Zwiebeln gewonnen wurde. Zumal keine wissenschaftlichen Beweise vorliegen, dass Zwiebeln vor der Ruhr schützen. Doch wie andere Vertreter der Alliumfamilie – beispielsweise Porree, Schalotten oder Frühlingszwiebeln – enthalten Zwiebeln Dutzende von Verbindungen, die vor Krebs, Bluthochdruck, Herzerkrankungen, erhöhtem Cholesterinspiegel und Asthma schützen können.

Zwiebelringe und Herzschmerz

Im Rahmen einer viel beachteten Studie fanden niederländische Wissenschaftler heraus, dass das Risiko, an Herzinfarkt zu sterben, bei Männern, die täglich rund 63 Gramm Zwiebeln aßen (zusammen mit einem Apfel und vier Tassen Tee) um zwei Drittel sank, verglichen mit denjenigen, die nur geringe Mengen dieser Nahrungsmittel zu sich nahmen.

Offensichtlich schützen die in der papierähnlichen Schale eingepackten Verbindungen auf lange Sicht vor Herzkrankheiten, indem sie das Blut verdünnen, den Cholesterinspiegel senken und Arterienverhärtung verhindern.

Zu diesen Verbindungen zählen die sogenannten Flavonoide mit ihren antioxidativen Eigenschaften. Sie neutralisieren zellzerstörende Sauerstoffmolekille (freie Radikale), die ständig im Körper entstehen. Das Flavonoid Quercetin wirkt gleich in zweifacher Hinsicht gegen Herzerkrankungen.

Einerseits verhindert es die Oxidation des gefährlichen LDL-Cholesterins (durch diesen Prozess setzt es sich sonst an Arterienwänden fest). Und andererseits verhindert es, dass die Thrombozyten im Blut verkleben und gefährliche Blutgerinnsel bilden.

Eine zweite Gruppe gesundheitsfördernder Inhaltsstoffe in Zwiebeln sind die Schwefelverbindungen – die Sie allerdings zum Weinen bringen. Nach Angaben von Experten erhöhen diese Verbindungen den Wert des gesunden HDL-Cholesterins, das vor Ablagerungen an den Blutgefäßen schützt. Gleichzeitig senken sie die Triglycerid-Blutfette; das Blut wird dadurch dünner und der Blutdruck bleibt im gesunden Bereich.

Sie müssen nicht übermäßig viele Zwiebeln essen, um Ihr Herz mit den schützenden Verbindungen zu »tunen«. Wie Studien bewiesen, reicht schon eine mittelgroße Zwiebel täglich – roh oder gekocht –, um genügend der wertvollen Inhaltsstoffe zu erhalten.

AUGEN AUF!

Eingemachte Zwiebeln

Der Genuss von rohen und gekochten Zwiebeln hilft wahrscheinlich bei entzündeten Atemwegen, die Asthmaanfällen vorausgehen. Der Verzehr von bestimmten eingelegten Zwiebeln kann dagegen das Gegenteil bewirken, warnen Experten.

In einer spanischen Studie fanden Wissenschaftler heraus, dass Asthmatiker nach dem Verzehr von eingelegten Zwiebeln mit Anfällen rechnen mussten; der Grund dafür war vermutlich, dass die Zwiebeln mit viel Sulfit konserviert worden waren.

Wenn Ihnen Ihr Arzt gesagt hat, dass Sie auf Sulfit sensibel reagieren, sollten Sie keine eingelegten Zwiebeln essen und die Inhaltsstoffe auf dem Etikett von Fertiggerichten und Konserven immer genauestens durchlesen.

KÜCHENTIPPS

Viele Leute würden mit mehr Zwiebeln kochen, wenn da nicht die Tränen beim Schneiden wären. Hier ein paar Tipps, wie Sie die Vorteile der Zwiebeln ohne Tränen genießen können.

1. Die Zwiebeln vor dem Schneiden 30 Minuten ins Gefrierfach legen.

2. Schneiden Sie nicht durch das Wurzelende (das Wurzelende der Zwiebel ist gegenüber dem Stiel), da sonst eine Wolke an Schwefelverbindungen freigesetzt wird, die in den Wurzeln konzentriert sind.

3. Mit einem scharfen Messer können Sie schneller schneiden, verkürzen also die Zeit, der Sie den reizenden Gasen ausgesetzt sind. Es hilft auch, das Messer während des Schneidens immer wieder mit kaltem Wasser abzuwaschen.

Krebsschutz

Wenn Sie Schutz vor Krebs wollen, sollten Sie nicht mit frischen Zwiebeln geizen. Den Experten zufolge spielen sie insbesondere gegen Krebs des Magen-Darm-Traktes möglicherweise eine Schlüsselrolle.

»Das erste in Zwiebeln gefundene Flavonoid – das Quercetin – ist definitiv in der Lage, das Wachstum von Darmtumoren bei Tieren zu stoppen,« sagt der Mediziner Dr. Michael J. Wargovich von der University of Texas in Houston. Demnach bekämpfen Zwiebeln den Krebs an zwei Fronten, denn auch die Schwefelverbindungen wir-

Zwiebeln 477

ken Krebs entgegen.

In einer groß angelegten Studie in den Niederlanden beobachteten Wissenschaftler die Ernährungsgewohnheiten von fast 121 000 Männern und Frauen. Je mehr der geruchsintensiven Knollen täglich gegessen wurden, desto geringer war das Magenkrebsrisiko.

Wissenschaftler gehen davon aus, dass Zwiebeln nicht nur das weitere Wachstum von Tumoren verhindern, sondern darüber hinaus auch schädigende Bakterien vernichten, die Magenkrebs anstoßen können.

Kombinierte Vorteile

Ob man sie nun wegen des Geschmacks oder ihrer gesundheitlichen Vorteile isst, es gibt keinen Grund, sich bei Zwiebeln in irgendeiner Weise einzuschränken. Denn auch Frühlingszwiebeln, Schalotten oder andere Gemüse aus der Zwiebelfamilie enthalten nicht nur die gleichen Schwefelverbindungen und Flavonoide wie ihre großen Brüder, sondern zudem noch andere Inhaltsstoffe, die helfen, den Krebs zu bekämpfen und das Immunsystem zu stärken.

Frühlingszwiebeln, auch grüne Zwiebeln genannt, sind junge, noch nicht voll ausgereifte Zwiebeln. Sie besitzen aber mehr Nährstoffe als ihre ausgewachsenen Verwandten, vor allem Folsäure und Vitamin C. 125 Gramm geschnittene, rohe Frühlingszwiebeln enthalten 32 Mikrogramm oder acht Prozent des täglichen Bedarfs an Folsäure. Dieses B-Vitamin ist für den Gewebeaufbau notwendig und kann vor Krebs, Herzerkrankungen und Geburtsdefekten schützen.

Die 125 Gramm liefern darüber hinaus mehr als neun

Milligramm (fast neun Prozent des Tagesbedarfs) Vitamin C. Das Antioxidans stärkt das Immunsystem, indem es die gewebezerstörenden Sauerstoffmoleküle im Körper unschädlich macht.

Auch Schalotten, eine andere Miniaturausgabe der Speisezwiebeln, haben ihre eigenen Vorteile. Schon ein Esslöffel davon deckt mit 600 internationalen Einheiten Vitamin A den doppelten Tagesbedarf (zwei Milligramm). Dieser lebenswichtige Nährstoff stärkt das Immunsystem und schützt vor Sehverlust im Alter, zum Beispiel vor Linsentrübung und Nachtblindheit.

SO HOLEN SIE DAS BESTE HERAUS

Geben Sie Farbe dazu. Um die optimale Nährstoffmenge aus Ihrer täglichen Zwiebelration zu holen, essen Sie verschiedene Sorten. Rote und gelbe Zwiebeln sowie Schalotten enthalten am meisten Flavonoide, weiße Zwiebeln haben den geringsten Gehalt.

Schützen Sie Ihren Atem. Falls Sie die Angst vor schlechtem Atem davon abhält, Zwiebeln zu essen, kauen Sie hinterher einfach einen Zweig frische Petersilie. Dadurch werden die Schwefelverbindungen neutralisiert, bevor sie den Atem verderben. Ein Atemspray aus Petersilienöl kann auch helfen.

Halten Sie Ihre Augen offen. Auch wenn Sie Zwiebeln gerne mögen, werden Sie nicht täglich 125 Gramm davon essen wollen. Daher arbeiten amerikanische Wissenschaftler bereits an einer neuen Zwiebelsorte mit hoher Flavonoidkonzentration.

Krankheiten bekämpfen durch richtige Ernährung

Altersbeschwerden

Wie Sie sich jung essen

Zu der Zeit, als Jeanne Louise Calment zur Welt kam, pflegte Vincent van Gogh seine Bunstifte in ihres Vaters Laden zu kaufen. Als die Französin 122 Jahre später starb, hatte sie die statistische Lebenserwartung um 45 Jahre übertroffen. Auch wenn kaum jemand diesen Weltrekord brechen wird, mit rund 75 Lebensjahren können wir heutzutage immerhin rechnen. Und das war keineswegs immer selbstverständlich. Noch vor wenigen Generationen hatten die Menschen durchschnittlich 20 Jahre weniger zu leben.

Dass die Menschen immer älter werden, verdanken sie den Erfolgen der modernen Medizin im Kampf gegen Krankheiten wie Kinderlähmung oder Diabetes. Aber auch den Fortschritten in der Altersforschung. Die Wissenschaft ist dem Geheimnis des Alterns auf der Spur und sagt uns, warum unser Körper verfällt und wie wir diesen Abbau bremsen können. Dadurch sind wir in der Lage, nicht nur die reine Lebenszeit zu verlängern, sondern länger gesund zu bleiben. Nach dem Motto »Dem Leben nicht nur mehr Jahre geben, sondern den Jahren auch mehr Leben«. Der Mediziner Dr. William Regelson glaubt sogar daran, dass wir die 120-Jahre-Marke erreichen können, sobald wir die Faktoren des biologischen Alterungsprozesses genauer verstehen und die Bildung schädlicher Moleküle im Organismus beherrschen.

Die Kraft der Antioxidanzien

Einen der bedeutendsten Einflussfaktoren für die Entstehung von Herzkrankheiten, Krebs, Arthritis, Falten und vielen anderen Altersbeschwerden hat die Forschung bereits ausgemacht. »Wir rosten«, bringt es Prof. Regelson auf den Punkt. Denn die Luft, die wir zum Atmen brauchen, lässt nicht nur Eisen rosten und Obst braun werden, sondern auch unsere Körperzellen altern. So richten aggressive Sauerstoffmoleküle den Schaden in unserem Körper an: Nachdem sogenannte freie Radikale durch eine Reihe chemischer Reaktionen ein Elektron verloren haben, versuchen sie, ihre Stabilität auf Kosten intakter Körperzellen wiederherzustellen. Werden diese geschädigt, indem sie ihrerseits ein Elektron verlieren, bildet sich wiederum ein freies Radikal und löst damit eine Kettenreaktion aus. Wäre da nicht ein riesiges Arsenal von sogenannten Antioxidanzien, die diesem zerstörerischen Prozess Einhalt gebieten. Sie fangen die freien Radikale ab, indem sie ihnen eigene Elektronen »opfern«.

Antioxidanzien produziert der Organismus zwar selbst, doch nicht immer in ausreichender Menge. Unterstützung bieten hier die Antioxidanzien, die von Natur aus in pflanzlichen Nahrungsmitteln enthalten sind. Nach Ansicht der meisten Mediziner bringen sie den besten Anwendungserfolg. Drei davon, Betacarotin sowie die Vitamine C und E, haben sich bei der Behandlung von altersbedingten Krankheiten wie Herzleiden oder Krebs als besonders wirksam erwiesen. Die Einnahme von Antioxidanzien in Form von Nahrungsergänzungspräparaten gilt hingegen nur als zweitbeste Lösung. Der Chemiker Dr. Richard Cutler erklärt, warum: »Wenn Sie zu viel von einem einzelnen Antioxidans einnehmen, büßen die anderen ihre Wirkung ein. Am besten greifen Sie daher auf Obst und Gemüse zurück, wo die natürliche Ausgewogenheit gegeben ist.« Da Antioxidanzien außerdem in so vielen Lebensmitteln enthalten sind, können Sie auf Ergänzungspräparate getrost verzichten. Für einen schnellen Vitamin-C-Stoß zum Beispiel genügt schon ein Glas Grapefruit- oder Orangensaft oder aber eine rote Paprika. Damit sind Sie jeweils zu über 100 Prozent mit dem Tagesbedarf an Vitamin C versorgt. Im Fall von Betacarotin liegen Sie mit dunkelgrünem oder hellorangefarbenem Obst und Gemüse richtig. Schon eine Kartoffel oder eine große Karotte liefert mit zwölf bis fünfzehn Milligramm mehr Betacarotin als Sie pro Tag mindestens aufnehmen sollten.

An Vitamin E kommt man vergleichsweise schwierig, denn es ist hauptsächlich in fettreichen Produkten, wie zum Beispiel Pflanzenölen, enthalten. Und die sollten wir reduzieren. Als Alternative bieten sich Nüsse, Samen und Weizenkeime an. Mit vier Milligramm liefern 20 Gramm davon schon 20 Prozent des Tagesbedarfs an Vitamin E.

Betacarotin sowie die Vitamine C und E sind aber längst nicht die einzigen wichtigen Natursubstanzen im Dienste unserer Gesundheit. Obst und Gemüse stecken außerdem voller sogenannter sekundärer Pflanzenstoffe, die nicht nur antioxidierend wirken, sondern auch krebserregende Substanzen unschädlich machen können. Einer Studie der Universität von Michigan zufolge, kann der sekundäre Pflanzenstoff Glutathion zum Beispiel Blutdruck, Cholesterinspiegel und Körpergewicht positiv beeinflussen: Die besten Werte wurden bei Versuchspersonen gemessen, die viele glutathionhaltige Nahrungsmittel wie Avocados, Grapefruits, Winterkürbis, Orangen, Tomaten und Kartoffeln verzehrten.

»Die Antioxidanzien garantieren Ihnen zwar keine 150 Jahre«, sagt Dr. Cutler, »aber sie ermöglichen Ihr persönliches Höchstalter. 75 Jahre alt zu werden statt nur 60 bedeutet immerhin 15 zusätzliche Lebensjahre. Und das ist doch auch schon etwas.«

Zukünftige Jugendlichkeit

Durch das, was wir essen, können wir den Alterungsprozess bremsen. Mit dem Älterwerden verändert sich der Nährstoffbedarf aber auch, und dem müssen wir unsere Ernährungsgewohnheiten ebenfalls anpassen.

Wie Dr. Susan A. Nitzke erläutert, produzieren wir im Alter weniger Speichel und können dadurch nicht mehr so leicht schlucken und verdauen. »Verdauung und Resorption von Nährstoffen werden zudem durch eine verminderte Magensäureproduktion beeinträchtigt. Und schließlich lassen auch Geschmackswahrnehmung und Appetit nach; also essen wir weniger.«

Das Spurenelement Zink ist zum Beispiel für ein funktionierendes Immunsystem unverzichtbar, kann aber nur aus der Nahrung aufgenommen werden, wenn genügend

Magensäure vorhanden ist. Nimmt die Magensäureproduktion ab, kann eine ausreichende Zinkversorgung problematisch werden. Besonders, wenn zusätzlich noch Medikamente gegen Übersäuerung eingenommen werden. Mehr als genug von diesem Spurenelement liefern Austern. Schon sechs Stück decken mit 77 Milligramm Zink ganze 513 Prozent des Tagesbedarfs. Auch Krabben sind eine gute Zinkquelle. 100 Gramm enthalten sieben Milligramm davon, knapp die Hälfte des Tagesbedarfs.

In einer wissenschaftlichen Untersuchung an 205 älteren Personen mit geschwächtem Immunsystem und zum Teil niedrigen Eisen-, Zink-, Folsäure-, Vitamin-B12- und Proteinwerten, wurde nach Gabe der fehlenden Nährstoffe ein sprunghafter Anstieg von Abwehrzellen festgestellt.

Nicht immer denken die Ärzte jedoch daran, den Vitamin-, Mineralstoff- und Spurenelementestatus zu überprüfen. Ein einfacher Mangelzustand kann so schnell mit einer ernsthaften Erkrankung verwechselt werden, wie Dr. Regelson aus Erfahrung weiß. »Ich habe Menschen erlebt, die meinten, senil zu sein und nicht mehr selbst für sich sorgen zu können. Tatsächlich hatten sie nur einen Nährstoffmangel.«

Viele ältere Leute tun sich schwer, genügend der für Nerven und Gehirn wichtigen B-Vitamine aufzunehmen. Das erklärt Dr. Regelson damit, dass sich die Magenschleimhaut im Alter verändert. »Weil deshalb die Resorption von Nährstoffen erschwert ist, kann jenseits der 55 schnell eine Unterversorgung mit Vitamin B6 auftreten«, sagt der Mediziner. Hervorragende Vitamin-B6-Lieferanten sind Kartoffeln und Bananen: Eine einzige

Knolle enthält 0,5 Milligramm oder 25 Prozent des Tagesbedarfs an Vitamin B 6. Eine Banane bringt es mit 0,7 Milligramm auf 35 Prozent des Tagesbedarfs. Folsäure, ebenfalls ein Vitamin der B-Gruppe, findet sich in grünen
Gemüsen und Bohnen, vor allem in Kidney- und Pintobohnen. 150 Gramm davon entsprechen mit mehr als 100
Milligramm Folsäure gut einem Viertel des täglichen Bedarfs. Vitamin B 12 dagegen ist hauptsächlich in Fleisch
und anderen tierischen Lebensmitteln enthalten. Venusmuscheln sind die Vitamin-B 12-Bomben schlechthin:
20 Stück enthalten 89 Milligramm, unglaubliche 1483
Prozent der empfohlenen Tagesration.

Wenn die Knochen älter werden, gewinnt auch Kalzium an Bedeutung. Dr. Nitzke empfiehlt eine ergänzende
Einnahme des Knochenaufbauminerals. Die bevorzugten
natürlichen Kalziumquellen sind vor allem Milchprodukte. Eine Tasse Magermilchjoghurt etwa deckt mit 415
Milligramm Kalzium 41 Prozent des täglichen Bedarfs; die
302 Milligramm in einem Glas fettarmer Milch entsprechen 30 Prozent der pro Tag empfohlenen Kalziummmenge.
Nach Meinung der Ernährungsexpertin müssen Sie selbst
bei einer Milchzuckerunverträglichkeit nicht auf Milchprodukte verzichten, da diese in kleinen Mengen nicht
schaden.

Eine gesunde Versorgung mit dem Spurenelement
Eisen ist nicht immer gewährleistet. Während einige
Menschen zu wenig davon aufnehmen, sind andere über-
versorgt, weiß Dr. Nitzke. Um den individuellen Versor-
gungszustand festzustellen, rät sie daher zu einer Blutuntersuchung. Wenn die Diagnose tatsächlich auf Anämie
lautet, sollten Sie auf eisenhaltige Nahrungsmittel wie

Altersbeschwerden 485

mageres Fleisch und Meeresfrüchte umsteigen. Ebenso gut sind Weizengrütze und andere »eisenverstärkte« Zerealien. Eine Portion davon deckt mit fünf Milligramm rund 29 Prozent der empfohlenen Eisenmenge pro Tag.

Weniger essen, länger leben

Wir haben gelernt: Wenn wir viel von bestimmten Nahrungsmitteln essen, können wir gesünder und älter werden. Manche Wissenschaftler vertreten eine weitere, scheinbar gegensätzliche Strategie für ein langes Leben: weniger essen.

Wie der Gerontologe Dr. George Roth berichtet, führte eine Kalorienreduktion im Laborversuch zur Senkung des Blutdrucks und des Triglyceridspiegels. Der Wert des erwünschten HDL-Cholesterins erhöhte sich dagegen. Außerdem berichtete Dr. Roth über einen Zusammenhang zwischen dem Körpergewicht und der Lebenserwartung.

»Durch die Reduktionsdiät hat sich der Stoffwechsel auf einen ›Überlebensmodus‹ umgestellt und dabei die Nahrungsenergie optimal ausgenutzt«, erklärt Dr. Roth, der sich weiteren Aufschluss von Diätversuchen mit Primaten erhofft. Nach Ansicht des Mediziners spricht alles dafür, dass die positiven Wirkungen auf den Menschen übertragen werden können. »Wenn Sie überflüssige Kalorien streichen, können Sie Ihre Lebensspanne ein wenig ausdehnen«, meint er. Normalgewichtige sollten deshalb aber keine Diät beginnen, zumal die Forschung noch in den Anfängen steckt.

Alzheimer

Dank richtiger Ernährung
ein Leben lang klar denken

Lange nahmen wir es als naturgegeben hin, dass Menschen im Alter geistig und körperlich abbauen. Was gemeinhin für Alterssenilität gehalten wird, hat heute einen Namen: Alzheimer.

Und diese Krankheit gilt heute keineswegs mehr als unvermeidlich.

Über die Ursachen sind sich die Mediziner allerdings noch längst nicht im Klaren. Durch wissenschaftliche Studien abgesichert ist lediglich, dass bei Patienten mit entsprechender Veranlagung eine Unterversorgung des Gehirns mit bestimmten chemischen Substanzen feststellbar ist.

Dabei handelt es sich um Stoffe, die für die Übertragung von Nervenimpulsen gebraucht werden. Zudem lagern sich im Gehirn Proteine ab, was wahrscheinlich zum Absterben von Hirnzellen führt.

Nachdem die medikamentöse Behandlung sich bisher als wenig wirksam erwiesen hat, wenden einige Forscher sich nun der Ernährung zu.

Wie der Psychologe Dr. James G. Penland vom amerikanischen Landwirtschaftministerium halten auch die Forscher die Ernährungsgewohnheiten für einen sehr wesentlichen potenziellen Einflussfaktor beim Ausbruch der Krankheit. Lesen Sie im Folgenden von den diesbezüglichen Forschungsergebnissen.

Die Rolle der Antioxidanzien

Obwohl die Forschung noch in den Anfängen steckt, spricht einiges dafür, dass bestimmte aggressive Sauerstoffmoleküle eine bedeutende Rolle beim Ausbruch von Alzheimer spielen. Diese sogenannten freien Radikale schädigen das Körpergewebe und machen auch vor den Hirnzellen nicht halt. Ihre körpereigenen Gegenspieler, die Antioxidanzien, werden nicht immer in ausreichender Menge produziert.

Wirksamen Schutz vor den Angriffen der freien Radikale können zusätzliche Antioxidanzien bieten, die dem Körper über geeignete, Vitamin-E-reiche Nahrungsmittel zugeführt werden. Zahreiche Laboruntersuchungen auf der ganzen Welt haben ergeben, dass Vitamin E – hauptsächlich enthalten in Weizenkeimen, Pflanzenölen, Nüssen und Samen – die Proteinablagerungen im Gehirn verhindern kann.

Demnach ist die Wirkung von hochdosiertem Vitamin E (2000 internationale Einheiten pro Tag) vergleichbar mit Eldepryl, einem häufig zur Verlangsamung des Krankheitsverlaufs verordneten Medikament.

B-Vitamine fürs Gehirn

Die Alzheimer-Forschung beschäftigt sich auch mit den Vitaminen der B-Gruppe, die im Organismus für den Schutz der Nerven verantwortlich sind sowie für die Produktion von Substanzen, die die Leitfähigkeit der Nerven ermöglichen.

»Ein Mangel an körpereigenem Vitamin B könnte zur Abnahme der geistigen Leistungsfähigkeit führen«, folgert Dr. Penland. Dass Alzheimer-Patienten tatsächlich einen niedrigeren B12-Spiegel in der Rückenmarksflüssigkeit haben als Gesunde, konnten Wissenschaftler der Universität von Toronto in ihren Studien nachweisen. Ebenso, dass die Patienten auf hohe Dosen des B-Vitamins Thiamin mit einer leichten Verbesserung der Symptome ansprachen.

Thiamin findet sich vornehmlich in Schweinefleisch, Weizenkeimen und Nudeln; Vitamin B12 in Geflügel, Leber und Meeresfrüchten, wie Muscheln oder Makrelen.

Ein anderer Hoffnungsträger

Noch wenig untersucht ist dagegen eine Substanz namens Acetyl-L-Carnitin. Diese Substanz ist ebenfalls natürlichen Ursprungs. Sie ist ähnlich aufgebaut wie die Aminosäuren in Milchprodukten, Kidneybohnen, Eiern und rotem Fleisch. Anlass zu vorsichtigem Optimismus gab eine Studie, die an der Universität von Pittsburgh durchgeführt wurde. Nach dieser Studie verlangsamte sich der Krankheitsverlauf bei Patienten, die Carnitin zwölf Monate lang mit der Nahrung aufnahmen.

Schwerwiegendes Metall

Seit im Gehirn von Alzheimer-Patienten Spuren von Aluminium gefunden wurden, halten einige Forscher das Metall für einen möglichen Auslöser der Krankheit. Beweise für diesen Verdacht fehlen allerdings bislang. In jedem Fall gehen Sie auf Nummer sicher, wenn Sie Aluminium meiden, wo immer möglich. Kein leichtes Unterfangen, ist das Leichtmetall doch nahezu allgegenwärtig.

Wenn Sie zum Beispiel Erfrischungsgetränke aus der Dose trinken, bekommen Sie schon vier Milligramm Aluminium ab – mehr als den empfohlenen Grenzwert von maximal drei Milligramm pro Tag. Auch aus Aluminiumtöpfen oder -folie können kleine Mengen des Metalls auf die darin aufbewahrten oder zubereiteten Speisen übergehen.

Trotz der Unsicherheit darüber, ob und wie viel Aluminium ins Gehirn gelangt, sollten Sie Getränke daher vorsorglich in Flaschen kaufen und Alufolie nur im Ausnahmefall verwenden.

Anämie

Eisenhart gegen die Müdigkeit

Die Krankheitsbezeichnung »Anämie« ist eigentlich eine Übertreibung, denn übersetzt bedeutet das griechische Wort so viel wie »ohne Blut«. Doch Anämiepatienten leiden weniger an Blut-, als vielmehr an Sauerstoffmangel. Ihre dezimierten roten Blutkörperchen transportieren zu wenig davon zu den Zellen.

Unter den verschiedenen Formen dieser Krankheit ist die Eisenmangel-Anämie die häufigste. Bei unzureichender Eisenversorgung durch die Nahrung oder bei Blutverlust – beispielsweise infolge der Menstruation – kann es zur drastischen Abnahme des Sauerstoffgehaltes im Blut kommen. Wird dieser Energiespender knapp, fühlen wir uns schlapp und abgeschlagen, häufig ist uns schwindlig, und wir frieren ständig.

Man nimmt an, dass in westlichen Industrieländern etwa ein Drittel der weiblichen Bevölkerung kaum Eisenspeicher und somit ein latentes Anämierisiko hat. Glücklicherweise gibt es dagegen ein einfaches und angenehm anzuwendendes Mittel: die richtige Ernährung.

Dem Problem zu Leibe rücken

Mit 30 Milligramm erhöht sich der Tagesbedarf an Eisen in der Schwangerschaft auf das Doppelte des sonst üblichen. So viel Eisen über die Nahrung aufzunehmen ist nahezu unmöglich, weshalb Ärzte schwangeren Frauen häufig ergänzende Medikamente verordnen. Frauen nach der Menopause und auch Männer benötigen dagegen nur zehn Milligramm Eisen pro Tag, um gesund zu bleiben. Eine Menge, die durchaus sehr gut über Nahrungsmittel gedeckt werden kann. Vorausgesetzt natürlich, wir essen genug Fleisch, Fisch und Geflügel.

So liefern etwa 100 Gramm gedünstete Muscheln sechs Milligramm Eisen, ein mittleres Steak enthält drei Milligramm, und die gleiche Menge Truthahnbraten bringt es nur noch auf ein Milligramm Eisen.

Problematisch kann die Eisenversorgung dann werden, wenn Sie sich fleischlos ernähren. Nicht dass Gemüse kein Eisen enthielte – in 100 Gramm Dosenerbsen stecken beispielsweise zwei Milligramm davon, in Kidneybohnen und Linsen sogar neun Milligramm –, aber dem Körper steht es nur eingeschränkt zur Verfügung.

Die Aufnahme verbessern

Die Fähigkeit unseres Körpers, Nährstoffe aus der Nahrung aufzunehmen, hängt von verschiedenen Faktoren ab. Die Verfügbarkeit von Eisen zum Beispiel davon, in welcher Form das Spurenelement vorliegt. Anders als das sogenannte Hämeisen in Fleisch, Fisch und Meeresfrüchten, wird das in pflanzlichen Produkten enthaltene Eisen schlecht resorbiert.

Wie der New Yorker Professor Victor Herbert verdeutlicht, können von den sechs Milligramm Eisen in 100 Gramm Muscheln etwa 15 Prozent verwertet werden, von den drei Milligramm Eisen in einer halben Tasse Linsen dagegen nur drei Prozent.

Mit »intelligentem Essen« lässt sich die Eisen-Resorption verbessern. Eine mit Vitamin C aufgewertete Mahlzeit zum Beispiel erhöht die Aufnahme von Nahrungseisen ins Blut.

Denn »in saurer Umgebung, also zusammen mit Ascorbinsäure oder Vitamin C, wird Eisen optimal resorbiert«, erklärt die Medizinerin Dr. Carol Fleischman. Einen ähnlichen Effekt erreichen Sie mit kombinierten Fleisch-Gemüse-Mahlzeiten. Das Hämeisen aus Fleisch vervielfacht das Eisen pflanzlichen Ursprungs und verbessert dessen Verfügbarkeit für den Körper.

Dennoch rät Dr. Fleischman: »Machen Sie sich keine Sorgen über das Verhältnis von Vitamin C und Eisen, Hämeisen und pflanzlichem Eisen. Eine solchermaßen ausgewogene Mischkost ist zwar das Beste, aber bei Eisenmangel zieht Ihr Körper ohnehin verstärkt Eisen aus der Nahrung. Je mehr Eisen Sie dann zu sich nehmen, umso mehr wird absorbiert.«

Die Eisenspeicher auffüllen

Bei Verdacht auf Anämie sollten Sie sich zunächst ärztlich untersuchen lassen, um eine ernsthafte Erkrankung auszuschließen. Wird ein ernährungsbedingter Eisenmangel diagnostiziert, so ist Abhilfe fast immer möglich. Vorausgesetzt, Sie setzen Venusmuscheln, Fleisch, Hülsenfrüchte und Gemüse mit auf Ihren Speiseplan.

20 Stück der gedünsteten Meeresfrüchte enthalten nämlich sage und schreibe 25 Milligramm Eisen – dreimal so viel wie eine Hähnchenleber. Und die Kombination von Hämeisen mit Eisen aus Bohnen und Gemüse erhöht die Absorption des pflanzlichen Eisens sogar um zehn bis 15 Prozent.

Nach Ansicht des Ernährungsspezialisten Dr. Henry C. Lukaski eine anzustrebende Menge. »Die größtmögliche Menge an Nahrungseisen bekommen Sie allerdings mithilfe von Vitamin C«, weiß Dr. Jena R. Hunt. Die Ernährungswissenschaftlerin spricht von einer Resorptionsverdoppelung bei Eisen pflanzlichen Ursprungs.

Ihren Speiseplan können Sie auf vielfältige Weise mit Vitamin C anreichern. Denn es ist nicht nur in Zitrusfrüchten oder Ananas enthalten, sondern auch in vielen Gemüsen. Eine Tomate zum Beispiel enthält mit 24 Milligramm Vitamin C etwa 25 Prozent des empfohlenen Tagesbedarfs. Eine gebackene Kartoffel liefert gleich die bevorzugte Kombination von 20 Milligramm Vitamin C (20 Prozent des Tagesbedarfs) mit 0,6 Milligramm Eisen. Und wenn Sie die Schale mitessen, verdreifachen Sie den Eisenanteil sogar.

Den Mineralstoff Kalzium sollten Sie dagegen nicht zusammen mit eisenhaltigen Nahrungsmitteln verzehren.

»Eisen- und kalziumhaltige Lebensmittel konkurrieren um dieselben Zellrezeptoren«, erläutert der Ernährungsexperte Professor Fergus Clydesdale. Mit anderen Worten, der Mineralstoff Kalzium hemmt die Aufnahme des Spurenelements Eisen. Zwischen Frühstücksmüsli und Eisentablette sollten deswegen etwa drei Stunden liegen.

Ähnliches gilt für Kaffee und Tee. »Beide Getränke enthalten Tannin, das die Eisenresorption blockiert«, weiß Prof. Clydesdale und rät daher, Eisenpräparate nicht zusammen mit dem Morgenkaffee einzunehmen.

Eine besonders einfache Methode, wie Sie zu zwei bis fünf Prozent zusätzlichem Eisen kommen, ist die Verwendung von gusseisernem Kochgeschirr. Dr. Lukaski empfiehlt darüber hinaus ein »altmodisches, eisenverstärktes« Frühstück mit Weizengrütze (Eisengehalt eines Schüsselchens: fünf Milligramm) oder Haferbrei (Eisengehalt: drei Milligramm).

Die Gefahren einer vegetarischen Ernährung

Doppelt so viele Vegetarier wie Fleischesser bekommen Anämie, weiß Prof. Herbert. Bei eingefleischten Vegetariern kann es darüber hinaus zu einem Mangel an Vitamin B12 kommen. Denn dieser für Zellteilung und -reifung wichtige Nährstoff kommt hauptsächlich in tierischen Lebensmitteln vor.

Aus einer dauerhaften Unterversorgung kann sich eine sogenannte perniziöse Anämie entwickeln, ohne dass die Betroffenen das sofort bemerken. »Die meisten Menschen haben körpereigene B12-Reserven für etwa sechs Jahre«, erklärt Dr. Fleischman. Deshalb werden Beschwerden wie

Müdigkeit und unangenehmes Kribbeln in Händen und Füßen oft lange nicht als Symptome eines Vitamin-B12-Mangels erkannt. Wie bei der Eisenmangel-Anämie kann auch hier geholfen werden, sei es durch Ernährungsumstellung, Vitamin-B 12-Präparate oder Bierhefe. Ihr Hausarzt wird Ihnen das Passende verordnen.

DIE BESTEN EISENLIEFERANTEN

Zur Herstellung der roten Blutkörperchen benötigt unser Körper Eisen. Nehmen wir zu wenig davon mit der Nahrung auf, kann die Zahl der roten Blutkörperchen abnehmen und damit auch der Sauerstoffgehalt im Blut.

Im Folgenden sind die besten Nahrungsquellen sowohl für das leicht resorbierbare Hämeisen aus Fleisch und Fisch aufgelistet als auch für das weniger gut resorbierbare Eisen pflanzlichen Ursprungs.

Nahrungsmittel, die Hämeisen enthalten		
Nahrungsmittel	Menge	Eisengehalt (mg)
Venusmuscheln, gedünstet	20 Stück	25,2
Hähnchenleber, gekocht	100 g	7,2
Miesmuscheln, gedünstet	100 g	5,7
Austern, gedünstet	6 Stück	5,0
Wachteln	1	4,2
Mageres Rindfleisch, geschmort	100 g	2,9
Thunfisch, im eigenen Saft	100 g	2,7
Shrimps, gedünstet	100 g	2,6
Truthahn, geschmort	100 g	2,0
Hähnchenkeule, geschmort	100 g	1,2

Anämie 495

Nahrungsmittel mit Eisen pflanzlichen Ursprungs		
Nahrungsmittel	Menge	Eisengehalt (mg)
Weizengrütze	100 g	8,0
Tofu	100 g	5,0
Geschälte Kürbissamen, getrocknet	30 g	4,3
Linsen, gekocht	100 g	3,3
Kartoffeln, gebacken	100 g	1,3
Kidneybohnen, gekocht	100 g	1,1
Pintobohnen, gekocht	100 g	1,0
Schwarze Bohnen, gekocht	100 g	0,9
Kürbis	100 g	1,0
Erbsen, gekocht	100 g	0,7

Arthritis

Lebensmittel, die Gelenkschmerzen lindern

Die traditionelle chinesische Medizin verordnet bei Gelenkentzündung folgendes Rezept: Man setze fünf Liter Rotwein mit 100 toten Schlangen und einigen Heilkräutern an, lasse das Ganze drei Monate ziehen und nehme die Mixtur dann sechs bis zwölf Wochen lang dreimal täglich ein.

Kaum weniger bizarr als diese Probe chinesischer Heilkunst mutete die westliche Schulmedizin noch bis vor Kurzem jeglicher Zusammenhang zwischen Ernährungsgewohnheiten und Arthritis an. Inzwischen hat sich jedoch die Erkenntnis durchgesetzt, dass eine entsprechende Diät zwar kein Allheilmittel ist, die Beschwerden aber durchaus lindern und sogar das Fortschreiten der Krankheit verlangsamen kann.

Ausgeklinkte Gelenke

Das lateinische Wort »Arthritis« steht für entzündliche Veränderungen der Gelenke. Diese können verschiedene Ursachen haben, ihre Symptome sind jedoch immer die gleichen: Schmerz, Schwellung, Versteifung. Betroffen von der sogenannten Osteoarthritis sind zumeist Finger-, Knie-, Fuß-, Hüft- und Wirbelgelenke, wenn der Gelenkknorpel infolge von Abnutzung seine Funktion als Stoßdämpfer nicht mehr erfüllen kann. So entsteht zwischen Gelenkpfanne und -kopf Reibung, die schließlich zum Verschleiß der Gelenkknochen führt.

Schlimmer noch als die belastungsbedingte Form ist die sogenannte rheumatoide Arthritis. Dabei handelt es sich um eine Autoimmunerkrankung: Das gestörte Immunsystem greift den eigenen Körper an statt ihn zu schützen. Dadurch kommt es zur Entzündung, Schwellung und Rückbildung der elastischen Knorpelschicht, welche die Gelenkknochen überzieht. Vor allem bei diesem Typ spielt die Ernährung eine Rolle.

SCHNELLE HILFE

Als Soforthilfe gegen Arthritis-Beschwerden empfehlen einige Ärzte ihren Patienten eine Fastenkur. Den Effekt des zeitweiligen Nahrungsverzichtes beschreibt der Ernährungsmediziner Dr. Joel Fuhrmann so: »Zum einen kann sich der gestresste Organismus erholen. Sein übersensibilisiertes Immunsystem arbeitet ja sonst ständig auf Hochtouren, indem es Nahrungspartikel attackiert, die aus dem Verdauungstrakt teilverdaut ins Blut gelangen. Wenn Sie nach dem Fastenbrechen langsam wieder anfangen zu essen, können Sie genau beobachten, auf welche Nahrungsmittel möglicherweise ein Arthritisschub folgt.«

Bevor Sie allerdings mit dem Fasten beginnen – und sei es nur für wenige Tage oder in modifizierter Form mit Frucht- und Obstsaft oder Gemüsebrühe –, sollten Sie sicherheitshalber Ihren Hausarzt konsultieren. Vor allem, wenn Sie Medikamente einnehmen.

Der Faktor »Ernährung«

Nachdem die Funktion des Immunsystems durch die Ernährung beeinflusst wird, scheint hier ein Ansatzpunkt bei der Behandlung von rheumatoider Arthritis zu liegen. Dafür spricht nach Auffassung des Ernährungsmediziners Dr. Joel Fuhrmann auch, dass solche Defekte des Immunsystems bei Menschen, die keine industriell verarbeiteten Lebensmittel, sondern hauptsächlich Obst, Gemüse und Getreide verzehren, so gut wie unbekannt sind. »Im ländlichen China zum Beispiel leidet deshalb kaum jemand an schwerer rheumatoider Arthritis, weil dort eine andere Ernährung als hierzulande üblich ist«, argumentiert der Wissenschaftler.

Doch mit naturbelassenen Nahrungsmitteln allein ist es nicht getan, wenn das Immunsystem auf bestimmte Lebensmittel allergisch reagiert. Eine solche Reaktion können zum Beispiel Weizen, Milchprodukte, Mais, Zitrusfrüchte, Tomaten oder Eier auslösen. Allerdings, so der Arthritis-Spezialist Dr. David Pisetzky, lasse sich ein akuter Arthritisanfall selten direkt auf eine Nahrungsmittelallergie zurückführen.

Herauszufinden, ob Lebensmittel die Symptome verschlimmern, ist keine leichte Aufgabe. Dr. Pisetzky rät deshalb, über alle Mahlzeiten genau Buch zu führen. »Beim nächsten Krankheitsschub können Sie dann zurückverfolgen, was Sie gegessen haben. Die fraglichen Lebensmittel sollten Sie mindestens fünf Tage meiden; falls die Beschwerden erneut auftreten, wenn Sie diese Lebensmittel danach wieder zu sich nehmen, wissen Sie Bescheid.«

Linderung durch fleischlose Ernährung

Die Fachleute sind sich einig, dass bestimmte tierische Eiweiße Arthritis fördern können. In einer Studie der Universität Oslo wurde daraus die Konsequenz »Vegetarische Ernährung« gezogen und so bereits nach einem Monat Erfolg bei rheumatoider Arthritis erzielt: Die 27 Probanden hatten weniger geschwollene und schmerzempfindliche Gelenke, und das übliche steife Gefühl am Morgen war einer besseren Beweglichkeit gewichen. Allerdings hatten die Patienten auch auf Genussmittel wie raffinierten Zucker, Salz, Alkohol und Kaffee verzichtet und waren zudem auf glutenfreie Kost (ohne ein bestimmtes Getreideprotein) gesetzt.

Eine Vergleichsgruppe ohne Diätvorschrift konnte dagegen keinerlei Verbesserung ihres Krankheitsbildes feststellen.

Die Fett-Connection

Kaum eine Krankheit, die sich durch eine Ernährung mit vielen gesättigten Fettsäuren nicht noch verschlimmern würde. Arthritis macht da keine Ausnahme, wie eine wissenschaftliche Untersuchung im Umkehrschluss nahelegt: 23 Patienten mit rheumatoider Arthritis wurden auf eine fettarme Diät gesetzt (nur zehn Prozent der Kalorien stammten aus Fett), machten täglich einen 30-minütigen Spaziergang und unterzogen sich zudem einem Anti-Stress-Programm. Nach zwölf Wochen konnten sie einen 20- bis 40-prozentigen Rückgang in Bezug auf Schmerzempflindlichkeit und Gelenkschwellungen verzeichnen. Einige konnten daraufhin einen Teil ihrer Medikamente absetzen.

Die Patienten einer Vergleichsgruppe, die keine Diät befolgt hatten, konnten dagegen keine Besserung ihrer Beschwerden feststellen.

Für den Leiter der Studie, Dr. Edwin H. Krick, ist dieses Ergebnis folgendermaßen zu erklären: »Je weniger gesättigte Fettsäuren dem Körper mit der Nahrung zugeführt werden, desto geringer die körpereigene Produktion von Prostaglandinen, hormonähnlichen Substanzen mit entzündungsfördernder Wirkung. Möglicherweise verhindert eine überwiegend fleischlose, fettarme Ernährung darüber hinaus die entzündliche Abwehrreaktion des Organismus, hervorgerufen durch das Signal des übersensibilisierten Immunsystems. Weil diese chemische Botschaft abgefangen wird, geht es den Gelenken besser.«

Als ungefährer Grenzwert gilt heute: Maximal 25 Prozent der Nahrungsenergie sollten aus Fett stammen, und davon höchstens sieben Prozent aus gesättigten Fettsäuren. Um diese Empfehlung in die Praxis umzusetzen, »fangen Sie am besten damit an, die zusätzlichen gesättigten Fettsäuren von Ihrem Speiseplan zu eliminieren«, rät Dr. Pisetsky. »Bestreichen Sie Ihr Sandwich zum Beispiel mit fettarmer statt vollfetter Mayonnaise.«

Und wenn Sie einfach nur sparsam mit Butter, Sauerrahm oder Käse umgehen, kommen Sie auch ohne Light-Produkte aus.

Hilfreicher Fisch

Grundsätzlich gilt es, den Fettkonsum zu reduzieren – mit einer Einschränkung: Die sogenannten Omega-3-Fettsäuren, enthalten vor allem in Fischen wie Makrele, Lachs und Forelle, sollten in den Speiseplan aufgenommen werden. Denn sie senken die körpereigene Produktion der entzündungsfördernden Gewebshormone Prostaglandine sowie der Leukotriene.

So zeigte sich in einer Untersuchung an 37 Arthritis-Patienten, die große Mengen an Fischöl konsumierten, nach sechs Monaten eine deutliche Besserung der typischen Beschwerden. Und einer Studie der Universität Seattle zufolge, kann eine Ernährung mit hohem Fischölanteil rheumatoider Arthritis sogar vorbeugen. Denn bei den Versuchspersonen, die wöchentlich mindestens eine Fischmahlzeit einnahmen, sank das Risiko für diese Krankheit im Vergleich zu denjenigen, die auf Fisch verzichteten.

Die Ernährungswissenschaftlerin Dr. Joanne Curran-Celentano empfiehlt zwei bis drei Fischmahlzeiten pro Woche, frisch oder auch als Konserve, jedoch vorzugsweise von Omega-3-reichen Arten wie Lachs, Thunfisch,

Regenbogenforelle, Makrele, Hering, Sardine oder Heilbutt.

Hilfe bei Verschleißerscheinungen

Bevor der Zusammenhang zwischen Osteoarthritis und Ernährung erkannt wurde, hielten die Mediziner die Abnutzung der Gelenkknochen für eine natürliche Alterserscheinung.

Als Wissenschaftler der Universität Boston die Ernährungsgewohnheiten von Patienten mit Osteoarthritis am Knie genauer unter die Lupe nahmen, fanden sie jedoch heraus: Die Krankheit verlief bei denjenigen, die täglich mehr als 200 Milligramm Vitamin C zu sich nahmen, vergleichsweise stabil. Wer weniger als 120 Milligramm Vitamin C einnahm, trug dagegen ein dreimal so hohes Risiko für eine Verschlimmerung der Beschwerden. Diesen Unterschied erklärt der Leiter der Studie, Dr. Timothy McAlindon, so: »Vitamin C trägt möglicherweise zur körpereigenen Produktion von Kollagen bei und damit zur Reparatur des beschädigten Gelenkknorpels. Und die antioxidierende Funktion des Vitamins könnte den Schutz der Gelenkknochen vor schädigenden freien Radikalen bewirken.«

Dr. McAlindon empfiehlt deshalb das Doppelte der üblicherweise empfohlenen Menge an Vitamin C, täglich mindestens 120 Milligramm. Ein paar Orangen oder anderes Vitamin-C-reiches Obst und Gemüse wie Melone, Erdbeeren, Brokkoli oder Paprika genügen.

Ein weiterer Einflussfaktor bei Osteoarthritis ist das Körpergewicht. Wie Dr. Pisetzky bestätigt, haben Übergewichtige, deren Kniegelenke ja besonders belastet werden, ein erhöhtes Risiko für diese Krankheit. Um hier Abhilfe zu schaffen, sollte rechtzeitig eine Reduktionsdiät durchgeführt werden.

Asthma

Lebensmittel zum Durchatmen

Wer an Asthma leidet, kennt das nur zu gut: Schnelles Gehen, Zugluft oder ein Schwung Pollen – schon wird jeder Atemzug zu einem Schnappen nach Luft, scheint sich die Lunge zusammenzuziehen.

Dennoch sind Sie dieser Krankheit nicht völlig hilflos ausgeliefert. »Die Ernährung ist der Schlüssel«, wie es Asthma-Spezialist Dr. Richard N. Firshein ausdrückt.

Die Entzündung bekämpfen

Asthma bekämpfen heißt, die Entzündung bekämpfen. Wenn Pollen, verschmutzte Luft oder andere Fremdstoffe in die Lunge gelangen, macht sich das Immunsystem sofort an die Vernichtung dieser Eindringlinge. Die körpereigenen Substanzen, die dabei zum Einsatz kommen, können jedoch schwerwiegende Nebenwirkungen haben.

Wenn diese Substanzen eine entzündliche Reaktion der Luftwege auslösen, kommt es zu Schwellung und Atembeschwerden. Dazu kommen die im Körper entstehenden, schädigenden freien Radikale, welche die Entzündung noch schlimmer machen. An diesen Beschwerden leiden Asthmatiker häufig noch lange nach einem Anfall.

Gegen die freien Radikale haben sich drei Antioxidanzien besonders bewährt. Die von Natur aus in unserer Nahrung vorhandenen Vitamine C und E sowie das Spurenelement Selen tragen zum Rückgang der Entzündung und zur Normalisierung der Lungenfunktion bei, sagt der Toxikologe Dr. Gary E. Hatch. Eine allgemein entzündungshemmende Wirkung sprechen Forscher darüber hinaus Fisch zu.

Dem Asthma Saures geben

Normalerweise konzentriert sich Vitamin C oder Ascorbinsäure als Gegenspieler der freien Radikale in der Lunge. Deshalb empfiehlt sich eine Vitamin-C-reiche Kost gerade bei Asthma. Den wissenschaftlichen Beleg dafür lieferten zwei groß angelegte Studien: Je mehr Ascorbinsäure die untersuchten Personen regelmäßig mit der Nahrung aufnahmen, desto geringer war ihr Risiko für Erkrankungen der Luft- und Atemwege. Einige Forscher propagieren deshalb eine stark nach oben korrigierte Empfehlung: 200 Milligramm Vitamin C halten sie für die optimale Tagesdosis.

Selbst diese Menge kann problemlos über die Nahrung gedeckt werden. Ein Glas frisch gepresster Orangensaft zum Beispiel liefert mit 93 Milligramm Vitamin C bereits ein Drittel mehr als das empfohlene Minimum. Weitere hervorragende Vitamin-C-Quellen sind Zitrusfrüchte, Paprika, Brokkoli, Rosenkohl und Erdbeeren.

Durchatmen dank Vitamin E

Den Experten zufolge kann auch Vitamin E das Asthmarisiko erheblich senken. So wurde in einer Langzeitstudie der Universität Harvard beobachtet, dass von 75 000 Krankenschwestern diejenigen mit der besten Vitamin-E-Versorgung (30 internationale Einheiten, dem empfohlenen Tagesbedarf entsprechend) im Vergleich zu ihren am schlechtesten versorgten Kolleginnen ein um 47 Prozent geringeres Krankheitsrisiko hatten.

Zurückgeführt wurde diese Wirkung auf die antioxidierenden, sprich neutralisierenden, Eigenschaften des Vitamin E gegenüber freien Radikalen. Diese entstehen in großer Zahl unter anderem bei Luftverschmutzung, dem mutmaßlichen Hauptauslöser von Asthma. Darüber hinaus stimuliert das fettlösliche Vitamin die Ausschüttung bestimmter körpereigener Substanzen, die für die Entspannung der Muskulatur – einschließlich die der Luftwege – verantwortlich sind.

Vitamin E kommt vorwiegend in Pflanzenölen vor und ist darum nicht ganz einfach in einen fettarmen Speiseplan zu integrieren.

Einen Teil des empfohlenen Tagesbedarfs können Sie aber auch über Weizenkeime abdecken, die als Geschmacksabrundung zu fast jeder Mahlzeit passen. Auch Mandeln, Sonnenblumenkerne, Vollkornprodukte, Spinat und Kohl enthalten Vitamin E.

Die nussige Lösung

Spurenelemente benötigt der Organismus zwar nur in kleinen Mengen; trotzdem bewirken sie viel. Asthmatiker profitieren zum Beispiel besonders von Selen, weil dieses nicht nur ähnlich antioxidierende Eigenschaften wie die Vitamine C und E besitzt, sondern – zusammen mit einem weiteren Nahrungsbestandteil namens Glutathion – deren Wirkung noch verstärkt.

Wissenschaftler stellten bei der Untersuchung von 115 Personen fest, dass diejenigen mit der besten Selenversorgung im Vergleich zu den Probanden mit der schlechtesten ein fünfmal geringeres Asthmarisiko hatten.

70 Mikrogramm Selen sind pro Tag nötig, um eine solche Wirkung zu erreichen. Neben Fleisch, Huhn und Meeresfrüchten ist das Spurenelement vor allem in Paranüssen enthalten. Eine einzige Nuss bringt es mit 120 Mikrogramm auf 170 Prozent des täglichen Bedarfs.

Die Atmung wieder fließen lassen

Während die Antioxidanzien in erster Linie für die Asthmavorbeugung zuständig sind, bietet sich im akuten Stadium der Mineralstoff Magnesium an. Nach einer Mahlzeit mit magnesiumreichen Nahrungsmitteln wie Heilbutt, Makrele, Austern, Erbsen oder Spinat (der mit 78 Milligramm etwa 20 Prozent des täglichen Magnesiumbedarfs liefert), können Sie wieder leichter atmen. Zum einen, weil die Muskulatur der verengten Luftwege entspannt und wieder für die Atemluft durchgängig wird. Zum anderen, weil der Mineralstoff die Aktivität der »Entzündungszellen« eindämmt. Als Sofortmaßnahme bei Asthmaanfällen setzen Ärzte daher häufig Magnesium-Injektionen.

Eine britische Studie an 2600 Asthmapatienten verlief entsprechend: Den Probanden wurde zunächst ein Mittel verabreicht, das die Luftwege verengt. Daraufhin zeigten diejenigen, welche am wenigsten Magnesium mit der Nahrung aufnahmen, ein doppelt so hohes Risiko für einen Asthmaanfall als jene mit der besten Versorgung.

Wie Sie tief Luft holen

Aus den Tiefen der Meere kommt weitere Hilfe für Asthmatiker: in Form von Lachs, Makrele und anderen Fischarten, die reich an sogenannten Omega-3-Fettsäuren sind. Das Fischöl dämmt die Entzündungsherde in der Lunge nachweislich ein. Zudem, so Dr. Firshein, soll es Gewebeschäden reparieren können, die Asthmaattacken so oft nach sich ziehen.

Bei einer vergleichenden Studie machten australische Wissenschaftler folgende Beobachtung: In Familien, die kaum fetthaltigen Fisch aßen, waren fast 16 Prozent der Kinder asthmakrank, wo nie Fisch auf den Tisch kam, lag dieser Prozentsatz sogar bei 23. Im Gegensatz dazu fanden sich in Familien mit regelmäßigem Fischkonsum nur neun Prozent kindliche Asthmatiker.

Blinddarmentzündung

Die Kraft der Ballaststoffe

Jahrelang haben sich die Experten gefragt, warum Blinddarmentzündung, lateinisch »Appendicitis«, in westlichen Industriestaaten um so vieles häufiger auftritt als in weniger entwickelten Ländern. Während die Krankheit etwa in Afrika oder Asien kaum bekannt ist, sind in den USA durchschnittlich sieben bis zwölf Prozent der Bevölkerung damit konfrontiert. Was also machen wir falsch? – Im Gegensatz zu Afrikanern und Asiaten, die sehr viel Obst, Gemüse und Lebensmittel aus vollwertigem Getreide verzehren, essen wir zu wenig Ballaststoffe; die meisten bringen es nicht einmal auf die Hälfte des empfohlenen Tagesbedarfs von 25 Gramm. »Und das«, so der Mediziner Dr. David G. Addis, »obwohl ballaststoffreicher Ernährung immer schon eine Schutzwirkung vor Blinddarmentzündung nachgesagt wurde.«

Nur einmal änderte sich die Situation kurzzeitig: Während des Zweiten Weltkrieges, als Lebensmittel wie Fleisch rationiert waren. Damals mussten die Menschen auf ballaststoffreiche pflanzliche Nahrung zurückgreifen; mit der Folge, dass weniger Fälle von Blinddarmentzündung auftraten.

Verdauung leicht gemacht

Blinddarmentzündung entsteht meist dann, wenn Teile von hartem Stuhl die erbsengroße Öffnung des Wurmfortsatzes verstopfen. Dadurch kommt es im Inneren des Blinddarm-Anhängsels zur sprunghaften Vermehrung von Bakterien, welche schließlich die Entzündung hervorruft. Die naheliegende Vorbeugungsmaßnahme ist demnach, für eine weiche Beschaffenheit des Stuhls zu sorgen – mithilfe von ballaststoffreicher Ernährung. Denn die unverdaulichen Pflanzenfasern binden viel Wasser und vergrößern damit nicht nur das Stuhlvolumen, sondern beschleunigen auch die Darmpassage. Und wie der Chirurg Dr. Frank G. Moody die geltende medizinische Meinung beschreibt, »kann alles, was die Verweildauer von Stoffwechsel-Abbauprodukten im Verdauungstrakt verkürzt, nur von Vorteil sein.«

An Ballaststoffe kommen Sie auf einfache Weise, wenn Sie mit Müsli in den Tag starten. Eine Portion enthält mit durchschnittlich zehn Gramm schon fast die Hälfte der empfohlenen Tagesration. Dazu der Ernährungsberater Pat Harper: »Sollte Ihr Lieblingsmüsli laut Packungsangabe allerdings weniger als fünf Gramm Ballaststoffe pro Portion liefern, stellen Sie sich am besten Ihre eigene Mischung zusammen. Kombinieren Sie einfach mit einer ballaststoffreicheren Marke.«

In puncto Ballaststoffgehalt sind Vollkornprodukte den industriell verarbeiteten weit überlegen. In geschältem Reis, Weißbrot oder Auszugsmehl ist so gut wie nichts mehr übrig von den schützenden Fasern. Für zehn Gramm davon müssten Sie schon 20 Scheiben Weißbrot essen. Eine einzige Scheibe Vollkornbrot dagegen enthält zwei Gramm Ballaststoffe, also mehr als das Vierfache. Auf drei Gramm bringt es ein Gericht mit 50 Gramm Gerste oder Hafermehl; und noch besser sieht es bei Hülsenfrüchten aus.

In 100 Gramm Erbsen oder schwarzen Bohnen stecken acht Gramm Ballaststoffe, die gleiche Menge Kidneybohnen entspricht sechs Gramm.

Auch Obst und Gemüse liefern ansehnliche Mengen der nützlichen Fasern. 150 Gramm Brokkoli zum Beispiel zwei Gramm, Äpfel und Orangen jeweils um die drei. Neben Frischobst schlagen auch Trockenfrüchte zu Buche.

75 Gramm Rosinen zum Beispiel mit vier, und fünf getrocknete Aprikosen mit drei Gramm.

Weil die Ballaststoffe hauptsächlich in den Schalen von Obst und Gemüse sitzen, sollten Sie diese – außer bei Zitrusfrüchten – möglichst mitessen. Nehmen Sie es bei Orangen & Co. dafür mit dem Schälen nicht zu genau. Hier sind die meisten Ballaststoffe nämlich direkt unter der Schale, in der weißen Haut. Und die sollten Sie deshalb mitessen.

Bluthochdruck

Wie Sie die Werte nach unten drücken

Man nennt ihn den stillen Killer, obwohl niemand unmittelbar an Bluthochdruck stirbt. Für die Todesursachen Schlaganfall, Herzinfarkt oder Herzversagen aber ist der hohe Blutdruck zumindest mitverantwortlich.

Das Erschreckende daran: Sie können an Bluthochdruck, lateinisch Hypertonie, leiden, ohne es zu bemerken. Und obwohl die Krankheit jahrelang symptomfrei verlaufen kann, endet sie oft tödlich.

Eine regelmäßige Blutdruckmessung ist daher unerlässlich. Zumal »ein hoher Blutdruck lediglich das äußere Zeichen dafür ist, dass das Koronarsystem kurz vor dem Platzen steht«, wie Herz-Spezialist Dr. John A. McDougall verdeutlicht. Mithilfe von kohlenhydratreicher Ernährung, sprich Obst und Gemüse, könne man jedoch gegensteuern.

Was bei Hypertonie passiert

Warum richtet diese Krankheit so viel Schaden an? Weil das Blut durch (häufig verengte) Gefäße »schießt« und dabei Blutklumpen mitreißt, die Arterienwände durch den hohen Druck schädigt und das Herz überlastet. Die genauen Ursachen für diese Symptome liegen noch im Dunkeln, aber die Risikofaktoren sind längst bekannt: hoher Cholesterinspiegel, Arterienverkalkung, Nierenkrankheiten, zu viel Kochsalz.

In westlichen Industrieländern gilt Bluthochdruck heute als eine Volkskrankheit, von der etwa jeder vierte Erwachsene betroffen ist. Mit Werten von 140 bis 159 systolischem Druck (beim Blutauswurf des sich zusammenziehenden Herzens) zu 90 bis 99 diastolischem Druck (während der Erschlaffungsphase des Herzens) bewegen sich 80 Prozent der Hypertoniker zwar noch nicht im akut gefährlichen Stadium.

Doch in Sicherheit wiegen sollten Sie sich nicht. »Herz- und Schlaganfälle«, so der Kardiologe Dr. Norman Kaplan, treten meist in diesem Stadium auf.

Patienten mit leicht erhöhtem Blutdruck oder einer Veranlagung dazu können erfolgreich vorbeugen und sich auch selber behandeln, um auf Normalwerte von etwa 130 zu 85 zu kommen. Medikamente brauchen sie dafür nicht, nur eine gesunde Ernährung und regelmäßig Bewegung. Das konnten kanadische Wissenschaftler anhand der Auswertung von 166 Bluthochdruck-Therapiestudien belegen. Danach wirken sich neben Gewichtsabnahme auch die Einschränkung des Alkohol- und Salzkonsums sowie die Erhöhung des Kaliumanteils in der Nahrung normalisierend aus.

Blutdrucksenkende Eigenschaften werden auch in anderen Nahrungsbestandteilen vermutet, darunter Ballaststoffe sowie die Mineralstoffe Magnesium und Kalzium.

SALZ-MINEN

Wenn Sie auf Ihren Blutdruck achten und sich kochsalz- bzw. natriumarm ernähren, müssen Sie Chips und andere gesalzene Lebensmittel links liegen lassen. Trotzdem essen Sie vielleicht mehr von dem potenziellen Blutdruck-»Gift« als Ihnen bewusst ist. Denn selbst dem geschärften Blick kann entgehen, wie viele industriell hergestellte Lebensmittel heute Natrium enthalten. Backpulver zum Beispiel ist nichts anderes als reines Natriumbikarbonat, Kuchen und Gebäck also versteckte Natriumquellen; Trockenfrüchte können mit Natriumsulfit versetzt sein, und Eiscreme enthält oft Natriumcaseinat sowie -alginat. Und wer weiß schon, dass in einer halben Tasse Puddingpulver mehr steckt als in zwei Scheiben Speck, nämlich 470 Milligramm Natrium? Oder dass es ein Teelöffel Ketchup auf 156 Milligramm Natrium bringt und eine Portion Hüttenkäse auf 425?

Gönnen Sie dem Herzen eine Pause

Wer 30 Prozent Übergewicht auf die Waage bringt, handelt sich damit früher oder später sehr wahrscheinlich einen hohen Blutdruck ein. Die Mediziner sind sich deshalb einig: Der Weg zu einem niedrigeren Blutdruck führt über ein niedrigeres Gewicht. Schließlich muss das Herz umso mehr leisten, je mehr Körpergewebe es mit Blut zu versorgen hat. Und je höher diese Leistung, desto höher der Blutdruck, dem die Arterienwände standhalten müssen. Schon zweieinhalb bis fünf Kilo weniger können den Kreislauf entlasten, sagen Experten.

Abnehmen ist zwar keine leichte Übung, Sie können es sich aber leichter machen durch Bewegung und eine fettarme Ernährung mit viel Obst und Gemüse. Mit der pflanzlichen Reduktionsdiät ist überdies ein Zusatznutzen verbunden: Sie ist gleichzeitig auch die beste Bluthochdruck-Diät. Denn »Obst und Gemüse enthalten viele blutdrucksenkende Ballaststoffe sowie Kalium und Kalzium«, erläutert die Ernährungsmedizinerin Dr. Pao-Hwa Lin, »aber, anders als rotes Fleisch und industriell verarbeitete Fertigprodukte, keine blutdruckerhöhenden Inhaltsstoffe wie Kochsalz und massenhaft gesättigte Fettsäuren.« Mit weniger Pfunden schlagen Sie also zwei Fliegen mit einer Klappe!

Die Sache mit dem Salz

Bei etwa der Hälfte der Hypertoniker vermuten Fachleute eine Störung im Natriumhaushalt. Deshalb reagieren diese Patienten stärker auf den Salzgehalt ihrer Nahrung als andere. Nach Aussage des Mediziners Dr. Lawrence Appel neigen auch ältere Leute sowie Menschen afrikanischer Herkunft zu salz- bzw. natriumbedingt hohem Blutdruck.

Liegt eine solche Überempfindlichkeit vor, vermag das aufgenommene Natrium/Kochsalz Wasser wie ein Schwamm zu binden, in den Arterien nimmt das Blutvolumen und damit auch der Blutdruck zu. Darüber hinaus steht Natrium im Verdacht, die Gefäßwände mechanisch zu beschädigen und dadurch Blutgerinnsel zu begünstigen.

»Wenn Sie an Bluthochdruck leiden, müssen Sie Ihre Natriumaufnahme um die Hälfte reduzieren«, sagt Dr. Kaplan. In Zahlen ausgedrückt: Das Tageslimit liegt bei 2,4 Gramm Natrium oder sechs Gramm Salz. »Nehmen Sie den Salzstreuer vom Tisch, kochen Sie ohne Salz und verzichten Sie vor allem auf die natriumhaltigen, industriell verarbeiteten Fertiggerichte«, so der Mediziner. »Sollte Ihr Blutdruckwert daraufhin nicht um mindestens fünf Einheiten fallen, scheidet Natrium als Verursacher aus.«

Schürfen Sie nach Mineralien

Die Mineralstoffe Kalium und Kalzium sind wie eine Ganzkörpermassage von innen. Mit dem Effekt, dass sich die solchermaßen entspannten Blutgefäße erweitern und einen ruhigen Blutfluss zulassen. »Kalium ist der Gegenspieler von Natrium«, erklärt der Mediziner Dr. Harvey B. Simon, »und unterstützt dessen Ausscheidung.« Den Zusammenhang zwischen dem Mineralstoff und dem Blutdruck veranschaulicht eine umfangreiche Studie an mehr als 10 000 Personen aus 32 Ländern. Danach gilt: je höher der Kaliumspiegel, umso niedriger der Blutdruck und umgekehrt. Wie Dr. Lin ergänzt, ist die Versorgung mit dem Mineralstoff bei einer überwiegend pflanzlichen Ernährung, also bei viel kaliumreichem Obst und Gemüse wie Bohnen, Kartoffeln, Avocados, Bananen, getrockneten Aprikosen oder Rosinen, optimal. Empfehlenswert seien aber auch Meeresfrüchte, wie zum Beispiel gedünstete Venusmuscheln.

In Zusammenhang mit Kalzium und Blutdruck stellten die Wissenschaftler fest: Von 432 männlichen Probanden hatten diejenigen, die täglich zwischen 322 und 1118 Milligramm des Mineralstoffes aufnahmen, ein um 20 Prozent geringeres Bluthochdruckrisiko als Vergleichspersonen, die nur acht bis 109 Milligramm Kalzium pro Tag erhielten. Unsere Kalziumversorgung ist heute bestens gewährleistet, bei einem Gehalt von 415 Milligramm in nur einer Tasse fettarmem Joghurt oder 352 Milligramm in einem Glas Magermilch. Neben Milchprodukten bieten sich auch Tofu, Kohl und Brokkoli als Mineralstoffquellen an.

Die richtige Ernährung

Gewöhnen Sie sich beim Einkaufen an, die Lebensmittel im Hinblick auf deren Natriumgehalt genau unter die Lupe zu nehmen. Besonders Konserven sind meist sehr salzhaltig. Eine Dose Tomaten etwa kann mehr als 800 Milligramm Natrium enthalten. Ganz sicher gehen Sie, wenn Sie Lebensmittel aus Dosen unter fließendem Wasser abspülen.

Auch das Grundnahrungsmittel Brot kann mehr oder weniger gesalzen sein. Bis zu zwei Teelöffel können in einem Laib verbacken sein, da lohnt die Nachfrage. Wo Sie den Hinweis »natriumarm« oder »-frei« auf der Packung lesen, können Sie zugreifen. Anders bei der Aufschrift »light«, denn diese bezieht sich in der Regel nur auf den Kaloriengehalt.

Leicht umsetzen lassen sich auch Dr. Lins praktische Tipps in Sachen Blutdruck:

- Braten Sie Gemüse leicht in Olivenöl an.
- Kaufen Sie fertig geputzten Salat, wenn Sie einmal keine Zeit zum Selbervorbereiten haben.
- Bestellen Sie sich im Restaurant einen Teller Obst als Vorspeise.
- Essen Sie zweimal wöchentlich fleischlos.

Außerdem sollten Sie immer ein paar Äpfel, Birnen und Orangen mit in den Einkaufskorb packen. Die fruchtigen Ballaststoffbomben senken nach Ansicht von Herzspezialisten nämlich nicht nur den Cholesterinspiegel, sondern auch den Blutdruck. Eine Studie an 30 000 männlichen Testpersonen lässt diesen Rückschluss zu. Danach hatten diejenigen, die weniger als zwölf Gramm Ballaststoffe pro Tag zu sich nahmen (was etwa vier Orangen, drei Äpfeln oder drei Birnen entspricht), ein um 60 Prozent erhöhtes Bluthochdruckrisiko.

Eine wichtige Rolle spielt schließlich auch die fettarme Ernährung. Dr. Lin empfiehlt deshalb, den Fettkonsum um die Hälfte einzuschränken. Anstatt Radikalverzicht zu üben, sollten Sie dabei besser schrittweise vorgehen. Ersetzen Sie zum Beispiel Mayonnaise durch Senf, Chips durch (wenig gesalzene) Party-Brezeln oder Butter durch ungehärtete Pflanzenmargarine.

Cholesterinprobleme

Halten Sie Ihre Arterien rein

Bei den koronaren Herzkrankheiten mit tödlichem Ausgang liegt Schottland im weltweiten Vergleich weit vorne. Kein Wunder, denn das Lieblingsgericht vieler Schotten, Haggis, wird aus verschiedenen Innereien und tierischen Fetten zubereitet. Und Gemüse kommt nur selten auf den Tisch. Die Amerikaner mit ihrer Vorliebe für Hamburger stehen den Schotten in Sachen Herzgesundheit kaum nach. Mehr als die Hälfte der Bevölkerung hat Cholesterinwerte über 200, etwa 20 Prozent der Amerikaner sogar Werte über 240.

Solche hohen Blutfettwerte sind die Hauptursache von Herzinfarkten, Schlaganfällen und anderen Gefäßkrankheiten. Die gute Nachricht: Sie können Ihr Risiko selbst kontrollieren, indem Sie täglich auf eine fettarme Ernährung achten und auf die Weise Ihren Cholesterinspiegel niedrig halten. Schon eine geringfügige Reduzierung bringt viel: Mit jedem Prozent, um das Sie Ihren Cholesterinspiegel senken, verringern Sie Ihr Herzinfarktrisiko um das Doppelte.

Was es mit dem Cholesterin auf sich hat

Fälschlicherweise wird Cholesterin häufig für ein schädliches Gift gehalten. Dabei könnten wir ohne diesen Stoff nicht leben. Der Organismus benötigt die in der Leber produzierte fettähnliche Substanz zum Aufbau von Zellwänden sowie zur Herstellung von Sexualhormonen,

Gallensäuren und Vitamin D. Schädlich wird Cholesterin, das vor allem in tierischen Fetten wie zum Beispiel in Fleisch, Milch, Eiern oder Butter steckt, erst in großen Mengen. Und zwar dann, wenn es im Blutkreislauf »ranzig« wird, zerfällt und sich an den Arterienwänden anlagert.

Diesem Oxidationsprozess unterliegen vor allem die sogenannten Lipoproteine niedriger Dichte (LDL), die daraufhin von den Fresszellen unseres Immunsystems wie Eindringlinge behandelt werden. Zurück bleibt ein harter, fettiger Belag, der die Gefäße verengt, den Blutfluss behindert und schließlich sogar unterbrechen kann. Geschieht dies in den Arterien, die das Herz versorgen, kommt es zum Herzinfarkt. Sind Blutgefäße betroffen, die das Gehirn versorgen, zum Schlaganfall.

Neben diesem »schlechten« Cholesterin gibt es jedoch noch eine zweite Form, die sogenannten Lipoproteine hoher Dichte (HDL). Als körpereigener Schutzmechanismus transportieren sie das gefährliche LDL aus dem Blut in die Leber. Auf diese Weise reguliert der Organismus den Blutfettspiegel selbst. Wenn der LDL-Cholesterinspiegel jedoch zu stark ansteigt, kann das »gute« HDL-Cholesterin seine Aufgabe nicht mehr erfüllen.

Fazit: Viel HDL und wenig LDL im Blut sind das Ideal. Die Amerikanische Cholesterin-Aufklärungskampagne empfiehlt demnach einen LDL-Wert unterhalb von 130 und einen HDL-Wert oberhalb von 65 Milligramm pro 100 Milliliter Blut. Innerhalb dieser Grenzen bewegen Sie sich, wenn Sie täglich nicht mehr als 300 Milligramm Cholesterin mit der Nahrung aufnehmen. Das entspricht in etwa der Menge in eineinhalb Eidottern. Mit etwas Selbstbeschränkung können Sie also Ihren Teil für die Gesundheit tun. Wie viel eigenes Cholesterin Ihr Körper darüber hinaus produziert, können Sie jedoch nicht beeinflussen.

So hilft die richtige Ernährung

Vor 20 Jahren hörte Dr. John A. McDougall, Autor des gleichnamigen »Programmes für Herz-Gesundheit«, von einem chinesischen Kollegen, dass in Hongkong Herzinfarkte so gut wie unbekannt waren, ja geradezu als medizinische Kuriosität galten. Ärzte aus allen Stadtteilen sollen damals im Autopsielabor zusammengekommen sein, wenn jemand an Herzinfarkt gestorben war.

Für amerikanische Ärzte inzwischen fast schon alltäglich, erleiden jedes Jahr doch mindestens 1,5 Millionen Menschen einen Herzinfarkt, ein Drittel davon mit tödlichem Ausgang. Der plötzliche Herztod ist Todesursache Nummer eins in den USA.

Doch wie lässt sich der gewaltige Unterschied zwischen den beiden Ländern erklären? Vor allem mit den grundverschiedenen Ernährungsgewohnheiten von Chinesen und Amerikanern: In der chinesischen Küche wird traditionell mit viel Gemüse, Obst und Getreide, aber wenig Milchprodukten und rotem Fleisch gekocht. Im Gegensatz dazu werden in den USA viel rotes Fleisch und fetthaltige Fertigprodukte gegessen. Während die einen so auf einen gesunden Cholesterinspiegel von durchschnittlich 127 kommen, liegt er bei den anderen um satte 100 Punkte höher. Nicht nur nach Ansicht von Dr. McDougall

Cholesterinprobleme 519

ist die traditionelle asiatische Küche daher eine hervorragende Diät zur Senkung des Cholesterinspiegels – geeignet auch für die Menschen in den westlichen Industrieländern. Wissenschaftliche Beobachtungen in den USA geben ihm recht. Danach sank der Gesamtcholesterinspiegel von Testpersonen um 24 Prozent, nachdem diese auf fettarme und überwiegend pflanzliche Kost – ähnlich der asiatischen Ernährungsweise – gesetzt worden waren. Der Wert des gefährlichen LDL-Cholesterins fiel innerhalb eines Jahres sogar um durchschnittlich 37 Prozent.

Beim Fett fängt alles an

Obwohl es wichtig ist, auf eine cholesterinarme Ernährung zu achten – am zu hohen Blutfettspiegel tragen andere Bestandteile unserer Nahrung die Hauptschuld. »Die gesättigten Fettsäuren«, so der Ernährungswissenschaftler Professor Mark Kantor von der Universität Maryland, »beeinflussen den Cholesterinspiegel am meisten.« Enthalten vor allem in Lebensmitteln tierischer Herkunft wie rotem Fleisch, Vollmilch, Eigelb, Butter oder Käse, erhöhen sie sowohl den LDL- als auch den Gesamtcholesterinwert im Blut.

Angesichts der Tatsache, dass ein Durchschnittsamerikaner täglich so viel Fett verzehrt, wie ein Paket Butter enthält – dreimal so viel wie beispielsweise ein Japaner – ist es eindeutig besser, unterdurchschnittlich zu sein. Sollten Sie noch nicht mit einer Umstellung Ihrer Ernährung auf weniger gesättigte Fettsäuren begonnen haben, dann geben die Forschungsergebnisse der George-Washington-Universität in Maryland vielleicht den

Anstoß dazu: Männliche Versuchspersonen mit normalem oder grenzwertigem Cholesterinspiegel wurden zuerst auf eine fettreiche (41 Prozent der Kalorien stammten aus Fett) und anschließend auf eine fettarme (19 Prozent der Kalorien stammten aus Fett) beziehungsweise ihre gewohnte Kost gesetzt. Sechs Wochen nach dem Wechsel von der fettreichen zur fettarmen Ernährung war der Cholesterinwert bei nahezu 80 Prozent der Probanden um 20 Punkte gefallen.

Bislang gilt ein Fettanteil von 30 Prozent der täglich aufgenommenen Kalorienmenge als unbedenklich. Einige Ernährungsfachleute raten jedoch zu einer Reduktion auf 25 Prozent, wobei höchstens sieben Prozent aus gesättigten Fettsäuren stammen sollten. Das Hauptaugenmerk sollte neben Käse, Milch und Fertiggerichten auf rotem Fleisch liegen. »Eine drastische Umstellung ist aber nicht erforderlich, weil schon etwas weniger an gesättigten Fettsäuren den Cholesterinspiegel günstig beeinflusst«, erklärt Dr. Kantor. So können Sie pro Jahr vier Pfund Fett einsparen, wenn Sie wöchentlich zwei Hamburger durch Fisch ersetzen. Der Verzicht auf zwei Scheiben Käse etwa würde eine Ersparnis von einem Pfund Fett bringen.

Die meisten Probleme verursachen zwar die gesättigten Fette tierischer Herkunft, doch auch pflanzliche Öle können den Cholesterinspiegel nach oben treiben. Deshalb lautet die Empfehlung der Amerikanischen Herzgesellschaft auf höchstens fünf bis acht Teelöffel Speiseöl pro Tag. Am einfachsten lässt sich dies durch den Verzicht auf Gebratenes, Ausgebackenes und Frittiertes umsetzen. Ziehen Sie stattdessen Zubereitungsarten vor, bei denen Sie mit wenig oder gar keinem Fett auskommen. Beim

Cholesterinprobleme 521

Dampfgaren oder in der Mikrowelle zum Beispiel gelingen Ihre Gerichte saftig und zart.

Im Hinblick auf den Fettgehalt, sollten Sie auch Milchprodukte mit Vorsicht genießen. Zwar hat Milch den Ruf eines gesunden Nahrungsmittels, doch sie kann den Organismus mit reichlich Fett belasten. Greifen Sie deshalb lieber zu fettreduzierten Milchprodukten.

Die einfachste Methode, den Fettkonsum zu reduzieren, ist: mehr Obst und Gemüse. Neben vielen Vitaminen und Mineralstoffen sind darin nämlich reichlich sättigende Ballaststoffe enthalten. Und wer keinen Hunger mehr hat, isst auch keine Extraportion und damit zusätzliches Fett. Wenn Sie sich also beim Abendessen eine zweite Portion Brokkoli schmecken lassen, sind Sie womöglich beim Fleisch zurückhaltender. Ihr Cholesterinspiegel wird es Ihnen danken.

EINFACH UNGESÄTTIGTE FETTSÄUREN – DER KLEINE UNTERSCHIED

Obwohl Sie auf eine fettarme Ernährung achten sollten, gibt es doch eine Ausnahme von dieser Regel: Einfach ungesättigte Fettsäuren, wie sie in Avocados und Olivenöl vorkommen, dürfen Sie sogar bewusst zu sich nehmen. Studien zufolge verringern sie das »schlechte« LDL-Cholesterin im Blut, während der Wert des »guten« HDL-Cholesterins unverändert bleibt.

Forschern ist seit Langem bekannt, dass die Menschen im Mittelmeerraum, wo täglich mit Olivenöl gekocht wird, im weltweiten Vergleich am seltensten herzkrank werden. Ein Grieche oder Spanier hat selbst mit einem relativ hohen Cholesterinspiegel ein nur halb so großes Risiko, an Herzinfarkt zu sterben, wie ein Amerikaner mit gleich hohem Wert. Möglicherweise, weil Olivenöl die Fähigkeit der Leber, das LDL-Cholesterin aus dem Blut zu entfernen, verbessern kann.

Dem Olivenöl allein verdanken die Menschen ihre gute Gesundheit allerdings nicht. In den Mittelmeerländern steht auch viel Obst und Gemüse auf dem Speiseplan; außerdem geht man dort mehr zu Fuß als etwa in den USA und neigt dadurch weniger zu Übergewicht.

Vergessen Sie jedoch nicht: Fett bleibt Fett. Und damit sollten Sie grundsätzlich sparsam umgehen. »Verwenden Sie auch Olivenöl in Maßen und erhöhen Sie keinesfalls den Fettgehalt Ihrer Ernährung«, mahnt Dr. Kantor.

Hilfe durch Ballaststoffe

Dass Vollkornprodukte, Bohnen und frisches Obst verdauungsfördernd wirken, wussten Sie sicher schon. Für diese ballaststoffreichen Lebensmittel, deren unverdauliche Bestandteile im Verdauungstrakt gelartig aufquellen, spricht aber auch, dass sie den Cholesterinspiegel senken können.

Amerikanische Wissenschaftler machten bei einer in China durchgeführten Studie folgende Beobachtung: Etwa 75 Gramm Haferflocken täglich senkten die Cholesterinkonzentration der Probanden um elf Prozent und wirkten sich darüber hinaus günstig auf den Blutdruck aus. Dieser lag um acht Prozent niedriger als bei Testpersonen, die selten oder nie Haferflocken aßen. Aus dem positiven Effekt von ballaststoffreicher Kost auf Blutfette und -druck folgert der Epidemiologe Dr. Jiang He von der

Johns-Hopkins-Universität in Baltimore, dass eine entsprechende Ernährungsumstellung auch in den westlichen Industrieländern die Sterberate bei koronaren Herzerkrankungen senken könnte.

Eine Schlussfolgerung, die durch Erkenntnisse der Universität von Kentucky gestützt wird. Danach war der Cholesterinwert von Versuchspersonen, die sich fettarm und mit täglich 50 Gramm Ballaststoffen ernährten, nach einem Jahr um 13 Prozent gefallen.

Für unsere Ernährung resultiert daraus die Empfehlung von 25 Gramm Ballaststoffen täglich. Diese Menge entspricht zwei bis vier Portionen Obst, drei bis fünf Portionen Gemüse sowie sechs bis elf Portionen Brot und Getreideprodukten.

Die Ernährungswissenschaftlerin Joanne Curran-Celentano empfiehlt zusätzlich Haferflocken mehrmals pro Woche. Weitere gute Ballaststoffquellen sind zum Beispiel Pintobohnen, Rosenkohl und Kartoffeln.

Die asiatischen Super-Lebensmittel

Was wir wahrscheinlich an die Hühner verfüttern würden, gilt in Asien als Grundnahrungsmittel: Tofu, Sojabohnen und andere Sojaprodukte. Deren cholesterinsenkende Wirkung erklärt zumindest teilweise, warum die Blutfettwerte der Japaner um so viel niedriger sind als die der Amerikaner.

Nach verschiedenen Studien können der Gesamtcholesterinwert um neun, der LDL-Wert um bis 13 Prozent gesenkt werden, wenn man Proteine tierischer Herkunft durch täglich etwa 50 Gramm Sojaprotein ersetzt. Die

Wissenschaftler vermuten, dass sogenannte Phytoöstrogene in Tofu und anderen Sojaprodukten den Transport des LDL-Cholesterins aus dem Blut zur Leber, wo es abgebaut und ausgeschieden wird, unterstützen. »Außerdem«, so Professor James W. Anderson, »verhindern diese pflanzlichen Hormone möglicherweise die Oxidation und damit die Anlagerung des LDL-Cholesterins an den Gefäßwänden. Diese Wirkung tritt erst ein, wenn Sie pro Tag zwei bis drei Sojamahlzeiten verzehren.«

Die schützende Knolle

Wenn Knoblauchliebhaber behaupten, von der »stinkenden Rose« könne man nie zu viel essen, haben sie gar nicht so unrecht. Die Forschung hat bestätigt, dass die scharfen Zehen den Cholesterinspiegel deutlich senken können. Verantwortlich für dieses Phänomen ist ein Knoblauchbestandteil namens Allizin. »Dieser hilft dem Organismus bei der Verarbeitung des Cholesterins«, erklärt der New Yorker Medizinprofessor Stephen Warshafsky, der fünf anerkannte Studien zu diesem Thema auswertete. Dabei stellte er fest, dass eine halbe bis ganze Knoblauchzehe täglich den Cholesterinwert im Blut um durchschnittlich neun Prozent senkte.

Am meisten Allizin wird freigesetzt, wenn Sie den Knoblauch gehackt oder gepresst verwenden. Für eine Wunderwaffe gegen Cholesterin sollten Sie Knoblauch allerdings nicht halten. Denn »bei einer Ernährung mit reichlich gesättigten Fettsäuren und Cholesterin wird Knoblauch wahrscheinlich nicht viel ausrichten können«, sagt Dr. Kantor.

Hilfe aus der Tiefe

Ihr Cholesterinspiegel ist nicht der einzige wichtige Blutfettwert. Im Auge behalten sollten Sie auch die sogenannten Triglyceride. Menschen mit hohen Triglyceridwerten neigen nämlich zu niedrigen Werten des schützenden HDL. Umgekehrt kann eine Senkung des Triglyceridspiegels das Risiko von Herzkrankheiten verringern.

Wie eine Studie der Universität von Perth zeigte, senken die in Lachs, Thunfisch und anderen Seefischen enthaltenen Omega-3-Fettsäuren die Triglyceride im Blut: Untersucht wurden zwei Vergleichsgruppen, von denen die eine täglich verschiedene eiweißhaltige Lebensmittel aß, die andere 75 bis zu 100 Gramm Fisch. Nach drei Monaten wiesen beide Gruppen einen niedrigeren Cholesterinspiegel auf. Diejenigen, die den Fisch konsumiert hatten, erreichten darüber hinaus eine 23-prozentige Reduktion ihrer Triglyceridwerte. Außerdem war ihr HDL-Wert um 15 Prozent erhöht.

Fisch ergänzt eine fettarme, cholesterinsenkende Ernährung also perfekt und sollte darum zweimal wöchentlich auf dem Speiseplan stehen, sagt Dr. Curran-Celentano.

Übrigens, auch Dosen-Thunfisch enthält die wertvollen Omega-3-Fettsäuren. Kaufen Sie aber nur Thunfisch im eigenen Saft. 75 Gramm davon enthalten 111 Kalorien und weniger als ein Gramm Fett. In Öl eingelegt, kommt die gleiche Menge dagegen auf 168 Kalorien und fast sieben Gramm Fett.

Depressive Verstimmungen

Mit Essen den Trübsinn vertreiben

Wenn wir niedergeschlagen sind, suchen wir emotionale Aufmunterung gerne bei Lebensmitteln, vorzugsweise Schokolade, Kuchen, Nudeln oder Käse. Doch diese Seelentröster wirken nicht auf alle Menschen gleichermaßen aufmunternd, sondern machen manchmal sogar erst recht lustlos, launisch und müde.

Den Zusammenhang zwischen Lebensmitteln und Gemütslage untersuchen Forscher schon seit Jahrzehnten, doch bislang haben sie wenig gesicherte Erkenntnisse gewonnen.

In Einzelfällen allerdings, so der Psychologe Dr. Larry Christensen, sei ein Zusammenhang zwischen Ernährung und Verstimmung deutlich erkennbar. Also könnte das, was wir essen, durchaus Einfluss auf unsere Stimmung haben.

Lebensmittel und Gemütslage

Alles was wir tun, ob Denken, Fühlen oder Spazieren gehen, wird von Nervenzellen im Gehirn gesteuert. Wir verfügen über Milliarden von diesen sogenannten Neuronen und den entsprechenden Neurotransmittern, chemische Botenstoffe mit so intergalaktisch klingenden Namen, wie Serotonin, Dopamin oder Norepinephrin.

Diese Substanzen sind zwar für die Kommunikation zwischen den Nervenzellen zuständig, können aber auch unsere Gemütsverfassung beeinflussen. Ein Mangel an Serotonin zum Beispiel könne zu Depressionen, Schlaflosigkeit oder Heißhunger führen, ein hoher Serotoninspiegel hingegen ein Gefühl des Wohlbefindens und der Ruhe vermitteln, sagt die Ernährungsspezialistin Elizabeth Somer. Ähnlich könne sich eine Veränderung des Dopamin- und des Norepinephrinspiegels im Gehirn auswirken.

Wissenschaftler haben herausgefunden, dass eine Reihe von Nährstoffen, unter anderem die Vitamine B und C sowie der Mineralstoff Selen, die in unserer Nahrung enthaltenen Aminosäuren in stimmungshebende Neurotransmitter verwandeln.

So trägt beispielsweise Vitamin B6 aus Blattgemüse, Fisch, Geflügel oder Vollkornprodukten dazu bei, den Serotoninspiegel auf ein »Gute-Laune-Niveau« zu heben. Die meisten Menschen nehmen zwar genug B6 mit der Nahrung auf, aber die Pille oder Hormonersatztherapien können die Verwertbarkeit des Vitamins einschränken. Ähnliches gelte auch für Folsäure, sagt der Psychiater Dr. Melvyn Werbach. Studien zufolge liege bei depressiven Störungen häufig ein niedriger Folsäurenspiegel und somit auch wenig Serotonin im Blut vor.

In England wurden Patienten mit depressiven Verstimmungen 200 Mikrogramm Folsäure – die Menge in etwa 190 Gramm Spinat – sowie ein Placebo verabreicht. Innerhalb eines Jahres hatte sich das Krankheitsbild bei denjenigen mit Folsäuregabe deutlich verbessert.

Daraus folgert Dr. Werbach, dass eine Fehlernährung zu Verstimmungen führen kann. Gerade in westlichen Industrieländern, wo eine Unterversorgung etwa mit Folsäure keine Seltenheit ist.

Besonders reich an Folsäure und Vitamin B6 sind Bohnen und Grüngemüse. 250 Gramm Kichererbsen aus der Dose enthalten beispielsweise 0,6 Milligramm Vitamin B6 oder 30 Prozent des Tagesbedarfs. Die gleiche Menge Spargel bringt es mit 131 Mikrogramm auf 33 Prozent des Folsäure-Tagesbedarfs.

Die Stimmung aufhellen kann auch das Spurenelement Selen. Bei einer in Wales, wo die Ackerböden selenarm sind und die Bevölkerung deshalb zu einem Mangel an dem Mineralstoff neigt, durchgeführten Studie wurden den Probanden fünf Wochen lang täglich 100 Mikrogramm Selen beziehungsweise ein Placebo verabreicht. Das emotionale Wohlbefinden derer, die das Selen einnahmen, verbesserte sich daraufhin deutlich; umso mehr, wenn vorher ein schwerer Mangel vorgelegen hatte.

Sie können Ihren Selenbedarf decken, indem Sie viel Fisch essen. Ein Thunfischsandwich enthält fast den doppelten Tagesbedarf, nämlich 138 Mikrogramm Selen. Auch in Vollkornprodukten kommt das Spurenelement vor.

Kohlenhydrate – Beruhigungsmittel von Mutter Natur

Ist das Leben ohne Frühstücksbrötchen nicht lebenswert? Kennt Ihre Leidenschaft für Pasta keine Grenzen? Dann tun Sie sich bloß keinen Zwang an, ihr Gemütszustand wird es Ihnen danken.

Die Forscher Dr. Richard und Dr. Judith Wurtmann haben als Erste entdeckt, dass eine kohlenhydratreiche Ernährung die Konzentration von Tryptophan erhöht, einer Aminosäure, die in das stimmungshebende Serotonin um-

gewandelt wird. Damit wäre erklärt, warum kohlenhydratreiche Seelentröster Depressionen, Angstzustände und
Müdigkeit in vielen Fällen lindern. Und weshalb ein Mangel an Kohlenhydraten andererseits schlechte Laune und
Depressionen zur Folge haben kann.

»Manche Menschen, vor allem Frauen, haben möglicherweise ein so heftiges Verlangen nach Kohlenhydraten wegen deren antidepressiver Wirkung«, sagt Dr. Werbach. Vielleicht ist dies der Versuch des Körpers, einem
niedrigen Serotoninspiegel entgegenzuwirken. Andererseits essen viele Unmengen an Pasta, Kartoffeln und
Brot, ohne irgendwelche Veränderungen zu bemerken.
»Während die einen nach einem Mittagessen mit Spaghetti mit Meeresfrüchten und Baguette höchstens müde
werden«, so Dr. Somer, »sind Kohlenhydrat-Süchtige
durch den erhöhten Serotoninspiegel geradezu energiegeladen.«

Schluss mit den Launen

Viele Menschen leiden zu ganz bestimmten Zeiten unter
Stimmungsschwankungen. Zum Beispiel während der
dunklen Tage im Winter oder unmittelbar vor der Menstruation. Und manchen gelingt es offenbar, diese Tiefs ab-
zumildern, indem sie einfach nur mehr Kohlenhydrate
essen.

In einer von Forschern der Universität Harvard durchgeführten Studie bat man Frauen, die an prämenstruellen
Stimmungsschwankungen litten, einmal pro Monat vor
ihrer Periode 200 Milliliter eines speziell abgestimmten
Kohlenhydrat-Getränkes zu sich zu nehmen. Der Zu-

stand der Probandinnen verbesserte sich daraufhin binnen weniger Stunden: Ihre Depressionen, Angstzustände und Zerfahrenheit nahmen deutlich ab.

Den gleichen Zweck wie dieser »Zaubertrank« erfüllen aber auch andere kohlenhydratreiche Lebensmittel, etwa ein Becher Joghurt, eine Backkartoffel oder 250 Gramm Rosinen.

Wenn Lebensmittel die Laune verderben

Kennen Sie das Gefühl von Trägheit und Niedergeschlagenheit, das sich manchmal nach einer großen Tasse Cappuccino oder einigen Keksen einschleicht? Dieses Phänomen war sogar schon Gegenstand wissenschaftlicher Untersuchungen: Nachdem 20 schwer depressive Patienten drei Wochen auf Zucker und Koffein verzichtet hatten, ließen die Depressionen bei allen deutlich nach. Wie Dr. Christensen kommentiert, trägt zu viel Zucker oder Koffein bei sensiblen Menschen ganz offensichtlich zu depressiven Stimmungen bei. Warum diese Genussmittel manchmal schlechte Laune auslösen, wissen die Experten allerdings nicht; nur, dass es auf die Menge ankommt. Denn während das gelegentliche Stück Schokolade oder Gebäck einen Energieschub bringen kann, der vorübergehend die Stimmung hebt, scheint ständiger Zuckerkonsum schuld an Depressionen zu sein. Genauso scheint dies für Kaffee zu gelten: Nur ein maßvoller Konsum hebt die Stimmung. Wer koffeinhaltige Getränke sonst literweise getrunken hat, wird das besonders schnell merken.

Depressive Verstimmungen

Diabetes

Ein neuer Ansatz

Es klingt zwar merkwürdig, doch tatsächlich war es niemals günstiger als heute, eine Diabeteserkrankung zu haben. Neue Forschungsergebnisse haben den betroffenen Patienten den Umgang mit dieser Krankheit nämlich erheblich erleichtert.

Die Zeiten, als Ärzte ihren Patienten eine Einheitsliste mit erlaubten und verbotenen Lebensmitteln an die Hand gaben, gehören der Vergangenheit an.

Zucker zum Beispiel ist für die meisten Diabetiker nicht mehr streng veboten, sondern – genau wie den gesunden Menschen – in Maßen erlaubt. Und während die Ärzte manchen Patienten zu weniger Fett und mehr Kohlenhydraten raten, empfehlen sie anderen womöglich genau das Gegenteil.

Denn heute ist es keineswegs ungewöhnlich, dass zwei Diabetiker gleichen Alters, Gewichtes und Allgemeinzustandes ihre Krankheit mit einer völlig unterschiedlichen Diät kontrollieren.

Eines gilt jedoch nach wie vor: Die Basis jeder Diabetes-Behandlung ist ein individuell erstellter Speiseplan, der die Lebensmittel beinhaltet, die gegessen werden dürfen.

Denn neben Gewichtskontrolle und regelmäßiger Bewegung hält vor allem die richtige Ernährung den Blutzucker- und Fettspiegel konstant. Und das ist die wichtigste Voraussetzung, um so beschwerdefrei wie möglich mit Diabetes leben zu können.

Hunger inmitten von Überfluss

Was aber hat es mit der Zuckerkrankheit überhaupt auf sich? Der Brennstoff, der unseren Körper in Gang hält und mit Energie versorgt, ist Zucker, genau gesagt Glukose. Kurz nachdem wir gegessen haben, strömt Glukose in den Blutkreislauf und wird zu den einzelnen Körperzellen transportiert. Um in die Zellen eindringen zu können, benötigt die Glukose das Hormon Insulin. Und genau hier liegt das Problem.

Denn Diabetiker produzieren entweder nicht genug Insulin, oder aber das produzierte Insulin arbeitet nicht effektiv. In beiden Fällen kann die im Blut vorhandene Glukose nicht in die Zellen eindringen, verbleibt somit im Blutkreislauf und konzentriert sich im Lauf der Zeit immer mehr.

Dies hat zur Folge, dass einzelne Zellen regelrecht hungern und dadurch Müdigkeit, Schwindelgefühl und viele andere Symptome hervorgerufen werden. Zudem ist der dauerhaft hohe Blutzuckerspiegel buchstäblich Gift für Augen, Nieren, Nerven, Immunsystem, Herz und Blutgefäße.

Die schwerste, aber auch die seltenste Form des Diabetes ist der Typ I. Dieser insulinabhängige Diabetes tritt auf, wenn der Körper nur wenig oder gar kein eigenes Insulin herstellt. Ersatzweise müssen die Kranken deshalb Insulin spritzen. Weitaus verbreiteter ist der insulinunabhängige Diabetes vom Typ II. Die davon Betroffenen sind meist über 40 und produzieren zwar Insulin, aber nicht genug. Bei entsprechender Medikation brauchen sie in der Regel keine Insulinspritzen, zumindest nicht im Anfangsstadium der Krankheit.

Die Heilkraft der Lebensmittel

Die Fachwelt weiß seit Langem, dass das, was wir essen, eine entscheidende Rolle bei der Vorbeugung und der Kontrolle des insulinunabhängigen Diabetes spielt. Den Einfluss der Ernährung machen folgende Beobachtungen deutlich: Die in Mexiko lebenden Pima-Indianer essen viel Mais, Bohnen und Obst und sind selten übergewichtig. Diabetes ist bei ihnen eine Ausnahmeerscheinung. Im Unterschied dazu essen ihre in Arizona ansässigen Verwandten – wie in Nordamerika üblich – vorwiegend zucker- und fetthaltige Lebensmittel. Sie entwickeln gewöhnlich im Alter von 50 Jahren Diabetes. Auch nach Erfahrung des auf Hawaii praktizierenden Arztes Dr. Terry Shintani ist eine ballaststoff- und kohlenhydratreiche Kost hochwirksam.

Nachdem er seine Diabetespatienten auf die traditionelle hawaianische Obst-Gemüse-Fisch-Diät gesetzt hatte, konnten einige von ihnen nämlich die Insulinspritzen absetzen.

Auftanken mit Kohlenhydraten

Kohlenhydrate, die außer in Fisch, Fleisch und Geflügel in den meisten Lebensmitteln vorkommen, sind die Hauptenergiequelle des Körpers. Dabei unterscheidet man zwei Arten: Zu den komplexen Mehrfachzuckern, den Polysacchariden, zählt zum Beispiel die Stärke in Reis, Bohnen, Kartoffeln und Nudeln; die einfacher aufgebauten Disaccharide dagegen finden sich beispielsweise in Milch, Obst, Gemüse, weißem Zucker oder Honig. Im Körper werden beide Arten zu Glukose umgewandelt, die entweder sofort in Energie umgesetzt oder so lange gespeichert wird, bis der Körper sie braucht.

Entgegen früheren Annahmen, sollen sich die meisten Diabetiker sehr viel kohlenhydratreicher ernähren, vor allem hinsichtlich der komplexen Mehrfachzucker. Wobei der jeweilige Bedarf immer von einem Diätberater individuell bestimmt werden sollte. In der Regel, so der Stoffwechselexperte Dr. Stanley Mirsky, sollten 50 Prozent der Gesamtkalorien aus Kohlenhydraten stammen. Bei der Zusammenstellung Ihres Speiseplans hilft nur systematisches Zählen. Sobald Sie wissen, wie viel Gramm Kohlenhydrate Sie essen dürfen, können Sie selbst entscheiden, in welcher Form Sie sie essen wollen. Sie können ruhig ein gelegentliches Stück Schokolade oder Käse genießen, solange Sie diese Leckereien Ihrer täglichen Kohlenhydratmenge genauso hinzurechnen, wie Sie das mit einem Teller Pasta oder Reis tun, sagt die Diabetesexpertin Joan V. C. Hill.

Ein klein wenig mehr Fett

Obwohl in den meisten Fällen zu einer fettarmen und kohlenhydratreichen Kost geraten wird, gilt diese Empfehlung keineswegs für alle Diabetiker gleichermaßen. Kohlenhydrate können nämlich den Blutzucker schneller ansteigen lassen als Eiweiß oder Fett. Und das kann wiederum zu einem erhöhten Triglyceridspiegel führen, der als Risikofaktor für Herzkrankheiten gilt.

Ein geringerer Verzehr von Kohlenhydraten bei vermehrter Aufnahme von einfach ungesättigten Fettsäuren senkt dagegen den Triglyceridspiegel und die Menge der

Lipoproteine geringer Dichte (LDL), die das gefährliche Cholesterin transportieren. Reich an einfach ungesättigten Fettsäuren sind Olivenöl, Avocados und viele Nusssorten. Von öltriefender Pasta oder pfundweise Avocados ist allerdings nicht die Rede. Denn zu viel Fett – die vergleichsweise gesunden, einfach ungesättigten Fettsäuren eingeschlossen – bedeutet immer noch Gewichtszunahme. Und die können sich Diabetiker einfach nicht leisten.

Heilende Ballaststoffe

Eine ballaststoffreiche Nahrung lindert von Verstopfung bis zu Herzkrankheiten nachweislich alle möglichen Beschwerden. Die Forschungsergebnisse legen außerdem nahe, dass sie auch eine wirksame Rolle bei der Kontrolle des Blutzuckers spielt, sagt der Medizinprofessor Dr. James W. Anderson.

Es gibt zwei Arten von Ballaststoffen: lösliche und unlösliche Pflanzenfasern. Die unverdaulichen Ballaststoffe, die sich nicht in Wasser auflösen, befördern Lebensmittel sehr schnell durch den Darm und verhindern so Verstopfung.

Die löslichen Fasern stabilisieren den Blutzuckerspiegel, indem sie im Darm zu einem klebrigen Gel aufquellen. »Damit verhindern sie«, erläutert Dr. Anderson, »dass die Glukose zu schnell in den Blutkreislauf gelangt und die Blutzuckerwerte nicht zu schnell steigen oder fallen.«

Die löslichen Fasern scheinen außerdem die Empfänglichkeit der Zellen für Insulin zu erhöhen, sodass mehr

Zucker aus dem Blut in die Zellen wandern kann, sagt die Diätexpertin Belinda Smith.

Bei einer von Dr. Anderson durchgeführten Studie konnten fast alle Testpersonen mit insulinunabhängigem Diabetes vom Typ II ihre Blutzuckerwerte mithilfe einer ballaststoff- und kohlenhydratreichen Ernährung besser kontrollieren. Bei Diabetikern vom insulinabhängigen Typ I waren es 30 Prozent.

An mehr lösliche Fasern zu kommen ist nicht besonders schwer. Essen Sie einfach mehr Obst, Hülsenfrüchte und Haferprodukte: Streuen Sie beispielsweise einen Esslöffel Haferkleie oder Weizenkeime in Salate, Müsli, Joghurt oder Hüttenkäse.

Und machen Sie es sich einfach zur Gewohnheit, Obst mitsamt der Schale zu essen.

Hilfe durch Vitamine

Wenn Sie Diabetes haben, dann kann Vitamin-C- und Vitamin-E-reiches Obst und Gemüse Ihr Rezept für gesündere Augen, Nerven und Blutgefäße sein. Denn die Vitamine sind als Antioxidanzien bekannt, die Ihre Körperzellen vor den schädigenden freien Radikalen schützen. Sauerstoffmolekülen, die für Diabetiker besonders gefährlich werden können.

Vitamin C birgt noch weitere Vorteile: Im Rahmen einer Studie gaben italienische Forscher 40 Diabetikern täglich 1000 Milligramm Vitamin C. Nach vier Monaten hatte sich deren Fähigkeit, Insulin zu nutzen, deutlich verbessert. Möglicherweise hilft das Vitamin dem Insulin, in die Zellen einzudringen.

Die empfohlene Tagesdosis für Vitamin C liegt derzeit bei 60 Milligramm. Orangen und Grapefruit sind hervorragende Vitamin-C-Quellen, aber längst nicht die einzigen. So enthalten 250 Gramm gekochter Brokkoli mit gut 116 Milligramm schon fast das Doppelte des täglichen Bedarfs.

Eine halbe Honigmelone bringt es auf etwa 113 Milligramm und eine rote Paprika auf 140 Milligramm Vitamin C.

Vitamin E ist gut fürs Herz und damit für Diabetiker – die zwei- bis dreimal so häufig an Herzkrankheiten leiden wie Gesunde – besonders von Bedeutung. Zudem legen neuere Forschungsergebnisse nahe, dass Vitamin E – genau wie Vitamin C – dafür sorgt, dass das Insulin den Zucker aus dem Blut in die Muskel- und Gewebezellen transportiert.

So fanden finnische Wissenschaftler bei der Untersuchung von 944 männlichen Testpersonen heraus, dass das Diabetesrisiko bei denjenigen mit dem niedrigsten Vitamin-E-Gehalt im Blut viermal so hoch war, wie bei den Probanden mit der besten gemessenen Vitamin-E-Versorgung.

Außerdem bewirkt das Vitamin, dass die Blutplättchen, die zur Blutgerinnung beitragen, nicht verklumpen. Dies ist für Diabetiker besonders wichtig, denn ihre Blutplättchen neigen zum Verklumpen und verursachen dadurch Herzkrankheiten.

Weizenkeime sind eine ausgezeichnete Vitamin-E-Quelle. 100 Gramm davon enthalten rund 25 Milligramm. Auch Süßkartoffeln, Avocados, Garnelen und Kichererbsen sind Vitamin-E-reich.

Die schützende Chromschicht

Nicht nur Vitamine helfen, den Diabetes in den Griff zu bekommen. Das Spurenelement Chrom, das in Brokkoli, Grapefruit und Müsli vorkommt, verbessert ebenfalls die Fähigkeit des Körpers, den Blutzuckerspiegel zu regulieren, sagt der Biochemiker Dr. Richard A. Anderson.

Tests zeigten, dass sich im Blut von Diabetikern weniger Chrom findet als bei Gesunden: Im Rahmen einer Studie verabreichte man acht Probanden mit gestörter Blutzuckerregulation täglich 20 Mikrogramm des Spurenelements. Nach fünf Wochen sanken ihre Blutzuckerwerte um bis zu 50 Prozent. Bei Testpersonen mit normalen Ausgangswerten wurden dagegen keine Veränderungen festgestellt. Mithilfe der richtigen Lebensmittel können Sie Ihre Chromvorräte auffüllen. 250 Gramm Brokkoli enthalten 22 Mikrogramm oder 18 Prozent des Tagesbedarfs, und neunzig Gramm Putenschinken bringen es auf zehn Mikrogramm beziehungsweise acht Prozent des Tagesbedarfs.

Magnesium zur Glukosekontrolle

Experten schätzen, dass 25 Prozent aller Diabetiker an einem Magnesiummangel leiden. Weil zu wenig Magnesium besonders bei diabetesabhängigen Herz- und Netzhauterkrankungen eine Rolle spielt, kann die vermehrte Zufuhr dieses Mineralstoffes die Augen möglicherweise schützen.

Gute Magnesiumquellen sind Heilbutt, Austern oder ungeschälter Langkornreis: 90 Gramm Heilbutt enthalten 91 Milligramm Magnesium oder 23 Prozent des Tagesbedarfs. Die gleiche Menge Austern enthält 81 Milligramm oder 20 Prozent des Tagesbedarfs, und 125 Gramm ungeschälter Langkornreis kommt mit 42 Milligramm auf elf Prozent des täglichen Magnesiumbedarfs.

Das ganzheitliche Fazit

Will man Diabetes mit bestimmten Nahrungsmitteln behandeln, sollte man zusammen mit einem Diätberater einen persönlichen Speiseplan entwickeln. Fangen Sie mit einer ballaststoffreichen Ernährung an. Dr. James Anderson empfiehlt zehn bis zwölf Gramm lösliche oder insgesamt 35 Gramm lösliche und unlösliche Pflanzenfasern pro Tag. Lösliche Fasern sind in Obst, Haferprodukten, Gerste und Hülsenfrüchten vorhanden, unlösliche zum Beispiel in Weizenkleie, Getreide und Gemüse. Sie brauchen nicht sklavisch Ihre Ballaststoffmenge zu überwachen. Wenn Sie jeden Tag drei bis fünf Portionen Gemüse, zwei bis vier Früchte und sechs bis elf Portionen Brot, Nudeln oder Reis essen, kommen Sie leicht auf die erforderliche Menge, sagt Beth Smith. Zwei ausgezeichnete Ballaststoffquellen sind Rosenkohl und Bohnen. 125 Gramm Rosenkohl enthalten mit vier Gramm mehr Ballaststoffe als die gleiche Menge Nudeln, zwei Gramm davon in Form von löslichen Fasern. 125 Gramm Gartenbohnen bringen es auf rund sieben Gramm, drei Gramm davon lösliche Fasern.

Das für Diabetiker lebensnotwendige Vitamin C kann beim Kochen leicht zerstört werden. Bei gekochtem Brokkoli bleiben nur 45 Prozent davon erhalten, beim Dünsten dagegen 70 Prozent und beim Garen in der Mikrowelle sogar 85 Prozent. Mit sehr reifem Obst können Sie Ihre Vitamin-C-Versorgung aufstocken. Scharlachrote Tomaten, granatrote Erdbeeren und dunkelgrüne Kiwis sind nährstoffreicher als ihre unreifen Verwandten.

Um viel Vitamin E aufzunehmen, sollten Sie Öle verwenden, die reich an mehrfach ungesättigten Fettsäuren sind, wie Soja-, Mais- und Sonnenblumenöl.

Für eine chromreichere Ernährung empfiehlt sich Gerste. Im Tierversuch konnten englische Wissenschaftler die blutzuckerregulierende Wirkung des Getreides belegen. Aus Gerste lassen sich wunderbare Suppen oder Brot machen, und sie schmeckt hervorragend als Beilage. Damit der Körper Chrom speichern kann, sollten Sie viele komplexe Kohlenhydrate wie Nudeln und Brötchen essen, empfiehlt Dr. Anderson. Zuckerhaltige Lebensmittel bewirken dagegen, dass der Körper Chrom ausscheidet. Wer einer gesunden Vollwertkost den Vorzug gibt, darf aber auch gelegentlich zu etwas Süßem greifen.

AUF DIE MENGE ACHTEN

Diabetiker sollten den Fettanteil in ihrer Nahrung reduzieren und 50 bis 60 Prozent ihrer Kalorien aus Kohlenhydraten beziehen. In Zahlen ausgedrückt, entspricht das für Frauen 240 bis 300 Gramm und für Männer 278 bis 333 Gramm Kohlenhydraten pro Tag. Einige der besten Quellen sind im Folgenden aufgeführt.

Nahrungsmittel	Menge	Fett (in g)	Kohlenhydrate (in g)
Getreide/Getreideprodukte			
Brötchen	1	1,4	31
Perlgraupen-Gerste	100 g	1,1	78
Cornflakes	100 g	2	22
Haferkleie	100 g	4,8	28
Makkaroni	100 g	0,2	25
Haferflocken	100 g	6,6	68
Reis, ungeschält	100 g	1,1	77
Spaghetti, gekocht	100 g	0,4	13
Weizenkeime	100 g	1	75
Vollweizenbrot	1 Scheibe	0,7	13,8
Milch und Joghurt			
Buttermilch	100 g	0,1–0,5	5
Magermilch	100 g	0,1	4,8
Magermilchjoghurt	100 g	0,2	8,7
Vollmilchjoghurt	100 g	1,8	8

Nahrungsmittel	Menge	Fett (in g)	Kohlenhydrate (in g)
Obst und Gemüse			
Brokkoli	100 g	0,3	6
Rosenkohl	100 g	0,7	8
Mais, gekocht	100 g	1,1	21
Gurke	½	0,2	4,4
Gartenbohnen	100 g	1,5	60
Tomaten	1	0,4	5,7
Avocado	½	15,4	7,4
Honigmelone, gewürfelt	100 g	0,3	7,5
Grapefruit	1	0,1	9,5
Kiwi	1	0,3	11,3
Orange	1	0,2	15,4

Durchfall

Essen, das wirklich hilft

Wenn Sie immer wieder hastig die Toilette aufsuchen müssen, ist das alles andere als angenehm; besonders, wenn Sie gleichzeitig von Bauchkrämpfen und Blähungen geplagt werden, den häufigen Begleiterscheinungen einer Diarrhoe. Diese können Sie sich zuziehen, wenn Bakterien oder Viren im Darm eine Infektion hervorrufen. Oder wenn bestimmte Lebensmittel, wie zum Beispiel Honig, Zuckeraustauschstoffe oder Milchprodukte, nicht vollständig verdaut, sondern im Darm fermentiert (bakteriell abgebaut) werden. Darauf reagiert der Körper, indem er mehr Wasser in den Darm befördert, was einen dünnflüssigen Stuhl erzeugt.

In der Regel ist Durchfall nach ein oder zwei Tagen vorbei. Hält er jedoch länger an, verliert der Körper nicht nur große Mengen Wasser, sondern auch wichtige Mineralien, die den Blutdruck, die Herzfrequenz und die Muskelarbeit steuern. Deshalb empfehlen Ärzte bei Durchfall Fruchtsäfte, abgestandene (kohlensäurefreie) Cola oder verdünnte isotonische Getränke, mit deren Hilfe die ausgeschwemmten Mineralien und Zucker schnell ersetzt werden können.

Bis zum vollständigen Abklingen der Erkrankung empfiehlt sich Schonkost, die den krampfenden Dickdarm nicht noch zusätzlich reizt. Nudeln, Weißbrot, Bananen oder Apfelmus etwa sind außerdem wegen ihres hohen Ballaststoffgehaltes günstig, denn dadurch wird Wasser im Darm wie ein Schwamm aufgesaugt. »Die stuhlentwässernden Faserpektine, wie sie zum Beispiel in Apfelschalen enthalten sind, gibt es deshalb auch in Tablettenform«, sagt der Mediziner Dr. Marvin M. Schuster. Immer werden Sie den Kontakt mit Durchfall verursachenden Bakterien oder Viren nicht vermeiden können. Und wenn Sie zu den Menschen gehören, die auf viele Lebensmittel empfindlich reagieren, hilft nur ein Rat: Achten Sie genau darauf, was Sie essen.

Probleme mit Laktose

Für viele Menschen ist schon ein Stück Käse, ein Glas Milch oder ein Milchshake zu viel des Guten. Das liegt daran, dass sie oft über zu wenig Laktase verfügen, das Verdauungsenzym, das den Milchzucker Laktose aufspaltet. Von diesem Problem ist weltweit etwa die Hälfte aller Erwachsenen mehr oder weniger stark betroffen.

»Die sogenannte Laktose-Intoleranz ist häufig Ursache von Durchfall«, sagt Dr. Schuster, »weil so viele Lebensmittel Milchzucker enthalten und die Menschen den Zusammenhang mit ihren Beschwerden nicht erkennen.«

Wenn Sie oft Durchfall haben und glauben, Milchprodukte könnten daran schuld sein, machen Sie einen einfachen Test: Meiden Sie eine Woche lang alle Molkereierzeugnisse, damit sich der Organismus umgewöhnen kann. Wenn Sie dann wieder einige Gläser Milch trinken, wird Ihr Körper Sie innerhalb von Sekunden wissen lassen, ob Sie Laktose vertragen oder nicht.

Doch selbst bei erwiesener Laktose-Intoleranz müssen Sie nicht gänzlich auf Milchprodukte verzichten. Wie Forscher der Universität von Minnesota herausfanden, kön-

Durchfall 545

nen Sie auch dann bis zu einem knappen Viertel Liter Milch pro Tag trinken. Auch kleine Mengen Käse sowie andere Molkereiprodukte gelten als unbedenklich, vor allem, wenn sie Teil einer Mahlzeit sind und nicht pur verzehrt werden. Joghurt erhält von Natur aus ohnehin vergleichsweise wenig Laktose. Schließlich wird Ziegenmilch häufig besser vertragen als Kuhmilch.

EIN TOAST AUF DIE GESUNDHEIT

Lange bevor es Pepsin-Wein gab, war Wein bereits als Verdauungshilfe bekannt. Für diese Eigenschaft schätzen ihn zum Beispiel die Griechen seit jeher. Heute gehen die Wissenschaftler davon aus, dass Wein möglicherweise auch bei Reisedurchfall hilft.

Bei Laboruntersuchungen begossen Forscher Durchfall auslösende Bakterien mit jeweils 170 Milliliter Rot- und Weißwein sowie mit Bismut-Salizylat, dem Wirkstoff in Pepsin-Weinen. Die Bakterien wurden von beiden Weinsorten genauso gut abgetötet wie von dem Medikament, in Verdünnung allerdings wirkte der Wein besser.

Trotz solcher vielversprechenden Ergebnisse lässt sich noch nicht mit Sicherheit sagen, dass Wein die »Renneritis« austrickst. Mit Sicherheit kann er Antibiotika, die bei manchen Infektionen eingenommen werden müssen, nicht ersetzen. Bei Durchfall ist Wein einen Versuch jedoch allemal wert.

WELTREISEN

Wenn Sie Monate mit der Planung einer Reise verbracht haben, wollen Sie diese natürlich nicht auf der Toilette verbringen. Trotzdem passiert vielen genau das; Untersuchungen zufolge, müssen sich 30 bis 40 Prozent der Reisenden in exotischen Regionen, wo nicht immer die gleiche Hygiene herrscht wie hierzulande, mit einer Reisediarrhoe herumschlagen. Hier darum einige Tipps:

Verzichten Sie auf Lasagne. Eine häufige Ursache von Reisedurchfall sind Speisen, die in den Restaurants früh am Tag zubereitet und später nur noch einmal erhitzt werden. Gerichte wie Lasagne, Quiche oder Auflauf verderben jedoch schnell, wenn sie nicht direkt vom Herd auf den Teller kommen.

Vorsicht bei Grünzeug. Salatblätter, Obst und Gemüse können mit bakterienbelastetem Wasser gewaschen sein. Um das Durchfallrisiko zu schmälern, sollten Sie rohes Gemüse deshalb meiden und alles Obst, auch Äpfel, vor dem Verzehr schälen. Außerdem sollten Sie in weniger entwickelten Ländern kein Leitungswasser trinken, da es oft große Mengen an Bakterien enthält.

Lassen Sie die Milch den Kühen. Bei Reisen in exotische Länder verzichten Sie besser auf Molkereiprodukte, denn diese sind möglicherweise nicht pasteurisiert und enthalten somit viele Bakterien.

Das Honigproblem

Heißer Tee mit Honig kann an einem kalten Wintertag besser erwärmen als die Mittagssonne. Zu viel davon aber wird so manchen in die wärmende Sicherheit der Toilette treiben.

Das Gleiche gilt für Fruchtsäfte und hängt mit deren natürlichem Zuckergehalt zusammen. Nimmt man zu viel von der sogenannten Fruktose zu sich, können kleine Mengen davon unverdaut in den Dickdarm gelangen. Dort beginnt nach einer Weile ein Fermentierungsprozess, der Blähungen und Durchfall verursachen kann. Bereits kleine Fruktosemengen können genügen. So lösten bei Versuchspersonen eineinhalb bis drei Esslöffel Honig Durchfall aus, und während manche Menschen mehrere Gläser Fruchtsaft am Tag vertragen, bekommen andere davon Durchfall, berichtet der Gastroenterologe Dr. William Ruderman.

Daher rät er, den Honig- und Fruchtsaftkosum vorübergehend zu reduzieren oder ganz darauf zu verzichten, wenn Sie immer wieder Durchfall haben. »Nehmen Sie dann nach und nach wieder etwas mehr zu sich, bis Sie schließlich die Menge gefunden haben, die Sie problemlos genießen können.«

Künstliche Probleme

Manchmal wird Durchfall nicht durch das verursacht, was Sie essen, sondern schon durch das, was Sie nur kauen: Zuckerfreie Kaugummis oder Bonbons enthalten häufig Sorbit, einen Süßstoff, der dem Verdauungssystem Probleme bereitet, sagt Dr. Rudermann. Wie Fruktose fermentiert auch Sorbit leicht im Darm und kann somit abführend wirken.

Schon fünf Gramm Sorbit, so viel wie beim Kauen von zweieinhalb Streifen zuckerfreiem Kaugummi aufgenommen wird, können zu Durchfall führen. Im Zweifelsfall sollten Sie lieber die normale Sorte kauen oder einfach kleinere Stücke, schlägt Dr. Rudermann vor.

Erkältung

Mithilfe von Lebensmitteln Infektionen blockieren

Eine Möglichkeit, einer Erkältung oder Grippe ganz aus dem Weg zu gehen, wäre, als Einsiedler zu leben. Fernab von niesenden Kollegen, Kindern mit laufenden Nasen und Fremden, die hustend durch die Straßen der Städte eilen.

Wenn Sie sich aber nicht auf eine einsame Insel zurückziehen können, sollten Sie so viele das Immunsystem stärkende Lebensmittel essen wie nur irgend möglich – die Auswahl ist groß.

Forschungsergebnisse haben nämlich gezeigt, dass einige unserer täglichen Lebensmittel Stoffe enthalten, die Viren daran hindern können, sich in unserem Körper einzunisten.

Selbst wenn Sie bereits krank sind, die richtige Ernährung kann Ihre Beschwerden lindern und sogar helfen, schneller wieder gesund zu werden.

Essen für ein starkes Immunsystem

Eine Erkältung oder Grippe beginnt damit, dass das mikrobiologische Gleichgewicht aus dem Takt kommt und das Immunsystem, aus welchem Grund auch immer, nicht frühzeitig anspringt.

Eine Möglichkeit, Erkältungen oder Grippe zu vermeiden, besteht darin, viel Obst und Gemüse zu essen. Denn die darin enthaltenen Substanzen stärken das Immunsystem und fördern damit die Wiederherstellung des Normzustandes. Eine der chemischen Verbindungen, die das Immunsystem anregt, eine Vielzahl von Fresszellen freizusetzen, die auf die Beseitigung von Viren spezialisiert sind, heißt Glutathion. Sie findet sich in vielen Obst- und Gemüsesorten, darunter Avocados, Wassermelonen, Spargel, Winterkohl und Grapefruit, wie auch Okraschoten, Orangen, Tomaten, Kartoffeln, Blumenkohl, Brokkoli, Honigmelonen, Erdbeeren und Pfirsiche.

Eine weitere wirksame, in vielen Obst- und Gemüsesorten enthaltene Verbindung ist das Vitamin C. Unter anderem, weil es das Gewebshormon Histamin abbaut, welches vom Immunsystem freigesetzt wird, und für Mattheit und andere Symptome verantwortlich ist. Außerdem scheint Vitamin C die weißen Blutkörperchen, die zur Infektionsabwehr nötig sind, zu stärken.

Während die Wissenschaftler noch diskutieren, ob Vitamin C auch vorbeugend wirkt, gilt als gesicherte Erkenntnis, dass eine Extraportion davon die typischen Erkältungsbeschwerden lindern und den Genesungsprozess beschleunigen kann.

1000 Milligramm, so schlossen finnische Forscher nach der Auswertung von 21 seit 1971 veröffentlichten Studien, können die durchschnittliche Krankheitsdauer nicht unwesentlich verkürzen.

Um solche Mengen aufzunehmen, müssen Sie keineswegs Unmengen von Orangen, Brokkoli und Co. essen, sagt die Ernährungswissenschaftlerin Dr. Won Song. Sie können Ihre Vitamine auch trinken. Orangensaft eignet sich mit 61 Milligramm Vitamin C pro 170 Milliliter ebenso gut wie Preiselbeer- und Grapefruitsaft.

Gesundheitsknollen

Zur Behandlung von praktisch jeder Art von Infektion wird seit jeher Knoblauch verwendet. Und heute gibt es auch Anhaltspunkte für eine vorbeugende Wirkung bei Grippe.

Die aromatischen Zehen enthalten nämlich viele chemische Verbindungen, wie zum Beispiel Allizin und Alliin, die keimtötende Eigenschaften haben. Zudem scheint Knoblauch das Immunsystem anzuregen, Killerzellen freizusetzen, die ihrerseits Keime abtöten.

Dafür muss man allerdings eine Menge Knoblauch essen, nämlich pro Tag eine ganze Knolle, sagt der Mediziner Dr. Elson Haas.

Um auf den Geschmack zu kommen, können Sie den Knoblauch auch in der Mikrowelle oder im Backofen erhitzen. »Weich gegart, verliert er etwas von seiner Schärfe und schmeckt süßer; von seiner Wirkung büßt er dabei aber kaum etwas ein«, sagt der Medizinprofessor Dr. Irwin Ziment.

Heiß und hilfreich

Dass bei Erkältung und Grippe traditionelle Hausmittel zuverlässig helfen, ist inzwischen sogar wissenschaftlich bewiesen. Besonders Hühnersuppe und heißer Tee sind – neben würzigen Lebensmitteln wie Peperoni – dafür bekannt, dass sie die typischen Beschwerden lindern. Zugeschrieben werden ihnen auch immunstärkende Eigenschaften. »Tee enthält zum Beispiel eine Verbindung namens Theophyllin, welche die Verstopfung der oberen Atemwege lösen kann«, sagt der Mediziner Dr. Steven R.

Mostow, »und Quercetin, einen Wirkstoff, der Viren möglicherweise an der Vermehrung hindert.«

Ein Teller Hühnersuppe vertreibt, wie amerikanische Forscher herausfanden, nicht nur bestens Mattheit, sondern wirkt auch entzündungshemmend. Vorausgesetzt, es handelt sich um frisch zubereitete Hühnersuppe. »Wir wissen noch nicht genau, warum«, sagt Dr. Mostow, »aber Fertigsuppe ist nicht so wirksam wie selbst zubereitete.«

Wenn Ihre Nase so verstopft ist, dass Sie das Gefühl haben, durch eine dicke Decke zu atmen, wäre Ihnen mit einem Stück Pfefferschote schnell geholfen. Cayennepfeffer und seine feurigen Verwandten enthalten nämlich einen Wirkstoff, der einer Erkältungs- und Grippearznei ähnlich ist. Das sogenannte Capsanthin lässt Sie wieder frei atmen. Als Alternative zum frischen Pfeffer empfiehlt Dr. Haas einen viertel Teelöffel gemahlenen Cayennepfeffer in einem Glas Wasser. »Das ist nicht so scharf und erwärmt von innen.«

Gallenprobleme

Innerliche Reste entsorgen

Obwohl der Körper selbst Cholesterin benötigt, hat diese dicke, zähe Substanz zu Recht einen schlechten Ruf. Denn zu viel davon trägt nicht nur zu Herzkrankheiten, hohem Blutdruck und Schlaganfällen bei, sondern spielt auch eine Rolle bei der Bildung von Gallensteinen. Das sind harte, kompakte Klümpchen, die heftige Schmerzen verursachen können.

Wie ihr Name schon verrät, bilden sich Gallensteine in der Gallenblase. Diese dient als Reservoir für die Gallenflüssigkeit, welche zur Fettverdauung im Dünndarm benötigt wird. Aus den ebenfalls in der Gallenblase vorhandenen Cholesterin-, Protein- und Fettteilchen können sich Gallensteine bilden, wenn Sie zu viel Fett und Cholesterin essen, erklärt der Facharzt Dr. Henry Pitt. Vor allem, wer ohnehin eine Veranlagung für Gallensteine hat, ist deshalb gut beraten, den Konsum von Lebensmitteln wie rotem Fleisch und vollfetten Milchprodukten einzuschränken. Einen weiteren Rat hat der Gastrologe Prof. Dr. Robert Charm parat: Gewöhnen Sie sich an, mehrmals täglich zu essen. Bei jeder Mahlzeit zieht sich die Gallenblase nämlich zusammen und entleert ihren Inhalt. Je häufiger das geschieht, desto geringer die Gefahr, dass sich Rückstände ansammeln. Diese könnten sonst womöglich zu Gallensteinen verklumpen. Eine zusätzliche Vorbeugungsmaßnahme ist reichliches Trinken.

Untersuchungen der Johns-Hopkins-Universität zufolge könnten auch Fisch und Meeresfrüchte eine Rolle bei der Gallenstein-Vorbeugung spielen. Denn sie enthalten sogenannte Omega-3-Fettsäuren, die über die Senkung des Cholesterinspiegels möglicherweise auch die Bildung von Gallensteinen verhindern. Eine gute Quelle für Omega-3-Fettsäuren ist Lachs. Nach Ansicht von Dr. Pitt enthalten 170 Gramm davon mit ungefähr 2 900 Milligramm Fischöl eine durchaus wirksame Dosis.

Übergewichtige Menschen neigen eher zur Gallensteinen als schlanke, so Dr. Michael D. Myers. »Denn für jedes

Pfund Körperfett produzieren Sie zehn Milligramm Cholesterin.« Neben der Reduzierung fetthaltiger Lebensmittel sollten vor allem Obst, Gemüse, Hülsenfrüchte und Vollkornprodukte auf Ihrem Speisezettel stehen. Denn sie sind die Eckpfeiler eines jeden Schlankheitsfahrplans.

Abnehmen sollten Sie allerdings weder zu viel noch zu schnell, warnt Dr. Myers. Sonst erreichen Sie genau das Gegenteil: Der Cholesterinspiegel in der Gallenblase steigt, und die potenziell steinbildenden Rückstände können liegen bleiben, weil sich die Gallenblase bei wenig Nahrung entsprechend selten entleert.

Nach Ansicht von Fachleuten kann eine Diät mit weniger als 860 Kalorien das Gallensteinrisiko erhöhen. Wenn Sie Kalorien zählen, bleiben Sie im Rahmen von 1000 bis 1200 Kalorien pro Tag. Damit nehmen Sie ab, ohne anfälliger für Gallensteine zu werden, sagt der Chirurg und Ernährungsspezialist Dr. Dominic Nompleggi.

EISEN GEGEN GALLENPROBLEME

Bislang wurde Eisenmangel mit Krankheitsbildern wie Verstimmungen und Erschöpfung in Verbindung gebracht. Inzwischen untersuchen einige Forscher, ob dadurch auch Gallenprobleme verursacht werden.

Im Blut findet sich ein Protein namens Transferrin, das für den Transport von Eisen sorgt. Bei Eisenmangel steigt der Transferrin-Spiegel, weil der Körper so versucht, das wenige vorhandene Eisen weiterzutransportieren. Wie Dr. Pitt erklärt, beschleunigt Transferrin zudem die Bildung von Cholesterinkristallen. Und Cholesterin begünstigt wiederum die Bildung von Gallensteinen.

Im Laborversuch bildeten sich bei Eisenmangel und gleichzeitiger Gabe von hochcholesterinreichem Futter mehr Gallensteine als bei Tieren mit normalen Eisenwerten, berichtet Dr. Pitt, der davon ausgeht, dass dieses Ergebnis auch auf den menschlichen Organismus übertragen werden könnte. Schwangere Frauen, die in der Regel zu Eisenmangel neigen würden, hätten zum Beispiel ein gewisses Gallensteinrisiko. »Sollten die weiteren Forschungen tatsächlich bestätigen, dass die Behandlung von Eisenmangel zugleich hilft, Gallensteinen vorzubeugen«, meint der Mediziner, »müssten wir in der Prävention völlig umdenken.«

Gedächtnisprobleme

Mit dem richtigen Essen die Erinnerung wachhalten

Manchmal findet man die Erklärung für die verworrensten Gedächtnisprobleme in einer Müslischachtel. Der Mediziner Dr. William Regelson weiß, warum:

»Was wir für erste Anzeichen von Senilität halten, kann schlicht Folge eines geringfügigen Nährstoffmangels sein. Wenn Patienten glauben, sie würden geistig abbauen, rate ich ihnen als Erstes, Müsli zu essen. In diesem äußerst vielseitigen Lebensmittel aus Getreide, Trockenobst und Nüssen befinden sich alle Vitamine und Mineralien, die Sie benötigen. Sie wären überrascht, wie vielen Menschen es wieder gut geht, wenn sie ihren Mangel mit der richtigen Ernährung behoben haben.«

Viele Forscher kommen aufgrund von Untersuchungen

zu dem gleichen Ergebnis: Wenn Menschen einen Mangel an bestimmten Nährstoffen haben, fällt ihre geistige Leistung ab. Wahrnehmungsstörungen können zum Beispiel bereits auftreten, wenn wir zu wenig Flüssigkeit zu uns nehmen, sagt die Ernährungswissenschaftlerin Dr. Susan Nitzke. »Unser Durstgefühl nimmt mit zunehmendem Alter ab, und so merken wir nicht sofort, wenn unser Körper Wasser braucht«, erklärt sie. »Eines der Symptome schwerer Dehydration ist geistige Verwirrung.«

Hinzu kommt, dass der Körper im Alter einige Nährstoffe nicht mehr so gut aufnimmt. »Um sich einen scharfen Verstand zu erhalten, brauchen Sie deshalb bei gleich bleibendem Kalorienbedarf unter Umständen zusätzliche Nährstoffe«, gibt Dr. Regelson zu bedenken.

Zwar lässt sich nicht jede Gedächtnisschwäche mit der Ernährung erklären; sind jedoch keine anderen Gründe feststellbar, können hier durchaus die Ursachen liegen.

Vitamin B steht für geistige Fitness

Die Vitamine der B-Gruppe gehören mit zu den wichtigsten Nährstoffen für einen hellen Kopf. Der Organismus benötigt sie, um Nährstoffe in mentale Energie umzuwandeln und Hirngewebe aufzubauen. »Ein Mangel an Thiamin, Niacin, Vitamin B6 oder B12 kann demnach zu Funktionsstörungen des Gehirns führen«, sagt der Mediziner Dr. Vernon Mark. »Die Niacinmangel-Krankheit Pellagra zum Beispiel war früher einer der häufigsten Gründe für die Einweisung in die Psychiatrie.«

Und Kinder schnitten bei Denksportaufgaben deutlich besser ab, ergänzt der Mediziner, wenn ihnen in ihrem

Essen fünf Milligramm Thiamin verabreicht worden waren, gut das Dreifache der üblicherweise empfohlenen Tagesmenge.

In Ländern wie den USA, wo eigens mit Vitaminen angereicherte Lebensmittel überall erhältlich sind, ist im Allgemeinen auch die Versorgung mit Thiamin und Niacin garantiert. Dennoch können ältere Menschen und solche, die gern dem Alkohol zusprechen, von einem Niacinmangel betroffen sein. Der Wert kann so weit absinken, dass das Erinnerungsvermögen beeinträchtigt wird.

Eine sehr gute Quelle für die gehirnstärkenden Vitamine sind Fleisch und Geflügel. 85 Gramm Schweinelende liefern zum Beispiel 0,8 Milligramm Thiamin oder 53 Prozent des Tagesbedarfs. Die gleiche Menge Hühnerbrust bringt es mit rund zwölf Milligramm Niacin auf 60 Prozent des empfohlenen Tagesbedarfs.

Nicht ganz so leicht stellt sich die Aufnahme der Vitamine B 6 und B 12 dar. Zumal deren Absorption im Alter aufgrund von Veränderungen der Magenschleimhaut eingeschränkt ist. »Eine Unterversorgung mit diesen Vitaminen ist jenseits der 55 Lebensjahre daher fast an der Tagesordnung«, sagt Dr. Regelson. Mit zunehmendem Lebensalter tun Sie also in jedem Fall gut daran, mehr als die allgemein empfohlenen Mindestmengen zu sich zu nehmen.

Vitamin B6 kommt vor allem in gebackenen Kartoffeln, Bananen, Kichererbsen und Truthahn vor. Eine Backkartoffel liefert zum Beispiel 0,4 Milligramm oder 20 Prozent, eine Banane mit 0,7 Milligramm 35 Prozent des Tagesbedarfs. Was Vitamin B 12 betrifft, sind Fleisch und Meeresfrüchte erste Wahl. 85 Gramm mageres Hackfleisch bringen es auf zwei Mikrogramm, was etwa einem Drittel des empfohlenen Tagesbedarfs entspricht. Eine ausgesprochen gute Vitamin-B12-Quelle sind darüber hinaus Venusmuscheln: 20 gedämpfte Muscheln decken mit 89 Mikrogramm 1483 Prozent des Tagesbedarf.

Alles im Fluss halten

Eine Möglichkeit, Gedächtnisschwächen zu mildern, ist, mehr Blut ins Gehirn zu befördern. Denn nur, wenn das Gehirn gut durchblutet ist, kann das Gedächtnis funktionieren.

»Durchblutungsstörungen im Gehirn haben oft die gleiche Ursache, wie die am Herzen«, weiß Dr. Regelson, »nämlich Cholesterin- und Fettablagerungen in den Arterien. Vorbeugen und zum Teil sogar rückgängig machen lässt sich das durch die richtige Ernährung.«

Auf den übermäßigen Konsum von Fetten, besonders von gesättigten Fettsäuren, führt auch Dr. Nitzke die Hauptursache koronarer Herzkrankheiten zurück: verstopfte Arterien im Herzen und im Gehirn. Sie rät daher, Butter und Margarine beim Kochen mit etwas Pflanzenöl zu ersetzen und fetthaltige Lebensmittel wie Mayonnaise, schwere Nachspeisen und fettes Fleisch möglichst ganz zu streichen.

Genauso wichtig ist es, viel Obst und Gemüse zu essen; denn es steckt voller Antioxidanzien, den Gegenspielern der schädigenden Sauerstoffmoleküle namens freie Radikale. Diese verändern das gefährliche LDH-Cholesterin so, dass es zäher wird und sich leichter an den Arterienwänden festsetzt.

Weniger Fett und mehr Obst und Gemüse auf dem Speiseplan ist also die Kombination, die Ihre Arterien freihalten und sogar den Blutfluss durch bereits zugesetzte Arterien wieder verbessern kann.

ALKOHOLIKA – LEGEN SIE IHR GEHIRN TROCKEN

Wenn wir unsere grauen Zellen vernichten, erweisen wir unserer Denkfähigkeit natürlich keinen guten Dienst. Trotzdem tun viele tagtäglich nichts anderes: Sie trinken Alkohol – Gift fürs Gehirn. »Selbst wenn Sie sonst alles richtig machen, hat zu viel Alkohol ein deutliches Nachlassen des Erinnerungsvermögens zur Folge«, sagt Dr. Mark. Sogar kleine Mengen können Zellen in dem Teil des Gehirns zerstören, der für die Erinnerung zuständig ist.

Damit das Gehirn voll leistungsfähig bleibt, raten viele Ärzte zum kompletten Verzicht auf Alkohol. Zumindest aber sollte der tägliche Konsum begrenzt sein, nämlich auf 0,4 Liter Bier, 0,2 Liter Wein oder ein sehr kleines Gläschen Schnaps.

Die paradoxe Wirkung des Kaffees

Nicht umsonst schwören Millionen von Menschen auf eine Tasse Kaffee als morgendliche Starthilfe, verbessert Koffein doch nachweislich die geistige Leistungsfähigkeit.

Als Nachweis blockierten niederländische Forscher im Rahmen einer Studie das Kurzzeitgedächtnis von 16 gesunden Versuchspersonen zuerst durch eine chemische Substanz. Kurz nach der Gabe von 250 Milligramm Kof-

Gedächtnisprobleme **559**

fein, was in etwa drei Tassen Kaffee entspricht, war deren Erinnerungsvermögen wieder völlig hergestellt.

Zu viel Kaffee kann sich allerdings als weniger segensreich entpuppen. Für die einen nur in dem Sinne, dass der Koffein-Kick nach sechs bis acht Stunden nachlässt. Andere dagegen werden mit der nachlassenden Wirkung des Kaffees fahrig und unkonzentriert.

»Auf Koffein reagiert jeder anders«, sagt Dr. Suzette Evans von der Columbia-Universität in New York. Bei Menschen, die selten Kaffee trinken, können eine oder zwei Tassen geistige Leistungsfähigkeit und Gedächtnis spürbar verbessern. Wer jedoch den ganzen Tag über Kaffee trinkt, gewöhnt sich daran und kommt nicht mehr in den Genuss der angenehmen Anregung. Stattdessen erzeugt das Zuviel an Koffein eine gegenteilige Wirkung.

Gicht

Den Purinen aus dem Weg gehen

Wenn Sie nicht selbst an Gicht leiden oder der Verdacht auf Gicht besteht, dann kennen Sie vermutlich jemanden, der daran erkrankt ist. Denn Gichtkranke bilden eine große Bruderschaft – der freilich niemand angehören will.

Gicht ist eine Form von Arthritis, bei der Harnsäurekristalle wie Glasscherben in die Gelenke eindringen und dort stechende Schmerzen hervorrufen. Für einige Betroffene ist schon das Gewicht einer Decke auf einem entzündeten Zeh mehr, als sie ertragen können. Die Krankheit kann auch von Fieber und Frösteln begleitet sein, da das Immunsystem versucht, den Angriff abzuwehren.

Etwa eine Million Amerikaner leiden an Gicht, und Ärzte sagen voraus, dass es in den westlichen Industrieländern mit zunehmend höherem Durchschnittsalter der Bevölkerung noch mehr werden. Die meisten Patienten sind übergewichtige Männer über 40, aber auch Frauen sind betroffen.

Zu viel von einer schlechten Sache

Harnsäure ist ein natürliches Stoffwechselprodukt, das bei der Spaltung von Eiweiß-Nebenprodukten, der sogenannten Purine, entsteht.

Normalerweise ist die Harnsäure im Blut gelöst, wird von den Nieren herausgefiltert und in den Urin abgegeben. Nicht so bei Gichtkranken. Die Mediziner vermuten, dass deren Ausscheidung nicht richtig funktioniert oder dass sie aufgrund einer Stoffwechselstörung zu viel Harnsäure produzieren. Wie der Arthritisspezialist Dr. Doyt Conn erklärt, verdichtet sich die überschüssige Säure im Laufe der Zeit zu scharfen kleinen Kristallen, die sich in den Gelenken sowie dem umliegenden Bindegewebe einlagern und Entzündungen und Schmerzen auslösen. »Bevorzugtes Ziel von Gichtanfällen ist der große Zeh, doch auch Knöchel, Knie, Hände oder Schultern werden befallen.«

Gewöhnlich schlägt die Gicht nachts zu, und ohne medikamentöse Behandlung halten die Schmerzen nicht selten Tage und Wochen an. Und sie ist trügerisch, denn zwischen den einzelnen Anfällen liegen oft längere beschwerdefreie Zeiten. Doch wer einmal einen Gichtanfall hatte, muss damit rechnen, dass es dabei nicht bleibt. Erfahrungsgemäß erleidet die Hälfte der neuen Gichtpatienten innerhalb eines Jahres nach dem ersten Anfall einen zweiten, 75 Prozent davon innerhalb von fünf Jahren.

Ohne Behandlung können die Anfälle in immer kürzeren Abständen und größter Intensität auftreten. Und die Schmerzen sind nicht das einzig Beunruhigende: Nach etwa zehn Jahren können sich um das Gelenk herum oder im Knorpel schließlich gehäuft Harnsäurekristalle bilden, die sogenannten Gichtknoten. Diese sind manchmal unter der Haut sichtbar, besonders, wenn sie am äußeren Ohr auftreten. Unbehandelt werden sie allmählich größer und können ein Gelenk unwiderruflich bewegungsunfähig machen. Damit nicht genug, haben Gichtkranke auch ein erhöhtes Risiko für harnsäurebedingte Nierensteine.

Mithilfe von Medikamenten kann man die Krankheit zwar unter Kontrolle halten, aber nicht heilen. Umso konsequenter sollten Gichtkranke alle Waffen einsetzen, die ihnen zur Verfügung stehen: Abnehmen, das Richtige essen, wenig Alkoholkonsum und viel Wasser trinken. Das hilft, die Harnsäuremenge zu reduzieren und damit das Risiko eines Gichtanfalls, sagt Dr. Conn.

UNFREIWILLIGE LEIDENSGENOSSEN

Eine reine Männersache ist die Gicht die längste Zeit gewesen; mehr und mehr brechen auch Frauen in diese »Domäne« ein – alles andere als ein Grund zum Jubeln.

In den USA zum Beispiel sind etwa 20 Prozent der Gichtpatienten weiblich. Die meisten von ihnen haben die Menopause hinter sich. Welcher Zusammenhang besteht da?

Die Ärzte vermuten, dass Östrogen den Anstieg des Harnsäurespiegels im Blut zu verhindern vermag. Doch mit der abnehmenden Östrogenproduktion nach der Menopause verschwindet dieser Schutzschild offenbar. »Wenn die riesige Anzahl von Frauen aus der Baby-Boom-Generation das entsprechende Alter erreicht hat«, sagt der Mediziner Dr. Doyt Conn voraus, »werden wir plötzlich viele neue Gichtpatientinnen haben.« Zusätzlich gefährdet seien Frauen mit Übergewicht, hohem Blutdruck, und wenn sie entwässernde Medikamente einnehmen.«

Dem gewichtigen Risiko zu Leibe rücken

Für Gichtkranke ist Gewichtskontrolle besonders wichtig, weil zwischen Fettleibigkeit und Harnsäuremenge im Blut ein Zusammenhang besteht. Schnelles Abnehmen oder Fasten sind jedoch nicht die Lösung, dadurch kann der Harnsäurespiegel sogar noch ansteigen. Eine langsame und stetige Gewichtsabnahme ist nicht nur grundsätzlich gesünder, sondern hält wahrscheinlich auch die Gicht besser unter Kontrolle, stellt Dr. Conn fest.

Während einer Langzeitstudie beobachteten amerikanische Forscher 1200 Medizinstudenten über einen Zeitraum von mehr als 30 Jahren. Sie fanden heraus, dass die Testpersonen, die als junge Erwachsene die meisten Pfunde zulegten, am stärksten Gefahr liefen, zu einem späteren Zeitpunkt Gicht zu bekommen. Schon eine Gewichtszunahme von drei bis fünf Kilo verdoppelte das Krankheitsrisiko beinahe.

Gicht 563

Bekanntlich ist es viel leichter, nicht zuzunehmen, als abzunehmen. Wenn Sie Ihr Gewicht heute kontrollieren, tragen Sie also viel zur Gichtvorbeugung bei.

LINDERUNG DURCH OBST

Dass sich Kirschen zur Behandlung von Gicht eignen, ist spätestens seit den 1950er-Jahren bekannt. Damals berichtete ein gewisser Dr. Ludwig W. Blau, der wegen eines von Gicht befallenen dicken Zehs auf einen Rollstuhl angewiesen war, dass ihm sechs Kirschen täglich wieder auf die Beine geholfen hätten. Sein Arzt habe die Kirschdiät daraufhin mit dem gleichen Erfolg bei weiteren Patienten angewendet.

Obwohl es nach wie vor keinen wissenschaftlichen Beweis dafür gibt, schwören einige Patienten auf die Heilwirkung der Kirschen. In einer Umfrage der Zeitschrift *Prevention* (Vorbeugung) antworteten etwa 700 Befragte, dass sie das Kernobst gegen Gicht ausprobiert hätten; rund 67 Prozent davon gaben an, sie hätten sich daraufhin besser gefühlt.

Und der Therapeut Steve Schumacher hält schwarzen Kirschsaft bei den unterschiedlichsten Gesundheitsprobleme sogar für »den Hit«.

Eine mögliche Erklärung für diese positiven Erfahrungen gibt Dr. Robert M. Giller. In seinem Buch über die Heilwirkung von Lebensmitteln beschreibt er, dass Kirschen (und andere rote und blaue Beeren) reich an Verbindungen sind, die der Zerstörung von Kollagen vorbeugen. Der Körper braucht Kollagen, um Bindegewebe wieder aufzubauen, das durch die Gicht zerstört wird. Manche Patienten, so Dr. Giller, könnten daher ihre Symptome lindern, wenn sie eine Woche lang täglich ein halbes Pfund Kirschen essen.

Linderung durch richtige Ernährung

In der Vergangenheit hielt man den völligen Verzicht auf purinhaltige Lebensmittel für geboten. Nach Ansicht der Diätexpertin Donna Weihofen eine wenig effektive Gichttherapie, die auf einen eintönigen Speiseplan hinausläuft.

Sie rät daher, nur die Lebensmittel mit besonders hohem Puringehalt zu streichen, wie etwa Leber, Niere, Bries, Sardinen, Sardellen, Makrelen, Spargel, Pilze und Bohnen. »Damit verbessern Sie die Wirkung der Medikamente und beugen im Idealfall sogar einigen der schwersten Symptome vor.«

Zur Gichtprophylaxe gehört aber auch ein maßvoller Alkoholkonsum. Denn Bier, Wein und andere alkoholische Getränke fördern nicht nur die Harnsäureproduktion, sondern beeinträchtigen zudem deren Ausscheidung über die Nieren. Ganz verzichten sollten Sie auf schwere Rotweine wie Port und Madeira, weil diese die meisten Purine enthalten.

Trinken Sie stattdessen mindestens zwei Liter Wasser. Denn dadurch wird die Harnsäure im Blut verdünnt und die Bildung von Kristallen verhindert. Zur Abwechslung sind auch Fruchtsäfte erlaubt, nicht aber zuckerhaltige Softdrinks.

Grauer Star

Richten Sie den Blick auf Antioxidanzien

Mit den Jahren müssen wir die Zeitung immer weiter von den Augen weg halten, um die Schlagzeilen lesen zu können; Verkehrsschilder erkennen wir nicht mehr so gut und in einem schummrigen Lokal die Karte lesen – fast unmöglich!

Dass die Sehkraft im Laufe der Zeit leicht nachlässt, ist ganz normal. Wenn sich die Sicht jedoch drastisch verschlechtert, kann Grauer Star der Grund dafür sein. Bei dieser auch unter der Bezeichnung »Katarakt« bekannten Augenkrankheit lagert sich in der Linse Eiweiß ab und trübt buchstäblich den Blick.

»Die Verursacher sind sogenannte freie Radikale«, erklärt der Mediziner Dr. Allen Taylor, »mit deren ständigen Angriffen unser Körper leben muss. Es handelt sich dabei um instabile Sauerstoffmoleküle, die – zum Beispiel aufgrund von UV-Strahlen im Sonnenlicht oder durch Rauchen – ein Elektron verloren haben und deshalb intakten Körperzellen Elektronen entreißen. Die gesunden Zellen werden bei diesen Angriffen geschädigt und ihrerseits zu freien Radikalen.

Um dieser Kettenreaktion Einhalt zu gebieten, können wir selbst etwas tun: Sonnenbrille tragen, auf Nikotin verzichten und vor allem viel Obst und Gemüse essen, das uns in Gestalt der Vitamine C und E oder des Betacarotins die natürlichen Gegenspieler der freien Radikale frei Haus liefert. Im Körper treten diese Antioxidanzien nämlich erfolgreich als Radikalenfänger an.

Farben erkennen

Der Zeichentrickfigur Popeye bescherte Spinat sagenhafte Muskelkraft, doch für die Augen ist das grüne Blattgemüse mindestens genauso gut. Spinat ist sogar eines der besten Mittel gegen Grauen Star, und das ist wissenschaftlich verbrieft.

So stellten amerikanische Wissenschaftler bei der Untersuchung der Ernährungsgewohnheiten von 5000 Krankenschwestern über einen Zeitraum von zwölf Jahren Folgendes fest: Diejenigen mit der karotinreichsten Kost (Karotine sind natürliche Pflanzenpigmente) hatten gegenüber ihren Kolleginnen mit dem niedrigsten Betacarotin-Anteil in der Ernährung ein um 39 Prozent geringeres Risiko, an Grauem Star zu erkranken. Und unter den betacarotinhaltigen Nahrungsmitteln stellte sich Spinat als das wirksamste heraus.

Wie Kohl, Brokkoli und andere dunkelgrüne Blattgemüse enthält Spinat neben Betacarotin auch Lutein und Zeaxanthin. Diese beiden Karotinoide konzentrieren sich in der Augenflüssigkeit und bieten »Vor-Ort-Schutz« genau da, wo er am meisten gebraucht wird.

Vitamin C ist ein weiteres Argument für den reichlichen Verzehr von Obst und Gemüse. Wie eine Reihe ernährungswissenschaftlicher Studien zeigte, sorgt nämlich gerade dieses Antioxidans für eine klare Sicht. Wer viel Vitamin C mit der Nahrung aufnimmt, entwickelt Studien zufolge vergleichsweise selten Grauen Star.

Nach Ansicht von Fachleuten wie Dr. Taylor ist diese Schutzwirkung am besten gewährleistet, wenn man die übliche Tagesdosis von 60 Milligramm auf 250 Milligramm Vitamin C erhöht. Eine solche Zufuhr ist auch problemlos möglich, da 250 Gramm Brokkoli zum Beispiel schon 30 Milligramm Vitamin C enthalten und ein großes Glas frisch gepresster Orangensaft 90 Milligramm. Viel Vitamin C steckt auch in Zitrusfrüchten, Rosenkohl, grünem und rotem Paprika, Tomaten und Melonen.

Ölung für die Augen

Auch Vitamin E findet sich vorwiegend in unseren Augenlinsen, um sie vor den freien Radikalen zu schützen. Und das höchst wirksam, wie eine Studie an der Harvard Universität an 15 000 männlichen Probanden zeigte. Danach entwickelten diejenigen mit dem höchsten Vitamin-E-Gehalt in den Augen vergleichsweise selten Grauen Star.

Allerdings wird das fettlösliche Vitamin E nicht immer in ausreichender Menge über die Nahrung aufgenommen, da es hauptsächlich in Pflanzenölen vorkommt. Als fettärmere Vitamin-E-Alternative bieten sich da Weizenkeime an. 60 Gramm davon liefern mit sieben internationalen Einheiten etwa 27 Prozent des täglichen Bedarfs. Mandeln, Mangos und Vollkornprodukte sind ebenfalls gute Vitamin-E-Quellen.

Machen Sie das Beste aus Milch

Neben Huhn und Joghurt gehört Milch (am besten: Schafsmilch) zu den Lebensmitteln, die aufgrund ihres hohen Gehaltes an Riboflavin besonders gut für die Augen sind. Denn wie amerikanische Wissenschaftler anhand einer Studie feststellten, wirkt das B-Vitamin dem

Grauen Star entgegen. So hatten die Probanden mit der besten Riboflavin-Versorgung ein sehr viel geringeres Risiko, an der Linsentrübung zu erkranken, als mit schlechter Versorgung.

Zurückzuführen ist dies auf die indirekt antioxidative Eigenschaft des Riboflavins: Im Körper ist das Vitamin an der Produktion des Radikalenfängers Glutathion beteiligt. Dessen Spiegel sinkt wiederum infolge einer Vitamin-E-armen Ernährung, und dann können die freien Radikale ungestörter zu Werke gehen.

Hämorrhoiden

Hilfe für die gestressten Venen

Manchmal fühlt sich der Ruf der Natur alles andere als natürlich an. Sie müssen auf die Toilette gehen, aber es kostet Sie mehr Anstrengung, als Ihnen lieb ist. Also drücken und drücken Sie. Das stellt eine große Belastung für die kleinen Venen im After und im Mastdarm dar, die dann anschwellen und sich herauswölben können. Das Ergebnis ist ein mehr oder weniger schmerzhaftes, aber sehr häufiges Krankheitsbild, das als Hämorrhoiden bekannt ist. Da die Hämorrhoiden meistens durch Drücken, das den Stuhlgang in Gang setzen soll, verursacht werden, besteht die beste Vorbeugung in einem weicheren Stuhl, sagt Dr. Marvin Schuster, Spezialist für Verdauungsstörungen in Baltimore. Am einfachsten erreicht man dies durch richtige Ernährung.

Leichter Stuhlgang durch mehr Fasern

Der Grund dafür, dass so viele Amerikaner unter Hämorrhoiden leiden, ist in ihrem geringen Verzehr von Fasern zu suchen: Zwölf Gramm täglich, und somit sehr viel weniger als das durchschnittliche Tagessoll von 25 Gramm, erläutert Dr. Schuster.

Fasern sind wichtig, da sie Ihrem Stuhl Volumen und Gewicht verschaffen und er so leichter transportiert wird. Studien belegen, dass Menschen, die viele faserreiche Nahrungsmittel verzehren, bedeutend seltener unter Hämorrhoiden leiden als solche, die wenig Ballaststoffe zu sich nehmen.

Es ist kinderleicht, mehr Ballaststoffe auf Ihren Speiseplan zu setzen. Täglich fünf oder mehr Portionen Obst und Gemüse sowie sechs Portionen Vollkornbrot, Zerealien oder Hülsenfrüchte versorgen Sie mit all den Fasern, die Ihrem Verdauungstrakt die Arbeit erleichtern.

Flüssigerer Transport

Stellen Sie sich vor, Sie essen eine Handvoll Salzkracker, ohne einen Schluck Wasser zu trinken. Kaum herunterzubekommen, nicht wahr? Genauso geht es Ihrem Verdauungstrakt, wenn er versucht, Speisen ohne ausreichende Flüssigkeitszufuhr zu verarbeiten, erklärt Dr. Marie Borum von der Medizinischen Fakultät der George-Washington-Universität. Der Stuhl wird hart und lässt sich schwer weitertransportieren. Dies ist, wie wir schon gesehen haben, die Ursache für Hämorrhoiden.

Da der Stuhl auf seinem Weg durch den Verdauungstrakt auch Wasser aufnimmt, wird er schwerer und gleitfähiger und passiert so leichter den Darm. Umso besser, je mehr Fasern Ihre Kost enthält, denn diese saugen das Wasser auf wie ein Schwamm, sagt Dr. Borum.

Sie empfiehlt, täglich sechs bis acht Gläser Wasser zu trinken. Das hört sich nach viel an, was es auch wäre, wenn man alles auf einmal trinken müsste. Man kommt aber leicht auf die erforderliche Menge, wenn man Wasser stets in erreichbarer Nähe hat und es dann über den ganzen Tag verteilt zu sich nimmt. So kann man beispielsweise neben dem Bett ein Glas Wasser haben und sich auch am Arbeitsplatz stets mit Wasser versorgen.

LINDERN SIE DEN SCHMERZ

Wenn Hämorrhoiden anschwellen, drücken sie auf feine Nerven. Aus diesem Grund sind sie oft so schmerzhaft. Zusätzlich können bestimmte Lebensmittel den Schmerz verschlimmern. Wenn also Ihre Hämorrhoiden das nächste Mal auftreten, sollten Sie folgende Nahrungsmittel vermeiden.

Sagen Sie Nein zum Kaffee. Kaffee verursacht im Darm Kontraktionen, die die schon strapazierten Venen reizen können, erklärt Dr. Marvin Schuster vom Zentrum für Verdauungsstörungen in Baltimore. Darüber hinaus ist Kaffee ein harntreibendes Mittel. Das bedeutet, dass der Körper wertvolles Wasser verliert. Eigentlich brauchen Sie mehr Flüssigkeit, nicht weniger, wenn Ihre Hämorrhoiden Ihnen Schwierigkeiten bereiten.

Machen Sie eine Pause, trinken Sie keinen Alkohol. Alkohol ist wie Kaffee harntreibend und kann Verstopfung auslösen. Wenn Sie Hämorrhoiden haben, bleiben Sie eine Weile abstinent, bis Sie keine Probleme mehr haben.

Seien Sie ein bisschen fade. Die gleichen Chemikalien, die scharfen Speisen das Feuer geben, können Sie auf der Toilette verbrennen. Wenn Ihnen Ihre Hämorrhoiden also zu schaffen machen, verzichten Sie auf die Peperoni und halten sich an mildere Lebensmittel.

Beerenstark

Selbst Menschen, die Fasern säckeweise zu sich nehmen und Wasser eimerweise trinken, leiden gelegentlich unter Verdauungsproblemen und Hämorrhoiden. Aus diesem Grund glauben die Ärzte, dass man vorbeugend alles tun sollte, um die Venen im After zu kräftigen.

Kirschen, Brombeeren und Blaubeeren enthalten chemische Substanzen, Proanthocyanidin genannt, die die Kapilarwände und Venen im After stärken helfen, damit sie sich unter Druck nicht so leicht erweitern, sagt Dr. Andrew Weil von der Universität Arizona. Mehr Beeren auf Ihrem Speiseplan unterstützen also die Vorbeugung von Hämorrhoiden.

Durch den Verzehr der ganzen Beeren kommt man zwar in den Genuss der Vorteile der chemischen Substanzen, Säfte aber stärken Ihre Venen in noch konzentrierterer Form. Ärzte, die sich auf Heilkräfte in Lebensmitteln spezialisiert haben, empfehlen pro Tag 100 Milliliter Beerensaft mit der gleichen Menge Apfelsaft vermischt.

Harnwegsprobleme

Die Leitung durchspülen

Lange Zeit traten Ärzte Diäten zur Behandlung von Harnwegsinfektionen als Ammenmärchen ab. Forschungsergebnisse deuten jedoch darauf hin, dass das, was man trinkt, die Vorbeugung und Behandlung dieser unangenehmen Beschwerden unterstützen kann.

Harnwegsinfektionen treten auf, wenn sich Bakterien in der Blase oder Harnröhre einnisten und zu schmerzhaftem oder häufigem Wasserlassen führen. Häufig werden diese Infektionen, die bei Frauen häufiger vorkommen als bei Männern, mit Antibiotika behandelt. Antibiotika beseitigen schon nach wenigen Tagen die Beschwerden, sind aber auch für immerwiederkehrende Erkrankungen verantwortlich, da sie mittelbar die Abwehr schwächen.

Untersuchungen haben jedoch gezeigt, dass Preiselbeersaft einer Harnwegsinfektion nicht nur vorbeugen, sondern auch deren Heilung beschleunigen kann. Forscher aus Boston gaben 153 Frauen sechs Monate lang täglich entweder etwa 300 Milliliter Preiselbeersaft oder 300 Milliliter einer wie Preiselbeersaft aussehenden Flüssigkeit. Die Wahrscheinlichkeit, an einer Harnwegsinfektion zu erkranken, lag bei der ersten Gruppe um 58 Prozent niedriger als bei der zweiten Gruppe.

Die Forscher glauben, dass Frauen, die für Harnwegsinfektionen besonders anfällig sind, in der Harnröhre »klebrigere« Zellen haben, die den Bakterien das Einnisten erleichtern. Preiselbeeren scheinen eine bisher noch nicht identifizierte Substanz zu enthalten, die für diese Zellen wie eine glatte Schutzschicht wirkt, auf der die Bakterien abgleiten.

Nicht nur Preiselbeersaft hilft gegen Harnwegsinfektionen, sondern auch Blaubeersaft hat eine ähnliche Wirkung.

Möglicherweise helfen auch die ganzen Beeren, doch der Saft ist eine bequemere Art, mehr der schützenden Substanzen aufzunehmen. Deswegen empfehlen Ärzte den Frauen, die häufiger Harnwegsinfektionen bekommen, täglich 300 Milliliter Preiselbeersaft oder auch Blaubeersaft zu trinken.

DER SÄURETEST

Als die Wissenschaftler begannen, Preiselbeersaft als Mittel gegen Harnwegsinfektionen zu testen, gingen sie davon aus, dass der hohe Säuregehalt dieses Saftes für die heilende Wirkung verantwortlich sei. Säurehaltiger Urin, so vermuteten sie, würde den Bakterien ein weniger freundliches Milieu bieten.

Bald griffen die Leute zu anderen säurehaltigen Substanzen wie Vitamin C oder Apfelsinen und Tomaten. Möglicherweise ist Säure aber gar nicht die Antwort. Einige Ärzte glauben sogar, dass ein sehr säurehaltiges Milieu eine bereits infizierte Blase noch mehr reizt.

Bis heute weiß man nicht, ob Frauen mit Harnwegsinfektionen säurehaltige Lebensmittel essen oder vermeiden sollten. Die Ärzte empfehlen, auf den Körper zu hören. Wenn Sie eine Harnwegsinfektion haben und feststellen, dass bestimmte Produkte wie Zitrusfrüchte, Tomaten, reifer Käse, würzige Lebensmittel und Kaffee das Wasserlassen schmerz-hafter machen, lassen Sie besser die Finger davon, bis die Infektion vorüber ist.

Viel Wasser zu trinken ist besonders wichtig, wenn Ihre jährliche Vorsorgeuntersuchung bevorsteht. Viele Frauen bekommen nach dieser Untersuchung eine Harnwegsinfektion. Das liegt vielleicht daran, dass die Instrumente die Vagina irritieren und Bakterien näher an die Harnröhre heranschieben, wo sie leichter aufsteigen und eine Infektion hevorrufen können. Trinken Sie jeweils vor und nach der Untersuchung ein großes Glas Wasser und gehen Sie ebenfalls nach der Untersuchung zur Toilette. Das hilft, den Harnweg frei von Bakterien zu halten.

Die Infektion wegspülen

Wenn Sie keinen Saft im Kühlschrank haben, können Sie Harnwegsinfektionen auch auf andere Weise vorbeugen. Trinken Sie etwa zwei Liter Wasser pro Tag, um die Bakterien aus Ihrem Körper zu spülen.

Hefepilzinfektionen

Heilende Kulturen

Frauen wissen schon lange, wie wirksam Joghurt bei der Behandlung von Hefepilzen ist. Die Ärzte waren zwar seit jeher skeptisch, aber das scheint sich langsam zu ändern.

Bei einer Untersuchung am Jüdischen Medizinischen Zentrum Long Island in New York gab man den Testpersonen sechs Monate lang täglich einen Becher Joghurt. Nach Ablauf dieser Zeit war die Rate der Hefepilzinfektionen um 75 Prozent gesunken.

Der während der Studie verwendete Joghurt enthielt lebende Bakterienkulturen, Lactobacillus acidophilus genannt. Diese »freundlichen« Bakterien kontrollieren das Wachstum der Hefe im Darm und in der Vagina, erklärt der Homöopath Paul Reilly. Joghurt hilft, das natürliche Milieu der Vagina wiederherzustellen, und beugt einer erneuten Hefepilzinfektion vor.

Für die meisten Frauen reicht die bei der Untersuchung verwendete Joghurtmenge – ein Becher pro Tag – aus, sagt Dr. Reilly. Achten Sie beim Einkauf darauf, Joghurt zu wählen, der Lactobacillus acidophilus enthält. Die meisten Supermärkte führen solche Joghurts. Naturkostläden halten natürlich auch Joghurt mit »freundlichen Bakterien« im Angebot.

Natürliches Penizillin

Seit jeher verwendet man Knoblauch zur Desinfektion von Wunden, zur Behandlung der Ruhr und sogar der Tuberkulose. Doch Knoblauch leistet noch mehr. Er kann, wie Forschungsergebnisse nahelegen, Hefepilzinfektionen heilen und erneuten Infektionen vorbeugen. Knoblauch enthält Dutzende chemische Substanzen, unter anderem ajoene, Allizin-Alliin und Allylsulfide, die sich als wirksam gegen Pilzinfektionen erwiesen haben. Bei einer Laboruntersuchung an der Loma-Linda-Universität in

Kalifornien gab man Tieren mit Hefepilzinfektionen entweder eine Placebo-Kochsalzlösung oder eine Lösung aus Knoblauchextrakten. Zwei Tage später waren die Tiere der Placebo-Gruppe noch infiziert, die Knoblauchgruppe hingegen völlig pilzfrei.

Knoblauch tötet den Hefepilz, sobald er mit ihm in Kontakt kommt. Außerdem scheint Knoblauch die Aktivität von neutrophilen Blutkörperchen und Makrophagen anzuregen. Dies sind Zellen des Immunsystems, die Infektionen abwehren.

Den Labortieren wurde zwar ein Extrakt aus gereiftem Knoblauch gegeben, doch auch junger Knoblauch ist wirksam, sagt Dr. Reilly. Zur Behandlung und Vorbeugung von Pilzinfektionen empfiehlt er, täglich mehrere Zehen bis zu einer ganzen Knolle Knoblauch zu essen. Sie brauchen den Knoblauch nicht roh zu essen, um in den Genuss der heilenden Wirkung zu kommen, fügt Dr. Reilly hinzu. Knoblauch verliert nur wenig von seiner Heilkraft, wenn man ihn backt, in der Mikrowelle erhitzt oder anbrät. Am wirksamsten ist Knoblauch jedoch, wenn er zerstoßen oder zerhackt wird, da hierbei mehr von den aktiven Verbindungen freigesetzt werden.

Aber Achtung, bei Magenproblemen kann es nach Genuss von rohem Knoblauch zu erheblichen Schmerzen kommen.

Die Abwehrkraft stärken

Bislang gibt es nur vorläufige Forschungsergebnisse, doch diese lassen vermuten, dass der gesteigerte Verzehr von Lebensmitteln, die Betacarotin und die Vitamine C und E enthalten, der Entstehung und Ausbreitung von Hefepilz-infektionen vorbeugen kann.

Forscher der Albert-Einstein-Hochschule für Medizin in der Bronx stellten fest, dass Frauen mit Hefepilzin-fektionen bedeutend weniger Betacarotin in den Zellen ihrer Vagina hatten als Frauen ohne Infektionen. Die For-scher nehmen an, dass Betacarotin die Widerstandskraft gegen den Pilz steigert.

Auch Vitamin-C- und Vitamin-E-reiche Lebensmittel können eine schützende Rolle spielen, sagt Dr. Reilly. »Diese Vitamine regen das Immunsystem an, spezialisier-te Zellen zu aktivieren, die als Schutz gegen Krankheits-erreger wie Hefepilze dienen.«

Betacarotin und Vitamin C sind in vielen Obst- und Gemüsesorten enthalten, Vitamin E hauptsächlich in Pflanzenölen. Um Vitamin E unabhängig von all dem Fett aufzunehmen, empfiehlt Dr. Reilly, täglich mehrere Por-tionen Nüsse und Samen zu essen. Eine noch bessere Vi-tamin-E-Quelle sind Weizenkeime.

Ein süßes Problem

Zuckerhaltige Nahrungsmittel können für Frauen, die häufiger Hefepilzinfektionen bekommen, ein echtes Prob-lem darstellen.

Forschungsergebnisse haben gezeigt, dass sich Frauen, die viel Honig, Zucker oder Rübensirup essen, häufiger infizieren als Frauen, die weniger von diesen Produkten zu sich nehmen. Das macht Sinn, denn der Verzehr von Zucker erhöht die Zuckermenge im Blutkreislauf und bie-tet damit dem Pilz ein hervorragendes Milieu, um zu gedeihen. Manchmal ist sogar schon der Naturzucker in Obst und Milch ein Problem, sagt Dr. Carolyn DeMarco.

»Frauen, die anfällig für Hefepilzinfektionen sind, empfehle ich, weniger Obst zu essen und ganz auf Obstsäfte zu verzichten«, sagt Dr. DeMarco.

Herpes

Die Kraft der Proteine

Das Herpes-simplex-Virus ist ein Meister darin, uns aus dem Hinterhalt zu überfallen. Die meiste Zeit seines Lebens verbringt es im Verborgenen. Tief versteckt in den Nerven, wartet es darauf, dass das Immunsystem seine Deckung vernachlässigt. Wenn die Luft rein ist, dringt es zur Haut vor und verursacht hässliche, schmerzhafte Bläschen, die sich eine Woche oder länger halten können. Dann zieht es sich wieder in die Nerven zurück und wartet einige Wochen, Monate oder sogar Jahre, bevor es erneut zuschlägt.

Es gibt kein Heilmittel für Herpes, das überall auf der Hautoberfläche wunde Stellen hervorrufen kann. Zovirax und Aciclovir hemmen jedoch das Virus und beschleunigen die Abheilung der Läsionen.

Das Letzte, was man sich wünschen kann, ist, sich überhaupt damit zu infizieren. Wenn Sie das Herpes-Virus jedoch bereits in sich haben, wird Ihnen mit großer Wahrscheinlichkeit der Verzehr bestimmter Lebensmittel helfen, das Virus zu schwächen und seinen Attacken vorzubeugen. Anderen Lebensmitteln jedoch gehen Sie besser aus dem Weg.

Das Virus schwächen

Es wird Sie sicherlich wundern, dass ein Ei oder eine Portion gebackene Bohnen mit Tomatensauce dem Herpes-Virus Einhalt gebieten können. Doch diese Nahrungsmittel enthalten ebenso wie Fleisch, Milch und Käse große Mengen an Lysin, einer Aminosäure, die das Virus davon abhalten kann, aktiv zu werden.

»Das Herpes-Virus nutzt bestimmte Aminosäuren, um eine Schutzhülle aus Protein zu bilden«, sagt der Dermatologe Dr. Mark McCune. »Lysin hemmt das Wachstum dieser Hülle, sodass das Virus nicht gedeihen kann.«

Man weiß noch nicht genau, wie viel Lysin zur Kontrolle des Herpes erforderlich ist, doch Dr. McCune empfiehlt zwischen 1000 und 2000 Milligramm pro Tag. Bei Testpersonen, denen Forscher 500 bis 1000 Milligramm Lysin zusätzlich zu ihrer normalen Tagesration gaben, brach das Virus seltener aus. Und selbst wenn das Virus zuschlug, waren die wunden Stellen kleiner als zuvor und hielten in einigen Fällen nur die Hälfte der früheren Zeit an.

Es ist nicht schwer, große Mengen Lysin mit der Nahrung aufzunehmen. Etwa 40 Gramm Hartkäse enthalten 1110 Milligramm, zwei Eier 900 Milligramm und eine Tasse gebackene Bohnen in Tomatensauce 960 Milligramm. Schweinefleisch ist unschlagbar, wenn es um die Lysinaufnahme geht, denn ein gegrilltes Kotelett hat fast 2000 Milligramm.

Achtung jedoch, wenn Sie unter Gicht leiden oder gefährdet sind.

Schneiden Sie ihm die Zufuhr ab

So wie lysinreiche Lebensmittel das Herpes-Virus daran hindern können, seine Schutzhülle zu bilden, können argininreiche Nahrungsmittel seine Abwehrkräfte stärken. »Das Herpes-Virus kann seine Proteinschicht nur mit Hilfe der Aminosäure Arginin bilden«, erklärt Dr. McCune. »Wenn Ihre Nahrung viel Arginin enthält, besteht die Gefahr, dass das Virus wuchert.«

Argininreiche Nahrungsmittel sind unter anderem Schokolade, Erbsen, Nüsse und Bier. Sie brauchen nicht ganz auf diese Nahrungsmittel zu verzichten, wenn Sie Herpes haben, meint Dr. McCune.

Aber Sie sollten deren Verzehr durch lysinreiche Produkte ausgleichen.

»Das Lysin-Arginin-System funktioniert nicht bei jedem«, fügt Dr. McCune hinzu. »Vielen Leuten hat es aber geholfen. Und es hat nicht die zum Teil gravierenden Nebenwirkungen von Medikamenten.«

Ein Vitamin zur Stärkung der Abwehrkraft

Vitamin C ist für seine das Immunsystem stärkenden und virusbekämpfenden Eigenschaften bekannt. Und obwohl man bisher nicht nachgewiesen hat, dass es gegen Herpes hilft, gibt es einige Anzeichen dafür, dass Vitamin B in Kombination mit den ihm verwandten Substanzen in Lebensmitteln, den Bioflavonoiden, helfen kann, das Virus zu hemmen, äußert sich der Zahnmediziner Craig Zunka.

Sie können ganz einfach mehr Vitamin C und Bioflavonoide mit Ihrer Nahrung aufnehmen, wenn Sie mehrmals täglich eine Portion Obst und Gemüse essen. Eine Guave enthält zum Beispiel 265 Milligramm Vitamin C, fast das Dreifache des Tageswertes (TW). Auch Orangensaft ist reich an Vitamin C. 230 Milliliter haben 93 Milligramm, über 150 Prozent des Tageswertes. 100 Gramm Brokkoli enthalten zum Beispiel 41 Milligramm des wertvollen Vitamins.

Die Magie der Milch

Wenn sich ein Herpesbläschen bildet, scheint es manchmal eine Ewigkeit zu dauern, bevor es wieder verschwindet. Doch ein Mittel, den Prozess zu beschleunigen, befindet sich wahrscheinlich in diesem Moment in Ihrem Kühlschrank. Die Ärzte wissen nicht genau warum, aber wunde Stellen scheinen schneller zu heilen, wenn man sie mit einer Milchkompresse behandelt.

Tauchen Sie einfach einen Waschlappen in Milch, legen Sie ihn fünf Sekunden auf die wunde Stelle und entfernen Sie ihn dann für fünf Sekunden. Fahren Sie damit fünf Minuten lang fort und wiederholen Sie die Prozedur alle drei bis vier Stunden. Reinigen Sie zwischen den Anwendungen Ihre Haut.

Herzprobleme

Bringen Sie Ihre Pumpe auf Vordermann

Die Ärzte wussten nicht immer, was das Beste für das Herz ist. Noch vor wenigen Jahrzehnten schenkte man der Ernährung wenig Aufmerksamkeit und fand auch am Rauchen wenig auszusetzen. Inzwischen ist das ganz anders geworden.

Nach 40 Jahren der Erforschung des schlimmsten Feindes unserer Volksgesundheit, dem Herzleiden, hat man einige leicht nachvollziehbare Antworten zur Hand. Neben regelmäßiger Bewegung ist es natürlich wichtig, das Rauchen aufzugeben. Vor allem aber sollte man auf eine gesunde Ernährung achten.

Isst man das Richtige, hat man beste Chancen, das Cholesterin und den Blutdruck, die größten Risikofaktoren für das Herz, zu senken.

Nur allzu oft greifen wir nach den falschen Lebensmitteln. Lassen Sie uns einen Blick auf die besten und die schlechtesten zur Vorbeugung von Herzkrankheiten werfen, und beginnen wir mit den Fetten. Während wir gut daran tun, bestimmte Fette zu vermeiden, gibt es wieder andere, die verträglicher oder solche, die gar gesundheitsfördernd sind.

Die schlechten Fette

Wir alle wissen, dass gesättigte Fettsäuren, wie sie vorwiegend in rotem Fleisch, Butter oder anderen tierischen Lebensmitteln vorkommen, für das Herz ungemein schädlich sind. In unzähligen Studien hat man belegt, dass mit der Menge an Fett, die Menschen über ihre Nahrung zu sich nehmen, auch ihr Risiko steigt, am Herzen zu erkranken.

Dr. Michael Gaziano, Epidemiologe für Herzkrankheiten in Boston, erklärt, dass Lebensmittel mit einem hohen Anteil an gesättigten Fettsäuren die Werte des arterienverstopfenden Cholesterins, welches an Lipoproteine niedriger Dichte (LDL) gebunden ist, erhöhen. Hinzu kommt, dass Nahrungsmittel mit vielen gesättigten Fettsäuren oft auch viel Cholesterin enthalten.

Die Gefahr ist so groß, dass die Amerikanische Herzgesellschaft rät, nicht mehr (besser noch weniger) als zehn Prozent unserer Kalorien in Form von gesättigten Fettsäuren aufzunehmen. Geht man zum Beispiel von einem Tagesbedarf von 2000 Kalorien pro Tag aus, dann liegt der tägliche Konsum bei 22 Gramm gesättigter Fettsäuren. Das bedeutet, dass Sie zusätzlich zu Obst, Gemüse und anderen fettarmen Lebensmitteln zum Beispiel 85 Gramm besonders mageres Rindfleisch (fünf Gramm gesättigter Fettsäuren), eine Portion Makkaroni mit Käse (sechs Gramm) und sechs ausgebackene Zwiebelringe (zehn Gramm) essen könnten.

Aber selbst diese bescheidene Menge an gesättigten Fettsäuren ist nicht ideal. »Die größten Chancen, Ihr Herzerkrankungsrisiko zu senken, haben Sie, wenn Sie den Anteil gesättigter Fettsäuren in Ihrer Nahrung auf weniger als zehn Prozent der Gesamtkalorienmenge reduzieren«, meint Dr. Gaziano.

Bei einer weiteren Sorte von Fettsäuren, den sogenannten gehärteten Fettsäuren, wurde nachgewiesen, dass sie die Cholesterinmenge im Blut dramatisch erhöhen.

Ironischerweise hielt man die gehärteten Fette, die vor allem in Margarine vorkommen, für eine gesunde Alternative zur Butter. Einige Untersuchungen belegen jedoch, dass sie ebenso schädlich sind wie die gesättigten Fettsäuren, wie Dr. Christopher Gardner, ein Präventivmediziner meint. Darum sollten Sie diese lieber meiden. Aber auch die Margarine ist nur ein kleiner Teil des Problems. Viele Kekse, Kuchen und andere Snacks enthalten große Mengen – teilweise hydrierten – Öls, das wiederum viele gehärtete Fettsäuren enthält.

Die besseren Fette

Im Gegensatz zu gesättigten Fettsäuren und gehärteten Fetten sind einige Fette vergleichsweise gesund. Sie sind leicht zu erkennen. Halten Sie nach der Vorsilbe un-, wie in mehrfach ungesättigten oder einfach ungesättigten Fettsäuren Ausschau. Obwohl diese »Un-Fette« viele Kalorien enthalten, können sie in geringen Mengen gesund sein.

Sowohl die einfach ungesättigten Fettsäuren (wie sie in Oliven- und Canolaöl sowie den meisten Nüssen vorkommen) als auch die mehrfach ungesättigten Fettsäuren (zum Beispiel in Mais-, Distel- und Sonnenblumenöl) senken nachweislich den gefährlichen LDL-Wert, ohne gleichzeitig den Wert des Cholesterins, was an die »gesunden« HDL (Lipoproteine hoher Dichte) gebunden ist, zu verringern. Das HDL benötigen Sie, um das überschüssige und darum schlechte Cholesterin aus dem Körper zu befördern.

Herzprobleme 585

Einfach und mehrfach ungesättigte Fettsäuren sind jedoch in ihren Eigenschaften nicht identisch. Da einfach ungesättigte Fettsäuren nicht durch Oxidation beschädigt werden, tragen sie seltener zur Anhäufung von Cholesterin in den Arterien bei. Mehrfach ungesättigte Fettsäuren sorgen für einen gesunden Blutdruck und verhindern die übermäßige Gerinnung des Blutes. »Sie tun sich wirklich etwas Gutes, wenn Sie diese Fette anstelle gesättigter oder gehärteter zu sich nehmen«, betont Dr. Gardner.

Nüsse sind besonders gute Quellen dieser Fettsäuren. Forschungsergebnisse zeigen, dass Menschen, die wenigstens viermal wöchentlich Nüsse essen, nur ein halb so großes Risiko eines tödlichen Herzinfarkts haben wie Menschen, die selten Nüsse knabbern. Dr. Gaziano: »Ich rate meinen Patienten, ungefähr 20 bis 25 Prozent Ihrer Gesamtkalorienmenge in Form von einfach und mehrfach ungesättigten Fettsäuren zu sich zu nehmen«.

Zu den gesunden Fetten gehören auch die sogenannten Omega-3-Fettsäuren. Sie sind in Flachssamen und vielen Fischsorten enthalten und beugen Blutgerinnseln vor. Darüber hinaus senken sie den Anteil der Triglyzeride, einem Blutfett, von dem große Mengen das Risiko von Herzerkrankungen erhöhen.

Studien belegen, dass ein- oder zweimal wöchentlich Fisch auf dem Speiseplan (Lachs ist wegen seines hohen Anteils an Omega-3-Fettsäuren sehr gut) Ihren Arterien hilft, kalk- und fettfrei zu bleiben, und Ihr Herz in seiner Arbeit unterstützt.

Heuschnupfen

Die Kücheninspektion

Für gewöhnlich bleibt man bei Heuschnupfen zu Hause und nimmt Antihistaminika ein. Es gibt jedoch einige Hinweise darauf, dass die Lebensmittel, die Sie essen, während Sie sich vor den Pollen verstecken, Ihren Zustand sogar noch verschlechtern können. Deswegen sollten Sie Ihre Küche inspizieren, bevor Sie alle Fenster schließen, denn es kann durchaus sein, dass Sie auch unter Ihren Nahrungsmitteln einiges finden, was Sie zum Niesen bringt.

Die Ärzte können nicht genau erklären warum, aber bei einigen Leuten mit Heuschnupfen reagiert das Immunsystem nicht nur auf Pollen, sondern auch auf bestimmtes Obst und Gemüse, vor allem Melonen und Bananen. Dies sagt Dr. John Anderson, Leiter der Abteilung für Allergie und Klinische Immunologie der Henry-Ford-Klinik in Detroit.

Wenn Sie zum Beispiel gegen Traubenkraut allergisch sind, könnten eine Scheibe Wasser- oder Honigmelone oder auch eine Banane dazu führen, dass Ihr Mund juckt und anschwillt oder sogar ein Gefühl der Mattigkeit hinzukommt. Sind Sie gegen Baum- und Graspollen allergisch, können Äpfel, Kirschen, Pfirsiche, Karotten oder Kartoffeln Ihre Symptome verschlimmern.

Menschen mit allergischen Reaktionen auf mehrere Substanzen (in der Fachsprache Kreuzreaktivität genannt) können das ganze Jahr über gegen bestimmte Lebensmittel allergisch sein. Gewöhnlich leiden sie aber im

Frühling, wenn die Pollenzahl (und der Histaminspiegel des Körpers) ansteigen, am meisten. Die naheliegendste Lösung: Vermeiden Sie alles Obst und Gemüse, das Ihre Symptome zum Ausbruch bringt. Bei gekochten Nahrungsmitteln wird das allergieauslösende Potenzial jedoch häufig zerstört.

Einige Menschen mit Heuschnupfen reagieren allergisch auf den Blütenstaub im Honig. »Wenn der Honig einen spezifischen Blütenstaub enthält, für den Sie sensibilisiert sind, kann er eine Reaktion hervorrufen«, warnt Dr. Anderson.

Doch er fügt hinzu, dass Sie den Honig wahrscheinlich nicht ganz aufgeben müssen. Unterschiedliche Honigsorten enthalten unterschiedliche Pollenarten. Wenn Sie einige Male die Marke wechseln, werden Sie schließlich diejenige finden, die Ihren Heuschnupfen nicht verschlimmert.

Schließlich fanden österreichische Forscher heraus, dass bei einigen Menschen mit Heuschnupfen ein Glas Wein Probleme verursachen kann. Im Rotwein sind häufig Histamine enthalten, eben die chemische Verbindung, die bewirkt, dass sich Menschen mit Heuschnupfen so elend fühlen. Fügt man einem System, das ohnehin mit dieser chemischen Substanz überladen ist, noch weiteres Histamin hinzu, können sich die Luftwege verengen und Atemnot hervorrufen.

Immunität

Die Abwehrkraft durch Ernährung stärken

Ein Kollege niest, und die Luft ist von einer Virenwolke erfüllt. In dem Moment, in dem Sie etwas vom Boden aufheben, sind Sie Tausenden, ja möglicherweise Millionen von Bakterien ausgesetzt. Laufen Sie barfuß über eine Wiese, fangen Sie Pilze, Parasiten und weitere Bakterien ein.

Eine gefährliche Welt? Das wäre sie, wenn Ihr Immunsystem Sie nicht schützen würde.

»Unser Körper ist ständig Bakterien, Viren und anderen Organismen ausgesetzt«, erklärt der Mikrobiologe und Immunologe Prof. Dr. Thomas Petro der Universität von Nebraska. »Das Immunsystem ist unsere einzige Waffe gegen diesen Angriff.«

Es ist wahrlich ein Kampf ums Überleben. Schon auf zweieinhalb Zentimetern frisch gewaschener Haut können mehr als eine Million Bakterien siedeln. Ohne ein starkes Immunsystem würden sich die Mikroben in und auf unserem Körper zu unvorstellbaren Größenordnungen vermehren.

Doch unser Immunsystem hält diese mikroskopisch kleinen Räuber unentwegt in Schach.

Ein gesundes Immunsystem hängt in hohem Maße von Ihrer Ernährung ab. Forschungsergebnisse zeigen, dass in Teilen der Welt, in denen gesunde, nahrhafte Lebensmittel knapp sind, sehr viele Menschen Immunschwäche und eine Anfälligkeit für Infektionen haben. Ebenso kann das Immunsystem bei schweren Krankheiten wie Krebs geschwächt werden, weil die Kranken oft unter Appetitlosigkeit leiden.

Manchmal muss das Immunsystem schon büßen, wenn es unserem Körper nur an einem einzigen Nährstoff mangelt. Forscher der Ernährungswissenschaftlichen Fakultät der Tufts-Universität in Meford, Massachusetts, setzten acht Testpersonen auf eine Vitamin-B6-arme Diät. Innerhalb von drei Wochen war die Zahl der krankheitsbekämpfenden weißen Blutkörperchen drastisch gesunken. Als die Testpersonen wieder Vitamin-B6-reiche Lebensmittel essen durften, erholte sich ihr Immunsystem schnell.

»Nahrung ist eine wirksame Medizin«, stellt Dr. Keith Block fest. Tatsächlich kann ein Mehr an bestimmten Lebensmitteln und gleichzeitig ein Weniger die Fähigkeit des Körpers verbessern, viele Krankheiten, von der Erkältung bis zum Krebs, zu bekämpfen.

Ein großartiges System

Das sogenannte Immunsystem besteht eigentlich aus zwei Teilen. Der eine Teil ist unspezifisch, das heißt er greift alles an oder widersteht allem, womit er in Kontakt kommt. Ihre Haut ist zum Beispiel eine Barriere gegen Bakterien, Viren und andere Eindringlinge. Sie sondert Schweiß und Fett ab, die aufgrund ihres Säuregehalts die Vermehrung schädlicher Bakterien verhindern. Ihr Magen bildet keimtötende Säuren und Enzyme. Auch Ihr Speichel und Ihre Tränen enthalten ein Enzym, das Bakterien zerstört. Sogar die Haare in Ihrer Nase hindern Krankheitserreger daran, in Ihren Körper einzudringen.

Sollte es einer Mikrobe gelingen, den nichtspezifischen

Teil Ihres Immunsystems zu durchbrechen, trifft sie auf den nächsten Abwehrmechanismus, das spezifische System. Dieser Teil des Immunsystems ist äußerst wählerisch. Abhängig von der Art des Eindringlings, setzt er spezielle Waffen ein, die sogenannten Antikörper, jene Proteine, die jeweils nur eine ganz bestimmte Art von Eindringling töten.

Das Immunsystem kann mehr als 100 Milliarden verschiedene Antikörper produzieren und alles erkennen und angreifen, womit es in Kontakt kommt. Außerdem hat es ein sehr gutes Gedächtnis. Waren Sie einmal einem Krankheitserreger ausgesetzt, wird das Immunsystem sich daran erinnern. Wenn dieser Erreger Monate, Jahre oder Jahrzehnte später zurückkehrt, machen sich die entsprechenden Antikörper rasch an die Arbeit.

Abwehrstärkende Lebensmittel

Dr. Michelle S. Santos klärt uns darüber auf, dass der wirkungsvollste Schutz für unser Immunsystem eine ausgewogene Ernährung ist, die aus verschiedenen Obst- und Gemüsesorten, aus Vollkornprodukten, Samen, Nüssen und Meeresfrüchten besteht. Diese Lebensmittel sind reich an Nährstoffen und erhalten das Immunsystem gesund. Darüber hinaus sind einige dieser Nahrungsmittel Antioxidanzien, wodurch es zusätzlich gestärkt wird.

Warum sind Antioxidanzien so wichtig? In jeder Sekunde werden die Immunzellen in Ihrem Körper von einer Horde freier Radikale angegriffen, schädlichen Sauerstoffmolekülen, die täglich zuhauf produziert werden. Da den freien Radikalen ein Elektron fehlt, rasen sie durch den Körper und stehlen Elektronen, wo immer sie sie finden können. Jedes Mal bei diesem Prozess der Oxidation wird eine weitere Zelle beschädigt.

Die Antioxidanzien in Lebensmitteln stellen sich jedoch wortwörtlich zwischen die freien Radikale und die gesunden Immunzellen, und opfern ihre eigenen Elektronen. Hierdurch werden die freien Radikale neutralisiert und können keinen Schaden anrichten. Aufgrund dieses Vorgangs bleiben die Immunzellen Ihres Körpers geschützt und stark.

Forscher der Memorial-Universität von Neufundland, Kanada, fanden heraus, dass im Vergleich zu Menschen mit einer nährstoffärmeren Ernährung Testpersonen, deren Speiseplan möglichst viele unterschiedliche Nährstoffe enthielt, einschließlich solcher Antioxidanzien wie Betacarotin und Vitamin C und E, eine größere Anzahl an natürlichen Killerzellen bilden konnten – Immunzellen, die Bakterien und andere Eindringlinge aufspüren und zerstören. Bei einer anderen Untersuchung stellte man fest, dass Menschen, die eine Vielzahl von Antioxidanzien mit ihrer Nahrung aufnahmen, in der Regel 23 Tage pro Jahr krank waren, Menschen, die geringere Mengen aufnahmen, hingegen 48 Tage pro Jahr.

Einige der besten Lebensmittel zur Stärkung des Immunsystems sind solche, die Betacarotin enthalten, ein Pflanzenpigment, das zum Beispiel in Spinat und Winterkürbis vorkommt. Untersuchungen haben gezeigt, dass 15 bis 30 Milligramm Betacarotin täglich – die in ein oder zwei großen Möhren enthaltene Menge – einen wichtigen Einfluss auf das Immunsystem haben können. Forscher der Universität von Arizona stellten beispielsweise fest, dass Testpersonen, die täglich 30 oder mehr Milligramm Betacarotin bekamen, mehr natürliche Killerzellen und virustötende Lymphozyten produzierten als diejenigen, die kleinere Mengen zu sich nahmen.

Möhren, Süßkartoffeln und Spinat sind ausgezeichnete Betacarotinquellen. Schon eine Süßkartoffel oder eine große Möhre enthält 30 Milligramm Betacarotin – genau die Menge, die zur Stärkung des Immunsystems ideal zu sein scheint. Reich an Betacarotin sind auch Blattgemüse wie Brokkoli und Grünkohl.

Vitamin C, ein wirkungsvolles Antioxidans, hilft dem Immunsystem auch noch auf andere Weise. Der Körper braucht Vitamin C, um Interferon zu produzieren, ein Eiweiß, das Viren im Körper zerstören hilft. Außerdem kann Vitamin C die vermehrte Produktion der chemischen Verbindung Glutathion fördern, die ebenfalls das Immunsystem stärkt.

Forscher der Universität Helsinki überprüften 21 kleinere Untersuchungen, die sich damit beschäftigt hatten, wie wirksam Vitamin C gegen Erkältungen ist. Ein Ergebnis ihrer Untersuchung war, dass man mit 1000 Milligramm Vitamin C pro Tag die Dauer der Krankheit verkürzen und die Symptome um 23 Prozent verringern kann.

Der Tageswert (TW) für Vitamin C beträgt 100 Milligramm, doch viele Forscher sagen, dass 200 Milligramm wohl das Minimum sind, um eine optimale Stärkung des Immunsystems zu erzielen. Es ist leicht, so viel Vitamin C mit der Nahrung aufzunehmen. Eine halbe Honigmelone enthält 113 Milligramm Vitamin C, fast den doppelten Tageswertes, und 100 Gramm Rosenkohl 48 Milligramm oder 50 Prozent des Tageswertes. Reich an Vitamin C sind auch Zitrusfrüchte, Brokkoli, Steckrüben, Radieschen und Hagebuttentee.

Auch Vitamin E spielt eine wichtige Rolle bei der Stärkung des Immunsystems. Der Körper nutzt Vitamin E, um ein wirksames Immunprotein, das Interleukin-2, zu produzieren, das mit allem, von Bakterien bis zu krebserzeugenden Viren, fertig wird. Forscher des Jean-Mayer-Forschungszentrums in Tufts stellten fest, dass Testpersonen, die täglich große Mengen Vitamin E (800 internationale Einheiten) zu sich nahmen, ihre Interleukin-2-Produktion um bis zu 69 Prozent steigern konnten.

Die Fettmenge reduzieren, das Immunsystem stärken

So, wie die richtigen Nahrungsmittel das Immunsystem stärken helfen, können es die falschen – vor allem, wenn sie fettreich sind – schwächen. »Eine fettreiche Ernährung beschleunigt den Alterungsprozess des Immunsystems«, postuliert Dr. Petro. »Wir wissen zwar nicht warum, aber uns ist bekannt, dass sie zu einer vermehrten Produktion der zellschädigenden freien Radikale führt.«

Tatsächlich war bei Testpersonen, die ihre Fettaufnahme reduzierten, eine rapide Verbesserung der Aktivität der natürlichen Killerzellen zu verzeichnen, ein Anzeichen für ein gesundes Immunsystem. Forscher der Medizinischen Fakultät der Universität von Massachusetts in Worcester setzten Männer drei Monate lang auf eine fettarme Diät. Für jedes Prozent Fett, das die Testpersonen einsparten, erhöhte sich die Aktivität der natürlichen Killerzellen um fast ein Prozent.

Sie brauchen nicht extrem fettarm zu essen, um Ihr Immunsystem in Schwung zu bringen. Für die meisten Menschen ist es wahrscheinlich ideal, nicht mehr als 30 Prozent – oder noch besser, zwischen 20 und 25 Prozent – ihrer Kalorien aus Fetten zu beziehen.

Es gibt unzählige Abhandlungen darüber, wie man Fett reduzieren kann, doch die Strategie ist ganz einfach. Essen Sie weniger in Dosen, Tüten und Schachteln konservierte Lebensmittel. Mit Ausnahme von Obst, Bohnen und Gemüse enthalten Fertiggerichte in der Regel viel Fett. Nehmen Sie mehr frisches Obst und Gemüse, Bohnen, Vollkornbrot und Zerealien zu sich. Und wenn Sie außerdem von vollfetten Milchproduken auf Magermilch, Magerjoghurt und fettarmen Käse umsteigen und weniger rotes Fleisch essen, werden Sie Ihre Fettwerte in die Sicherheitszone bringen.

Infektionen

Hilfreiche Lebensmittel

Es ist nicht möglich, Krankheitserregern völlig aus dem Weg zu gehen. Im Alltagsleben kommen wir ständig mit Krankheitserregern jeder Art und Natur in Kontakt. Nur mit einem starken Abwehrsystem kann sich der Körper erfolgreich gegen die Attacken wehren. Natürlich trägt auch die richtige Ernährung dazu bei, den Gesundheitszustand auf Dauer stabil zu halten. Die Forschungsdirektorin Frances Tyus ist der Auffassung: »Eine richtige Ernährung hilft nicht nur, Infektionen vorzubeugen, sondern auch, sie zu bekämpfen.« Und der Mikrobiologe Prof. Dr. Joseph V. Formica führt aus, dass eine Reihe von pflanzlichen Lebensmitteln wie Äpfel, Tee, Zwiebeln und Grünkohl Flavonoide genannte Substanzen enthalten, die Krankheitserreger daran hindern, sich in unserem Körper einzunisten. Möglicherweise sind es die Flavonoide, die den Tee zu einem wirksamen Heilmittel für Erkältungen und Grippe machen.

Zu den wirksamsten Substanzen gehört eine chemische Verbindung, die man Quercetin nennt. Quercetin kommt in großen Mengen in Zwiebeln und Grünkohl vor und zerstört, wie verschiedene ernährungswissenschaftliche Forschungen gezeigt haben, genetisches Material in Viren. So werden Viren daran gehindert, sich zu vermehren.

Quercetin scheint sowohl das Herpes-Virus als auch eines der zahlreichen grippeerzeugenden Viren erfolgreich zu hemmen. Bis jetzt liegen allerdings nur vorläufige Forschungsergebnisse vor, sodass die Ärzte nicht mit Sicherheit sagen können, wie viel Quercetin (oder andere Flavonoide) wir brauchen, um Infektionen abwehren zu können. Geben Sie Ihrem Immunsystem täglich mit mehreren Portionen flavonoidreicher Lebensmittel die Chance, die Viren in Schach zu halten, rät Dr. Formica.

Ein würziges Heilmittel

Wenn Sie das nächste Mal eine Infektion haben, greifen Sie zu Knoblauch. Knoblauchzehen enthalten nachweislich Substanzen, die Infektionen Einhalt gebieten können.

Forscher der medizinischen Fakultät der Virginia-Commonwealth-Universität in Richmond fanden heraus, dass das aus Knoblauch extrahierte Wasser einen Pilz hemmt, der eine Art Meningitis auslösen kann, eine schwere Gehirninfektion. In Laborstudien vernichtete Knoblauch Candida albicans, den Pilz, der für Hefeinfektionen verantwortlich ist.

»Knoblauch hat eindeutig die Fähigkeit, Viren, Pilze und Bakterien zu bekämpfen«, sagt der Homöopath John Hibbs. »Menschen mit Infektionen empfehlen wir, so viel frischen Knoblauch zu kauen, wie sie nur mögen. Möglicherweise helfen auch gefriergetrockneter Knoblauch oder andere Darreichungsformen.«

Um die größtmögliche Wirkung zu erzielen, müssen Sie wohl täglich eine ganze Knolle Knoblauch essen, meint Dr. Haas, Direktor des Zentrums für Präventivmedizin in San Rafael, Kalifornien, und Autor von *Staying Healthy with Nutrition* (Gesund bleiben durch Ernährung).

Wenn Ihr Mund schon allein bei dem Gedanken an so viel frischen Knoblauch brennt, können Sie die Knolle auch kochen, bis die Zehen weich sind. Das nimmt dem Knoblauch etwas von seiner Schärfe, aber nichts von seiner Wirkung, und er ist zudem erheblich magenschonender.

Nur Vorsicht bei niedrigem Blutdruck, da Knoblauch blutdrucksenkend wirkt!

Das Immunsystem aufrüsten

Wenn Sie sich Ihr Immunsystem als eine Armee vorstellen, die Infektionen bekämpft, dann sind Ihre wichtigsten

Generäle zwei Vitamine. Vitamin A stärkt Ihre Abwehrkraft und Vitamin C hilft dem Immunsystem, zum Angriff überzugehen. Diese doppelte Angriffsspitze bietet einen hervorragenden Schutz gegen eindringende Krankheitserreger.

Der Körper nutzt Vitamin A, das in der Form von Betacarotin in Möhren, Spinat, Rauke und Grünkohl enthalten ist, um Schleimhäute weich und feucht zu halten. Das ist wichtig, denn die Schleimhäute, die zum Beispiel Ihre Nase, den Mund, den Rachen und andere Körperteile auskleiden, sind das erste Bollwerk gegen Infektionen.

Solange die Schleimhäute also feucht sind, können sie Krankheitserreger abfangen, bevor diese in Ihren Körper eindringen.

Vitamin A schützt noch auf eine andere Weise, denn der Körper nutzt dieses Vitamin auch, um spezielle Enzyme zu produzieren, die bereits im Körper vorhandene Bakterien suchen und zerstören. »Vitamin A ist gut zur Vorbeugung von Infektionen«, sagt Tyrus.

Während Vitamin A in erster Linie für die Abwehr von Vorteil ist, hilft Vitamin C dem Körper, in die Offensive zu gehen. Apfelsinen, Brokkoli und andere Vitamin-C-reiche Lebensmittel helfen den bazillentötenden Zellen, die Erreger zu verschlingen.

Bei einer Studie mit Testpersonen, die eine Atemwegsinfektion hatten, stellten englische Forscher zum Beispiel fest, dass diejenigen, die täglich 200 Milligramm Vitamin C aufnahmen – etwa die in drei Apfelsinen enthaltene Menge – wesentlich schneller gesund wurden, als Testpersonen, die geringere Mengen von dem wertvollen Vitamin erhielten.

Eine Quelle der Gesundheit

Von allen Mineralien ist Zink wahrscheinlich das wichtigste, wenn es darum geht, das Immunsystem gesund zu halten. Zu wenig Zink kann zu einer Verminderung der infektionsbekämpfenden weißen Blutkörperchen führen und damit das Risiko einer Erkrankung erhöhen.

Forscher der Medizinischen Fakultät der Tufts-Universität in Boston stellten fest, dass Kinder, denen 60 Tage lang je zehn Milligramm Zink verabreicht wurde, seltener Atemwegsinfektionen bekamen als Kinder, denen man kleinere Mengen gab. Tatsächlich nahm bei den Kindern mit den Zinkgaben die Wahrscheinlichkeit, Fieber zu bekommen, um 70 Prozent ab, die Wahrscheinlichkeit, sich zu erkälten, um 28 Prozent, und die, vermehrt Schleim zu produzieren, um 28 Prozent.

Trotz der erwiesenen Wirksamkeit von Zink nehmen viele Menschen nicht genug davon zu sich. Dabei ist es sehr einfach, sich zinkreich zu ernähren. Das Bein einer Königskrabbe enthält 10 Milligramm Zink, 67 Prozent des Tageswertes, während rund 90 Gramm mageres Lendenfilet mit sechs Milligramm 40 Prozent des Tageswertes decken und 100 Gramm Linsen liefern drei Milligramm oder 20 Prozent des Tageswertes.

Karpaltunnelsyndrom

Flexibler mit Flachs

Wie Straßen, die Hindernisse umgehen, führen auch die Verkehrswege in unserem Körper durch Tunnel. Einer der »meistbefahrenen« ist der sogenannte Karpaltunnel. Durch ihn gelangen Nerven, Blutgefäße und Sehnen über das Handgelenk bis in die Finger.

Normalerweise ist darin genug Platz; doch durch sich ständig wiederholende Tätigkeiten, Schreibmaschineschreiben oder Nähen etwa, kann sich das Tunnelgewebe entzünden. Dabei schwillt es an und drückt gegen den Nervenstrang. Schmerzen, Kribbeln oder Taubheitsgefühle in den Fingern können die Folge sein, sagt der Neurologe Dr. James L. Napier. Die Diagnose lautet dann: Karpaltunnelsyndrom.

Die erste Behandlungsmaßnahme ist, das Handgelenk ruhig zu stellen. Wissenschaftler wie Dr. Jack Carter glauben, dass auch Flachssamen die Entzündung lindern können, weil die darin enthaltenen Alpha-Linolensäure die Ausschüttung des entzündungsfördernden Gewebshormons Prostaglandin hemmt. Zudem, so Dr. Carter, verfügen die Flachssamen mit Lignan über einen antioxidierenden Wirkstoff, der die aggressiven freien Radikale unschädlich macht. Diese instabilen Sauerstoffmoleküle entstehen bei Entzündungen in großer Zahl und tragen zur Verschlimmerung bei.

Zwar stehen wissenschaftliche Untersuchungen in Zusammenhang mit dem Karpaltunnelsyndrom noch aus, räumt Dr. Carter ein. Nach den bisherigen Erkenntnissen könnten jedoch ein bis drei Teelöffel Flachsöl oder 25 bis 30 Gramm (etwa drei Teelöffel) gemahlene Flachssamen pro Tag die Symptome lindern. Die Samen müssen aber unbedingt gemahlen sein, da sie sonst unverdaulich sind. Erhältlich in Reformhaus oder Bioladen, können Sie sie zum Beispiel über Speisen streuen oder beim Backen unters Mehl mischen.

Ein gewichtiges Problem

Studien zufolge sind übergewichtige Menschen besonders gefährdet, am Karpaltunnelsyndrom zu erkranken. Nach Ansicht des Chirurgen Dr. Peter A. Nathan tragen sie sogar ein noch höheres Risiko als Schreibkräfte, Kassierer oder ähnliche Berufsgruppen. »Schwergewichtige neigen zu Flüssigkeitsansammlungen im Körpergewebe«, erklärt der Mediziner. »Im Handgelenk kann dadurch Druck auf den Nerv ausgeübt und somit dessen Sauerstoffversorgung behindert werden. Eine Gesundheitsgarantie ist Abnehmen zwar nicht, aber eine Entlastung für den empfindlichen Nerv.«

Allzu viel ist ungesund

Seit den 1970er-Jahren wird das Karpaltunnelsyndrom von einigen Ärzten auch mit hohen Vitamin-B6-Dosen behandelt. Während der Körper das Vitamin zum Aufbau von Myelin benötigt – der fetthaltigen Umhüllung der Nervenfasern –, können die verabreichten Mengen von 150 bis 300 Milligramm allerdings zu Nervenschäden führen. Nach Ansicht des Mediziners Dr. Alfred Franzblau kann eine Wirkung überdies nicht eindeutig nachgewiesen werden: Bei den von ihm untersuchten 125 Arbeitern zweier Autozulieferfirmen, darunter 71 mit Karpaltunnelsyndrom, trat mit Vitamin B6 zumindest keine Besserung ein.

Wenn Vitaminergänzungspräparate also ausscheiden, ist es umso wichtiger, genug Vitamin B6 mit der Nahrung aufzunehmen. Eine hervorragende Quelle ist zum Beispiel Hühnerbrust: Mit 0,5 Milligramm Vitamin B6 liefert eine Portion davon 26 Prozent des Tagesbedarfs; und eine Portion Schweinelende bringt es auf 0,4 Milligramm oder 18 Prozent des Tagesbedarfs.

Kopfschmerzen

Füttern Sie Ihren Kopf richtig

In gewisser Weise sind Kopfschmerzen die unvermeidliche Konsequenz unseres modernen Lebens. Kaum etwas kann so schnell Kopfschmerzen auslösen wie spätes Zubettgehen, Verkehrsstaus und der tägliche Kampf im Büro.

Doch nicht nur Stress und Lärm sind der Grund für das Hämmern im Kopf. Viele unserer Lebensmittel, von Hot dogs und Käse bis hin zu Schokoladenkeksen verursachen diesen Schmerz. Enthält Ihr Speiseplan gewisse Nahrungsmittel überhaupt nicht, kann dies ebenso zu einem Problem werden.

Dies erklärt vielleicht, warum Amerikaner mehr als acht

Milliarden Dollar für rezeptfreie und rezeptpflichtige Schmerzmittel ausgeben, einen Berg von extrastarkem Aspirin, Paracetamol und Ibuprofen.

Veränderte Ernährungsgewohnheiten können zwar Ihre Kopfschmerzen nicht vollständig beseitigen, doch das weniger häufige Auftreten und die verminderte Heftigkeit machen schon einen großen Unterschied aus. Im günstigsten Fall kommt Linderung nicht aus dem Arzneischränkchen, sondern aus Ihrem Kühlschrank.

Zwei Schmerzarten

Bevor bestimmte Lebensmittel besprochen werden, müssen hier die wichtigsten Kopfschmerzarten beschrieben werden. Die häufigste Art Schmerz, genannt Muskelverspannungs- oder Spannungskopfschmerz, wird oft, wie der Name schon sagt, durch eine verspannte Nacken- und Kopfmuskulatur verursacht.

Die zweite Art, zu der auch die Migräne gehört, wird vasomotorischer Kopfschmerz genannt. Dieser beruht auf einer Ausdehnung und Kontraktion von Blutbahnen in Gesicht, Kopf und Nacken. Vasomotorische Kopfschmerzen können außerordentlich schmerzhaft sein und sogar Arbeitsunfähigkeit verursachen, wie jeder, der unter Migräne leidet, bestätigen kann.

Für beide Arten kommen viele Ursachen in Betracht: Stress, Schwankungen des Hormonspiegels oder auch Wetterumschwünge. Aber auch in Lebensmitteln vorhandene Wirkstoffe, egal ob natürlichen Ursprungs oder hinzugefügte Chemikalien, sind laut Psychiater Dr. Melvyn Werbach oft schuld.

Häufige Auslöser

Auch wenn die Experten sich nicht sicher sind, wodurch Migräne tatsächlich ausgelöst wird, wurde doch eine Reihe von Lebensmitteln und Lebensmittelzusätzen gefunden, die den Prozess in Gang setzen.

Eine der häufigsten Ursachen ist das Tyramin, das in Lebensmitteln wie Schokolade, Rotwein und gereiftem Käse vorkommt. Es gehört zu den Aminosäuren, die den Körper zur Ausschüttung von Hormonen anregen, die ihrerseits zur Verengung der Blutbahnen beitragen. Wird ein bestimmter Blutdruck überschritten, geben die Blutbahnen nach und erweitern sich, wodurch das wohlbekannt Pochen ausgelöst wird.

Ein weiterer häufiger Grund für Kopfschmerzen sind Nitrite. Sie werden zur Konservierung von Lebensmitteln wie Salami, Wurstwaren und Dosenfleisch verwendet und sind in vielen Fällen der Anlass dafür, dass sich die Blutbahnen im Kopf und Körper auf diese schmerzhafte Weise ausdehnen.

Natriumglutamat, ein Geschmacksverstärker, ist ebenfalls in vielen Lebensmitteln enthalten, wie zum Beispiel in Frühstücksfleisch, Dosen- und Tütensuppen sowie tiefgefrorenen Fertiggerichten, und kann sich als problematisch erweisen. Es ist auch das gebräuchlichste Würzmittel der chinesischen Küche. Daher gab man Kopfschmerzen, die von Natriumglutamat herrühren, die Bezeichnung »China-Restaurant-Syndrom«.

Es ist nicht leicht, all diese Substanzen zu vermeiden oder herauszufinden, welche Substanz der Übeltäter ist oder ob es gar mehrere gibt. Ein Kopfschmerztagebuch zu führen, ist mehr oder weniger das Einzige, was Sie tun können, meint der Neurologe Prof. Dr. Alan M. Rapoport von der Universität Yale. Wenn Sie merken, dass sich Kopfschmerzen anbahnen, machen Sie eine Aufstellung von allem, was Sie während der letzten 24 Stunden verzehrt haben. Das wird Ihnen Aufschluss darüber geben, welche Lebensmittel verantwortlich sind und welche Sie in Zukunft unbedingt meiden müssen.

Kopfschmerzen und Kohlenhydrate

Eine entscheidende Rolle in der Gleichung »Ernährung – Kopfschmerzen« spielt eine chemische Substanz im Gehirn, das Serotonin, das Botschaften von einer Nervenzelle zur anderen überträgt. Ein fallender Serotoninspiegel im Gehirn ist häufig mit Kopfschmerzen verbunden, wie Dr. Rapoport sagt. Eine Anhebung des Serotoninspiegels kann Kopfschmerzen lindern oder ihnen auch vorbeugen.

Eine Möglichkeit, die Serotoninproduktion im Gehirn anzukurbeln, besteht darin, die Menge der Kohlenhydrate auf Ihrem Speiseplan zu erhöhen. »Es besteht kein Zweifel, dass eine Diät mit vielen komplexen Kohlenhydraten und geringem Fettanteil für Menschen mit Migräne sehr hilfreich sein kann, auch wenn wir nicht wissen, warum«, stellt Dr. Rapoport fest.

Auch Dr. Werbach rät Menschen, die zu Kopfschmerzen neigen, vermehrt Lebensmittel mit hohem Ballaststoff- und Kohlenhydratanteil zu essen, zum Beispiel frisches Gemüse, Vollkornprodukte und getrocknete Bohnen.

Eine kohlenhydratreiche Kost kann in vielen Fällen helfen, aber auch eine Verschlimmerung der Symptome ist möglich. Wenn Sie zum Beispiel unter einem niedrigen Blutzuckerspiegel oder Hypoglykämie leiden, werden Sie sich mit weniger Kohlenhydraten besser fühlen. Laut Dr. Werbach können niedrige Zuckerwerte im Gehirn Kopfschmerzen auslösen. »Diesen Menschen kann eine hypoglykämische Diät helfen, die gewöhnlich in einer kohlenhydratarmen Kost besteht.«

Wenn Sie feststellen, dass Ihre Kopfschmerzen häufig auftreten, nachdem Sie eine große Menge Kohlenhydrate konsumiert haben, versuchen Sie, etwas mehr Protein in Form von Tofu, magerem Fleisch, Eiern oder fettarmem Käse zu sich zu nehmen.

Die vorteilhafte Wirkung von Vitamin B6

Es ist erwiesen, dass Vitamin B6 für die Gesundheit des Nervensystems sorgt, prämenstruelle Beschwerden verringert und das Immunsystem stärkt. Untersuchungen lassen vermuten, dass es auch hilft, Migräne zu lindern. Vitamin B6 wird im Gehirn benötigt, um dort den Serotoninspiegel zu erhöhen, erläutert Dr. Rapoport, »daher kann die Aufnahme von viel Vitamin B6 Abhilfe bei Migräne schaffen, auch wenn objektiv kein Vitaminmangel besteht.«

Der Tageswert (TW) für Vitamin B6 beträgt zwei Milligramm. Eine mittelgroße Kartoffel oder eine Banane enthalten 0,7 Milligramm, 35 Prozent des Tageswertes. Ein Stück Schwertfisch, gebacken oder gegrillt, von etwa 90 Gramm, deckt 0,3 Milligramm oder 15 Prozent des Tageswertes.

Wenn Sie, wie es bei einer Neigung zu Kopfschmerzen

sinnvoll ist, Ihren Vitamin-B6-Konsum steigern, kann es sein, dass Ihr Arzt Ihnen zu einer höheren Dosierung (bis zu 150 Milligramm) mithilfe eines Multivitaminpräparats rät. Ohne ein ärztliches Rezept sollten Sie aber auf keinen Fall eine B6-Nahrungsergänzung nehmen, da eine zu hohe Dosis das Nervensystem schädigen kann.

Mineralien bringen Linderung

Obwohl die eigentlichen Gründe noch nicht erforscht sind, scheinen doch bestimmte Mineralien, vor allem Magnesium, Kalzium und Eisen, bei der Vorbeugung und Linderung von Migräne und Spannungskopfschmerz von Bedeutung zu sein.

Menschen, die unter Migräne leiden, weisen oft niedrige Magnesiumwerte in ihren Gehirnzellen auf. Laut Dr. Rapoport legen Untersuchungen den Schluss nahe, dass mit der Behebung des Magnesiummangels auch die Migräne nachlässt.

Frühstückszerealien aus der Packung sind gute Magnesiumquellen. Einige Sorten enthalten 100 Milligramm Magnesium, 25 Prozent des Tageswertes, bereits in einer Portion von etwa 30 Gramm. In Nüssen, Samen und Grüngemüse kommt ebenfalls viel Magnesium vor. Doch Nüsse sind wiederum sehr fetthaltig, darum sollten Sie sich hier zurückhalten und Magnesium lieber über andere Lebensmittel aufnehmen.

Auch ein weiteres Mineral, das Kalzium, wurde mit der Linderung von Kopfschmerzen in Zusammenhang gebracht. Eine Studie hatte zum Ergebnis geführt, dass Frauen, die täglich 200 Milligramm Kalzium (20 Prozent des Tageswertes) zu sich nahmen, seltener unter Kopfschmerzen zu leiden hatten als Frauen, die weniger einnahmen.

Milchprodukte sind gute Magnesiumlieferanten. Ganz oben auf der Liste steht Milch. Außerdem enthält fettarmer Joghurt 312 Milligramm je Becher, was 31 Prozent des Tageswertes ausmacht. Des Weiteren liefern viele andere Produkte, die keine Milch enthalten, Magnesium, unter anderem Brokkoli mit 76 Milligramm auf 100 Gramm und Mangold mit 80 Milligramm auf 100 Gramm.

Schließlich steht auf der Liste der Mineralien, die gegen Kopfschmerzen helfen können, auch Eisen. Wie Sie sicherlich wissen, kann eine Ernährung, die zu wenig Eisen enthält, eine Blutarmut zur Folge haben. Hierbei bekommt der Körper nicht genug Sauerstoff. Um den Sauerstoffmangel auszugleichen, weiten sich die Blutbahnen und erhöhen so den Blutfluss. »Diese Erweiterung presst die Nerven in den Arterienwänden zusammen, und das verursacht Kopfschmerzen«, erklärt Dr. Rapoport. »Eine zusätzliche Aufnahme von Eisen über die Nahrung könnte bei der Behandlung einer Anämie indirekt auch Kopfschmerzen lindern.« Im Prinzip ist es nicht sehr schwer, einen Tageswert von 18 Milligramm Eisen zu erreichen. Eine große gebackene Kartoffel nämlich hat zum Beispiel sieben Milligramm, und 100 Gramm Mangold enthalten fast vier Milligramm. Fleisch ist sogar ein noch besserer Lieferant, da tierisches Eisen leichter vom Körper aufgenommen wird als das in Gemüse vorhandene pflanzliche Eisen. Eine 100-Gramm-Portion eines guten gegrillten Steaks enthält mehr als drei Milligramm Eisen, die gleiche Menge gebratenen Puters mehr als ein Milligramm.

608 Krankheiten bekämpfen durch richtige Ernährung

Würzige Linderung

Wenn Sie eine Linderung Ihrer Migräne ohne Arzneimittel herbeiführen möchten, sollten Sie einmal einen Löffel des beliebten Gewürzingwers probieren.

Ernährungsforscher der Universität Odense in Dänemark sind aufgrund ihrer Untersuchungen davon überzeugt, dass Ingwer die Aktivität von Prostaglandinen hemmt, jenen Stoffen, die in den Blutbahnen Schmerzen und Entzündungen hervorrufen. Dieser Prozess könnte aufkommende Migräne vermeiden helfen, ohne zu Nebenwirkungen wie bei der Einnahme von Migränemedikamenten zu führen.

Da die Forschung diesbezüglich noch in den Kinderschuhen steckt, sind die Forscher mit Mengenempfehlungen zur Bekämpfung der Migräne aber noch sehr zurückhaltend. Wenn Sie fühlen, dass ein Migräneanfall bevorsteht, nehmen Sie ruhig einen Drittel Teelöffel Ingwerpulver, die von den dänischen Forschern vorgeschlagene Menge.

Besser als Ingwerpulver ist allerdings immer der frische Ingwer, da er einen erheblich höheren Wirkungsgrad aufweist, meint der Doktor der Chinesischen Medizin Charles Lo.

Er rät, den Ingwer zu raspeln oder ihn durch die Knoblauchpresse zu drücken. Beide Zubereitungsmethoden setzen mehr heilende Säfte frei, als wenn Sie ihn in Scheiben schneiden oder hacken.

Man kann sich auch einen würzigen Ingwertee zubereiten, indem man einen Teelöffel geraspelten Ingwer für mindestens fünf Minuten in einer Tasse kochenden Wassers ziehen lässt.

Abhilfe durch Kaffee

Manchen Menschen ist mehr damit gedient, eine kräftige Tasse Kaffee ihrer Lieblingsmarke zu trinken, als ein Schmerzmittel aus der Apotheke einzunehmen. Das Koffein im Kaffee kann dem Kopfschmerz entgegentreten, indem es zeitweilig die erweiterten Blutbahnen verengt, die den Kopfschmerz auslösen, so Dr. Fred Sheftell vom Kopfschmerzzentrum in Neuengland. »Koffein ist auch Bestandteil einiger Schmerzmittel«, sagt er.

Wehe aber, Sie trinken zu viel! Eine Überdosis Kaffee führt letztlich wieder zu einer schmerzhaften Erweiterung der Arterien.

Dr. Sheftell empfiehlt Menschen, die zu Kopfschmerzen neigen, nicht mehr als zwei Becher (je 140 Milliliter) pro Tag zu trinken, die, abhängig von der Röstung, zusammen ungefähr 200 Milligramm Koffein enthalten.

Krebs

Die richtige Ernährung ist ein guter Schutz

In puncto Krebsvorbeugung kommt dem, was wir essen, eine bedeutende Rolle zu. Denn eine Studie nach der anderen zeigt: Eine gesunde Mischkost, fettarm und mit viel Obst, Gemüse, Vollkornprodukten und Hülsenfrüchten vermindert das Krebsrisiko erheblich. Mindestens 30 Prozent weniger Menschen würden erkranken, diesen Schluss lassen die Forschungsergebnisse heute zu, wenn wir uns nur besser ernähren würden.

»Unsere Nahrung ist viel mehr als bloßer Energielieferant«, sagt der Krebsspezialist Dr. Keith Block. »Nach den Erkenntnissen der letzten zwanzig Jahre, sind Nahrungsinhaltsstoffe sowohl bei der Krebsvorbeugung als auch bei der Behandlung von Bedeutung.«

Schutz aus dem Garten

Dass Menschen, die sich vollwertig und überwiegend pflanzlich ernähren, vergleichsweise selten an Krebs erkranken, ist den Fachleuten seit Längerem bekannt. Mit der Entdeckung der sogenannten sekundären Pflanzenstoffe haben sie nun auch eine Erklärung für dieses Phänomen: Einige dieser pflanzlichen Wirkstoffe, wie die zum Beispiel in Brokkoli enthaltenen Isothiocyanate, können krankhafte Zellveränderungen bereits im Anfangsstadium verhindern.

So entwickelten sich im Laborexperiment bei Verabreichung geringer Isothiocyanatmengen Brustkrebstumoren halb so oft wie ohne den Wirkstoff.

Ein anderer sekundärer Pflanzenstoff, das Genistein in Sojaprodukten wie Tofu, Tempeh oder Sojamilch, »hungert« den Krebs aus: Er unterbindet die Bildung von Blutgefäßen in der Nähe der Tumoren, die dadurch von der Nährstoffversorgung abgeschnitten sind. Möglicherweise ist das der Grund dafür, dass in Japan – wo Sojaprodukte zu den Grundnahrungsmitteln gehören – weniger Frauen an Brustkrebs erkranken als etwa in den USA. Zumal sich Sojalebensmittel ersten Studien zufolge ähnlich positiv bei Prostatakrebs auswirken.

Auch Knoblauch, der schon lange als traditionelles

Heilmittel verwendet wird, enthält viele sekundäre Pflanzenstoffe. Zu den wirksamsten gehören die sogenannten Allylsulfide, die krebserregende Stoffe im Körper zerstören. Eine an der Universität von Minnesota an rund 42 000 Frauen durchgeführte Studie belegt diese Wirkung. Danach hatten die Versuchspersonen, die pro Woche eine frische Knoblauchzehe oder Knoblauchpulver in entsprechender Menge verzehrten, im Vergleich zu den Testpersonen, die darauf verzichteten, ein um 35 Prozent niedrigeres Darmkrebsrisiko.

Die Kraft der Antioxidanzien

Wir bemerken es zwar nicht, aber unser Körper ist ständig den Attacken eines ganzen Batallions sogenannter freier Radikale ausgesetzt. Diese aggressiven Sauerstoffmoleküle haben ein Elektron verloren und trachten bei intakten Körperzellen nach Ersatz. Wenn ihnen aber ein Elektron »abspenstig gemacht« wird, können gesunde Zellen schlimmstenfalls zu Krebszellen entarten. Mit den Antioxidanzien, die vor allem in Obst und Gemüse stecken, setzt die Natur dieser Bedrohung Schutzsubstanzen entgegen. Zu den wirksamsten und besterforschten Radikalenfängern darunter gehören die Vitamine C und E sowie Betacarotin. Dieses Pigment, das vielen roten bis gelborangen Obst- und Gemüsesorten die intensive Färbung verleiht, besitzt nicht nur antioxidierende Eigenschaften. Es stimuliert auch die Ausschüttung von natürlichen Killerzellen, die Krebszellen aufspüren und zerstören, bevor diese Schaden anrichten können.

Dutzende von Studien haben gezeigt, dass Menschen,

die viel Betacarotin mit der Nahrung aufnehmen, ein geringeres Risiko haben, an Lungen-, Magen-, Darm- oder Mundhöhlenkrebs zu erkranken. Wie sich herausgestellt hat, sind schon 15 bis 30 Milligramm pro Tag ausreichend; das entspricht ein bis zwei großen Karotten. Weitere gute Betacarotinquellen sind zum Beispiel Honigmelonen oder Spinat.

Ein weiteres wirksames Antioxidans ist Vitamin C, das die Entstehung von krebserregenden Substanzen im Verdauungstrakt verhindern kann. Den Zusammenhang zwischen Vitamin-C-Aufnahme und Krebs verdeutlicht die Auswertung von 46 entsprechenden Studien. In 33 davon – das fand die Epidemiologin Dr. Gladys Block heraus – hatten die Probanden mit der besten Vitamin-C-Versorgung das niedrigste Krebsrisiko.

Die Empfehlung für die tägliche Vitamin-C-Dosis liegt bei 60 Milligramm. Eine Menge, die problemlos gedeckt werden kann: Eine grüne Paprika zum Beispiel enthält bereits 66 Milligramm und 125 Gramm Brokkoli 41 Milligramm Vitamin C. Das vielleicht vielseitigste Anti-Krebs-Antioxidans ist jedoch Vitamin E. Denn es neutralisiert nicht nur die freien Radikale, sondern stimuliert auch das Immunsystem und unterdrückt zudem die Bildung von krebserregenden Verbindungen im Körper.

Von diesen Eigenschaften profitieren besonders Frauen mit erblicher Vorbelastung für Brustkrebs. Wie amerikanische Forscher feststellten, trugen Frauen mit der besten Vitamin-E-Versorgung im Gegensatz zu jenen mit der schlechtesten, ein um 80 Prozent niedrigeres Brustkrebsrisiko. Bei den nicht erblich vorbelasteten war das Risiko um 40 Prozent niedriger.

Allerdings ist die Vitamin-E-Aufnahme über die Nahrung nicht ganz einfach. So sind einige Pflanzenöle zwar Vitamin-E-, aber eben auch fettreich; der »schlanke« Weg zu diesem Vitamin führt über Weizenkeime. Knapp zwei Teelöffel davon enthalten etwa vier internationale Einheiten oder 13 Prozent des Tagesbedarfs an Vitamin E. Vollweizen, Hülsenfrüchte, Nüsse und Samen sind weitere gute Quellen.

Die ganze Wahrheit über Fett

Dass Kartoffelchips, Pizza, Käsesandwiches und Schmalzgebäck einige der größten Risikofaktoren für Krebs sind, darüber herrscht heute kein Zweifel mehr.

Auch für den amerikanischen Krebsspezialisten Dr. Daniel W. Nixon spricht alles für einen direkten Zusammenhang zwischen fettreicher Ernährung und vielen Krebsarten, darunter Brust-, Dickdarm- und Prostatakrebs.

»Fettreiche Lebensmittel fördern die Entstehung von freien Radikalen im Körper, und diese schädigen nicht nur gesunde Zellen, sondern auch die Erbinformation«, fügt Dr. Block hinzu.

Um das Überangebot an Nahrungsfetten verdauen zu können, produziert der Körper zudem vermehrt Gallensäuren. Diese aber können nachweislich krebserregende Eigenschaften entwickeln, das Risiko für Darmkrebs also dramatisch erhöhen.

Schließlich wirkt sich eine fettreiche Ernährung auch auf die Östrogen- beziehungsweise Testosteron-Produktion aus. Und zu viel von diesen Geschlechtshormonen kann Brust- oder Prostatakrebs auslösen.

Anhand einer in 21 Ländern durchgeführten Studie, wurde bei den Probandinnen mit stark fetthaltiger Ernährrung (45 Prozent der Nahrungsenergie stammten aus Fett) im Vergleich zu den Frauen, die nur 15 Prozent der Kalorien aus Fett bezogen, ein fünfmal höheres Brustkrebsrisiko nachgewiesen.

Dabei kann schon eine geringfügige Fettreduktion große Wirkung haben. Einer entsprechenden Studie zufolge, minderten schon zehn Gramm Fett pro Tag weniger das Risiko, an Krebs der Eierstöcke zu erkranken um 20 Prozent. Generell empfehlen Experten, maximal 30 Prozent der täglichen Nahrungsenergie aus Fett zu beziehen. Dr. Nixon vertritt sogar eine Obergrenze von 25 Prozent.

Mit weniger Fleisch, Molkerei- und industriell verarbeiteten Fertigprodukten können Sie dieses Limit unterbieten, ohne Ihre Ernährungsgewohnheiten komplett umstellen zu müssen. »Wenn Sie diese meist fetthaltigen Lebensmittel konsequent einschränken, greifen Sie außerdem automatisch zu den gesunden Alternativen, wie Gemüse, Vollgetreide oder Hülsenfrüchten«, sagt Dr. Nixon.

Die Ballaststofflösung

Lange Zeit wurden sie für unwichtig gehalten, weil sie keine Nährstoffe sind, die vom Körper verwertet werden. Inzwischen hat man jedoch erkannt, dass die Ballaststoffe weit nützlicher sind, als man dachte. Wie Dr. Nixon erklärt, ist eine faserreiche Kost ein wichtiger Bestandteil der Krebsvorbeugung, insbesondere in Bezug auf Dickdarmkrebs.

Und das in mehrfacher Hinsicht: Zum einen saugen Ballaststoffe auf ihrem Weg durch den Verdauungstrakt viel Wasser auf. Der Stuhl wird dadurch schwerer und voluminöser, die Passage verkürzt. Und je schneller die Ausscheidung, umso weniger Zeit haben potenzielle krebserregende Stoffe, die Zellen des Verdauungstraktes, mit denen sie in Berührung kommen, zu schädigen.

Darüber hinaus werden krebserregende Substanzen im Darm von den Ballaststoffen eingeschlossen und unresorbiert mit ihnen zusammen ausgeschieden.

Mediziner empfehlen zwischen 20 und 35 Gramm Ballaststoffe täglich, um das Krebsrisiko niedrig zu halten. Eine durchaus realistische Menge, wenn Sie die Lebensmittel auch nach ihrem Ballaststoffgehalt auswählen. Und Sie müssen ja nicht alles auf einmal essen.

Greifen Sie einfach öfter zu Obst und Gemüse, wenn möglich roh und mit Schale. »Dann bekommen Sie automatisch die nötigen Ballaststoffe«, meint Dr. Block.

Bohnen, Gemüse und Vollgetreide liefern die meisten der nützlichen Pflanzenfasern. 125 Gramm Kidneybohnen enthalten zum Beispiel sieben Gramm Ballaststoffe, die gleiche Menge Erbsen fünf und Rosenkohl drei Gramm. Noch weiter nähern Sie sich dem »grünen Bereich«, wenn Sie täglich sechs bis elf Portionen Vollkornprodukte essen (wobei ein Sandwich bereits zwei Portionen entspricht und jede Scheibe Brot einer). Vollkorntoast (zwei Gramm Ballaststoffe pro Scheibe) oder Müsli zum Frühstück ist ein guter Anfang.

Laktose-Intoleranz

Alternativen zu Milchprodukten

Mit zunehmendem Alter fällt es uns schwerer, wie früher Milch zu genießen; denn allmählich lässt unsere Fähigkeit nach, Enzyme (Laktase) herzustellen, die zur Verdauung von Milchzucker (Laktose) benötigt werden.

Laktose kommt in Milch und anderen Milchprodukten vor. Der Mangel an Laktase führt zu einer Ansammlung von unverdauter Laktose im Darm, die dann zu Blähungen, Krämpfen und Durchfall führt. In der Fachsprache heißt dies Laktose-Intoleranz. In der Regel ist sie nicht besonders dramatisch, da man den Konsum von Milch, Käse und anderen Milchprodukten einfach einschränken kann, erklärt der Allergologe und Immunologe Dr. Talal M. Nsouli.

Auf der anderen Seite bedeutet der Verzicht auf Milchprodukte gleichzeitig den Verlust ihres wichtigsten Nährstoffs, des Kalziums, das aber für unseren Körper unentbehrlich ist.

Zum Glück gibt es aber auch noch jede Menge anderer Möglichkeiten, um in den Genuss der Vorzüge von Milchprodukten zu kommen, ohne dass sich daraus Probleme ergeben. In Spezialgeschäften kann man beispielsweise laktosereduzierte Milch, der bis zu 70 Prozent Laktose entzogen wurde, kaufen, oder auch laktosereduzierten Käse.

Doch auch Joghurt ist ein ausgezeichnetes Lebensmittel für Menschen mit Laktose-Intoleranz. Obwohl in Joghurt Laktose vorhanden ist, enthält er auch nützliche

Bakterien, die Milchzucker in einfacher zu verdauende Milchsäure aufspalten. Fettarmer Joghurt ist mit 414 Milligramm pro Portion außerdem sehr reich an Kalzium.

Darüber hinaus fällt dem Körper die Verdauung von Laktose leichter, wenn sie in Verbindung mit anderen Speisen aufgenommen wird. »Viele Leute haben keine Probleme, wenn sie die Milch oder den Käse zusammen mit einer Mahlzeit zu sich nehmen«, sagt Forschungsdirektorin Sheah Rarback, Sprecherin der Amerikanischen Diät-Gesellschaft.

Selbst wenn Sie in der Vergangenheit größere Schwierigkeiten mit der Verdauung von Milchprodukten hatten, sollten Sie von Zeit zu Zeit einen erneuten Versuch machen, fügt sie hinzu. Manche Menschen entwickeln nach einer Zeit eine gewisse Laktoseverträglichkeit und können daher die für sie verträgliche Menge steigern.

Eine weitere Methode, um in den Genuss von Milchprodukten zu kommen, ist die Einnahme eines Laktasepräparats, erhältlich in Apotheken und Drogerien. Es wird in die Milch eingerührt oder in Form von Tabletten oder Kapseln zusammen mit anderen Milchprodukten eingenommen.

Wenn Sie keine Milchprodukte mögen, suchen Sie sich andere Kalziumquellen. Dr. Rarback empfiehlt Lebensmittel, die mit Kalzium angereichert wurden, wie zum Beispiel Orangensaft oder Zerealien. »Ein Glas Orangensaft mit Kalzium enthält die gleiche Menge Kalzium wie ein Glas Milch.«

Magenverstimmung

Die Übelkeit bekämpfen

Eine Ironie des Lebens besteht darin, dass unsere Lieblingsspeisen, wie zum Beispiel cremige Schokoladentorte oder ein Festmahl mit Braten, fetter Sauce und reichlich Beilagen, unserem Magen am wenigsten bekommen. Vor allem dann nicht, wenn wir zügellos essen. Völlerei betreiben wir mehr als einmal im Jahr – mit der Familie, mit Freunden und Arbeitskollegen. Aus diesem Grund ist häufig nach dem Essen eine Magentablette wichtiger als ein gutes Glas Wein.

Zu viel Essen auf einmal ist auch eine Ursache für Magenverstimmungen. Unser Körper hat Schwierigkeiten, die unvermittelte Vergrößerung seines Volumens zu verarbeiten, erklärt der Spezialist für Magen- und Darmkrankheiten, Dr. Ruderman.

Auch die Aufnahme von zu viel Fett kann Probleme bereiten, da die Übelkeitsrezeptoren im Gehirn ansprechen und uns diese elenden, krankmachenden Empfindungen vermitteln.

Sehr fetthaltige Speisen sind auch noch in anderer Hinsicht schädlich. Zeitweilig schwächen sie den kleinen Muskel am unteren Ende der Speiseröhre, die den Mund mit dem Magen verbindet. Dann können Magensäfte, die normalerweise im Magen bleiben, nach oben schießen und Sodbrennen sowie Übelkeit verursachen, erläutert die Medizinprofessorin Dr. Marie Borum. Die Verbindung von Sodbrennen und Völlegefühl kann jedem geselligen Beisammensein ein ungeselliges Ende bereiten.

Es gibt laut Dr. Borum zwei Möglichkeiten, den Magen ruhig zu stellen: zum einen, zu den Mahlzeiten etwas weniger zu essen, und zum anderen, sich bei fettreichen Nahrungsmitteln, vor allem bei gebratenem Fleisch, einzuschränken. Leiden Sie erst einmal unter Magenbeschwerden, wünschen Sie sich schnelle Abhilfe. Wie man inzwischen weiß, hilft auch hier die Ernährung, insbesondere leichte Nahrungsmittel.

»Beginnen Sie mit Wasser und gehen Sie dann zu Toast, Brühe und einfacher Suppe oder weich gekochten Eiern über«, rät Dr. Borum. »Natürlich werden Sie auf solch schwer verdauliche Speisen wie Eis und gegrilltes Hähnchen verzichten.«

Wenn Sie auch leichte Nahrung kaum herunterbekommen, versuchen Sie gar nicht erst zu essen. Man kann ohne Weiteres vier bis sechs Stunden ohne Essen auskommen. Viele Menschen lassen nur ungern eine Mahlzeit aus, doch zeitweiliges Fasten kann regelrecht beruhigend wirken. Es könnte sogar genau das Richtige für Ihren geplagten Magen sein.

Eines der beliebtesten Heilmittel bei Magenverstimmungen ist auch eines der ältesten. Untersuchungen belegen, dass Ingwer zuweilen besser hilft, einen gereizten Magen zu beruhigen, als die üblichen Medikamente aus der Apotheke. »Ingwer ist eines der Gewürze aus Küche und Garten, dessen Wirksamkeit breite Anerkennung findet«, wirbt Dr. Marvin Schuster.

Ingwer ist zwar gesund, aber auch scharf, und es ist unmöglich, die große Menge, die zu einer Heilung erforderlich ist, so zu essen. Deshalb bereiten Sie sich lieber eine Tasse Ingwertee zu. Raspeln Sie dafür zwei Teelöffel frischen Ingwer und lassen Sie ihn zehn Minuten in heißem Wasser ziehen. Seihen Sie ihn ab und trinken Sie so viel, bis es Ihnen besser geht. Bei vielen Menschen reicht schon eine Tasse aus.

Coca-Cola ist ein weiteres Getränk, das sich möglicherweise beruhigend auf Ihren Magen auswirkt. Die Bestandteile von Coca-Cola werden streng geheim gehalten und niemandem ist klar, warum so viele Leute ausgerechnet dann, wenn ihr Magen verrückt spielt, danach verlangen. Dass es hilft, ist allerdings nicht von der Hand zu weisen, bestätigt Dr. Borum. »Coca-Cola enthält viel Zucker, der dann außerordentlich wichtig ist, wenn Sie sich schon übergeben haben und Ihrem Körper wieder Flüssigkeit zuführen müssen«, erklärt sie.

Ein Problem der Übelkeit besteht darin, dass es oft schwierig ist, Wasser zu trinken, ohne die Symptome weiter zu verschlimmern. »Um sich vor einem gefährlichen Flüssigkeitsmangel zu schützen können Sie auch einen Eiswürfel lutschen«, schlägt Dr. Borum vor. »Damit kann etwas Wasser in Ihren Körper gelangen, ohne den Magen zu belasten«.

DOCH NICHT GANZ SO LUSTIG

Leckeres Essen, gute Getränke, nette Gesellschaft – wer feiert nicht gern eine Party? Wenn Sie jedoch zu viel von der Bowle erwischen, wünscht sich Ihr Magen sicherlich, Sie hätten den Abend mit Kartenlegen verbracht.
Für den Katermagen gibt es letztlich kein wirklich wirksames Heilmittel, doch durch Ernährung können Sie das Schlimmste verhindern. Hier einige Vorschläge für Sie zum Ausprobieren.

Magenverstimmung 621

Bleiben Sie beim Einfachen. Ein einfaches Stück Brot, ohne Butter, Erdnussbutter oder Frischkäse, hilft laut Dr. Marie Borum, die Wirkung der Säuren im Magen zu mildern, die zu dem Gefühl der Übelkeit führen. Darüber hinaus sind Lebensmittel wie Brot und Nudeln sehr leicht verdaulich, was zur Beruhigung des rumorenden Magens beiträgt.

Trinken Sie wie ein Fisch. Wenn Sie Ihrem Körper mehr Wasser zuführen, können Sie die möglichen Folgen eines Trinkgelages wie Übelkeit und den Wasserverlust lindern. Nach dem Genuss von Alkohol sollten Sie auf jeden Fall vor dem Zubettgehen viel Wasser trinken. Auf diese Weise beugen Sie dem voraussichtlichen Unwohlsein am nächsten Morgen vor.

Magengeschwüre

Lebensmittel, die Linderung verschaffen

Vorbei sind die Zeiten, in denen Magengeschwüre mit einer faden Diät aus Milch, Sahne und Eiern behandelt wurden. Zu jener Zeit waren die Ärzte der Meinung, mit dieser eintönigen Kost könne der Heilungsprozess durch die Neutralisation der überschüssigen Menge an Magensäure beschleunigt werden. Diese entstehe durch Stress oder häufigen Verzehr von scharf gewürzter Kost.

Die meisten Geschwüre werden jedoch von Bakterien verursacht. Das erklärt, warum die eintönige Diät nicht zur Besserung führte. Wenn Sie unter einem Magengeschwür leiden, hat das, was Sie essen und trinken, aber dennoch einen Einfluss auf Ihr Befinden, schreibt Dr. Isadore Rosenfeld, die Autorin eines wegweisenden Buches über richtige Ernährung. Einige Produkte wie Kaffee (auch koffeinfreier) regen die Absonderung von Magensäure an, was die Heilung verzögern und den Schmerz verschlimmern kann. Andererseits gibt es auch eine Reihe von Lebensmitteln, die die Magenschleimhaut schützen und sie weniger anfällig für Angriffe machen. Eine korrekte Ernährung wird in der Tat dazu beitragen, dass die Geschwüre schneller heilen und nicht so bald wiederkehren.

Das Heilmittel Nummer eins

Eines der ältesten Hausmittel gegen Magengeschwüre ist Kohl, und schon die Römer kannten seine heilende Wirkung. 1949 beschlossen Forscher der Medizinischen Fakultät der Stanford-Universität, dieses sagenhafte Gemüse auf die Probe zu stellen. Sie ließen 13 Testpersonen mit Magengeschwüren täglich einen Liter Saft aus rohem Kohl trinken. Die Magengeschwüre heilten sechsmal schneller als bei Testpersonen, die ausschließlich mit der üblichen faden Diät behandelt wurden.

Kohl enthält Glutamin, das ist eine Aminosäure, die den Blutfluss zum Magen erhöht und auf diese Weise für eine Regeneration der Magenschleimhaut sorgt.

Er ist ein hochwirksames Heilmittel gegen Magengeschwüre, bestätigt auch Michael T. Murray, Buchautor und Homöopath aus Bellevue, Washington. Die Heilung dauert gewöhnlich knapp eine Woche, fügt er hinzu und gibt folgenden Rat: »Wenn ein Geschwür aufflammt, sollten Sie jeden Tag den Saft eines halben Kohlkopfs (etwa zwei Gläser) trinken. Wenn der Saft Ihnen nicht liegt und Sie lieber etwas kauen, ist der Verzehr der gleichen Menge Kohl genauso wirksam. Sie sollten ihn jedoch nicht kochen, denn Hitze zerstört seine geschwürhemmenden Fähigkeiten.«

Ein süße Lösung

Wenn das Magengeschwür quält, greifen die meisten Menschen lieber zu einer Flasche Antazidum als zu einem Löffel Honig. Doch Honig schmeckt entschieden besser als dieses kalkige weiße Zeug und zudem hat er noch viele weitere Vorteile.

Als Hausmittel wurde Honig schon immer zur Heilung aller möglichen Magenbeschwerden verwendet. Forscher der medizinischen Fakultät der König-Saud-(Faisal)-Universität in Saudi-Arabien stellten fest, dass roher, unverarbeiteter Honig die Magenschleimhaut stärkt. Und eine Laboruntersuchung an der Universität Waikato in Neuseeland ergab, dass eine milde Honiglösung, hergestellt aus dem Nektar der in Neuseeland heimischen Manuka-Blume, dem Wachstum der geschwürverursachenden Bakterien Einhalt gebieten kann. Es wird vermutet, dass Honig Substanzen enthält, die magenschleimhautaufbauend wirken. Darüber hinaus scheinen diese Substanzen wirksame antibakterielle Fähigkeiten zu besitzen, sagt der Forschungsmediziner Dr. Patrick Quillin.

Dr. Quillin empfiehlt zur Linderung eines Geschwürs kalt geschleuderten Honig, da erhitzter Honig keine der heilenden Substanzen enthält. Nehmen Sie jeden Abend vor dem Schlafengehen auf nüchternen Magen einen Esslöffel naturbelassenen, kalt geschleuderten Honig. Fahren Sie damit fort, auch wenn das Geschwür ausgeheilt ist, rät Dr. Quillin. So tragen Sie dazu bei, einer Wiederkehr des Geschwürs vorzubeugen.

Heilende Kulturen

Joghurt ist ein großartiges heilendes Lebensmittel. Er wurde erfolgreich zur Behandlung von Hefepilzinfektionen, zur Milderung der Laktose-Intoleranz und zur Stärkung des Immunsystems eingesetzt. Es gibt auch Hinweise darauf, dass Joghurt bei der Vorbeugung von Geschwüren eine Rolle spielen könnte.

Die Heilkraft des Joghurts basiert auf den in ihm enthaltenen lebenden blinden Passagieren – lebendigen, gesunden Bakterien in jedem cremigen Becher. »Es sind freundliche Bakterien, die mit den geschwürverursachenden Bakterien konkurrieren«, sagt Dr. Quillin. Diese hilfreichen Bakterien in Joghurt wie Lactobacillus bulgaricus und Lactobacillus acidophilus kämpfen im Magen um die Vormachtstellung. Wenn genug dieser nützlichen Bakterien in Ihrem Körper sind, werden sich die geschwürverursachenden Bakterien in der Unterzahl und unerwünscht fühlen.

Hinzu kommt, dass Laktose, ein natürlicher Zucker im Joghurt, während der Verdauung zu Milchsäure wird. Dadurch wird im Darm ein gesundes Säuremilieu wiederhergestellt, sagt Dr. Quillin.

Wenn Sie ein Geschwür haben, sollten Sie einige Wochen lang drei- bis viermal täglich einen Becher Joghurt essen, empfiehlt Dr. Rosenfeld.

Magengeschwüre 625

Kombiniert man die Joghurttherapie mit einer entsprechenden medikamentösen Behandlung, kann man die Heilungsdauer um etwa ein Drittel verkürzen, sagt Dr. Quillin.

Achten Sie beim Einkaufen darauf, dass Ihre Joghurtbecher mit dem Etikett »lebende Kulturen« versehen sind und damit die nützlichen lebenden Bakterien enthalten.

Ein umfassender Diätplan

Sie können die Heilung eines Magengeschwürs durch einige ausgesuchte heilende Nahrungsmittel unterstützen, aber es gibt wirklich keinen Ersatz für eine gesunde umfassende Diät. Unabhängig davon, ob Sie Medikamente nehmen oder nicht, »wird eine gute Ernährung den Heilungsprozess wesentlich beschleunigen«, sagt Dr. Quillin.

Wie wäre es zum Beispiel mit einer Plantainbanane? Diese Cousine der Banane enthält ein Enzym, das die Schleimproduktion in der Magenschleimhaut anregt, und ihre natürliche Abwehrkraft stärkt. Kaufen Sie noch grüne und nicht ganz reife Plantainbananen. Sie sollen mehr von den heilenden Enzymen enthalten.

Auch die Vorteile von Ballaststoffen sollten Sie sich nicht entgehen lassen. Der reichliche Verzehr von Obst, Vollkorn, Hülsenfrüchten und Gemüse kann Magengeschwüren vorbeugen und sie sogar heilen. Das liegt darin begründet, dass diese Nahrungsmittel reich an Fasern sind, die das Wachstum der schützenden Magenschleimhaut fördern. Dr. Rosenfeld rät zu mindestens 35 Gramm Ballaststoffen täglich.

Früher empfahlen die Ärzte Milch als den Eckpfeiler

einer geschwürhemmenden Diät. Das war ein schlechter Rat. Milch erhöht nicht nur die Produktion der Magensäure. Manche Leute sind auch allergisch gegen Milch, und Lebensmittelallergien können nach Dr. Murray der Auslöser für Geschwüre sein.

Wenn Sie Ihren Speiseplan grundlegend umstellen, vergessen Sie nicht einige der offensichtlichen Problembereiche. Auch wenn der Koffein im Kaffee keine Geschwüre verursacht, kann er Sie doch anfälliger dafür machen. Zusammen mit Zigaretten und Alkohol kann er außerdem schon vorhandene Geschwüre verschlimmern.

Müdigkeit

Was Sie essen können,
wenn Sie sich erschöpft fühlen

Ein Tag verläuft wie der andere. Der Wecker läutet fünf oder sechs Mal, bevor Sie sich aus dem Bett quälen; Frühstück entfällt ersatzlos. Sie kämpfen sich durch den Vormittag, angetrieben von zahlreichen Tassen starken Kaffees, schleppen sich zum Mittagessen und wieder zurück ins Büro und quälen sich durch den Nachmittag; schleppen sich schließlich wieder nach Hause und wünschen sich nichts weiter als irgendein Fertiggericht vom Schnellrestaurant, Ihren Fernseher, Ihre Decke und das Sofa.

Allein der Gedanke daran raubt Ihnen schon alle Energie.

Hierzulande nimmt die Müdigkeit beinahe seuchenartige Ausmaße an. Gut die Hälfte aller Erwachsenen, die sich in medizinische Behandlung begeben, klagen über Müdigkeit. Das muss aber nicht so sein. Schon kleine Änderungen in Ihrem Speiseplan können Ihre Energiespeicher wieder auffüllen.

Gehirnnahrung

Einige Lebensmittel machen uns schläfrig und schlaff, andere lösen einen Energieschub aus. Doch erst in jüngster Zeit verstehen die Wissenschaftler, warum das so ist. Die Antwort auf diese Frage liegt wie so häufig im Gehirn.

Unsere Gefühle, unsere Gemütslage und unsere Energie werden in hohem Maße von Neuronen kontrolliert, das heißt von Nervenzellen im Gehirn, die mithilfe chemischer Boten, den sogenannten Neurotransmittern, miteinander in Verbindung treten. Studien haben gezeigt, dass eine Veränderung der Menge von Neurotransmittern wie Dopamin oder Adrenalin das Energiepotenzial entscheidend beeinflussen kann. Deswegen werden diese Substanzen manchmal auch Muntermacher genannt. In Situationen, in denen das Gehirn große Mengen dieser chemischen Substanzen produziert, kann man nachweislich schneller denken und fühlt sich motivierter und energiegeladener.

Unsere Nahrung liefert die Rohstoffe, die zur Produktion der Neurotransmitter nötig sind. Was wir essen – oder auch nicht – kann direkten Einfluss auf unsere Verfassung haben. »Hier handelt es sich um eine ganze Sinfonie von Chemikalien im Gehirn, die unterschiedlich miteinander reagieren«, führt Elizabeth Somer, Forschungsdirektorin und Autorin eines Buches über die Auswirkungen der Ernährung auf die Gemütslage von Frauen aus.

Der Baustein für Dopamin und Adrenalin ist die Aminosäure Tyrosin. Die Tyronsinwerte erhöhen sich, wenn Sie eiweißreiche Lebensmittel wie Fisch, Huhn oder Joghurt essen.

Sie brauchen keine Unmengen an Proteinen zu sich zu nehmen, um deren energieliefernde Wirkung zu spüren. 85 bis 115 Gramm eines proteinreichen Lebensmittels wie gegrillte Hühnerbrust oder ein hart gekochtes Ei versorgen Ihr Gehirn mit genug Tyrosin, um die Freisetzung von Dopamin und Adrenalin in Gang zu bringen.

Proteinreiche Lebensmittel können Ihnen einerseits zwar zunächst Auftrieb geben, andererseits werden sie aber häufig zusammen mit Fetten verzehrt, die genau dann wiederum das Gegenteil bewirken. Bei der Verdauung von Fetten wird Blut aus dem Gehirn in den Magen umgeleitet, was sehr oft zu einem Gefühl der Trägheit führt. Garnieren Sie also Ihr Putensandwich nicht mit fettreichem Käse und Mayonnaise, sondern besser mit etwas Senf, einigen Blättern Salat und Tomatenscheiben, empfiehlt Dr. Somer.

ESSEN STEIGERT DAS DENKVERMÖGEN

Seit der Grundschule wird es uns eingebläut: Beginne den Tag mit einem guten Frühstück. Doch während das Frühstück die Leistung von Kindern zu steigern scheint, weiß man nicht so genau, ob das auch für Erwachsene zutrifft.
Einige Studien legen zwar nahe, dass man ohne Frühstück unkonzentriert und müde werden kann, aber manche Ex-

perten behaupten, die Ergebnisse seien nicht überzeugend. »Denkt man an die Evolution der Menschheit, so ist die Vorstellung eines geregelten Frühstücks sehr neu«, sagt Dr. Arthur Frank. Tatsächlich zeigen Studien zur Leistungsfähigkeit des Menschen, dass Leute, die regelmäßig ihr Frühstück ausfallen lassen, einen Energieabfall erleben können, wenn sie ausnahmsweise doch einmal frühstücken.

Natürlich rät Dr. Frank nicht von einem Frühstück ab, hebt aber hervor, dass man sich nicht dazu verpflichtet fühlen solle. »Hören Sie einfach auf Ihren Körper«.

Wenn Sie häufig im Verlauf des Tages müde werden, könnte ein fehlendes Frühstück das Problem verstärken, meint die Ernährungswissenschaftlerin und Forschungsdirektorin Wahida Karmally. Sie empfiehlt, den Tag mit einem Frühstück zu beginnen, das reich an komplexen Kohlenhydraten ist und Eiweiß enthält – zum Beispiel Vollkornmüsli mit Magermilch und frischem Obst oder Vollweizentoast mit fettarmem Käse.

Zurück zum Wesentlichen

Ein Großteil der Forschung hat sich auf die Feinheiten der Gehirnchemie konzentriert, doch es kann so leicht sein, durch Nahrungsmittel mehr Energie zu bekommen. Nehmen Sie einfach mehr Obst und Gemüse sowie wichtige Mineralien wie Eisen zu sich.

Bei einer Untersuchung, an der 411 Zahnärzte mit ihren Ehefrauen teilnahmen, fand man heraus, dass diejenigen, die täglich mindestens 400 Milligramm Vitamin C konsumierten, sich nicht so müde fühlten wie Testpersonen, die weniger als 100 Milligramm zu sich nahmen. In beiden

Fällen lag die Vitamin-C-Menge natürlich wesentlich höher als der Tageswert (TW) von 100 Milligramm.

Es ist wirklich nicht schwer, den Vitaminanteil auf Ihrem Speisezettel zu steigern. 230 Milliliter Orangensaft enthalten zum Beispiel 82 Milligramm Vitamin C oder rund 82 Prozent des Tageswertes, 100 Gramm Erdbeeren 42 Milligramm oder 42 Prozent des Tageswertes und 100 Gramm zerkleinerter, gekochter Brokkoli 70 Milligramm oder 70 Prozent des Tageswertes.

Auch Eisen ist ein entscheidender Energiespender. Das gilt vor allem für Frauen, die als Folge ihrer Menstruation große Mengen an Eisen verlieren können. Tatsächlich leiden 39 Prozent aller Frauen vor der Menopause an Eisenmangel. Und schon ein geringer Eisenmangel kann Müdigkeit hervorrufen.

Glücklicherweise ist es sehr leicht, Eisen mit der Nahrung aufzunehmen. 100 Gramm schnellkochender Weizenschleim liefern etwa 3,5 Milligramm Eisen, sechs Prozent der empfohlenen Tagesmenge (ETM) für Frauen und 50 Prozent der empfohlenen Tagesmenge für Männer. Der Körper braucht nicht viel Eisen, erläutert Dr. Melvyn Werbach, Autor mehrerer Bücher über gesunde Ernährung. 90 Gramm gegrilltes Lendensteak enthalten zwei Milligramm Eisen oder 13 Prozent der empfohlenen Tagesmenge für Frauen und 20 Prozent der empfohlenen Tagesmenge für Männer.

Die Höhen und Tiefen durch Kohlenhydrate

Während wir uns nach dem Verzehr von proteinreichen Lebensmitteln oft energiegeladen fühlen, machen uns stärkehaltige Lebensmittel wie Pasta und Kartoffeln, besonders wenn wir sie mittags essen, eher schläfrig. Die Erklärung liefert wieder einmal die Gehirnchemie.

Kohlenhydratreiche Lebensmittel wie Kartoffeln oder Reis bewirken, dass eine Tryptophan genannte Aminosäure zum Gehirn transportiert wird. Dies wiederum setzt sofort die Produktion von Serotonin in Gang, einer chemischen Substanz, die beruhigenden Einfluss auf unsere Gemütslage ausübt. Das System ist hochsensibel, und bereits 25 Gramm Reis können den Serotoninfluss auslösen.

In England gaben Forscher Testpersonen unterschiedliche Mittagessen, um zu beobachten, wie diese den Energiespiegel beeinflussten. Ein Mittagessen war fettarm und kohlenhydratreich, ein anderes enthielt mittelmäßig viel Fett und Kohlenhydrate, das dritte war sehr fettreich und kohlenhydratarm. Wie nicht anders zu erwarten, fühlten sich die Testpersonen, die die kohlenhydratreiche Mahlzeit (und auch diejenigen, die die fettreiche Mahlzeit) gegessen hatten, schläfriger und zerstreuter als diejenigen, denen man die kohlenhydratarme Kost gegeben hatte.

»Empfehlenswert ist eine Kohlenhydrat-Protein-Mischung mit einem Hauptanteil von Kohlenhydraten und einer kleinen Zugabe von Proteinen«, erklärt Somer. »Auf diese Weise können die meisten Menschen ihre Energiezufuhr steigern.«

Paradoxerweise trifft für Kohlenhydratsüchtige genau das Gegenteil zu. Die Experten wissen nicht genau warum, aber diese Menschen erleben häufig einen Energieschub, nachdem sie kohlenhydratreiche Mahlzeiten oder Snacks gegessen haben. Forscher des Massachusetts Institute of Technology (Institut für Technologie) in Cambridge vermuten, dass das Verlangen nach Kohlenhydraten der Versuch des Körpers ist, den Serotoninspiegel zu erhöhen.

Wenn Sie zu den Leuten gehören, die sich nach dem Verzehr stärkehaltiger Mahlzeiten energetischer fühlen, sollten Sie sich nicht davon abbringen lassen, rät Somer. Essen Sie zu Mittag beispielsweise eine Ofenkartoffel, Nudeln oder andere stärkehaltige Lebensmittel. Genehmigen Sie sich auch einen stärkehaltigen Imbiss – zum Beispiel Vollweizencracker oder eine Banane –, um die Mittagsmüdigkeit abzuwehren.

Die Ernährungswissenschaftlerin Wahida Karmally legt uns nahe, dass es im Allgemeinen sehr viel besser ist, mehrere über den Tag verteilte kleine Mahlzeiten zu essen, anstelle der zwei oder drei großen. Kleinere Mahlzeiten helfen nämlich, die Blutzuckerwerte stabil zu halten und damit der Müdigkeit entgegenzuwirken.

Lebensmittel, die einschläfern

Es ist drei Uhr nachmittags. Die Bürobesprechungen des Vormittags sind vorbei, der Kundentermin gut überstanden. Wo, um alles in der Welt, ist Ihre Energie geblieben?

Sicher nicht an der Kaffeemaschine. Eine oder zwei Tassen Kaffee am frühen Vormittag wirken anregend auf Ihre Aufmerksamkeit und Geistestätigkeit. Trinken Sie jedoch tagein, tagaus große Mengen Kaffee, nimmt Ihre Energie eher ab. Das Gleiche gilt für Süßigkeiten wie zum Beispiel Schokolade, Kekse oder konzentrierte Schoko-Riegel. Bei vielen Leuten folgt dem schnellen Energieschub oft ein ebenso schneller – und dann auch länger anhaltender – Energieabfall.

»Zucker kann zu Müdigkeit führen, besonders, wenn Sie sensibel darauf reagieren«, wie Dr. Larry Christensen, Experte für die Wirkungen von Zucker und Koffein auf die Gemütslage sagt.

Im Unterschied zu Stärke, die ihre Energie erst allmählich in den Blutkreislauf abgibt, dringt Zucker (Glukose) auf direktem Wege in den Blutkreislauf ein und bewirkt auf diese Weise, dass der Blutzuckerspiegel in die Höhe schnellt.

Um die Zuckerzufuhr zu bewältigen, setzt der Körper in der Folge Insulin frei, das den Zucker aus dem Blut entfernt und zu einzelnen Zellen transportiert. Das Ergebnis dieses Vorgangs sind natürlich niedrigere Blutzuckerwerte. Und je tiefer diese Werte sinken, desto größer ist auch die Müdigkeit.

Zucker kann auch dadurch müde machen, dass er indirekt die Produktion von Serotonin anregt, einer, wie wir gesehen haben, beruhigenden Gehirnchemikalie. Genau das aber können Sie nicht gebrauchen, wenn Sie gegen die Müdigkeit ankämpfen wollen.

Die Experten sind sich nicht sicher, warum Koffein dem Körper Energie entzieht, sagt Dr. Christensen. Sie wissen aber, dass dem Hoch, das sich nach dem Genuss von Kaffee, Coca-Cola, Tee oder anderen koffeinhaltigen Getränken einstellt, oft ein Koffeintief folgt.

Um wieder zu mehr Energie zu kommen, trinken dann viele Leute einfach noch mehr Kaffee. Aber damit begeben Sie sich in einen Kreislauf, in dem sich Nervosität und Müdigkeit abwechseln.

Im Rahmen einer Untersuchung wurden Testpersonen, die schon lange an Müdigkeit und Stimmungsschwankungen litten, zwei Wochen lang auf eine zucker- und koffeinfreie Diät gesetzt. Wie nicht anders zu erwarten, besserte sich bei den meisten der Zustand sehr schnell. Noch interessanter ist das, was später passierte. Als sie dann wieder Zucker und Koffein zu sich nahmen, stellte sich die Müdigkeit bei 44 Prozent der Testpersonen prompt erneut ein.

Muskelkrämpfe

Eine Frage der Mineralien

Egal ob Sie Fahrrad fahren, einen Brief schreiben oder nachts im Bett liegen, Ihre Muskeln arbeiten ständig; sie ziehen sich zusammen und entspannen sich wieder. Aus diesem Grund brauchen sie tagtäglich viel Energie. Bekommen sie keine Nährstoffe, reagieren sie unter Umständen mit schmerzhaften Krämpfen. Dadurch lässt Ihr Muskel Sie wissen, dass er müde, hungrig und ruhebedürftig ist.

Muskelkrämpfe sind schmerzhaft, haben aber eine schützende Funktion, sagt die Diätistin und Forschungsdirektorin Leslie Bonci. Sie zwingen den Muskel, so lange inaktiv zu bleiben, bis er sich wieder erholt hat. Das geschieht gewöhnlich innerhalb weniger Minuten.

Muskelkrämpfe lassen sich zwar nicht völlig vermeiden, doch die richtigen Lebensmittel tragen dazu bei, dass sie nicht so rasch wiederkehren. Lesen Sie dazu das Folgende.

Abhilfe durch Elektrolyte

Unsere Muskeln bewegen sich nur, wenn das Gehirn den Befehl dazu gibt. Bevor Sie aufstehen, mit den Augen zwinkern oder die Seiten dieses Buches umblättern können, sendet das Gehirn elektrische Botschaften an die entsprechenden Muskeln, die ihnen sagen, wann (und wie viel) sie sich zusammenziehen oder entspannen sollen. Mineralstoffe wie Kalzium, Kalium, Natrium und Magnesium, bekannt als Elektrolyte, tragen dazu bei, dass die Botschaften bei den Muskeln ankommen, wie Dr. Joel Press, Direktor des Rehabilitationszentrums von Chicago erklärt.

Wenn Sie nicht genug von diesen Mineralien aufgenommen oder sie beim Sport ausgeschwitzt haben, kommt möglicherweise die Botschaft, sich zu entspannen, nicht beim Muskel an. Das kann dazu führen, dass er sich in einem schmerzhaften Krampf zusammenzieht.

Von allen Elektrolyten ist Magnesium eines der wichtigsten, weil es den anderen Elektrolyten hilft, ihre Arbeit zu verrichten, so Dr. Robert McLean, Assistenzprofessor für Medizin an der Yale-Universität. Nehmen Sie zu wenige magnesiumreiche Lebensmittel zu sich, können Mineralien wie Kalzium und Kalium nicht in die Muskelfasern eindringen.

Selbst wenn eine ausreichende Menge anderer Mineralien in Ihrem Körper vorhanden ist, können diese ohne Magnesium nicht absorbiert werden und unwirksam sein. »Bei Menschen mit einem Magnesiummangel sind die Muskeln und Nerven eher angespannt«, fährt Dr. McLean fort. »Diese hohe Anspannung kann Muskelkrämpfe hervorrufen.«

Es gibt viele Lebensmittel, die einen hohen Magnesiumgehalt haben. Eine Portion Tofu enthält zum Beispiel 128 Milligramm Magnesium, 32 Prozent des Tageswertes (TW), eine Portion Spinat 44 Milligramm, elf Prozent des Tageswertes und eine Portion Makrele 82 Milligramm oder 20 Prozent des Tageswertes.

Unser Körper benötigt, um die Fähigkeit der Muskelkontraktionen zu steuern, aber auch viel Kalzium. Hierfür sind Milchprodukte die besten Lieferanten. Eine Tasse Magermilch mit etwa 100 Gramm wie auch ein Becher Magerjoghurt enthalten jeweils 123 Milligramm Kalzium, 13 Prozent des Tageswertes. Auch Kalium baut Krämpfen vor. Gute Quellen sind Bananen und Kartoffeln. Eine große Banane enthält 451 Milligramm oder 13 Prozent des Tageswertes, ein 30-Gramm-Stück Kartoffel 114 Milligramm oder drei Prozent des Tageswertes von Kalium.

Natrium ist bereits in vielen Lebensmittel, vor allem in konservierten, reichlich vorhanden, und es droht hier eher die Gefahr, dass man zu viel als zu wenig Natrium aufnimmt. Darüber hinaus kann Natrium bei empfindlichen Menschen zu Flüssigkeitsansammlungen im Körper und hohem Blutdruck führen. Auf Natrium sollten Sie also am besten verzichten, denn selbst wenn Sie Krämpfe haben, ist es eher unwahrscheinlich, dass Sie unter Natriummangel leiden.

Im Gegensatz dazu kann man kaum zu viel Flüssigkeit zu sich nehmen. Sobald man schwitzt, verlieren die Muskelzellen Flüssigkeit, was auch zu Krämpfen führen kann. Trinken Sie regelmäßig über den Tag verteilt Wasser, denn das hält den Elektrolytspiegel im Gleichgewicht. Bevor Sie Sport treiben, sollten Sie mindestens 450 Milliliter Wasser

Muskelkrämpfe 637

oder Orangensaft trinken, um Ihren Körper mit den nötigen Mineralien zu versorgen. Auch während des Sports ist es ratsam, alle 15 bis 20 Minuten etwa 230 Milliliter Wasser zu trinken.

Wasser liefert viele der Elektrolyte, die Ihr Körper für gewöhnlich braucht, doch wenn Sie Sport treiben, benötigen Ihre Muskeln manchmal eine Extraportion. Kohlenhydrat- und elektrolytreiche Sportgetränke wie zum Beispiel Isostar, können Muskelkrämpfen vorbeugen. »Sie befördern die Elektrolyte in den Blutkreislauf und dann sehr schnell in die Muskelfasern«, erläutert Bonci. »Das ist besonders wichtig, wenn Ihre Trainingseinheit eine Stunde oder länger dauert.«

Muskeln brauchen mehr als nur Wasser und Elektrolyte. Sie benötigen auch Glykogen, einen Zucker, der in Kohlenhydraten enthalten ist. Laut Dr. phil. Paul Saltman, Biologieprofessor an der Universität von Kalifornien, werden Muskelfasern bei Glykogenmangel eher müde und verkrampfen sich. Eine kohlenhydratreiche Nahrung hilft Ihren Muskeln, gut zu arbeiten. Viele Kohlenhydrate enthalten unter anderem Kartoffeln, Reis, Bananen und Brot.

Nahrungsmittelallergie

Die Gefahr lauert beim Essen auswärts

Ein Mann, der unter einer Allergie gegen Meeresfrüchte leidet, bestellt in einem Lokal einen Hamburger mit Pommes frites. Kurz nach dem Essen bekommt er Atemschwierigkeiten, schnappt nach Luft. Später stellt sich heraus, dass das für die Pommes frites verwendete Öl auch zum Braten von Garnelen benutzt worden war.

Eine Frau mit einer Senfallergie bestellt Hähnchen. Nachdem sie ihre Mahlzeit beendet hat, wird ihr schwindlig. Hier enthielt der Bratteig des Geflügels Senf als Gewürz.

Wenn es um Nahrungsmittelallergien geht, genügt es häufig nicht, zu wissen, welche Lebensmittel eine Überempfindlichkeitsreaktion auslösen, denn die Übeltäter können in Speisen auftauchen, in denen man sie niemals vermutet hätte. Das Problem mit Nahrungsmittelallergien ist: Sie müssen praktisch immer auf der Hut sein.

Unangemessene Abwehr

Nahrungsmittelallergien treten auf, wenn das Immunsystem irrtümlicherweise in Lebensmitteln enthaltenes Eiweiß als Feind statt als Freund identifiziert. Wenn Sie ein für Sie bedrohliches Nahrungsmittel essen, geht Ihr Immunsystem zum Angriff über. Das kann zu Verstopfung, Verdauungsbeschwerden, Juckreiz, einem Anschwellen von Mund und Händen und sogar zu Atemnot führen. Selbst sonst gesunde Lebensmittel wie fettarme Milch oder Weizen können solche Beschwerden hervorrufen.

Nahrungsmittelallergien kommen vor allem bei Kindern vor. In der Regel verlieren sie sich im späteren Lebensalter. Doch manche Allergien, vor allem diejenigen, die mit Erdnüssen und Meeresfrüchten verbunden sind, können ein Leben lang anhalten, warnt der Allergologe und Immunologe Prof. Dr. Talal M. Nsouli. Zu den Lebensmitteln, die häufig Allergien verursachen, gehören Eier, Soja, Weizen, Erdnüsse und Meeresfrüchte, obwohl grundsätzlich jedes Nahrungsmittel zu Allergien führen kann.

Normalerweise wird die Neigung zu Nahrungsmittelallergien, wie die Forschungsdirektorin Sheah Rarback erklärt, vererbt. Wenn ein Elternteil Allergiker ist, liegt die Chance, dass auch sie davon betroffen sind, bei 20 bis 30 Prozent. Leiden beide Eltern unter Überempfindlichkeitsreaktionen, steigt Ihr Risiko auf 40 bis 50 Prozent an.

Es gibt keine gesicherten Erkenntnisse darüber, was Lebensmittelallergien verursacht. Eine Theorie lautet, so Dr. Nsouli, dass Säuglinge und Kinder dauerhafte Allergien gegen bestimmte problematische Lebensmittel entwickeln können, wenn sie diese zu sich nehmen, bevor sich ihr Immunsystem vollständig entwickelt hat. Deswegen empfehlen viele Ärzte, Kindern erst ab dem sechsten Lebensmonat feste Nahrung zu füttern. Kuhmilch sollten sie erst nach Ablauf des ersten Lebensjahres bekommen, Eier frühestens mit drei Jahren und Erdnüsse erst ab vier Jahren. Außerdem sind Kinder vor Nahrungsmittelallergien geschützter, wenn sie im Säuglingsalter gestillt werden.

OHRENSCHMERZEN

Der Zusammenhang mit Lebensmitteln

Ohrinfektionen sind der häufigste Grund für einen Besuch beim Kinderarzt und in den USA der häufigste Grund für Operationen bei Kindern. Es ist frustrierend, Ohrinfektionen zu behandeln, denn manche Kinder bekommen sie trotz Antibiotika immer wieder.

Nahrungsmittelallergien können eine Schlüsselrolle bei Ohrinfektionen spielen, verkündet Dr. Nsouli, denn Kinder mit solchen Allergien leiden oft unter einem Blutstau. Wenn sich Flüssigkeiten und Bakterien in der Nase und in der mit dem Mittelohr verbundenen Ohrtrompete ansammeln, kommt es leicht zu Infektionen.

Bei einer Untersuchung stellten Dr. Nsouli und seine Kollegen fest, dass 81 von 104 Kindern mit wiederkehrenden Ohrinfektionen Allergiker waren. Als Dr. Nsouli die Kinder auf eine die allergieauslösenden Nahrungsmittel vermeidende Diät setzte, verringerte sich bei den meisten von ihnen die Neigung zu Ohrinfektionen deutlich. Nachdem man den Kindern, deren Zustand sich verbessert hatte, die betreffenden Lebensmittel wieder erlaubte, bekamen 94 Prozent von ihnen erneut eine Ohrinfektion.

»Kinder mit wiederkehrenden Ohrinfektionen sollten deshalb auch zum Therapeuten gehen«, empfiehlt Dr. Nsouli.

Kleine Häppchen, große Probleme

Menschen mit leichten Allergien können vielleicht ab und zu eine kleine Portion eines für sie schädlichen Lebensmittels vertragen. Andere haben jedoch eine so schwere Allergie, dass schon ein winziger Bissen des entsprechenden Nahrungsmittels einen potenziell lebensbedrohlichen Zustand hervorrufen kann, den man Anaphylaxie nennt. Menschen mit schweren Überempfindlichkeitsreaktionen sollten die allergieauslösenden Nahrungsmittel »meiden, wie der Teufel das Weihwasser«, sagt Dr. Nsouli.

Da die Inhaltsstoffe bestimmter Nahrungsmittel, die täglich gegessen werden, oft nicht mehr zu identifizieren sind, empfehlen die Ärzte besonders gefährdeten Allergikern, immer eine Spritze mit Cortison bei sich zu führen. Dieses Medikament hilft unmittelbar gegen einen anaphylaktischen Schock, erklärt der Allergologe Dr. William Ziering.

Gefahrlos essen

Es gibt zwar kein Heilmittel gegen Nahrungsmittelallergien, doch Sie können eine Menge tun, um Überempfindlichkeitsreaktionen vorzubeugen. Dr. Nsouli empfiehlt, die Inhaltsangaben sorgfältig zu studieren, denn Sie können nicht einfach davon ausgehen, dass ein Produkt die allergieauslösende Substanz nicht enthält. Wenn Sie zum Beispiel gegen Erdnüsse allergisch sind, ist selbstverständlich auch Erdnussbutter verboten. Doch auch viele andere Lebensmittel, einschließlich mancher Schokoladenprodukte, enthalten Erdnüsse in Form von Erdnusspulver. Außerdem kann es vorkommen, dass die Lebensmittelhersteller die Zutaten ihrer Produkte von Zeit zu Zeit ändern. Dass ein Lebensmittel heute keinen allergieauslösenden Bestandteil enthält, bedeutet nicht, dass es nie einen enthalten wird. »Sie müssen immer wachsam bleiben und die Etiketten lesen«, sagt Rarback.

Wenn auf allen Etiketten eine Alltagssprache wie »Milch« oder »Weizen« verwendet würde, wäre es leicht, bestimmte Lebensmittel zu meiden. Aber in der komplexen Welt der Nahrungsmittelverarbeitung lässt sich nicht immer leicht entschlüsseln, was man einkauft. Deswegen empfiehlt sich für Allergiker häufig ein Crashkurs über das Nahrungsmittelvokabular. Wenn Sie gegen Milchprodukte allergisch sind, werden Sie bald lernen, dass Kasein und Molke, die in vielen Produkten als Zutaten enthalten sind, Ihnen genauso gefährlich werden können wie ein Glas Milch. Fragen Sie Ihren Arzt nach einer vollständigen Liste der Produkte und Zutaten, die Sie vermeiden müssen, rät Dr. Nsouli.

Selbst wenn Sie wissen, welchen Lebensmitteln Sie aus dem Weg gehen müssen, kann es gefährlich sein, in einem Restaurant zu essen. Denn hier können Sie natürlich nicht kontrollieren, womit die Gerichte zubereitet werden. Rarback empfiehlt, den Koch nach Ölen, Gewürzen und anderen für Sie problematischen Zutaten zu fragen.

Sie können unangenehmen Überraschungen aus dem Weg gehen, wenn Sie Ihren Mitmenschen erzählen, wie schwer Ihre Lebensmittelallergie ist. Erklären Sie ihnen, dass nicht nur bestimmte Zutaten Sie krank machen können, sondern auch das, womit diese Zutaten in Berührung gekommen sind, zum Beispiel eine Rührschüssel oder ein Löffel. »Warnen Sie Ihre Mitmenschen«, empfiehlt Dr. Nsouli. Sobald sie verstehen, wie lebensgefährlich Ihre Allergie für Sie werden kann, werden sie genauer darauf achten, was sie Ihnen servieren.

Einige Lebensmittel lassen sich problemlos von Ihrem Speiseplan streichen, da sie leicht ersetzbar sind. Haben Sie zum Beispiel eine Abwehrreaktion gegen Kuhmilch, stehen Ihnen alternativ Soja- oder Reismilch zur Verfügung. (Diese Produkte sind oft mit Kalzium angereichert, sodass sie Ihnen die gleichen Vorteile liefern wie Milch.) Andere Lebensmittel hingegen sind schwerer zu ersetzen. Sie können zwar Brot aus Reismehl backen, doch hat es nicht den gleichen Geschmack und die Konsistenz von

Brot, das aus Weizenmehl gebacken wurde. Versuchen Sie es stattdessen mit Roggen-, Hirse- oder Gerstenmehl. Experimentieren Sie ein bisschen herum, um Lebensmittel zu finden, die Ihnen schmecken, ohne Ihnen gefährlich zu werden.

Nierenprobleme

Linderung aus der Küche

Sie haben Schmerzen. Unerträgliche Schmerzen. Und dann stellt sich heraus: Sie leiden unter Nierensteinen.

Eigentlich wäre die Bezeichnung Nierenstachel passender, da diese Steine, die hauptsächlich aus Mineralsalzen bestehen, manchmal mit scharfen Stacheln versehen sind. Steine können in der Größe stark variieren und von Bleistiftspitzengröße bis hin zu den Außmaßen eines ganzen Radiergummis reichen. In dem Moment, in dem sie aus der Niere durch die Harnröhre wandern, können sie dann entsetzliche Schmerzen bereiten. Zuweilen gehen kleine Steine aber auch von selbst ab, und Sie merken gar nichts davon. Das Wandern eines großen Nierensteins wurde mit den Schmerzen einer Geburt verglichen, wobei manche Frauen Nierensteine noch schlimmer fanden.

Es gibt verschiedene Arten von Nierensteinen. Die meisten von ihnen werden aus Kalzium gebildet. Die Fachleute sind sich nicht ganz sicher, warum es zur Bildung von Nierensteinen kommt. Eines aber ist klar: Der Ernährung kommt eine Schlüsselrolle zu, wie auch Prof.

Dr. Lisa Ruml bestätigt. Was Sie essen, beeinflusst die Art und Menge der Mineralien, die sich in Ihrem Urin ansammeln; Mineralien, die bei manchen Menschen zur Bildung von Nierensteinen führen.

Der wohl wichtigste Aspekt ist folgender: Wenn Sie einmal einen Nierenstein gehabt haben, ist die Wahrscheinlichkeit hoch, dass sich weitere bilden. Achten Sie also darauf, welche Art von Stein Ihr Arzt bei Ihnen diagnostiziert, damit Sie Ihre Ernährung entsprechend umstellen können.

Die Steine, die am ehesten verhindert werden können, sind Kalzium- oder Harnsäuresteine. Die nun folgenden Vorschläge zur Umstellung Ihrer Kost sind in erster Linie auf diese abgestimmt.

Steinfeind Kalium

Wenn Sie einmal erlebt haben, wie schmerzhaft ein Nierenstein ist, wollen Sie diese Erfahrung garantiert nicht noch einmal machen. Daher sollten Sie den Verzehr einer Handvoll getrockneter Aprikosen oder einer Backkartoffel zum festen Bestandteil Ihres Anti-Stein-Speiseplans machen. Neben einer Vielzahl von Früchten und Gemüsen sind diese Lebensmittel etwas alkalisch und neutralisieren somit die steinbildenden Säuren im Körper.

Und so funktioniert es: Alkalische Lebensmittel heben den Spiegel eines »Zitrat« genannten Minerals im Urin an. Zitrat wiederum hilft, die Bildung von Steinen zu verhindern.

Um den Zitratspiegel zu erhöhen, rät Dr. Ruml, mehr Obst und Gemüse zu essen. »Viele der Lebensmittel, die wie Zitrusfrüchte und Gemüse viel Zitrat enthalten, sind auch gute Kaliumquellen.«

Man kann den Anteil des steinauflösenden Zitrats durch vermehrtes Trinken von Orangensaft erhöhen. Bei einer Untersuchung des Medizinischen Zentrums der Universität von Texas erhielten Versuchspersonen, die schon einmal Nierensteine hatten, entweder drei Gläser Orangensaft oder eine Kaliumzitrat-Nahrungsergänzung. Der Orangensaft erwies sich als annähernd so wirksam wie der Nahrungszusatz. »Wenn Sie Nierensteine haben, empfehlen wir wegen seines Kalium- und Zitratgehalts mindestens einen Liter Orangensaft täglich zu trinken«, ergänzt Dr. Ruml.

Hilfe durch Magnesium

Ihr Körper enthält viele Mineralien deren Verhältnis zueinander ständig wiederhergestellt werden muss. Auch mit dem Verzehr von magnesiumhaltigen Lebensmitteln können Sie Steinen vorbeugen. Magnesium verringert nämlich die Menge eines weiteren Minerals, des Oxalats. Dieses ist eines der Hauptbestandteile von Nierensteinen.

Fisch, Reis, Avocados und Brokkoli sind alle reich an Magnesium. Ein 80-Gramm-Filet gebackenen oder gegrillten Heilbutts enthält beispielsweise 91 Milligramm Magnesium oder 23 Prozent des Tageswertes (TW). 50 Gramm Spitzkorn-Naturreis enthalten 42 Milligramm und ein Röschen gekochter Brokkoli 43 Milligramm oder elf Prozent des Tageswertes.

Auch Milch enthält Mineralien. Wenn Ihnen Ihr Arzt jedoch empfiehlt, sich bei Milchprodukten zurückzuhalten, sollten Sie nicht mehr als einen Viertel Liter pro Tag zu sich nehmen, rät Dr. Ruml.

Natürlich ist es hilfreich, auch das Oxalat durch die richtige Auswahl der Nahrung zu reduzieren, fügt sie hinzu. Wenn Sie zu Nierensteinen neigen, tun Sie gut daran, sich pro Woche auf eine Portion eines oxalatreichen Lebensmittels wie schwarzen Tee, Schokolade, Erdnüsse oder andere Nüsse, Spinat oder Erdbeeren zu beschränken.

Fasern für die Steingeplagten

Wenn Sie nichts unversucht lassen wollen, könnten zusätzliche Fasern in Ihrer Kost eine gute Ergänzung sein. In einer Untersuchung an der Stein-Klinik des Halifax-Krankenhauses in Neuschottland nahmen 21 Patienten eine steinreduzierende (wenige Proteine, wenig Kalzium und wenig Oxalat) Kost zu sich. Nach 90 Tagen befolgten sie weiterhin die gleiche Diät, bekamen aber zusätzlich zehn Gramm Fasern in Form von sehr faserhaltigen Keksen. Schon die ursprüngliche Diät unterstützte die Verringerung der Kalziummenge im Urin, doch die Faseranreicherung reduzierte sie noch weiter.

Die Ärzte sind sich nicht sicher, wie wirksam Fasern bei der Behandlung oder Vorbeugung von Nierensteinen sind, ergänzt Dr. Ruml. »Doch je höher der Faseranteil in Ihrer Nahrung ist, desto besser können Kalzium und Oxalat im Darm gebunden werden. Auf diese Weise sinken die Werte dieser Mineralien im Urin.«

Eines sollte zu Fasern noch gesagt werden: Während die Reduzierung der Kalziummenge im Urin bei Menschen mit Nierensteinen gesundheitsfördernd ist, ist denjenigen davon abzuraten, die einer Osteoporose vorbeugen müssen. Das ist eine Krankheit, bei der ein niedriger Kalziumspiegel zu einer verringerten Knochendichte führt. »Einige Patienten mit Nierensteinen neigen auch zu Osteoporose«, warnt Dr. Ruml. Wer unter Nierensteinen leidet, sollte vor einer deutlichen Erhöhung des Faseranteils in der Nahrung unbedingt einen Arzt aufsuchen.

Die Kalziumkontroverse

Patienten mit Nierensteinen wird manchmal empfohlen, weniger hochkalziumhaltige Lebensmittel zu sich zu nehmen. In der Fachwelt ist die Diskussion darüber, ob der Konsum von großen Kalziummengen das Nierensteinrisiko erhöht, in vollem Gange. Neuere Forschungsergebnisse legen nahe, dass das Gegenteil zutrifft. Eine Harvard-Studie mit fast 46 000 Testpersonen hatte zum Ergebnis, dass diejenigen, die am meisten Kalzium mit ihrer Nahrung aufnahmen, mit geringster Wahrscheinlichkeit von Nierensteinen heimgesucht wurden. Eine andere Harvard-Studie zeigte, dass das Risiko einer Nierensteinbildung bei Frauen, die täglich mindestens 1100 Milligramm Kalzium zu sich nahmen, um 65 Prozent geringer war als bei Frauen, die nur 500 Milligramm täglich konsumierten.

Auch Gemüsesorten wie Brokkoli enthalten etwas Kalzium. Am einfachsten erreicht man die angemessene Menge aber, indem man Milch trinkt oder andere Milchprodukte isst. Ein Becher Magermilchjoghurt beispielsweise enthält 414 Milligramm, und 50 Gramm Mozzarella aus Magermilch enthalten 325 Milligramm.

Osteoporose

Kalzium für bessere Knochen

Seit Jahren versuchen wir nun schon, weniger Fett zu essen, um unser Gewicht zu kontrollieren und das Risiko von Herzkrankheiten und einem hohen Cholesterinspiegel zu verringern. Doch im Bestreben darum, unser Herz zu retten, könnten wir unsere Knochen verlieren.

Milch, Käse und andere Molkereiprodukte können zwar sehr fetthaltig sein, doch gehören sie zu den guten Quellen für Kalzium, dem Nährstoff, der für kräftige Knochen verantwortlich ist, sagt Dr. Daniel Baran, Professor für Medizin, Orthopädie und Zellbiologie des Medizinischen Zentrums der Universität Massachusetts in Worcester.

Wenn Sie jedoch aus Angst vor Fett auf diese Lebensmittel verzichten, riskieren Sie eine Erkrankung, die wir Osteoporose nennen. Sie ist dadurch gekennzeichnet, dass Ihre Knochen dünn und brüchig werden.

Es wundert nicht, dass die Osteoporose in den USA so weit verbreitet ist. Nach Forschungsergebnissen der Direktorin des Osteoporosezentrums in Chicago, Dr. Susan Broy, nimmt die Durchschnittsamerikanerin täglich nur 450 Milligramm Kalzium mit der Nahrung auf, also wesentlich weniger als die Menge von 1000 bis 1500 Milligramm, die zur Vorbeugung dieser Krankheit notwendig ist. Ironischerweise gehen Frauen, die sogar noch mehr Kalzium brauchen als Männer, den kalziumreichen Lebensmitteln aus dem Weg, weil sie sich mehr Sorgen um ihre schlanke Linie als um ihre Knochen machen.

Genug Kalzium ist vor allem für Frauen wichtig, die auf die Menopause zugehen, weil in dieser Zeit der Östrogenspiegel sinkt. Das Hormon Östrogen hilft den Knochen, Kalzium aufzunehmen und zu speichern. Sinkt der Östrogenspiegel werden die Knochen oft schwächer. Der höchste Knochenschwund tritt tatsächlich in den ersten fünf bis sieben Jahren nach der Menopause auf.

SOJA GEGEN DEN KNOCHENSCHWUND

In dem Bemühen, die Uhr zurückzudrehen, empfehlen die Ärzte Frauen nach der Menopause häufig eine Östrogenersatztherapie zur Erhaltung der Knochenmasse. Vielleicht ist es aber möglich, das Östrogen zu ersetzen, ohne Medikamente zu schlucken – einfach durch Soja.

Laut Dr. Jeri W. Nieves, Epidemiologe aus New York, haben Forschungen gezeigt, dass Tofu, Tempeh und andere Sojaprodukte Isoflavone enthalten, chemische Verbindungen, die dem von Frauen auf natürliche Weise produzierten Östrogen ähnlich (wenn auch in der Wirkung schwächer) sind. Die Ergebnisse dieser Untersuchungen legen nahe, dass eine ausreichende Menge Isoflavone in der Nahrung eine entscheidende Rolle beim Kampf gegen den Knochenschwund spielen kann.

An der Universität von Illinois gab man Testpersonen täglich entweder 55 oder 90 Milligramm Isoflavone. (Eine halbe Tasse Tofu enthält 35 Milligramm.) Nach sechs Monaten hatte sich bei den Frauen mit der höheren Isoflavonmenge die Knochendichte um zwei Prozent verbessert.

Es handelt sich hier um erste Ergebnisse, fügt Dr. Nieves hinzu, und die Forscher sind sich nicht sicher, welche Menge an Isoflavonen man braucht, um die Stabilität der Knochen zu erhalten. 90 Milligramm sind jedoch ein guter Anhaltspunkt, und es ist kein Problem, diese Menge mit der Nahrung aufzunehmen. Eine Tasse Sojamilch enthält zum Beispiel 30 Milligramm, eine Tasse gerösteter Sojanüsse 60 Milligramm. Doch nicht alle Sojaprodukte enthalten diese wertvollen Bestandteile. Sojasauce, Sojabohnenöl und Fleischimitationen aus Soja mögen diesen Namen tragen, aber sie bieten nicht die gewünschten Vorteile.

Das Traurige an der Osteoporose ist, so Dr. Broy, dass sie häufig vermeidbar wäre – durch Aufnahme von genügend biogenem Kalzium. Niederländische Forscher stellten zum Beispiel fest, dass Frauen, die täglich mindestens 1000 Milligramm Kalzium zur Nahrungsergänzung zu sich nahmen, ihren Knochenschwund um 43 Prozent verringern konnten. Eine andere Studie, durchgeführt in Oxford, England, zeigte, dass diese Frauen eine um fünf Prozent höhere Knochendichte hatten als andere Frauen, die ein kalziumhaltiges Lebensmittel konsumierten.

Dank fettarmer Milchprodukte ist es ein Leichtes, viel Kalzium aufzunehmen, ohne sich um das Gewicht zu sorgen, fügt Dr. Baran hinzu. Ein Glas Vollmilch (200 Gramm) enthält zum Beispiel sieben Gramm Fett, ein Glas fettarme Milch (1,5 Prozent) nur drei Gramm Fett. Ein Glas Magermilch (200 Gramm) ist mit zwei Gramm sogar noch besser.

Fettarm ist nicht mit kalziumarm gleichzusetzen, fügt Dr. Broy hinzu. Fettarme Milchprodukte enthalten genauso viel Kalzium wie die fetthaltigen Produkte; Magermilch sogar noch mehr, weil die Molkereien einen Teil des Fetts durch die kalziumreichen Bestandteile der Vollmilch ersetzen. Während also ein Glas Vollmilch ca. 290 Milligramm Kalzium enthält, versorgt uns ein Glas Magermilch immerhin mit fast 250 Milligramm.

Wenn Sie kein Milchtrinker sind, können Sie Ihren Kalziumspiegel dadurch erhöhen, dass Sie Zerealien oder Backwaren wie Milchbrötchen und Kuchen fettloses Milchpulver hinzufügen, rät Forschungsdirektorin Edith Hogan, Sprecherin der Amerikanischen Gesellschaft für Ernährung. Ein Glas voll Magermilchpulver enthält fast 420 Milligramm Kalzium, wirkt sich aber kaum auf die Substanz oder den Geschmack der Lebensmittel aus.

Natürlich können Sie Milchpulver auch Speisen hinzufügen, die bereits Milch enthalten. Wenn etwa Mrs. Hogan sich morgens ihren Haferschrot zubereitet, ersetzt sie eine Tasse des zum Kochen benötigten Wassers durch Magermilch und gibt dann dem fertigen Brei noch eine halbe Tasse Milchpulver hinzu. Diese Mischung versorgt sie mit 720 Milligramm Kalzium – doppelt so viel wie die Tagesration vieler Amerikaner.

Mehr Käse zu essen, ist ebenfalls eine hervorragende Möglichkeit, den Kalziumspeicher aufzufüllen, sagt Hogan. 50 Gramm Greyerzer enthalten etwa 500 Milligramm Kalzium und somit mehr als 225 Milliliter fettarme Milch.

Es ist ganz leicht, mehr Käse in Ihren Speiseplan aufzunehmen, fügt sie hinzu. Ricotta kann man beispielsweise für Aufläufe, Lasagne, Enchiladas und andere Gerichte verwenden, zu denen Käse gut schmeckt. Ein wenig fettarmer Parmesan schmeckt über Pastas oder Salate gestreut sehr gut und enthält pro Esslöffel 70 Milligramm Kalzium.

Auch wenn Blattgemüse nicht so viel Kalzium enthält wie Milchprodukte, können sie doch Ihren Tagesbedarf decken. 200 Gramm Grünkohl enthalten 47 Milligramm Kalzium, die gleiche Menge Brokkoli 36 Milligramm. Und Sie brauchen kein Gemüse zu essen, um in den Genuss des Kalziums zu kommen, wie Hogan beteuert. Rühren Sie einfach ein Schälchen gehackten Grünkohl in eine Suppe ein. Das verfeinert den Geschmack und versorgt Sie mit zusätzlichen 94 Milligramm Kalzium.

Milchprodukte sind die beste natürliche Kalziumquelle, doch auch vielen abgepackten Lebensmitteln wie Orangensaft wird Kalzium hinzugefügt. Angereichter Orangensaft enthält genauso viel Kalzium wie ein Glas Milch. Studieren Sie also im Supermarkt die Inhaltsangaben auf abgepacktem Brot, Säften und Frühstückzerealien, um sicherzustellen, dass Sie so viel Kalzium wie möglich bekommen.

KALZIUMZUSÄTZE

In unserer hektischen Zeit ist es nicht immer leicht, die nötige Kalziummenge zu sich zu nehmen. Wenn Ihre Nahrung Sie nicht mit einer ausreichenden Menge versorgt, sollten Sie auf Kalziumzusätze zurückgreifen, rät Prof. Dr. Daniel Baran. Nach der Menopause, wenn der Knochenschwund am größten ist, brauchen Frauen 1500 Milligramm Kalzium pro Tag. (Frauen, die nach der Menopause Östrogene einnehmen, benötigen nur etwa 1000 Milligramm täglich.) Es ist irrelevant für die Wirksamkeit, aus welchen Ausgangsstoffen, wie Knochenmehl, Austernmuscheln oder Kalziumzitrat, die Zusätze hergestellt sind. Die besten und zugleich preiswertesten Zu-

Osteoporose 653

sätze sind aber diejenigen, die Kalziumkarbonat enthalten, den gleichen Bestandteil, den man in vielen Antazida findet, empfiehlt Dr. Baran.

Kalzium und mehr

Kalzium ist zwar das Mineral für kräftige Knochen, doch ohne die Hilfe und Unterstützung anderer Nährstoffe, vor allem dem Vitamin D, kann es gar nicht erst in Ihre Knochen eindringen. »Ohne Vitamin D nimmt man nur geringe Mengen des in der Nahrung enthaltenen Kalziums auf«, wie Dr. Baran betont.

Einiges Vitamin D ist in Lachs und anderen fetthaltigen Fischen enthalten, doch angereicherte Lebensmittel wie Milch und Frühstückszerealien sind oft die besten Quellen, fügt Dr. Baran hinzu. Der Tageswert für Vitamin D beträgt 400 internationale Einheiten, etwa die Menge, die vier Gläser mit Vitamin D angereicherter Milch enthalten.

Wenn Sie sich regelmäßig im Freien aufhalten, brauchen Sie sich keine Gedanken über Vitamin D zu machen, denn Ihr Körper kann selbst Vitamin D produzieren, sobald die Sonne Ihre Haut berührt. Auch wenn Sie überhaupt kein Vitamin D über Ihre Nahrung aufnehmen würden, wären täglich 15 Minuten Sonne auf Ihren Händen und im Gesicht genug, um Sie ausreichend mit Vitamin D zu versorgen.

Neben Vitamin D brauchen Sie eine Vielzahl weiterer Mineralien wie Zink, Kupfer und Mangan, um die Aufnahme von Kalzium zu fördern, sagt Dr. Paul Saltman, Biologieprofessor an der Universität von Kalifornien, San Diego.

Jeder dieser Mineralstoffe lässt sich leicht mit der Nahrung aufnehmen. Meeresfrüchte und mageres Fleisch sind beispielsweise ausgezeichnete Zinkquellen. Etwa 90 Gramm Austern liefern mehr als 28 Milligramm Zink, rund 188 Prozent des Tageswertes. Ein Lendensteak von 90 Gramm enthält etwa vier Milligramm Zink, annähernd 26 Prozent des Tageswertes.

Den Knochenräubern Einhalt gebieten

Wenn Sie der Osteoporose vorbeugen wollen, ist das, was Sie essen, in der Regel sehr viel wichtiger als das, was Sie nicht essen. Eine Reihe von Lebensmitteln und Getränken können nämlich die Aufnahme von Kalzium stark beeinträchtigen. Deswegen ist es nötig, auf Ihre Ernährung zu achten, die richtigen Nahrungsmittel gründlich auszuwählen und die schlimmsten Übeltäter so weit wie möglich zu meiden.

Kaffee und Coca-Cola enthalten zum Beispiel Koffein, das die aufgenommene Kalziummenge erheblich verringern kann. Deswegen wird von Ärzten empfohlen, täglich nicht mehr als zwei oder drei Tassen Kaffee oder Cola zu trinken, betont Dr. Elaine Feldman, emeritierte Professorin für Medizin, Physiologie und Endokrinologie.

Der Epidemiologe Dr. Jeri W. Nieves empfiehlt, dem Kaffee ein wenig Milch hinzuzufügen. Milch hemmt die Wirkungen des Koffeins und hindert es daran, den Knochen Kalzium zu entziehen.

Auch zu viel Salz kann schädlich für Ihre Knochen sein. Es mindert nicht nur die Kalziummenge, die Ihr Körper aufnehmen kann, sondern erhöht auch die Menge, die aus dem Körper ausgeschieden wird. Sie brauchen nicht ganz auf Salz zu verzichten, doch ein bisschen Mäßigung wird Ihre Knochen gesund erhalten.

Prämenstruelle Probleme

Richtig essen gegen das regelmäßige Unwohlsein

Es gibt wahrscheinlich keine Frau auf der ganzen Welt, die nicht wüsste, was »PMS« bedeutet und diese drei Buchstaben nicht mit einer ganz persönlichen Vorstellung von jeden Monat wieder auftretenden Leiden verbinden würde. Und doch beschreiben diese drei Buchstaben einen Zustand, der so missverstanden wird, wie er verbreitet ist.

Vom prämenstruellen Syndrom (PMS) sind schätzungsweise zwischen 30 und 50 Prozent aller Frauen im gebärfähigen Alter betroffen. Das PMS umfasst eine ganze Palette von mehr als 150 Symptomen, die bei Frauen in unterschiedlicher Häufung und Intensität auftreten können. Zu diesen Symptomen gehören Angstzustände, eine Empfindlichkeit der Brust und Heißhunger. Einige Frauen werden nur von ein oder zwei Symptomen, andere von einem Dutzend geplagt. Die Beschwerden beginnen in der Regel zehn Tage bis zwei Wochen vor dem Einsatz der Menstruation und lassen mit deren tatsächlichen Einsetzen nach.

Früher glaubten die Ärzte, das prämenstruelle Syndrom spiele sich »nur im Kopf« ab. Gott sei Dank ist das heute nicht mehr der Fall. Doch noch immer lässt sich nicht mit Sicherheit sagen, was diese schwindelerregende Vielzahl von körperlichen und emotionalen Problemen auslöst. Wahrscheinlich spielen mehrere Faktoren eine Rolle, unter anderem Veränderungen des Hormonspiegels (Östrogen und Progesteron), der Blutzuckerwerte und des Serotoninspiegels.

Auch wenn dieser Zustand noch viele Rätsel aufgibt, eines ist auf jeden Fall klar: Ihr Speiseplan hat einen entscheidenden Einfluss darauf, wie Sie sich vor Ihrer Periode fühlen. Im Folgenden finden Sie einige Strategien zur Linderung Ihrer Beschwerden.

Beruhigende Kohlenhydrate

Eines der verbreitetsten Symptome des PMS ist der Heißhunger auf Süßigkeiten. Dieser kann wiederum zu Gewichtszunahme sowie Depressionen und Gemütsschwankungen führen.

Es überrascht nicht, dass Frauen diesen Heißhunger oft kurz vor ihrer Menstruation verspüren, denn in dieser Zeit haben sie häufig niedrige Blutzuckerwerte, erklärt Dr. Susan M. Lark, Autorin eines Selbsthilfebuches über das prämenstruelle Syndrom. Das hängt vermutlich damit zusammen, dass das Insulin, welches die Glukose aus dem Blutkreislauf in die einzelnen Zellen transportiert, vor der Menstruation effektiver arbeitet, sodass weniger Glukose in Ihrem Blutkreislauf zirkuliert. Damit steht auch dem Gehirn weniger Zucker zur Verfügung. Das Gehirn erkennt den Mangel und signalisiert ihn dem Körper. Mit anderen Worten, es schreit nach Süßem.

Wollen Sie das Verlangen Ihres Körpers nach Zucker stillen, ohne die Keksdose zu plündern, hilft es, komplexe Kohlenhydrate zu essen. Da der Körper sie langsamer aufnimmt als den in Süßigkeiten enthaltenen Zucker, stabilisieren Sie Ihre Blutzuckerwerte. Auf diese Weise können Sie Ihre Gier nach Zucker steuern.

Komplexe Kohlenhydrate lindern Ihre prämenstruellen Beschwerden auch noch auf andere Weise: Sie erhöhen die Menge des Serotonins im Gehirn, einer beruhigend wirkenden chemischen Substanz, die unser Gemüt und unseren Schlaf beeinflusst. Frauen, die an einer kleinen, am Massachusetts Institute of Technology durchgeführten Studie teilnahmen, berichteten, dass eine kohlenhydratreiche Mahlzeit ihre prämenstruellen Symptome wie Depressionen, Anspannung und Traurigkeit linderten und dass sie sich ruhiger und wacher fühlten.

Einige Ärzte empfehlen Frauen mit prämenstruellen Beschwerden, alle drei Stunden eine kleine Portion Teigwaren, Zerealien oder Vollkornbrot zu verzehren, damit der Blutzuckerspiegel nicht zu sehr sinkt. 54 Prozent einer Gruppe von Testpersonen, die alle drei Stunden einen kleinen Snack wie Brot, Kräcker oder Müsli zu sich nahmen, hatten weniger prämenstruelle Beschwerden.

Manche Frauen sollten jedoch vor ihrer Periode auf Weizen verzichten. Weizen enthält Gluten, ein Eiweiß, das die Gewichtszunahme und das Gefühl des Aufgedunsenseins verschlimmert. Dr. Lark rät, in dieser Zeit statt Weizen Reis, Hirse oder anderes Getreide zu essen.

Es besteht kein Grund, sich auf Brot und Kräcker zu beschränken, wenn Sie mehr Kohlenhydrate zu sich nehmen wollen. Eine Schale Vollkornzerealien wie Müsli oder

Haferschrot sättigt und hält gleichzeitig Ihre Naschsucht im Zaum. Auch Reiskräcker sind ein guter Imbiss, vor allem dann, wenn Sie sie mit ein bisschen Erdnussbutter oder Kompott garnieren. Getrocknete Bohnen sind ebenfalls reich an komplexen Kohlenhydraten.

Obst und Gemüse sind weitere ausgezeichnete Lieferanten komplexer Kohlenhydrate. Außerdem kalorienarm können Sie unbekümmert schlemmen, ohne sich um Ihr Gewicht zu sorgen. Dr. Lark empfiehlt vor allem Wurzelgemüse wie Möhren, Steckrüben und Pastinaken sowie Blattgemüse wie Schnittkohl und Rauke, die alle viel Magnesium und Kalzium enthalten – Nährstoffe, die die Beschwerden vor der Menstruation lindern können.

Die meisten Obstsorten sind gut für Frauen mit PMS, doch tropische Früchte wie Mangos, Papayas und Ananas enthalten in der Regel sehr viel Zucker. Das kann die Naschsucht noch verschlimmern. Greifen Sie vor Ihrer Periode lieber zu Äpfeln, Apfelsinen oder Grapefruit.

CLEVERE ALTERNATIVEN

Es gibt viele Lebensmittel (und Substanzen in Lebensmitteln), die die prämenstruellen Beschwerden verschlimmern können. Wie aber soll man eine ganze Woche oder noch länger ohne seine Lieblingsspeisen auskommen? Im Folgenden finden Sie einige der häufigsten Übeltäter und eine Reihe befriedigender Alternativen:

- Spannungen in der Brust, Gereiztheit und Angstzustände können durch Koffein hervorgerufen werden. Versuchen Sie es mit koffeinfreier Coca-Cola, mit koffeinfreiem Kaffee oder mit Kaffeeersatz aus Malz oder Getreide.

- Zu viel Salz kann zu Wasseransammlungen im Gewebe und damit zum Gefühl des Aufgedunsenseins sowie zu Spannungen in der Brust führen. Würzen Sie Ihre Speisen mit Kräutern oder anderen salzlosen Gewürzen und wählen Sie bei Fertiggerichten und Dosennahrung nur salzarme Lebensmittel aus.
- Schokolade kann Ihre Gemütsschwankungen und die Empfindlichkeit der Brust verstärken. Verwenden Sie stattdessen ungesüßtes Karob, das im Geschmack Kakao ähnelt. Es handelt sich dabei um ein Mehl aus den getrockneten Früchten des Johannisbrotbaums.

Die Rolle des Fetts

So wie viele Frauen vor ihrer Menstruation ein heftiges Verlangen nach Süßigkeiten verspüren, gelüstet es andere nach fettreichen Produkten wie Krapfen, Kartoffelchips oder Eis. Dr. Abrahams zufolge beziehen manche Frauen in dieser Zeit 40 Prozent ihrer Kalorien aus Fett.

Doch es geht um mehr als um die zusätzlichen Kalorien. Die Fettsorte und die Fettmenge, die Sie vor Ihrer Periode zu sich nehmen, beeinflussen Ihre Symptome. Die schlimmsten Fette sind die, wie nicht anders zu erwarten, in Fleisch, fetthaltigen Milchprodukten und vielen konservierten Lebensmitteln enthaltenen gesättigten Fettsäuren. Sie lassen Ihren Östrogenspiegel ansteigen und verstärken damit praktisch alle PMS-Symptome, erläutert Dr. Abraham.

Unterstützt wird diese Erkenntnis durch Forschungsergebnisse, die zeigen, dass Frauen, die regelmäßig viel Obst, Gemüse und Vollkornprodukte zu sich nehmen, aber wenig oder gar kein Fleisch essen, mit weniger prämenstruellen Symptomen zu kämpfen haben als ihre fleischessenden Geschlechsgenossinnen.

Alle Frauen sollten ihren Fettkonsum auf höchstens 30 Prozent der Gesamtkalorienmenge beschränken, sagt Dr. Abraham. Dabei sollten nach dem Rat des Gynäkologen zehn Prozent aus gesättigten Fettsäuren, der Rest aus ungesättigten Fettsäuren bezogen werden.

Derzeit befasst sich die Forschung mit der Frage, ob Omega-3-Fettsäuren, die in bestimmten Fischsorten sowie in Canola- und Flachssamenöl enthalten sind, eine Rolle im Zusammenhang mit dem PMS spielen können. Vorläufige Ergebnisse legen nahe, dass ein Zuwenig an Omega-3-Fettsäuren und ein Zuviel an Leinölsäure (einer ungesättigten Fettsäure) zu einer Überproduktion einer bestimmten Art von Prostaglandin führen kann. Diese hormonähnliche Verbindung kommt als Auslöser der Menstruationskrämpfe infrage.

Da wir sehr viel Leinölsäure aus Ölen wie Korn- und Saflordistelöl beziehen, raten einige Ernährungswissenschaftler zu mehr Omega-3-Fettsäuren.

Gute Lieferanten dieser Substanzen sind Lachs, Makrelen und Thunfisch. Sie können auch ein wenig Canolaöl zum Kochen und Flachssamenöl für Salatsaucen verwenden.

Praktisch heißt das, Butter durch Olivenöl und fetthaltige Krapfen sowie andere Leckereien durch Brötchen und fettarmen Rahmkäse zu ersetzen. Selbst einfache Änderungen Ihres Speiseplans tragen dazu bei, den Östrogenspiegel konstant zu halten und die monatlich immer wieder auftretenden Qualen zu lindern.

Prämenstruelle Probleme 661

GESUNDE KOST

Viele Lebensmittel verstärken die prämenstruellen Beschwerden, doch einige lindern sie auch. Tofu, Tempeh und andere Lebensmittel aus Sojabohnen sind gewöhnlich eine ausgezeichnete Wahl.

Sojaprodukte enthalten »Phytoöstrogene« genannte Substanzen. Diese pflanzlichen Östrogene gleichen den weiblichen Östrogenen, sind jedoch in ihrer Wirkung etwas schwächer, erklärt Dr. Susan M. Lark, Direktorin eines Selbsthilfezentrums für Frauen mit prämenstruellen oder menopausalen Beschwerden. Paradoxerweise sinkt der Östrogenspiegel im Körper beim Genuss von Sojaprodukten. Dadurch werden die prämenstruellen Symptome gelindert.

»PMS kommt in asiatischen Ländern wesentlich seltener vor, weil die Frauen dort mehr pflanzliches Protein wie Tofu und nicht so viel tierisches Protein essen«, fügt der Gynäkologe Dr. Guy Abraham hinzu.

Kalzium und Magnesium gegen Krämpfe

Heißhunger ist zwar ein verbreitetes PMS-Symptom, aber bei Weitem nicht das einzige. Viele Frauen leiden auch unter Kopfschmerzen, Krämpfen und dem Gefühl des Aufgedunsenseins.

Wenn Ihnen das bekannt vorkommt, dann gönnen Sie sich eine Extraportion fettarme Milch, denn Kalzium kann Ihre Symptome abschwächen.

Forscher des Ernährungswissenschaftlichen Zentrums des US-Landwirtschaftsministeriums in Grand Forks, North Dakota, setzten eine Gruppe von Frauen auf eine kalziumarme Diät (587 Milligramm pro Tag), eine andere auf eine kalziumreichere (1336 Milligramm pro Tag). 70 Prozent der Frauen der zweiten Gruppe sagten, dass sie weniger Kopfschmerzen und Krämpfe gehabt hätten, 80 Prozent fühlten sich weniger aufgedunsen und 90 Prozent weniger gereizt oder deprimiert als zuvor.

Kalzium wirkt in verschiedener Hinsicht. Es hilft, dem Zusammenziehen der Muskeln vorzubeugen, das Krämpfe auslösen kann, sagt der Leiter der oben genannten Studie, Dr. James G. Penland. Außerdem »hat Kalzium einen Einfluss auf bestimmte Gehirnchemikalien und auf die die Gemütslage steuernden Hormone«, fügt Dr. Penland hinzu.

Im Verlauf Ihres Zyklus sollten Sie den Verzehr kalziumreicher Lebensmittel wie Milch und Joghurt allmählich steigern, empfiehlt Dr. Penland. Sie benötigen keine riesigen Mengen von diesem Lebensmittel, um eine gute Wirkung zu erzielen. Die Testpersonen mit der kalziumreichen Ernährung bekamen pro Tag nur 336 Milligramm mehr Kalzium zum Tageswert (TW) von 1000 Milligramm. Das ist etwa die in einem Becher Milch enthaltene Menge.

Magnesium gegen Gemütsschwankungen

Kalzium ist nicht das einzige Mineral, das die Gehirnchemie beeinflusst. Eine Reihe von Studien haben gezeigt, dass Frauen mit PMS zu niedrigen Magnesiumwerten neigen. Ein Magnesiummangel kann wiederum zu geringeren Dopaminwerten führen. Dopamin, eine Gehirnchemikalie, hilft wie das Serotonin, Gemütsschwankungen zu lindern, betont der Psychiatrieprofessor Dr. Melvyn Werbach, Autor eines Buches über die Auswirkungen der richtigen Ernährung auf die Gesundheit. »Ein Magnesiummangel kann auch den Östrogenstoffwechsel beeinträchtigen, ein weiterer Grund für die Launenhaftigkeit vor der Periode«, so Dr. Werbach.

In einer italienischen Studie nahmen 28 weibliche Testpersonen 360 Milligramm Magnesium pro Tag zu sich. Nach zwei Monaten berichteten die Frauen, die sich dieser Testreihe unterzogen hatten, dass das Gefühl, aufgedunsen zu sein, ihre Depressionen, Krämpfe und andere prämenstruelle Symptome nachgelassen hätten.

Der Tageswert für Magnesium beträgt 800 Milligramm, die Sie leicht mit Ihrer Nahrung zu sich nehmen können. Eine Portion Haferschrot liefert zum Beispiel 28 Milligramm Magnesium, 3,5 Prozent des Tageswertes. Eine Banane hat 33 Milligramm oder vier Prozent des Tageswertes und ein gebackenes oder gegrilltes Flunderfilet 49 Milligramm oder sechs Prozent des Tageswertes. Brauner Reis ist mit 42 Milligramm pro 100 Gramm, sechs Prozent des Tageswertes, eine weitere gute Magnesiumquelle. Auch Vollkornprodukte und Blattgemüse enthalten große Mengen dieses Mineralstoffs.

Vitamin B6 gegen Launenhaftigkeit

Ein weiterer Nährstoff, der sich positiv auf Ihre Gemütslage auswirken kann, ist das Vitamin B6. In England nahmen 32 Frauen mit PMS drei Monate lang täglich 50 Milligramm Vitamin B6 ein. Sie berichteten, danach weniger deprimiert, gereizt und müde zu sein. Vielleicht bringt Vitamin B 6 in hohen Dosen die prämenstruellen Hormone ins Gleichgewicht, indem es den Östrogenspiegel senkt und den Progesteronspiegel anhebt. Und da der Körper Vitamin B 6 in ausreichender Menge braucht, um Serotonin zu produzieren, könnten Zusatzpräparate die Depressionen abschwächen, meint Dr. Werbach.

Grübeln Sie nicht darüber nach, dass die in der Studie verabreichte Menge an Vitamin B 6 sehr viel größer war als der Tageswert von zwei Milligramm. Auch 50 Milligramm pro Tag sind noch völlig ungefährlich, allerdings sollten Sie, wenn Sie beabsichtigen, noch höhere Dosen einzunehmen, unbedingt Ihren Arzt konsultieren.

Sie benötigen keine Zusatzpräparate, um mehr Vitamin B 6 zu sich zu nehmen. Ein Mahlzeit, die aus etwa 90 Gramm Hühnerbrust, einer Ofenkartoffel mit Haut und einer Banane besteht, enthält fast zwei Milligramm, das heißt 100 Prozent des Tageswertes.

Rauchen

Das üble Kraut überlisten

Offensichtlich gibt es nicht viele Raucher, die im Supermarkt Melonen auf ihren Reifegrad abklopfen oder Tomaten kritisch in Augenschein nehmen. Fachleuten ist nicht klar, welches die Ursachen dafür sind, dass Raucher weniger Obst und Gemüse essen als Nichtraucher. Mit steigendem Konsum steigen allerdings auch, wie Studien belegen, ihre Chancen, dem Wüten der »Tödlichen Triade«

des Rauchers – Herzkrankheiten, Schlaganfall und Krebs – zu entgehen.

Als Raucher brauchen Sie nun nicht pfundweise Bananen oder Rosenkohl in sich hineinzustopfen, um eine positive Wirkung zu erzielen. Schon eine Frucht oder eine Portion Gemüse pro Tag können Ihr Lungenkrebsrisiko leicht vermindern, neun oder mehr Portionen einen entscheidenden Einfluss auf Ihre Gesundheit haben.

Aus zwei Gründen sollten Raucher Obst und Gemüse oberste Priorität einräumen: Zum einen enthalten sie sehr viele Antioxidanzien, wirksame Nährstoffe, die vor Raucherkrankheiten wie Herzleiden und Krebs schützen. Zum anderen sind sie reich an Phytonährstoffen, in Pflanzen enthaltene Substanzen, die zur Vorbeugung oder gar Behandlung dieser Krankheiten geeignet zu sein scheinen.

Natürlich wird ein passionierter Raucher Obst und Gemüse in keinem Fall als gleichwertigen Ausgleich für die tägliche Schachtel Zigaretten empfinden. Die einzige Möglichkeit, das Risiko der mit dem Rauchen verbundenen Krankheiten wirklich auszuschalten, ist, mit dem Rauchen aufzuhören. Doch egal, ob Sie vor Kurzem damit aufgehört haben oder erst beabsichtigen, es zu tun, viel Obst und Gemüse werden Ihnen auf jeden Fall einen beträchtlichen Schutz liefern.

DER BESTE SCHUTZ

Das US-Landwirtschaftsministerium empfiehlt, täglich mindestens fünf Portionen Obst und Gemüse zu essen. Da Tabakrauch dem Körper jedoch wertvolle Nährstoffe raubt, sollten

Raucher »mindestens die zweifache Menge zu sich nehmen«, rät Dr. James Scala, Ernährungswissenschaftler und Autor eines Buches über die Schwierigkeiten beim Aufgeben des Rauchens.

Zwar ist es immer gut, viel verschiedenes Obst und Gemüse zu essen, doch einige Obst- und Gemüsesorten haben sich als besonders wirksam erwiesen.

- *Zitrusfrüchte.* Jede Zigarette zerstört zwischen 25 und 100 Milligramm Vitamin C, betont der Pharmazeut Dr. Earl Mindell, Professor für Ernährungswissenschaften an der Pacific-Western-Universität in Los Angeles und Autor eines Buches über Medizin. »Es wäre nicht schlecht, ausgleichend für jede gerauchte Zigarette eine Vitamin-C-reiche Frucht oder eine Portion Gemüse zu essen.«
- *Zu den Kreuzblütlern gehörendes Gemüse.* Brokkoli, Blumenkohl und andere Mitglieder dieser Gemüsefamilie enthalten Indol und Isothiozyanat, Substanzen, die, wie Laborstudien gezeigt haben, das Krebswachstum verlangsamen.
- *Sojaprodukte.* Tofu, Tempeh und andere Lebensmittel enthalten eine Reihe krebshemmender Substanzen, einschließlich Genistein und Protease-Inhibitoren. In Japan (wo Soja ein Hauptnahrungsmittel ist) rauchen mehr als 60 Prozent aller Männer über 20, doch die Lungenkrebsrate ist viel niedriger als bei uns, berichtet Dr. Mindell.
- *Erdbeeren, Trauben und Kirschen.* Diese Früchte sind reich an Ellagsäure, einer Phytochemikalie, die Kohlenwasserstoff zerstört, eine in Zigaretten enthaltene, potenziell krebserzeugende Chemikalie.
- *Tomaten.* Tomaten enthalten eine Lykopin genannte Substanz, ein hochwirksames Antioxidans. Sie scheinen

tatsächlich mehr Schutz vor Krebs zu bieten als jede andere Obst- oder Gemüsesorte.

Die Gefahr verstehen

Bananen werden braun, Speiseöle ranzig. Unser Körper verfällt allmählich. Nein – wirklich kein schönes Bild. Die Übeltäter sind immer die gleichen: hochreaktive, gefährliche Moleküle, die wir freie Radikale nennen.

Freie Radikale sind von Natur aus vorhanden, doch ihre Zahl vermehrt sich gewaltig durch Faktoren wie Umweltverschmutzung und Zigarettenrauch. In großer Anzahl können sie zu altersbedingten Krankheiten wie Herzleiden und Krebs führen.

SCHUTZ FÜR PASSIVRAUCHER

Nicht nur Raucher müssen sich durch die richtige Ernährung schützen. Forschungen haben gezeigt, dass das Zusammenleben oder -arbeiten mit Rauchern auch für Passivraucher nachteilige Auswirkungen hat. Nach Ergebnissen von Dr. phil. Susan Taylor Mayne kann der zusätzliche Verzehr von eineinhalb Portionen frischem Obst oder Gemüse pro Tag das Lungenkrebsrisiko auch von Passivrauchern um 60 Prozent herabsetzen.

»Der Verzehr von Obst und Gemüse wird immer mit einer Risikoverringerung in Verbindung gebracht, unabhängig von der Menge passiven Rauchens, dem die Nichtraucher ausgesetzt sind«, sagt Dr. Mayne. Besonderen Schutz bieten Honigmelonen, Möhren und Brokkoli, die sehr reich an Betacarotin sind.

Die Hauptakteure

Antioxidanzien sind für Raucher besonders wichtig. Der Körper befördert in dem kühnen Versuch, die freien Radikale zu neutralisieren, Antioxidanzien aus dem Blut in die Lungen, erklärt der Forschungstoxikologe Dr. Gary E. Hatch. »In den Zellen der Lunge eines Rauchers gibt es viel mehr Antioxidanzien als in denen eines Nichtrauchers. Die Antioxidanzien versuchen auf diese Weise, die Lunge vor dem Angriff der schädlichen Chemikalien zu schützen.«

Antioxidanzien, die mit niedrigeren Krebsraten in Verbindung gebracht werden, sind Betacarotin, die Vitamine C und E sowie das Mineral Selen.

Betacarotin. Das in großen Mengen in gelbem Obst und Gemüse wie Apfelsinen, Aprikosen, Honigmelonen, Möhren, Kürbis und Winterkürbis enthaltene Betacarotin scheint vor »Raucherkrebs« zu schützen – vor Darm-, Nieren-, Haut- und Lungenkrebs, so der Ernährungswissenschaftler Dr. James Scala. Zahlreiche Studien belegen, dass geringe Betacarotinwerte mit einem größeren Krebsrisiko verbunden sind, einschließlich der Gefahr des Lungenkarzinoms.

Vitamin C. Nach Dr. Earl Mindell schützt Vitamin C, das in Erdbeeren, Papayas, Zitrusfrüchten und vielen anderen Lebensmitteln vorkommt, vor einer Reihe von Krebskrankheiten sowie vor Herzkrankheiten und Schlaganfall.

Vitamin E. Vitamin E, das in konzentrierter Form in Weizenkeimen und Weizenkeimöl enthalten ist, hilft, die Zellwände intakt zu halten und erschwert es damit den plündernden freien Radikalen, in die Zellen einzudringen.

Wichtiger noch, Vitamin E neutralisiert auch die freien Radikale, sagt Dr. Scala.

Selen. Selen, enthalten in den meisten Obst- und Gemüsesorten, vor allem in Knoblauch, Zwiebeln und anderem Knollengemüse, arbeitet bei der Neutralisierung der freien Radikale mit dem Vitamin E zusammen.

Ein Plädoyer für Obst und Gemüse

Inzwischen gibt es immer überzeugendere Forschungsergebnisse, die belegen, dass Menschen, die viel frisches Obst und Gemüse essen, weniger anfällig für Lungenkrebs und andere Tumorerkrankungen sind, als Personen, die weniger dieser Produkte verzehren.

In Japan erforschte man zum Beispiel, dass Testpersonen, die täglich rohes Gemüse aßen, ihr Lungenkrebsrisiko um 36 Prozent minderten, und diejenigen, die täglich Obst aßen, um 55 Prozent.

Selbst das Risiko von Rauchern, an Lungenkrebs zu erkranken, verringerte sich: bei den Obstessern um 59 Prozent, bei denen, die täglich rohes Gemüse verzehrten, um 44 Prozent und bei den Testpersonen, die Grüngemüse aßen, um 52 Prozent.

Obst und Gemüse verringern nicht nur das Lungenkrebsrisiko. Ein hoher Verzehr dieser Produkte reduziert nachweislich auch das Risiko jeder anderen Krebskrankheit.

Reisekrankheit

Magenstürme beruhigen

Essen ist das Letzte, woran man denken möchte, wenn sich einem der Magen dreht. Wenn Sie jedoch zu den 90 Prozent der Menschen gehören, die gelegentlich unter Reisekrankheit leiden, wäre es nicht schlecht, dem Essen oberste Priorität einzuräumen, noch bevor Sie an Bord eines Schiffes gehen oder in Ihren Wagen einsteigen. Forschungen haben gezeigt, dass das, was Sie essen – oder auch nicht – einen entscheidenen Einfluss auf Ihr Befinden haben kann.

Einige Nahrungsmittel regen Ihren Körper dazu an, mehr Gas und Säuren zu produzieren, was die Reisekrankheit noch verschlimmern kann. Andere Lebensmittel hingegen beruhigen Ihren Magen, indem sie die Wirkungen der natürlichen Toxine hemmen oder die »Übelkeitssignale« gar nicht erst zu Ihrem Gehirn vordringen lassen.

Eine der besten Möglichkeiten, der Reisekrankheit vorzubeugen, ist der Verzehr von etwas Ingwer. Ingwer wirkt wie ein Schwamm, der einen Großteil der Säure aufsaugt, die der Magen als natürliche Reaktion auf Bewegung absondert.

Darüber hinaus hält Ingwer die Übelkeitssignale in Schach, die manchmal vom Magen zum Gehirn wandern, erläutert Dr. Daniel B. Mowrey. Dr. Mowrey hat die beruhigenden Wirkungen von Ingwer selbst an unzähligen Reisekranken untersucht. Außerdem weiß er aus erster Hand, wie wirksam Ingwer ist, denn er verabreicht ihn seinen eigenen Kindern. »Wenn sie bei einer Autofahrt ihre Ingwerwurzel vergessen haben, wird ihnen übel«, sagt Dr. Mowrey. »Wenn wir sie dabeihaben, leidet niemand mehr.«

»Bei einer leichten Reisekrankheit reichen in der Regel schon ein Ginger Ale, ein Ingwerschnaps oder ein Ingwertee zur Beruhigung des Magens«, sagt Dr. Mowrey. Für empfindlichere Mägen empfiehlt er zwei 940-Milligramm-Kapseln Ingwerwurzel (oder eine gleichwertige Menge kleinerer Kapseln) etwa 20 Minuten vor der Abfahrt und jede halbe Stunde während der Fahrt. Wenn Sie dazu neigen, richtig krank zu werden, sollten Sie die Menge auf sechs Kapseln vor der Abfahrt und während der Fahrt auf sechs bis acht Kapseln je halbe Stunde erhöhen. »Sie spüren, wenn Sie genügend Kapseln genommen haben, da sich dann ein Nachgeschmack einstellt«, fügt Dr. Mowrey hinzu. »Schmecken Sie nichts, können Sie die Dosis weiter steigern.«

Da Magensäure ein Mitverursacher der Reisekrankheit sein kann, empfiehlt es sich, vor der Reise etwas zu essen. Besonders gut sind kohlenhydratreiche Produkte wie Brot und Kräcker, weil sie große Mengen der Magensäure aufsaugen, wie der Gastroenterologe Dr. William Ruderman betont. Bei einer Studie mit 57 Piloten stellten die Forscher der Universität von North Dakota fest, dass diejenigen, die vor ihrem Flug kohlenhydratreiche Lebensmittel wie Brot und Zerealien gegessen hatten, weniger von der Reisekrankheit betroffen waren als die Testpersonen, die eiweiß-, natrium- oder kalorienreiche Produkte verzehrt hatten.

Wie nicht anders zu erwarten, können vor dem Flug

verzehrte Bohnen, Peperoni und andere blähende Lebensmittel zu Unwohlsein führen, sagt Dr. Ruderman. »Nahrungsmittel, die sehr viel Gas produzieren, treiben Ihren Darm auf und verschlimmern die Sache nur.«

Nicht nur Nahrungsmittel, sondern auch Getränke können Ihre Reisekrankheit lindern. Vor und während der Reise empfiehlt es sich, viel Wasser zu trinken. Besonders auf Flügen ist dies von Bedeutung, da die Luft im Flugzeug extrem trocken ist.

Ersetzen Sie das Wasser jedoch nicht durch Kaffee, Limonade oder Alkohol, warnt Dr. Ruderman. Koffein und Alkohol sind Diuretika, die Ihrem Körper mehr Flüssigkeit entziehen als hinzufügen. Schließlich schwören einige Anhänger der traditionellen chinesischen Medizin auf die heilkräftige Wirkung von Akupressurbändern (auch als SeaBand bekannt), um Reiseübelkeit zu vermeiden.

UNORTHODOXE MASSNAHMEN

Seit es Schiffe gibt, leiden Menschen an der Reisekrankheit. Die Bewegung der Wellen verursacht vielen Leuten so extremes Unwohlsein, dass sie bereit sind, fast alles zu versuchen, damit die Übelkeit nur endlich vergeht.

In seinem Buch *Mein kleines grünes Buch der Seekrankheit* empfiehlt Dr. Charles Mazel, Meeresingenieur und -biologe am Massachusetts Institute of Technology, Cambridge, ungewöhnlichere Strategien zur Beseitigung dieses elenden Zustandes:

- Kochen Sie einen Fisch, den Sie im Bauch eines anderen Fisches gefunden haben, würzen Sie ihn mit Pfeffer und verzehren Sie ihn, wenn Sie an Bord gehen.

- Stecken Sie Ihren Finger in eine Brotscheibe und füllen Sie das Loch mit Worcester- und Chilisauce. Guten Appetit!
- Essen Sie Reis mit Meerrettichsauce, Heringen und Sardinen.
- Nehmen Sie kalte, gedünstete Tomaten zusammen mit Salzkräckern zu sich.
- Verzehren Sie jeden Morgen zum Frühstück eine Handvoll gesalzener Erdnüsse.
- Zerstampfen Sie eine Handvoll Weizen, gießen Sie ein wenig Wasser darüber und pressen Sie den Saft aus. Nehmen Sie alle zehn Minuten einen Löffel von diesem Saft ein.
- Suchen Sie einen Stein im Magen eines Kabeljaus und geben Sie ihn in ein Glas Wasser. Dieses trinken Sie dann.

Reizdarm

Entspannung für den Bauch

Die Ärzte sind sich nicht sicher, was einen Reizdarm (Colon irritabile) verursacht. Er stellt sich als ein unangenehmes Problem des Verdauungstrakts dar und geht mit Krämpfen, Blähungen, Durchfall und Verstopfung einher. Sicher ist: Durch eine gesunde Kost, bei der Sie mehr von bestimmten Lebensmitteln und weniger von anderen essen, kontrollieren Sie den Darm und nicht er Sie.

Die Lebensmittel herauszufinden, die mit ziemlicher Sicherheit eine Darmattacke auslösen, ist wohl die schwierigste Aufgabe, die Sie haben, wenn Sie Ihren Darm in den Griff bekommen wollen. Da jeder Mensch auf andere

Lebensmittel empfindlich reagiert, dauert es seine Zeit, bis man herausgefunden hat, welche Nahrungsmittel problemlos vertragen werden und welche Schwierigkeiten bereiten. »Man muss einfach eine Zeit lang herumexperimentieren«, deutet Dr. David E. Beck von der Abteilung für Darm- und Rektumchirurgie in New Orleans an.

Obwohl Menschen mit einer Neigung zum Reizdarm auf gleiche Lebensmittel unterschiedlich reagieren, gibt es doch einige Gemeinsamkeiten. So erweisen sich beispielsweise Milchprodukte häufig als Problem. Kinder können zwar aus vollem Herzen in Milch und Käse schwelgen, aber weltweit produzieren 70 Prozent der Erwachsenen nur unzureichende Mengen eines Enzyms (Laktase), welches der Körper zur Verdauung des in Milchprodukten enthaltenen Zuckers (Laktose) benötigt. Für Menschen, die vom Reizdarm geplagt werden, können Milchprodukte besonders unangenehm werden.

Sie brauchen Milch und Käse nicht völlig zu meiden. Aber Sie sollten deren Verzehr einschränken, um herauszufinden, ob eine Linderung der Symptome eintritt. Nach einer Weile bekommen Sie ein gutes Gefühl dafür, wie viele Milchprodukte Sie, ohne Schwierigkeiten zu bekommen, vertragen.

Der Verzehr von Bohnen hat oft eine unangenehme Wirkung auf Menschen mit einem Reizdarm. Doch auch diese brauchen Sie laut Dr. Beck nicht komplett von Ihrem Speiseplan zu streichen. Einige Bohnenarten machen Ihnen vielleicht mehr zu schaffen als andere; manche vertragen Sie gut.

Weitere, schwer verdauliche Lebensmittel sind verschiedene Zuckerarten, die beispielsweise in Limonade, Apfel- und Birnensaft vorkommen, erklärt Prof. Dr. Samuel Meyers. Darüber hinaus können sich Süßstoffe wie Sorbitol, die zuckerfreien Bonbons und Kaugummis zugesetzt werden, als unverträglich erweisen. Vielen Menschen mit einem Reizdarm ist schon durch Verzicht auf Fruchtsäfte und Bonbons geholfen.

Eine häufige Ursache für das Aufflammen der Reizdarmsymptome ist Fett. Das hängt damit zusammen, dass der Darm sich normalerweise nach einer fettreichen Mahlzeit kontrahiert. Dieses normale Zusammenziehen kann von Menschen mit einer Reizdarmsymptomatik als ausgesprochen schmerzhaft empfunden werden. Mit einer Reduzierung des Fettanteils in Ihrer Nahrung auf 30 Prozent (eher noch weniger) der Gesamtkalorienmenge werden Sie Ihren Darm weitgehend beruhigen, meint Dr. Meyers.

Mit der Verringerung des Fettes sollte eine Vermehrung des Fasergehalts einhergehen. Fasern helfen bei der Linderung der Reizdarmbeschwerden in verschiedener Hinsicht. Sie vergrößern das Volumen des Stuhls, sodass der Darm sich nicht so abmühen muss, um den Darminhalt weiterzutransportieren, erklärt Dr. Beck. Hinzu kommt, dass ein volumenreicherer Stuhl hilft, den Darm von potenziellen Reizauslösern zu befreien, bevor sie Krämpfe, Blähungen oder andere Symptome nach sich ziehen. Ebenso sorgen Fasern bei Durchfall und bei Verstopfung, die beide zu den Symptomen eines Reizdarms gehören, für Linderung.

Der Tageswert für Fasern beträgt 25 Gramm. Schon durch den Verzehr von Vollkornprodukten, Obst und Gemüse wird der Faseranteil in Ihrer Nahrung deutlich erhöht. »Wenn alle Amerikaner fettarme, faserreiche Kost zu sich nähmen, müsste die Diagnose ›Reizdarm‹ nur ziemlich selten gestellt werden«, betont Dr. Meyers.

Ratsam ist auch, den Kaffeekonsum einzuschränken. Bei vielen Menschen reagiert der Darm durch normalen oder auch durch entkoffeinierten Kaffee empfindlicher. Dr. Beck empfiehlt hier, den Kaffekonsum auf ein oder zwei Tassen Kaffee pro Tag zu beschränken.

Eine positive Wirkung erzielen Sie auch durch eine Reduktion der auf einmal aufgenommenen Nahrungsmenge. Je mehr Nahrung Sie Ihrem Körper auf einmal zumuten, desto schwerer muss der Darmtrakt arbeiten. Das verursacht bei einer Empfindlichkeit Probleme. Dr. Douglas A. Drossmann, Professor für Medizin und Psychiatrie, rät in diesem Fall zu mehreren kleinen Mahlzeiten am Tag, da mit denen der Körper in der Regel leichter fertig wird.

NATÜRLICHE LINDERUNG

So wie es Lebensmittel gibt, die auf einen Reizdarm beruhigend wirken, gibt es auch eine Reihe von Kräutern, die bereits vorbeugend wirken. Dr. Daniel B. Mowrey vom Forschungslabor für pflanzliche Wirkstoffe in Salt Lake City empfiehlt:

Süßholzwurzel. Dieses süße Kraut, aus dem sich Tee bereiten lässt, hilft auf natürliche Weise gegen entzündliche Prozesse und lindert so die Darmstörung.

Pfefferminze. Eine Untersuchung zeigte, dass Versuchspersonen mit einem Reizdarm sich mithilfe von Pfefferminzkapseln aller oder fast all ihrer Symptome entledigen konnten. Auch Pfefferminztee hilft.

Psyllium. Hauptbestandteil vieler rezeptfreier Laxative sind Psyllium-Samen, die einen hohen Faseranteil haben. Es wurde nachgewiesen, dass sie sowohl die von einem Reizdarm verursachten Schmerzen als auch seine häufigen Begleiter, Durchfall und Verstopfung, bessern.

Schilddrüsenprobleme

Lebensmittel für die hormonelle Gesundheit

Kropf. Glotzaugen. Übergewicht. Sie hören »Schilddrüse«, und schon kommt Ihnen eines dieser Wörter in den Sinn. Doch kaum jemand kann die genaue Funktion der Schilddrüse im Körper beschreiben und weiß, was diese Drüse eigentlich leistet, solange alles funktioniert.

Die Schilddrüse ist eine schmetterlingsförmige Drüse, die die Luftröhre halbkreisförmig umfasst und direkt unterhalb des Adamsapfels sitzt. Sie produziert Hormone, die unseren Stoffwechsel – das Verbrennen von Kalorien und den Energieverbrauch – regulieren helfen. Das heißt, dass die Schilddrüse einen direkten Einfluss auf Ihr Gewicht und Ihren Energievorrat ausübt und auch Ihre Fähigkeit, Nährstoffe aus der Nahrung aufzunehmen, beeinflusst.

Produziert die Schilddrüse die richtigen Mengen an Hormonen, fühlen Sie sich wohl und gesund. Stellt sie jedoch zu viele Hormone her oder, im Gegenteil, in nicht ausreichender Menge, beeinträchtigt sie all die oben genannten körperlichen Prozesse.

Eine Schilddrüsenerkrankung wird fast immer mit Medikamenten behandelt, die die von den Drüsen produzierte Hormonmenge steuern. Doch es kann mehrere Monate dauern, bis die Medikamente im Körper auch wirklich ihre Wirkung entfalten. Während dieser Zeit wandelt Ihr Körper bestimmte Nährstoffe wie Jod, Kalzium, Fett und Protein möglicherweise nicht angemessen um. Deswegen rät Ihnen Ihr Arzt eventuell zu einer Umstellung Ihrer Ernährungsgewohnheiten in dieser Zeit.

»Nach einer gewissen Zeit der speziellen Medikation, können Sie wieder eine normale, gesunde Nahrung zu sich nehmen«, beruhigt Dr. Robert Volpe, emeritierter Professor für Endokrinologie und Stoffwechselerkrankungen.

Ein schwieriger Balanceakt

Wie wir gesehen haben, besteht die Hauptaufgabe der Schilddrüse darin, den Stoffwechsel zu regulieren. Enthält Ihr Blut genug Schilddrüsenhormone, schaltet die Schilddrüse genauso ab wie eine Klimaanlage in einem Raum mit der richtigen Temperatur. Hat Ihr Körper einen höheren Hormonbedarf, schaltet die Schilddrüse wieder an.

Bei Menschen mit einer Schilddrüsenerkrankung funktioniert der innere Thermostat nicht richtig. Bei einer Unterfunktion produziert die Drüse nicht genügend Schilddrüsenhormone. Der Körper läuft dann langsamer. Zu den daraus resultierenden Symptomen gehören zum Beispiel Kälteempfindlichkeit, Müdigkeit, sprödes Haar und trockene Haut sowie Gewichtszunahme. Aus ungeklärten Gründen sind Frauen zehnmal anfälliger für diese Krankheit als Männer.

Im Gegensatz dazu produzieren Menschen mit einer Schilddrüsenüberfunktion zu viel Hormone. Daraus resultiert eine Beschleunigung bestimmter Körperprozesse. Übliche Symptone sind Gewichtsverlust, ein pochendes Herz und eine heiße, schwitzige Haut. Auch diese Krankheit bekommen Frauen viel häufiger als Männer.

Natürlich erfordern die unterschiedlichen Schilddrüsenerkrankungen in der Zeit, in der die Medikamente noch nicht wirksam sind, unterschiedliche Ernährungsstrategien, wie Dr. Volpe weiter erklärt.

Der Jod-Seiltanz

Die Schilddrüse braucht Jod, ein in Lebensmitteln enthaltenes Spurenelement, um Schilddrüsenhormone zu produzieren. Bereits winzige Mengen sind ausreichend, aber auch ausgesprochen nützlich. Denn ohne diese geringe Menge Jod kann Ihre Schilddrüse ihre Arbeit nicht verrichten.

Die Schilddrüse ist so jodhungrig, dass sie in dem Moment, wo sie nicht genug von diesem Spurenelement bekommt, alles verfügbare Jod aufsaugt und allmählich immer größer wird. Schließlich wird sie von außen sichtbar. Diese Schwellung nennen wir Kropf.

In manchen Ländern, in denen wenig jodhaltige Lebensmittel verfügbar sind, ist der Kropf weit verbreitet; in den Vereinigten Staaten, in denen viele Produkte Jod enthalten – nicht nur jodhaltiges Salz, sondern auch Brot und Milch – jedoch eher selten.

Jod verursacht dort dennoch Probleme. Der Durchschnittsmensch in den industrialisierten westlichen Ländern konsumiert zu viel Jod, sagt Dr. Volpe. Das ist alles unproblematisch, solange die Schilddrüse normal funktioniert. Bei Menschen mit Schilddrüsenerkrankungen kann das aber dazu führen, dass die Drüse zu wenig (oder nicht genug) Schilddrüsenhormone produziert.

In den vergangenen 30 bis 40 Jahren wurde Jod medikamentös zugeführt, durchaus erfolgreich, aber mit dem Nachteil, auf das Medikament angewiesen zu sein. Heute greift man stärker auf jodhaltige Lebensmittel zurück. Damit ist die Schilddrüsenunterfunktion ein signifikantes Beispiel, wie mithilfe einer bewussten Ernährung einem Gesundheitsproblem erfolgreich entgegengewirkt werden kann.

Empfehlenswert sind jodhaltige Produkte wie Meeresfrüchte und Spinat. Ein weiteres interessantes Produkt ist Seetang, auch Kelp genannt.

Regelmäßige Verdauung durch Ballaststoffe

Bei Menschen mit einer Schilddrüsenunterfunktion verlangsamen sich alle Funktionen, Prozesse und Abläufe im Körper, einschließlich der Verdauung. Das kann zu Verstopfung führen, einem für diese Erkrankung typischen Symptom.

Um Ihre Verdauung in Gang zu halten, empfiehlt es sich, möglichst viele faserhaltige Produkte in die Ernährung zu integrieren. »Die Fasern in Obst, Gemüse und

Getreide erleichtern die Ausscheidung der Nahrungsmittel«, erklärt Dr. Volpe.

Er rät, täglich 20 bis 35 Gramm Ballaststoffe zu essen. Allerdings brauchen Sie daraus keine Wissenschaft zu machen. Drei bis fünf Portionen Gemüse (vorzugsweise roh), zwei bis vier Portionen Obst und sechs bis elf Portionen Vollkornbrot, Müsli oder Getreide sollten Sie mit einer ausreichenden Fasermenge versorgen.

Stärken Sie Ihre Knochen mit Kalzium

Bisher haben wir über Menschen mit einer Schilddrüsenunterfunktion gesprochen. Bei einer Schilddrüsenüberfunktion treten ganz andere Probleme auf. Entscheidend ist, dass sich die Knochensubstanz und -struktur vermindern, eine Erkrankung, die wir Osteoporose nennen, warnt die Homöopathin Dr. Deah Baird.

Wenn die Schilddrüse überreagiert, wird dem Blut Kalzium entzogen und in den Urin abgesondert. Das ist ein gefährlicher Vorgang, denn der Körper gleicht den entstehenden Mangel dadurch aus, dass er den Knochen Kalzium entnimmt.

Will man dieses Problem vermeiden, muss man dafür Sorge tragen, dass ein Kalziumausgleich durch die Nahrung erfolgt, betont Dr. Baird. Milch, Joghurt und Käse sind gute und sehr empfehlenswerte Kalziumquellen, ebenso Blattgemüse wie zum Beispiel Schnittkohl und Spinat. Ein Beispiel: Ein Becher Joghurt plus eine Portion Blattgemüse und ein Glas Milch versorgen Sie mit dem Tageswert von 1000 Milligramm Kalzium. Da Menschen mit einer Schilddrüsenüberfunktion häufig Gewicht verlieren, ist eine ausgewogene Ernährung mit einer ausreichenden Kalorienmenge erforderlich, um das Gewicht zu halten. Wenn Sie gegen Milchprodukte allergisch sind, sollten Sie auf eine Kalziumnahrungsergänzung zurückgreifen oder auf andere kalziumhaltige Lebensmittel ausweichen.

Eine kranke Schilddrüse füttern

Wenn sie nicht so gefährlich wäre, wäre die Schilddrüsenüberfunktion sicherlich eine fantastische Hilfe zur Gewichtsabnahme. Dr. Volpe: »Patienten mit einer schweren Schilddrüsenüberfunktion verlieren rasend schnell Gewicht. Da der Stoffwechsel stark beschleunigt wird, ist es schwer, dem Körper die nötige Kalorienmenge zuzuführen.«

Die meisten Patienten mit einer überaktiven Schilddrüse verbrauchen 15 bis 20 Prozent mehr Kalorien als Menschen mit einer gesunden Schilddrüse, zumindest so lange, bis die Medikamente wirken. Manche Patienten müssen sogar doppelt so viel essen – mehr als 3000 Kalorien pro Tag – um ihr Gewicht zu halten.

Diesen Patienten rät Dr. Volpe, den Verzehr fett- und eiweißreicher Nahrungsmittel spürbar zu steigern. Solche Nahrungsmittel hindern den überaktiven Stoffwechsel daran, eigene Fett und Muskelmasse zu verbrennen. Fleisch, Fisch, Geflügel, Vollmilch, Käse, Butter, Nüsse und Samen enthalten viel Fett und Eiweiß.

Die Strategie des hemmungslosen Futterns sollte man jedoch nicht über einen längeren Zeitraum hinweg verfolgen. Sobald die Medikamente ihre volle Wirkung entfalten und der Schilddrüsenhormonspiegel wieder normal ist, »müssen Sie Ihre Kalorienzufuhr drosseln, da Sie sonst zunehmen«, so Dr. Volpe.

Menschen mit einer Schilddrüsenunterfunktion brauchen im Gegensatz dazu in der Regel nur halb so viele Kalorien wie gesunde Erwachsene. Außerdem sollten sie den Konsum fetthaltiger Lebensmittel einschränken. »Menschen mit einer Schilddrüsenunterfunktion haben oft einen höheren Cholesterin- und Triglyzeridspiegel«, erläutert Dr. Volpe. Durch diesen Faktor erhöht sich ihr Risiko, an einem Herzgefäßleiden zu erkranken. Diesen Patienten empfiehlt der Mediziner nachdrücklich, viele komplexe Kohlenhydrate zu sich zu nehmen, zum Beispiel Vollkornbrot, Müsli, Obst, Gemüse, Magermilch, fettarmen Käse und Joghurt.

Auch für diese Spezialdiät gilt: nicht über einen längeren Zeitraum hinweg einsetzen. »Mit der richtigen Ernährung wird sich der Schilddrüsenhormonspiegel normalisieren, und Sie können genauso viele Kalorien essen wie vor Ihrer Erkrankung«.

Die Vorteile von Naturprodukten

Wir haben bereits gesehen, wie die Ballaststoffe in Obst und Gemüse die mit einer Schilddrüsenunterfunktion einhergehenden Symptome bessern können. Es gibt aber noch weitere Substanzen in Gemüse, besonders in Kohl, die ebenfalls positive Wirkung auf eine überaktive Schilddrüse ausüben. Forschungsergebnisse legen nahe, dass diese Substanzen die Aktivität der Drüse auf natürliche Weise verlangsamen.

Mitglieder der Kohlfamilie, einschließlich Brokkoli, Kohl, Rosenkohl, Blumenkohl, Grünkohl, Rauke und Steckrüben sowie Sojabohnen, Erdnüsse, Hirse und Spinat, enthalten strumigene Substanzen, die die Fähigkeit der Schilddrüse zur Jodverarbeitung hemmen. Bei vermindertem Jodangebot aber produziert die Schilddrüse automatisch weniger Schilddrüsenhormone, erklärt Dr. Baird.

Da die strumigenen Substanzen in Gemüse beim Kochen deaktiviert werden können, sollten Menschen mit Schilddrüsenerkrankungen das Gemüse roh essen. Alternativ können Sie auch Gemüsesäfte trinken, da diese sehr reich an der heilenden Substanz sind. Genaue Mengen, wie viel Sie trinken müssten, um eine positive Wirkung auf die Schilddrüse zu erzielen, sind noch nicht bekannt. Beginnen Sie mit 230 Milliliter pro Tag.

Säfte sind sehr leicht herzustellen. Waschen Sie das Gemüse gut, schneiden es und entsaften dann. Sie können Saft einer Gemüsesorte herstellen oder je nach Geschmack verschiedene Gemüse mischen. Gerne werden zum Beispiel Möhren und Sellerie für Säfte hergenommen, da sie gut zu allen anderen Gemüsen schmecken.

Obwohl es generell gesund ist, so viele verschiedene Gemüsesorten wie möglich zu verwenden, sollten Patienten mit einer Schilddrüsenunterfunktion bei Kohl vorsichtig sein – zumindest, solange die Medikamente noch nicht ihre volle Wirkung entfaltet haben, sagt Dr. Volpe. »Danach können Sie ihn ruhig zu sich nehmen.«

Schlaflosigkeit

Essen, um zu schlafen

Wenn das Leben hektisch wird, wünschen wir uns wohl alle, dass der Tag mehr Stunden hätte. Manchmal geht dieser Wunsch allerdings auf Kosten unseres Schlafes in Erfüllung.

Nur wenige Dinge sind unangenehmer, als müde und verzweifelt wach zu liegen, wenn alle anderen fest schlafen. Schlaflosigkeit tritt in der Regel vorübergehend auf, unter Umständen verursacht durch zu viel Kaffee oder Angst vor dem nächsten Arbeitstag. Doch manchmal sind Schlafstörungen hartnäckig und dauern nicht nur Tage, sondern Wochen, Monate oder gar Jahre an. Nach einigen Nächten ohne Schlaf schleicht sich leicht die Sorge ein, sich nie wieder ausgeruht zu fühlen.

Stehen Sie auf und gehen Sie in die Küche. Forschungsergebnisse weisen darauf hin, dass Ihre letzte Mahlzeit vor dem Schlafen diesen beeinflusst.

Essen als Einschlafhilfe

Erinnern Sie sich, wie Opa nach dem Essen auf dem Sofa ganze Wälder absägte? Er drückte sich nicht vor dem Abwasch, sondern reagierte auf einen der unumstößlichen Befehle des Körpers: »Nach dem Essen sollst du ruhen.«

»Wenn Sie abends etwas essen, sollten Sie eigentlich besser schlafen können«, verkündet der Ernährungswissenschaftler und Psychologe Dr. David Levitsky. »Essen leitet das Blut aus dem Gehirn in den Magen-Darm-Kanal. Und wenn dem Gehirn Blut entzogen wird, reagiert der Körper mit Müdigkeit.«

Das heißt nicht, dass ein vollgestopfter Magen Sie ins Land der Träume entlässt. Wenn Sie spät abends zu viel essen, sind Sie vielleicht so aufgebläht, dass Sie eher schlechter als besser schlafen. Doch ein leichter Imbiss kurz vor dem Schlafengehen gibt Ihrem Körper zu verstehen, dass es Zeit ist, zu ruhen.

Das offene Geheimnis des Truthahns

Haben Sie sich jemals gefragt, warum Sie regelmäßig nach dem Weihnachtsessen vor dem Fernseher einnicken? Das liegt nicht an der Gesellschaft, in der Sie sich befinden. Traditionelle Festessen wie Braten oder Geflügel enthalten große Mengen der Aminosäure Tryptophan, die sich nachweislich auf den Teil des Gehirns auswirkt, der den Schlaf regiert, sagt Dr. Levitsky. Auch Milchprodukte sind reich an Tryptophan, fügt er hinzu.

Der Körper wandelt Tryptophan in Serotonin um, das seinerseits in Melatonin verwandelt wird. Serotonin wie Melatonin entspannen und machen Sie schläfrig. Wegen seiner möglichen Wirksamkeit empfahlen die Ärzte Tryptophan lange Zeit als Schlafmittel. Die Pillen wurden zwar schließlich (aufgrund einer aus Japan importierten schadhaften Lieferung) verboten, doch die Ärzte glauben, dass die in Lebensmitteln vorkommende Aminosäure ungefährlich und als Schlafmittel geeignet ist.

Tryptophan ist jedoch am wirksamsten in Verbindung mit Stärke, wie Dr. Judith Wurtman, Ernährungswissenschaftlerin und Autorin von The Serotonin Solution (Die

Schlaflosigkeit 687

Serotonin-Lösung) herausfand. Wenn Sie Stärke essen – zum Beispiel in Form einer Semmel – setzt der Körper Insulin frei, das alle Aminosäuren außer dem Tryptophan in die Muskelzellen befördert. Tryptophan bleibt somit allein im Blutkreislauf zurück und kann als Erstes ins Gehirn gelangen.

Gewiss werden Sie sich vor dem Zubettgehen nicht mit Braten vollstopfen. Doch ein Glas Milch oder ein Stückchen Käse erhöhen die Tryptophanmenge und helfen Ihnen, leichter einzuschlafen.

Ein natürliches Schlafmittel

Bis vor Kurzem waren die Wissenschaftler der Meinung, Melatonin werde nur im Körper produziert. Dieses schläfrig machende Hormon ist aber auch in einigen Lebensmitteln wie Hafer, Mais, Reis, Ingwer, Bananen und Gerste enthalten, erklärt Dr. Russell Reiter, Professor für Neuroendokrinologie am Wissenschaftlichen Gesundheitszentrum der Universität von Texas und Autor eines medizinischen Buches über die natürliche Wunderdroge Ihres Körpers – Melatonin.

Ärzte empfehlen Menschen mit Schlafstörungen häufig eine Melatoninergänzung. Da die Forschung noch in den Kinderschuhen steckt, weiß man nicht, welche Mengen an melatoninhaltigen Lebensmitteln Sie essen müssten, um die gleiche Wirkung wie bei dem Ergänzungsprodukt zu erzielen. Doch wenn der Sandmann sich verspätet, helfen auch eine Banane oder ein Schüsselchen Haferschrot. Sie erhöhen den Melatoninspiegel und unterstützen Ihren Körper dabei, sich auf den Schlaf vorzubereiten.

Gesunder Körper, gesunder Schlaf

Obwohl die Wissenschaftler einige wichtige Substanzen entdeckt haben, die zu einem besseren Schlaf verhelfen, gibt es einfach keinen Ersatz für eine gesunde Ernährung, meint der Forschungspsychologe Dr. James G. Penland. »Ein Mineralien- oder Vitaminmangel kann den Schlaf beeinträchtigen«, sagt Dr. Penland. »Je gesünder Ihre Ernährung, desto gesünder ist auch Ihr Schlaf,«

Untersuchungen haben gezeigt, dass Menschen mit einem Mangel an Eisen oder Kupfer oft schlechter einschlafen und dass ihr Schlaf nicht so erholsam ist.

Die einfachste Möglichkeit, eine größere Menge der benötigten Mineralien mit der Nahrung aufzunehmen, ist, Meeresfrüchte auf den Speiseplan zu setzen. 20 kleine gedünstete Venusmuscheln versorgen Sie mit über 25 Milligramm Eisen, 139 Prozent des Tageswertes (TW), und 0,62 Milligramm Kupfer oder 31 Prozent des TW. Linsen, Nüsse und Vollkornprodukte sind ebenfalls gute Eisen- und Kupferquellen.

Auch Magnesium ist ein wichtiges Mineral für einen guten Schlaf. »Geringe Magnesiumwerte regen nachweislich die das Gehirn aktivierenden Neurotransmitter an, was zu einer Überstimulierung des Gehirns führt«, wirbt Dr. Penland.

In der Regel leiden vor allem ältere Menschen an einem Magnesiummangel, vielleicht deshalb, weil sie Medikamente einnehmen, die die Magnesiumaufnahme hemmen. »Das ist ein doppeltes Handicap, und Ihr Risiko, schlecht zu schlafen, erhöht sich stark.«

Reich an Magnesium sind getrocknete Bohnen, zum Beispiel gefleckte Feldbohnen und kleine weiße Bohnen sowie Blattgemüse wie Spinat und Mangold. Des Weiteren ist Magnesium in Sojabohnen, Kürbissamen, Weizenkeimen und Mandeln enthalten.

Schließlich kann viel Vitamin B, besonders das Niacin in Ihrer Nahrung, der Schlaflosigkeit ein Ende setzen. Der Körper nutzt Vitamin B zur Steuerung vieler Aminosäuren einschließlich Tryptophan. Niacin ist besonders wichtig, weil es dem Tryptophan zu helfen scheint, noch wirksamer zu arbeiten. Mageres Fleisch ist eine hervorragende Quelle für alle B-Vitamine, einschließlich Niacin. Gut ist auch Thunfisch in Dosen. Etwa 90 Gramm enthalten elf Milligramm Niacin oder 55 Prozent des Tageswertes.

Die Schlafräuber

Wir haben bereits gesehen, dass Kaffee Ihnen den Schlaf rauben kann, doch wussten Sie, dass Schokolade Ihr Gehirn ebenfalls auf Hochtouren bringt? Eine Portion Schokolade enthält nicht das Koffein einer Tasse Kaffee oder eines Glases Coca-Cola, doch kann sie die gleichen Auswirkungen auf Ihren Schlaf haben, warnt der Spezialist für Schlafstörungen Dr. Michael Bonnet.

Nicht nur das, was Sie am Abend zu sich nehmen, lässt Sie an die Decke starren, fügt Dr. Bonnet hinzu. Da der Körper sechs bis acht Stunden braucht, um Koffein auszuscheiden, kann Ihnen auch der Mittagskaffee – oder der am Nachmittag verzehrte Schokoladenriegel – den Schlaf rauben.

Alkohol ist eine der häufigsten Ursachen für Schlafstörungen, überrascht Dr. Bonnet. Zwar können Sie ein Glas

Wein oder ein Drink zur Schlafenszeit müde machen, doch diese kleinen Mengen Alkohol sorgen oft auch dafür, dass Ihr Schlaf nicht so erholsam ist. Wenn Sie Probleme mit dem Einschlafen haben, ist es besser, den Schlaftrunk wegzulassen und stattdessen auf Milch auszuweichen.

Schlaganfall

Geringeres Risiko durch gesunde Ernährung

Das Beängstigende an einem Schlaganfall ist, dass er vollkommen unvorhersehbar ist. Menschen, die schon einmal einen Schlaganfall erlitten haben, berichten, dass es keinerlei Warnung oder Anzeichen dafür gibt, außer einem Gefühl, dass irgendetwas ganz und gar nicht in Ordnung ist, welches aber nur einen Bruchteil von Sekunden andauert.

Doch obwohl ein Schlaganfall so plötzlich auftritt, bestehen die ihn auslösenden Probleme bereits jahrelang vorher. Zu einem Schlaganfall kommt es, wenn das Blut und der in ihm enthaltene Sauerstoff sowie die Nährstoffe nicht mehr in das Gehirn gelangen können. Der Blutfluss kann aus vielerlei Gründen unterbrochen werden, so zum Beispiel durch einen hohen Cholesterinspiegel oder einen hohen Blutdruck. Sie erhöhen das Schlaganfallrisiko erheblich.

Die Faktoren, die einen Schlaganfall auslösen können, sind durch gesunde Ernährung vermeidbar. »Ihrer Wahl der Nahrungsmittel, die Sie täglich zu sich nehmen, kommt bei der Vorbeugung eines Schlaganfalls eine entscheidende Rolle zu«, verkündet Dr. Thomas A. Pearson, Professor für Präventivmedizin und Sprecher der Amerikanischen Herzgesellschaft.

In einer Untersuchung, an der mehr als 87 000 Krankenschwestern teilnahmen, fanden die Forscher der Fakultät für Gesundheitswissenschaft in Harvard heraus, dass die Frauen, die das meiste Obst und Gemüse aßen, ein um 40 Prozent geringeres Schlaganfallrisiko hatten als die Frauen, die am wenigsten zu sich nahmen. Eine andere, an der Universität von Kalifornien, San Diego, durchgeführte Studie zeigte, dass Testpersonen, die täglich eine einzige Portion kaliumreiches Obst oder Gemüse verzehrten, ihr Schlaganfallrisiko ebenfalls um 40 Prozent mindern konnten.

Die Wahl Ihrer Nahrungsmittel ist entscheidend. So belegt die Forschung, dass zum Beispiel die Menschen, die die meisten Fette mit ihrer Nahrung aufnehmen, vor allem gesättigte Fettsäuren aus Fleisch und anderen tierischen Lebensmitteln, mit größerer Wahrscheinlichkeit einen Schlaganfall haben werden als Personen, die gesündere Lebensmittel essen. Das liegt daran, dass eine Kost mit vielen gesättigten Fettsäuren den Cholesterinspiegel in die Höhe treibt. Von Cholesterin weiß man, dass es die Herzarterien verengt und die Blutbahnen im Gehirn blockiert.

»Den Konsum gesättigter Fettsäuren einzuschränken, ist die wirkungsvollste Strategie, um den Cholesterinspiegel zu senken«, postuliert Dr. John R. Crouse, Professor für Medizin und Gesundheitswissenschaft aus Winston-Salem.

Bei vielen Menschen braucht es nicht viel, um den Cholesterinwert innerhalb eines gesunden Bereiches zu halten: Eine Begrenzung der täglichen Fleischmenge auf 85 bis 110 Gramm, ein eingeschränkter Butterkonsum (oder sogar Verzicht auf Butter), die Verwendung fettarmer Milchprodukte und ein Weglassen aller fettreicher Snacks.

Eine weitere Maßname, das Cholesterin unter Kontrolle zu halten, ist der häufigere Verzehr von Lebensmitteln aus Soja. Tofu, Tempeh und andere Sojaprodukte enthalten zwei Bestandteile, Daidzein und Genistein, die anscheinend Cholesterin senken und verhindern helfen, dass es an den Arterienwänden kleben bleibt. Studien legen nahe, dass der tägliche Verzehr von ungefähr 47 Gramm Sojaprotein (die in 300 Gramm festem Tofu enthaltene Menge) das Gesamtcholesterin um neun Prozent und die schädigenden Lipoproteine niedriger Dichte (LDH) um annähernd 13 Prozent zu senken vermag.

Beim Einkauf im Supermarkt sollten Sie auf keinen Fall an der Obst- und Gemüseabteilung vorbeigehen. Als die Forscher der bekannten Framingham-Herzforschungs-Gruppe die Speisepläne von mehr als 830 Menschen untersuchten, wurde deutlich, dass das Risiko, einen Schlaganfall zu erleiden, schon bei drei Portionen Obst und Gemüse pro Tag um 22 Prozent sinkt.

Für die gesundheitsfördernde Rolle von Obst und Gemüse bei der Vorbeugung von Schlaganfällen gibt es mehrere Gründe: Zum einen sind sie reich an Fasern, die nachweislich den Cholesterinspiegel senken. Zum anderen enthalten diese Lebensmittel laut Dr. Michael Hertog vom Nationalen Institut für Volksgesundheit und Umweltschutz in den Niederlanden wirksame Antioxidanzien. Diese verhindern, dass sich das gefährliche LDL-Cholesterin an die Arterienwände heftet und den Blutfluss zum Gehirn unterbricht. Besonders viele Antioxidanzien enthalten Zwiebeln, Grünkohl, grüne Bohnen, Möhren, Brokkoli, Endiviensalat, Sellerie und Preiselbeeren.

Man muss keine großen Mengen dieser antioxidanzienreichen Lebensmittel essen. In der Krankenschwester-Gesundheitsstudie zum Beispiel fanden die Harvard-Forscher heraus, dass die Frauen, die täglich nur 15 Milligramm Betacarotin bekamen (ungefähr die in einer Möhre enthaltene Menge), bereits ihr Schlaganfallrisiko reduzieren konnten.

Ein weiterer gesundheitsfördernder Aspekt von Obst und Gemüse ist der hohe Anteil an Kalium, eines Mineralstoffes, der nachweislich den hohen Blutdruck senkt, der einer der Hauptrisikofaktoren eines Schlaganfalles ist. Darüber hinaus scheint Kalium gerinnungshemmende Wirkung zu haben und verhindert somit, dass sich Blutgerinnsel bilden. Auch hierdurch wird ein Schlaganfall weniger wahrscheinlich. Gute Kaliumquellen sind Ofenkartoffeln, getrocknete Aprikosen, Honigmelonen und Spinat.

Neben Früchten und Gemüsen ist Tee (sowohl schwarzer als auch grüner Tee) ein ausgezeichneter Lieferant von Flavonoiden. Bei seiner Untersuchung von 550 Testpersonen im Alter von 50 bis 69 Jahren kam Dr. Hertog zu der Erkenntnis, dass diejenigen, die die meisten ihrer Flavonoide mit dem Tee aufnahmen, im Vergleich zu denen, die die geringste Menge dieser gesunden Bestandteile zu sich nahmen, ihr Schlaganfallrisiko um 73 Prozent verringern konnten.

Man braucht nicht literweise Tee zu trinken, um seine Vorzüge zu genießen. Laut Dr. Hertog können diejenigen, die mindestens fünf Tassen täglich trinken, verglichen mit denen, die weniger als drei Tassen täglich trinken, ihr Risiko um mehr als zwei Drittel reduzieren.

Milch ist ein weiteres Getränk, das eine risikomindernde Rolle zu spielen scheint. In einer groß angelegten Untersuchung des Honolulu-Herzprogramms fand man heraus, dass bei Testpersonen, die keine Milch tranken, das Risiko, einen Schlaganfall zu bekommen, doppelt so groß war wie bei denjenigen, die täglich mindestens einen knappen halben Liter tranken. Am besten Schafsmilch!

FISCH: FREUND ODER FEIND?

Viele Fische enthalten gesunde Fettsäuren, Omega-3-Fettsäuren genannt. Es war nachweisbar, dass sie die Werte der gesundheitsfördernden Lipoproteine hoher Dichte (HDL) anheben, jenes Blutfettes, das die Arterien frei hält. Nun mag man zu dem Schluss gelangen, dass der Verzehr von Fisch nicht nur den Cholesterinspiegel oder Blutdruck senken hilft, sondern auch zur Vorbeugung eines Schlaganfalls beiträgt.

So eindeutig verhält sich die Sache allerdings nicht. Manche Studien kamen zu dem Ergebnis, dass Menschen, die mehr Fischöl in ihrer Nahrung aufnehmen, mit geringerer Wahrscheinlichkeit einen Schlaganfall bekommen; andere Untersuchungen konnten wiederum gar keinen Zusammenhang feststellen. Einige Forschungsarbeiten beweisen allerdings sogar, dass Menschen, die viel Fisch essen, tatsächlich einem größeren Schlaganfallrisiko ausgesetzt sind.

»Diese Uneinigkeit rührt zumindest teilweise daher, dass

einige der Studien nicht berücksichtigen, welchen Einfluss das Fischöl auf die zwei verschiedenen Formen des Schlaganfalls hat«, stellt der Forschungsmediziner und Ernährungsspezialist Dr. James Kenney aus Santa Monica, Kalifornien, fest.

Folgende Fakten sorgen für Klarheit: Fischfette verhindern, dass sich bestimmte Bestandteile im Blut, sogenannte Blutplättchen, zusammenklumpen. Auf der einen Seite kann dies einem durch Blutgerinnsel verursachten Schlaganfall vorbeugen, auf der anderen Seite kann es das Risiko eines solchen Schlaganfalles erhöhen, der durch das Platzen eines Blutgefäßes ausgelöst wird.

Wie soll man sich nun verhalten? »Sie können gefahrlos einige Male pro Woche Fischgerichte verzehren, aber im Handel erhältliche Fischölkapseln sollten Sie nur auf Anraten Ihres Arztes einnehmen«, rät Dr. Kenney.

Schuppenflechte

Mit dem richtigen Essen den Schuppen Einhalt gebieten

Man sollte meinen, die Haut, die man heute spürt, sei die gleiche wie die von gestern und vorgestern. Doch jeden Tag sterben Millionen von Zellen ab, werden abgestoßen und durch gesunde Zellen ersetzt.

Bei Menschen mit Schuppenflechte (Psoriasis) produziert der Körper die Hautzellen ungefähr fünfmal schneller als bei Gesunden. Die Haut fühlt sich dick an und schuppt ab. Die Mediziner sind sich bisher noch nicht über die Ursachen der Psoriasis sicher. Es hat den Anschein, als zerstöre das Immunsystem genetisches Material, das den Hautzellen Informationen über die Häufigkeit ihrer Teilung vermitteln sollte.

Einiges weist darauf hin, dass die Schuppenflechte durch häufigen Verzehr von Produkten aus dem Küchengarten unter Kontrolle zu bringen ist. In einer groß angelegten Untersuchungsreihe, an der mehr als 680 Probanden teilnahmen, kamen die Forscher des Ernährungswissenschaftlichen Institutes der Universität Mailand zu dem Ergebnis, dass diejenigen, die die meisten Möhren, Tomaten, frischen Früchte und grünen Gemüsesorten aßen, viel seltener eine Schuppenflechte entwickelten als Testpersonen, die einen geringeren Konsum hatten. Schon der Verzehr von drei oder mehr Portionen Karotten pro Woche verringerte das Psoriasisrisiko um 40 Prozent. Teilnehmer, die wöchentlich sieben oder mehr Portionen Tomaten zu sich nahmen, reduzierten ihr Risiko um 60 Prozent; jene mit zwei Portionen frischen Obstes um 50 Prozent.

Da Möhren, Tomaten und Obst allesamt wichtige Quellen von Betacarotin und den Vitaminen C und E sind, vermuten die Forscher, dass die Antioxidanzien und die immunstimulierende Wirkung dieser Nahrungsmittel relevant sind.

Heilende Öle

Seit Langem schon vermuten Forscher, dass der Verzehr bestimmter Fischsorten die Symptome der Schuppenflechte lindern kann. Eine britische Studie hatte beispielsweise zum Ergebnis, dass bei Menschen mit Psoriasis, die täglich 170 Gramm Fisch wie Lachs, Makrele oder Hering aßen, innerhalb von nur sechs Wochen die Ausschläge um 15 Prozent zurückgingen.

Diese und andere Kaltwasserfische liefern eine Sorte Fett, die man Omega-3-Fettsäuren nennt. Omega-3-Fettsäuren scheinen die Produktion von Prostaglandinen und Leukotrienen, Substanzen, die Hautentzündungen hervorrufen, zu verringern. Der Verzehr von Fisch vermag Ihre Psoriasis sicherlich nicht zu heilen, doch kann er zusätzliche Besserung bewirken, wenn Sie schon mit anderen Mitteln behandelt werden. Lachs ist wegen seines hohen Omega-3-Fettgehaltes besonders empfehlenswert. Ganz besonders wichtig ist es, bei Hautproblemen den Speiseplan ausgewogen zusammenzustellen. Basisch und sauer verstoffwechselnde Produkte sollten sich die Waage halten. Stimmt das Gleichgewicht nicht, werden Schlacken produziert und durch den Körper transportiert. Auf der Haut, dem größten menschlichen Organ, lagern sie sich schließlich wie auf einer Deponie ab – mit den bekannten Erscheinungen.

Sodbrennen

Das Feuer löschen

Wenn Sie jemals Sodbrennen hatten, dann wissen Sie, dass der Name treffend ist. Der Schmerz kann so intensiv sein, dass einige Leute überstürzt zum Arzt eilen, weil sie glauben, einen Herzinfarkt zu haben. Sodbrennen hat jedoch nichts mit dem Herzen zu tun. Es tritt auf, wenn stark säurehaltige Verdauungssäfte vom Magen zur Speiseröhre hochsteigen, der Verbindung zwischen Magen und Mund. Normalerweise hindert ein kleiner Muskel am Ende der Speiseröhre, den man unteren Ösophagussphinkter nennt, die Säfte daran, aus dem Magen zu entweichen. Wenn der Muskel aber zum falschen Zeitpunkt erschlafft, schießen die Säfte nach oben und verätzen die empfindliche Schleimhaut der Speiseröhre. Dies verursacht den Schmerz, der als »Sodbrennen« bekannt ist.

Wie sich gezeigt hat, sind viele der Lebensmittel, die wir täglich essen, und die Häufigkeit, mit der wir sie essen, der Hauptgrund für Sodbrennen. Doch es gibt auch einige Nahrungsmittel, die das unangenehme Gefühl schnell verschwinden lassen. Bevor Sie also zur nächsten Apotheke hasten, um ein Antiazidum zu kaufen, sollten Sie erst einen Boxenstopp in Ihrer Küche machen.

»Die Änderung des Speiseplans ist der Ausgangspunkt zur Behandlung von Sodbrennen«, empfiehlt die Gastroenterologin Dr. Suzanne Rose.

Heilung von innen

Ein Nahrungsmittel, das bei Sodbrennen ausgezeichnete Wirkung zeigt, ist Ingwer, so der Homöopath John Hibbs. Er stärkt die Schließkaft des unteren Ösophagussphinkter, der dafür verantwortlich ist, dass die Magensäure dort bleibt, wo sie hingehört. Frischer Ingwer ist sehr würzig. Deswegen ist es besser, sich eine Tasse Ingwertee zuzubereiten. Geben Sie einfach einen halben bis einen Teelöffel frisch geriebenen Ingwer (oder einen viertel bis halben Teelöffel Ingwerpulver) in eine Tasse heißes Wasser, lassen das Ganze zehn Minuten ziehen und seihen dann den Ingwer ab.

Sodbrennen lässt sich auch mit Teigwaren, Reis, Kartoffeln oder anderen Nahrungsmitteln behandeln, die reich an komplexen Kohlenhydraten sind, schlägt Dr. Ara H. DerMarderosian, Professorin für Pharmakognosie und medizinische Chemie vor. Dr. Rose empfiehlt auch, nicht direkt nach dem Essen ein Nickerchen zu machen. Ist der Magen voll, kann die Säure sehr leicht zur Speiseröhre hochsteigen, vor allem, wenn Sie sich hinlegen und die Schwerkraft gegen Sie arbeitet. Stehen oder sitzen Sie hingegen, bleibt die Säure im Magen.

Häufige Übeltäter

Forscher schätzen, dass bis zu 25 Millionen Amerikaner täglich Sodbrennen haben. Außerdem beziehen die Amerikaner mehr Kalorien aus Fetten, als jeder andere Mensch auf diesem Planeten. Ein Zufall? Nicht in den Augen der Forscher.

Untersuchungen haben gezeigt, dass eine Reihe von Lebensmitteln, besonders so fettreiche wie Butter und rotes Fleisch, vorübergehend die Schließkraft des unteren Ösophagussphinkter beeinträchtigen. Forscher der Medizinischen Fakultät der Wake-Forest-Universität in Winston-Salem, North Carolina, fanden beispielsweise heraus, dass Menschen, die gerne fettreich essen, den Säuren viermal länger ausgesetzt sind als die Personen, die Mageres vorziehen.

Schokolade ist ein weiterer Übeltäter. Sie enthält nicht nur viel Fett, sondern manchmal auch andere Substanzen, die zusätzlich relaxierend auf den unteren Ösophagussphinkter wirken. Noch eine Stunde nach dem Verzehr von Schokolade kann Magensäure in die Speiseröhre hochsteigen, berichten die Forscher der Wake-Forest-Universität.

Doch Probleme verursachen nicht nur die fettreichen Lebensmittel. Bei manchen Leuten können zum Beispiel auch Zwiebeln das Sodbrennen auslösen. Man weiß nicht genau, warum, aber manchmal reicht schon eine kleine Zwiebelscheibe aus.

Auch Pfefferminze, die oft in Backwaren, Eis und Bonbons enthalten ist, kommt als Verursacher infrage. Forscher der Staatlichen Universität New York in Buffalo stellten fest, dass der Verzehr von Pfefferminze die Schließkraft des unteren Ösophagussphinkter innerhalb weniger Minuten erschlaffen lässt.

Wenn Sie unter Sodbrennen leiden, gehen Sie so lange vorsichtig mit würzigen Lebensmittel um, bis es ganz abgeklungen ist. Viele Leute muten der empfindlichen Schleimhaut ihrer Speiseröhre bedenkenlos scharfe Paprika oder Orangensaft zu. Sie brauchen nicht völlig auf Ihre Lieblingsspeisen zu verzichten, meint Dr. Rose, aber schränken Sie sich ein, bis es Ihnen besser geht.

Stress

Linderung durch Vitamin B

Verschlafen – auf dem Weg zur Arbeit schnell noch ein paar Kekse. Der Bericht ist fällig – noch eine Tasse Kaffee. Die Kinder plärren – Zeit für etwas Süßes. Sicher kennen Sie dieses Szenario.

Stress ist heutzutage zu einer Volksseuche geworden, und Lebensmittel bieten uns oft eine willkommene, wenn auch nur momentane Pause. Leider fühlen wir uns nach dem Verzehr von Produkten wie Kaffee und Süßigkeiten, zu denen wir in Zeiten mit viel Stress gern greifen, noch erschöpfter als zuvor.

Doch das muss nicht so sein. Forschungen haben gezeigt, dass wir die Produktion der Stresshormone durch den Verzehr bestimmter Lebensmittel oder deren Verzicht beeinflussen können. Schon eine geringe Umstellung unseres Speiseplans führt zu Veränderungen im Gehirn, die uns unsere Probleme ein wenig leichter erscheinen lassen.

Beruhigende Kohlenhydrate

Kartoffelbrei. Frisch gebackenes Brot. Ein Teller mit dampfenden Nudeln. Dies sind nur einige der »Tröster«, zu denen wir in Stresszeiten instinktiv greifen. Und wie sich zeigt, liegen wir damit richtig. Forscher haben herausgefunden, dass kohlenhydratreiche Produkte Veränderungen im Gehirn bewirken, die das Stressgefühl lindern können.

In emotional schwierigen Zeiten verbraucht das Gehirn sehr schnell seinen Vorrat an Serotonin, einer chemische Substanz, die uns ein Gefühl des Wohlbefindens vermittelt. Wenn der Serotoninspiegel sinkt, stellen sich leicht negative Gefühle ein, sagt der Neuropsychologe und Psychologieprofessor Dr. Joe Teece.

Der Verzehr kohlenhydratreicher Nahrungsmittel wie zum Beispiel von Teigwaren, Semmeln oder Kartoffeln hebt schnell den niedrigen Serotoninspiegel an. Sie fühlen sich dann entspannter. Und noch ein Vorteil der Kohlenhydrate: Wenn der Serotoninspiegel steigt, lässt gewöhnlich der Appetit nach. Das bewahrt Sie davor, sich durch die Stresszeiten hindurchzufuttern.

Eine Zoogeschichte

Wenn Sie das nächste Mal in den Zoo gehen, sollten Sie sich einen Moment Zeit nehmen und im Affenhaus unsere schaukelnden Vettern bewundern. Sie schlagen Purzelbäume, hängen an Ästen und scheinen sich wirklich großartig zu amüsieren. Sie brauchen sich nicht um Fahrgemeinschaften und Rechnungen zu kümmern, was ein Grund sein könnte, warum Affen keinen Stress haben. Vielleicht liegt es aber auch an den vielen Bananen, die sie verdrücken.

Forschungsergebnisse legen nahe, dass Vitamin-B6-reiche Produkte wie Bananen, Kartoffeln und Backpflaumen Reizbarkeit und Stress mindern und damit Menschen (und vielleicht auch Affen) zu mehr Wohlbefinden verhelfen. Im Rahmen einer Studie reduzierten Dr. Teece und seine Kollegen vom Jean-Mayer-USDA-Zentrum für

Altersforschung der Tufts-Universität in Boston bei einer Gruppe Freiwilliger die Vitamin-B6-Aufnahme. Die Testpersonen wurden immer gereizter und angespannter.

Die Forschung steckt noch in den Kinderschuhen, doch vielleicht hebt Vitamin B6 die Stimmung, indem es den Dopaminspiegel erhöht. Dopamin ist eine chemische Substanz im Gehirn, die mit Wohlbefinden in Beziehung gebracht wird. Wenn Ihre Nahrung nicht genügend Vitamin B6 enthält, sinkt der Dopaminspiegel im Gehirn. Dies kann in der Folge zu Depressionen führen. Außerdem produzieren Menschen, die an Dopaminmangel leiden, möglicherweise zu wenig Serotonin, wodurch sich ihre Gemütslage noch weiter verschlechtert.

Bis jetzt weiß man noch nicht genau, wie viel Vitamin B6 wir benötigen, um die Produktion der Stresshormone zu verringern, sagt Dr. Teece. Man nimmt jedoch an, dass ein Tageswert (TW) von zwei Milligramm ausreichend sein könnte. Diese Menge mit der Nahrung aufzunehmen, ist kein Problem; eine Banane enthält zum Beispiel 0,7 Milligramm oder 35 Prozent des Tageswertes, 50 Gramm Kichererbsen enthalten 0,6 Milligramm, das sind 30 Prozent des Tageswertes, und eine im Ofen gebackene Kartoffel 0,4 Milligramm oder 20 Prozent des Tageswertes.

Der Koffeincrash

Wo Menschen hart arbeiten, steht sicher auch eine Kaffeekanne. Und je gestresster sich diese Menschen fühlen, desto häufiger wird die Tasse gefüllt. Von rund 300 Teilnehmern einer von Forschern der Universität von Minnesota durchgeführten Studie griffen etwa die Hälfte in stressintensiven Zeiten vermehrt zu Kaffee oder anderen koffeinhaltigen Getränken.

Koffein putscht kurzfristig auf, und für den Moment fühlen wir uns entspannter und zuversichtlicher. Doch sehr schnell regt er die Produktion von Cortisol an, einem Stresshormon, das den Blutdruck und die Herzfrequenz erhöht. Das macht Sie noch nervöser, als Sie zuvor schon waren, warnt der Psychiatrieprofessor und Verhaltensforscher Dr. William Lovallo.

Bereits geringe Mengen Kaffee reichen, um Ihren Blutdruck auf Hochtouren zu bringen, fügt Dr. Lovallo hinzu. Im Rahmen einer Untersuchung stellten er und seine Kollegen fest, dass auch bei den Testpersonen, die täglich nur zwei bis drei Tassen Kaffee tranken, ein deutlich erhöhter Blutdruck zu verzeichnen war.

Deswegen brauchen Sie nun nicht auf Ihr Lieblingsgetränk zu verzichten. Doch in Stresszeiten helfen Ihnen koffeinfreie Getränke eher, ruhiger zu bleiben und die Nerven zu behalten.

Und noch etwas: Lassen Sie den Deckel auf der Zuckerdose, wenn Sie sich Kaffee nachgießen. Schon wenige Minuten nach dem Genuss von Zucker sinkt der Blutzuckerspiegel: »Wenn aber Ihre Blutzuckerwerte fallen und steigen, reagieren Sie eher launisch und gereizt«, erklärt Dr. Peter Miller.

Übergewicht

Die Pfunde wegfuttern

»Verlieren Sie täglich ein Pfund – ohne zu fasten!« – »Verbrennen Sie Fett – im Schlaf!«

Na klar. Wenn es um Diäten geht, haben die meisten von uns schon so viele verschiedene ausprobiert, dass sie über ihre Erfahrungen ein ganzes Buch schreiben könnten.

Doch tatsächlich muss kein Wunder geschehen, damit Sie ein paar Pfund abnehmen und anschließend Ihr neues Gewicht auch wirklich halten.

Diese Aussage beruht auf folgender einfacher Formel: »Die vom Körper aufgenommene Energie muss der abgegebenen Energie gleichen«, so Dr. Simone French, Assistenzprofessorin für Epidemiologie an der Universität Minnesota, Minneapolis. »Wenn Sie Ihrem Körper mehr Energie zuführen als dieser wieder abgibt, nehmen Sie zu. Führen Sie ihm weniger Energie zu, als er verbraucht, nehmen Sie ab.«

Mit anderen Worten, was zählt, sind die Kalorien. Die Anzahl der aufgenommenen Kalorien muss geringer sein als die Anzahl der verbrauchten Kalorien.

Neben sportlicher Betätigung, durch die Sie Kalorien verbrennen, sind vor allem die Qualität der Nahrungsmittel und die verzehrte Menge von Bedeutung. Ihr Körper verarbeitet die Kalorien, die ein fettreicher Keks mit Schokoladensplittern enthält, nicht genauso wie eine Kartoffel oder kohlenhydratreiche Nudeln. Außerdem haben wissenschaftliche Untersuchungen gezeigt, dass ei-

706 Krankheiten bekämpfen durch richtige Ernährung

nige Lebensmittel den Appetit anregen, andere ihn jedoch
»abzuschalten« scheinen.

Das wirkliche Wunder könnte also darin bestehen, dass
bestimmte Lebensmittel Sie in Ihrem Bemühen unterstützen, abzunehmen.

Die fettarme Lösung

Die meisten Menschen, die mit dem Abnehmen kämpfen,
können im Schlaf Kalorien zählen. Doch Kalorien sind,
wenn auch wichtig, dennoch nur ein Teil der Gewicht-
Verlust-Gleichung. Um das Fett loszuwerden, müssen Sie
es von Ihrem Teller verbannen.

Es gibt mehrere Gründe dafür, warum sich alle Maß-
nahmen zur Gewichtsreduktion so sehr auf Fett konzentrieren: Erstens ist Fett unglaublich kalorienreich. Ein
Gramm Fett enthält neun Kalorien, ein Gramm Kohlenhydrate oder Proteine hingegen nur vier. Deswegen hat
eine Möhre nur 31 Kalorien, eine ähnlich große Portion
Möhrenkuchen jedoch stattliche 314 Kalorien.

Im Unterschied zu Eiweiß und Kohlenhydraten neigt
Fett zudem zur Anhänglichkeit. Der Körper speichert Fett
mit Begeisterung, verbrennt aber nur drei Prozent der
Fettkalorien. Im Gegensatz dazu werden 23 Prozent der
in Kohlenhydraten enthaltenen Kalorien verbraucht, bevor er mit der Speicherung anfängt.

Als Forscher der Indiana-Universität in Bloomington
den Speiseplan von 78 Testpersonen untersuchten, stellten sie fest, dass die übergewichtigen Testpersonen, wie
nicht anders zu erwarten war, mehr Fett konsumierten
als ihre schlankeren Kollegen. Überraschend war jedoch,

dass die Übergewichtigen weniger Kalorien verzehrten. Dieses Ergebnis legt nahe, dass das Fett, das Sie essen, mit großer Wahrscheinlichkeit zu dem Fettpolster wird, das Sie mit sich herumschleppen. Die Fachleute sind sich einig, dass Ihr Fettverzehr nicht mehr als 25 Prozent der Gesamtkalorienmenge betragen sollte. Um abzunehmen, sollten Sie ihn aber sogar auf 20 Prozent reduzieren.

Die fettfreie Gefahr

Auch eine fettarme Diät ist beileibe nicht ohne Tücken, besonders dann nicht, wenn es sich um fettarme Snacks handelt. »Viele Leute glauben, dass sie so viele fettarme Lebensmittel essen können, wie sie wollen, doch diese Lebensmittel können eine bedeutende Menge an Kalorien enthalten«, sagt Dr. French. »Und wenn Sie viel mehr Kalorien zu sich nehmen, als Sie brauchen, nehmen Sie zu, selbst wenn es fettfreie Kalorien sind.«

Das heißt nicht, dass Sie ganz auf fettarme Snacks verzichten müssen. Aber achten Sie darauf, wie und wann Sie sich etwas gönnen. Da »fettfrei« nicht gleich »kalorienfrei« ist, sollten Sie nicht regelmäßig fettarme oder fettfreie Lebensmittel verschlingen. Verzehren Sie sie in kleinen Portionen zwischen den Mahlzeiten. Wenn Sie Ihren Appetit auf einen Snack vor dem Mittag- oder Abendessen befriedigen, werden Sie bei den Mahlzeiten nicht so viel essen, meint die Forschungswissenschaftlerin Prof. Dr. Joanne Curran-Celentano.

Fettfreie (oder sogar fettreiche) Snacks mögen als kleine Belohnung dienen, doch sie garantieren nicht, Ihren

Appetit zu befriedigen und Ihre Linie in Form zu halten. Wählen Sie, wann immer möglich, fettarme und gesunde Sachen, wie Obst, Gemüse und Vollkorn, rät Dr. Curran-Celentano.

Ein Plädoyer für Kohlenhydrate

Vor nicht allzu langer Zeit glaubte man noch, dass Brot, Kartoffeln und Nudeln nicht in eine Diät zur Gewichtsabnahme gehörten, weil diese und andere »stärkehaltige« Lebensmittel direkt auf die Hüften wandern würden. Forschungsergebnisse zeigen jedoch, dass Menschen, die abnehmen und ihr neues Gewicht halten, eher mehr als weniger dieser Lebensmittel essen.

Nach dem Verzehr von Lebensmitteln wie Reis, Bohnen, stärkehaltigem Gemüse und Teigwaren, die viele komplexe Kohlenhydrate enthalten, fühlt man sich satt. Die Ernährungswissenschaftlerin Prof. Dr. Barbara Rolls erklärt, dass diese Lebensmittel eine geringere »Energiedichte« haben, das heißt mehr wiegen als fettreiche Nahrungsmittel, aber weniger Kalorien enthalten. »Je geringer die Energiedichte eines Lebensmittels, desto eher wird ein Sättigungsgefühl erreicht.«

Um die Bedeutung der Energiedichte zu verstehen, wollen wir einen durchschnittlichen 1600-Kalorien-Tag betrachten. Um diese Kalorienmenge aus kohlenhydratreichen Lebensmitteln zu beziehen, müssten Sie Folgendes essen: 17 Vollweizenpfannkuchen, elf Ofenkartoffeln, acht Portionen Spaghetti oder acht getoastete Zimt-Rosinen-Brötchen. Nehmen wir nun an, Sie wollten diese Kalorien aus sehr fetthaltigen Lebensmitteln beziehen. Hier ist Ihre Speisekarte: drei Fischsandwiches mit Käse und Remouladensauce.

Ein gewaltiger Unterschied, nicht wahr? Wenn Sie kohlenhydratreiche Lebensmittel essen, werden Sie sich satt fühlen und dennoch eine gesunde Kalorienzahl nicht überschreiten, sagt Dr. French.

Zudem legen Forschungsergebnisse nahe, dass die meisten Menschen eine kohlenhydratreiche, fettarme Diät zur Gewichtsabnahme vorziehen. Während einer an der Universität Minnesota in Minneapolis durchgeführten Untersuchung wurden die Probanden, die eine fettarme Diät befolgten, ermutigt, so viele fettarme, aber kohlenhydratreiche Lebensmittel – zum Beispiel Obst, Gemüse, Getreide und Bohnen – zu essen, wie sie nur wollten. Die Testpersonen einer anderen Gruppe befolgten hingegen eine kalorienarme Diät, die dennoch fettreicher war. Etwa 30 Prozent der Gesamtkalorienmenge entstammten Fett.

Nach sechs Monaten hatten die Frauen beider Gruppen etwa das gleiche Gewicht abgenommen – die Testpersonen der fettarmen Gruppe 4,75 Kilo, die Kalorienreduzierer 4,2 Kilo. Die Frauen der fettarmen Gruppe assoziierten die Erfahrung jedoch mit einer besseren Lebensqualität und stuften im Vergleich zu den Kalorieneinsparern ihre Nahrung als schmackhafter ein. Außerdem verzehrten sie, ohne sich anzustrengen, 17 Prozent weniger Kalorien als die Testpersonen der anderen Gruppe.

Dr. Curran-Celentano empfiehlt eine Diät, die aus 60 Prozent Kohlenhydraten, 20 Prozent Eiweiß und 20 Prozent Fett besteht. »Die Kohlenhydrate sollten vorzugsweise aus faserreichen Produkten bezogen werden«, schlägt Dr. Curran-Celentano vor. »Sie liefern mehr Nähr-stoffe und verhindern ein Absinken der Blutzuckerwerte und den damit einhergehenden Heißhunger.«

Sättigende Nahrungsmittel

Wenn Ihre Vorstellung von einem Diätplan »leichtes Essen« beinhaltet, sollten Sie einmal das Gegenteil in Erwägung ziehen. Forschungsergebnisse lassen darauf schließen, dass eine appetit- und gewichtskontrollierte Ernährung nichts weiter erfordert als den Verzehr sättigender Nahrungsmit-tel.

Forscher der Universität Sydney, Australien, fütterten Testpersonen jeweils 240-Kalorien-Portionen verschie-dener Nahrungsmittel wie Obst, Backwaren, Snacks, koh-lenhydratreiche Produkte, eiweißreiche Produkte und Ze-realien. Nach dem Essen schätzten die Testpersonen alle 15 Minuten ihr Hungergefühl ein. Die Forscher interes-sierte, durch welche Lebensmittel die Testpersonen am längsten zufriedengestellt waren.

Für Weißbrot gab es eine Vorgabe von 100 Punkten, an denen alle anderen Nahrungsmittel gemessen wur-den. Hier die Rangfolge: Ganz oben auf dem Speiseplan stand eine Kartoffel mit 323 Punkten. Dann folgten Fisch (mit 225 Punkten), Haferschrot (209), Apfelsinen (202), Äpfel (197) und Vollkornnudeln (188). Überraschender-weise erhielten Backwaren die wenigsten Punkte. Noch erstaunlicher war, dass bei Produkten der Sättigungsgrad umso niedriger eingestuft wurde, je mehr Fett sie ent-hielten. Ein Croissant bekam zum Beispiel nur 47 Punkte, das heißt, es war nicht halb so sättigend wie ein Stück

Weißbrot. Lebensmittel, die mehr Eiweiß, Fasern und Wasser enthalten, wurden am höchsten eingestuft.

Aufgrund dieser Ergebnisse empfiehlt Dr. Rolls, fetthaltigeren, faserärmeren Produkten sättigende Nahrungsmittel wie Obst und Gemüse vorzuziehen. Essen Sie zum Beispiel eine Ofenkartoffel anstelle einer Portion Pommes frites. Gönnen Sie sich zwischen den Mahlzeiten etwas Popcorn statt der gleichen Menge Kartoffelchips. Noch besser wären allerdings ein Apfel oder eine Apfelsine. Es geht darum, Ihren Hunger direkt zu stillen und Ihren Appetit für einige Stunden zu kontrollieren, ohne sich mit unerwünschten Kalorien vollzuladen.

Schließlich ein hoffnungsfroher Ausblick: Auch ganz ohne zu hungern oder anders zu essen können Sie abnehmen, und das im Schlaf. Durch die Zufuhr bestimmter Aminosäuren wird das körpereigene Hormon »Somatotropin« angeregt. Es gilt als das wichtige Wachstumshormon, das nur in der Nacht arbeitet: In der Nacht wächst der Organismus, dazu braucht er Energie, und die holt er sich aus den Körperreserven.

ZUFRIEDENHEIT GARANTIERT

Nach Forschungsergebnissen der Universität Sydney, Australien, ist die Appetitkontrolle möglicherweise der Schlüssel zu einer erfolgreichen Gewichtsabnahme. Im Rahmen einer Untersuchung identifizierten die Forscher eine Reihe »hochbefriedigender« Produkte, die länger satt machen. In der folgenden Tabelle gelten alle Produkte mit 100 (der Punktzahl für Weißbrot) oder mehr Punkten als befriedigend. Lebensmittel, die weniger als 100 Punkte erzielten, halten nicht lange vor, sodass man wahrscheinlich mehr von ihnen isst – und zunimmt.

Nahrungsmittel	Punktzahl	Nahrungsmittel	Punktzahl
Kartoffeln	323	Kräcker	127
Fisch	225	Kekse	120
Haferschrot	209	Weizennudeln	119
Apfelsinen	202	Bananen	118
Äpfel	197	Cornflakes	118
Vollkornnudeln	188	Geleebonbons	118
Steak	176	Pommes frites	116
Baked Beans	168	Weißbrot	100
Trauben	162	Eis	96
Vollkornbrot	154	Kartoffelchips	91
Popcorn	154	Joghurt	88
Kleiezerealien	151	Erdnüsse	84
Eier	150	Schokoriegel	70
Käse	146	Krapfen	68
geschälter Reis	138	Kuchen	65
Linsen	133	Croissant	47
Naturreis	132		

Übergewicht

Verstopfung

Der Ballaststoffexpress

Es gibt nicht viel, worüber man heutzutage nicht redet. In der Kantine zum Beispiel können Sie von der Scheidung bis zur Prostataoperation Ihrer Kollegen allerlei Privates erfahren.

Das Einzige, worüber die Leute nicht reden, nicht einmal mit ihren Ärzten, ist Verstopfung. Wenn sie es täten, wäre diese Verdauungsstörung kaum so verbreitet; denn die Betroffenen fänden heraus, dass ihr Problem in aller Regel leicht und dauerhaft zu beheben ist. Und zwar durch mehr Ballaststoffe und Wasser.

Leichte Passage

Im Unterschied zu Vitaminen und Mineralien werden Ballaststoffe nicht im Verdauungstrakt resorbiert. Stattdessen verbleiben sie lange Zeit im Darm und saugen große Mengen Flüssigkeit auf. Und das ist ihr Erfolgsgeheimnis im Kampf gegen Verstopfung.

Wenn die Ballaststoffe nämlich Wasser binden, nimmt der Stuhl an Volumen zu. Die größere und feuchtere Kotmenge aber wird schneller aus dem Darm befördert als kleine Mengen, die sich tagelang anhäufen können. »Und aufgrund der weichen Beschaffenheit«, erläutert die Ärztin Dr. Marie Borum, »bewegt sich das Ganze viel leichter durch den Darm hindurch.«

Obst, Gemüse, Hülsenfrüchte und Vollkornprodukte enthalten reichlich Ballaststoffe. Früher glaubten die Ärzte, dass ausschließlich die Ballaststoffe in Vollkorngetreide gegen Verstopfung wirksam seien. Es hat sich jedoch gezeigt, dass die löslichen Fasern, enthalten in Hülsenfrüchten, Hafer und vielen Obstsorten, die Darmtätigkeit ebenfalls anregen.

In den westlichen Industrieländern leiden viele an Verstopfung, weil sie mit durchschnittlich nur elf Gramm pro Tag zu wenig Ballaststoffe aufnehmen, wie die Ernährungsberaterin Pat Harper sagt. Dabei ist es gar nicht schwierig, auf die empfohlene Menge von 25 Gramm täglich zu kommen, da praktisch alle pflanzlichen Lebensmittel Ballaststoffe enthalten. Ein Schüsselchen Weizenflocken zum Beispiel enthält mit drei Gramm davon zwölf Prozent des Tagesbedarfs, genauso wie 30 Gramm Gartenbohnen oder ein Apfel.

Wenn Sie Ihren Speiseplan um Ballaststoffe ergänzen, ist ein unangenehmer Nebeneffekt allerdings fast nicht vermeidbar.

»Auf die ungewohnten Pflanzenfasern wird Ihr Körper möglicherweise erst einmal mit Krämpfen und Blähungen reagieren«, warnt Dr. Borum.

Deshalb sollten Sie die Ballaststoffmenge über mehrere Monate hinweg langsam steigern. Man könne schließlich nicht erwarten, das Problem in einer Woche zu lösen, wenn man ein Leben lang zu wenig Ballaststoffe zu sich genommen hat, meint die Ärztin.

GUTEN MORGEN, KAFFEE

Kaffeetrinker wissen, dass die morgendliche Tasse Kaffee mehr ist als nur ein Muntermacher, nämlich auch die Verdauung in Gang bringt. Wie die Ernährungsberaterin Pat Harper erklärt, regt Koffein den Dickdarm an, sich zu kontrahieren. »Ein oder zwei Tassen Kaffee zum Frühstück können somit zu einer regelmäßigen Verdauung beitragen.«

Deshalb verordnen auch einige Ärzte bei Verstopfung statt Abführmittel erst einmal eine Tasse Kaffee.

Allerdings entzieht der Muntermacher dem Körper mehr Flüssigkeit, als er selber bietet. Deshalb sollte man ihn in Maßen genießen, das heißt, höchstens vier Tassen pro Tag.

Wasser hilft

Wir betrachten Wasser oft als eine Art Zusatz zu einer gesunden Ernährung und weniger als notwendigen Bestandteil. »Zu wenig Flüssigkeit ist jedoch häufig die Ursache von Verstopfung«, sagt Dr. Borum. Denn der Stuhl kann große Mengen Wasser aufnehmen, wird aber hart und bewegt sich nicht mehr so leicht durch den Darm, wenn er diese Mengen nicht bekommt. Gerade bei hoher Ballaststoffaufnahme kann das leicht passieren.

Zumal man sich in puncto Flüssigkeitsaufnahme nicht auf sein Durstgefühl verlassen kann, wie Dr. Borum sagt. Der Durstmechanismus ist nicht sonderlich sensibel und macht sich oft nicht bemerkbar, wenn der Körper mehr Flüssigkeit braucht. Zudem lässt der natürliche Drang, zu trinken, mit zunehmendem Alter nach, weshalb gerade ältere Menschen häufig an Verstopfung leiden.

Um derlei Beschwerden auszuschließen, rät Dr. Borum zu mindestens sechs bis sieben Gläsern Wasser pro Tag. Alternativ bieten sich auch Suppen oder Säfte an. Alkoholische oder koffeinhaltige Getränke jedoch nicht, denn sie haben eine harntreibende Wirkung, entziehen dem Organismus also mehr Flüssigkeit als sie ihm bringen.

Trockenpflaumen

Das vielleicht älteste Hausmittel gegen Verstopfung hat sich dank wissenschaftlicher Untersuchungen als eines der wirksamsten herausgestellt: Trockenpflaumen, die mit drei Inhaltsstoffen die Verdauung in Gang halten. Zum einen reich an Ballaststoffen – drei Pflaumen decken mit drei Gramm bereits rund zwölf Prozent des Tagesbedarfs –, enthalten sie darüber hinaus Dihydroxiphenylisatin, eine chemische Verbindung, welche die Darmbewegung anregt. Durch ihren natürlichen Sorbitgehalt sind sie schließlich in der Lage, enorme Flüssigkeitsmengen aufzusaugen und damit den Verdauungstrakt zu aktivieren.

Wenn Sie keine Trockenpflaumen mögen, Rosinen sind ebenso ballaststoffreich; ein paar davon bringen es mit etwa zwei Gramm auf acht Prozent des täglichen Bedarfs. Außerdem enthalten sie Weinsäure, ein weiteres natürliches Abführmittel. Bei Testpersonen, die täglich etwa 130 Gramm Rosinen aßen, halbierte sich die Darmpassage nach kurzer Zeit von zwei Tagen auf einen.

Wechseljahrsbeschwerden

Lebensmittel für die Lebensmitte – und darüber hinaus

Für viele Frauen ist die Menopause – oder die Wechseljahre, wie sie manchmal genannt werden – eine Zeit überschwänglicher Freude. Ohne die Monatsblutung, die Sorgen um eine ungewollte Schwangerschaft oder um die berufliche Karriere stellt sich ein plötzliches Gefühl der Freiheit ein – so als gehöre der Rest des Lebens wirklich ihnen.

»Es gibt keine kreativere Kraft auf Erden als eine begeisterungsfähige Frau während der Menopause«, beschreibt die Anthropologin Margaret Mead diese Zeit, die einige ihrer interessantesten Projekte verwirklichte, als sie schon weit über 50 war.

Doch der Körper ist in den Wechseljahren einigen Veränderungen ausgesetzt, die auch den Aktivsten ihren Schwung nehmen können. Hitzewallungen, Gemütsschwankungen und Schlaflosigkeit sind nur einige der Symptome, unter denen viele Frauen in dieser Zeit zu leiden haben.

Lange nahmen die Frauen (und ebenso ihre Ärzte) an, dass die in der Menopause auftretenden Beschwerden schlichtweg unvermeidbar seien. Doch wie sich gezeigt hat, kann hier eine richtige Ernährung vieles verbessern oder sogar ganz beheben, wie Dr. Isaac Schiff, Chefarzt für Geburtshilfe und Gynäkologie am Allgemeinkrankenhaus in Boston und Autor eines Buches über die Wechseljahre tröstet.

Hormonelle Veränderung

Wenn Frauen in die Wechseljahre kommen, produzieren ihre Eierstöcke nach und nach weniger der weiblichen Hormone Östrogen und Progesteron. An einem bestimmten Punkt lässt die Produktion so sehr nach, dass die Monatsblutungen aufhören und Beschwerden wie Hitzewallungen und Gemütsschwankungen einsetzen.

Noch schwerwiegender sind einige der langfristigen Veränderungen im Körper, die durch einen niedrigen Hormonspiegel hervorgerufen werden. Wenn der Östrogenspiegel sinkt, verlieren die Knochen sehr schnell Kalzium.

Wird dann kein zusätzliches Kalzium mit der Nahrung aufgenommen, werden die Knochen durch den Mangel dünn und brüchig; ein Zustand, den man Osteoporose nennt.

Das Herz schützen

Da viele Probleme der Menopause durch einen niedrigen Östrogenspiegel hervorgerufen werden, erscheint es logisch, dass sich der Gesundheitszustand der Frauen verbessert, wenn sie einen Teil des Östrogens ersetzen. Wissenschaftler haben festgestellt, dass eine Reihe von Lebensmitteln – vor allem Sojaprodukte wie Tofu und Tempeh – große Mengen an Phytöstrogenen enthalten, pflanzlichen Verbindungen, die ähnlich wirken wie natürliche Hormone.

Phytöstrogene helfen, das Herz zu schützen; ein wichtiger Aspekt, da nach der Menopause das Risiko, an einem Herzleiden zu erkranken, zunimmt. Auch haben Forschungsergebnisse gezeigt, dass ein Mehr an Sojaprodukten den Cholesterinspiegel senkt und damit das Risiko einer Herzkrankheit verringern kann. Forscher der Universität von Kentucky, Lexington, beobachteten, dass sich in Testpersonen, die täglich knapp 60 Gramm Tofu aßen, das Gesamtcholesterin um neun Prozent und das schädliche Lipoproteincholesterin mit geringer Dichte um fast 13 Prozent reduzieren konnte.

Mit dem vermehrten Genuss von Sojaprodukten nehmen Sie natürlich automatisch weniger gesättigte Fettsäuren zu sich. Auch das trägt zu einem niedrigeren Cholesterinspiegel bei. »Vor und während der Menopause sollten Frauen besonderen Wert auf eine Kost legen, die ihre Herzgesundheit fördert«, rät der Gynäkologe Dr. Wulf H. Utian. »Herzkrankheiten gehören mit zu den größten Problemen während der Wechseljahre.«

Kampf den Hitzewallungen

Hitzewallungen sind vielleicht das bekannteste Symptom der Menopause. Sie kommen aus heiterem Himmel und sorgen für fieberartiges Erröten und Unbehagen. Auch hier können die in Soja enthaltenen Phytöstrogene helfen. In asiatischen Ländern, in denen Frauen sehr viele Sojaprodukte essen, leiden nur 16 Prozent der weiblichen Bevölkerung unter Wechseljahrsbeschwerden. Auf japanisch existiert noch nicht einmal ein Wort für »Hitzewallung«. Da man in den USA jedoch wesentlich weniger Sojaprodukte verzehrt, klagen 75 Prozent der Frauen in dieser Zeit über fliegende Hitze oder andere unangenehme Symptome.

Nicht nur Sojabohnen können die Hitzewallungen lindern. Helmbohnen (die man über Salate streuen oder zu köstlichen Suppen verarbeiten kann) enthalten die gleiche Menge an Phytöstrogenen wie Sojabohnen. Gemahlener Flachssamen, eingebacken in Brot und Fladen, enthält ebenfalls das pflanzliche Hormon.

Zudem brauchen Sie keine großen Mengen phytöstrogenhaltiger Lebensmittel zu essen, um die gewünschte Wirkung zu erzielen. Schon tägliche 60 Gramm Tofu oder Tempeh (ein aus Sojabohnen gemachter Kuchen) reichen aus, um die Beschwerden gar nicht erst aufkommen zu lassen. Ebenso gut tut auch ein Teller Misosuppe, die ihren Geschmack einer Würze aus Sojabohnen und Salz verdankt.

Kümmern Sie sich um Ihre Knochen

Eine der wesentlichen Aufgaben der Frauen nach den Wechseljahren ist es, sich um die Gesundheit ihrer Knochen zu kümmern. »Die ausreichende Aufnahme von Kalzium vor, während und nach der Menopause, gehört zu den wichtigsten Dingen, die eine Frau zur Vermeidung eines möglichen, verheerenden Knochenbruchs tun kann«, so Dr. Utian.

Auch hierbei spielen Sojaprodukte eine entscheidende Rolle, denn sie helfen dem Knochen, Kalzium einzulagern. Eine Laborstudie zeigte, dass Tiere, denen kleine Mengen Genistein (ein in Soja enthaltenes Phytöstrogen) verabreicht wurden, gesunde, kalziumgefüllte Knochen hatten, obwohl sie versuchsbedingt kein Östrogen mehr produzierten.

Leider nehmen die meisten Frauen bei weitem nicht genug Kalzium zu sich. Bei Frauen zwischen 20 und 50 Jahren beträgt die durchschnittliche Aufnahme dieses wichtigen Minerals 1000 Milligramm pro Tag und sinkt nach den Wechseljahren sogar auf nur noch 800 Milligramm täglich.

Wissenschaftler des Staatlichen Gesundheitsinstituts empfehlen Frauen im gebärfähigen Alter mindestens 1,2 Gramm Kalzium pro Tag und Frauen nach der Menopause sollten 1,5 Gramm täglich zu sich nehmen.

Eine ausreichende Menge Kalzium ist leicht in der Nahrung enthalten: 230 Gramm Joghurt haben 415 Milligramm Kalzium oder 43 Prozent des Tageswertes und 230 Gramm Lachs 181 Milligramm oder 18 Prozent des Tageswertes.

Gut verwertbares Kalzium ist zum Beispiel in Eigelb, Feigen, Fenchel, Haselnüssen, Käse, Kohl, Linsen, Mandeln, Mohnsamen, Schokolade, Sesamsamen, Sojabohnen, Spinat oder Algen.

Wundheilung

Den Schaden beheben

Niemand kommt durch das holprige Auf und Ab des Lebens, ohne sich Schrammen und Schnittwunden einzuhandeln. Die Ärzte schätzen, dass Amerikaner jährlich mehr als zwölf Millionen Schnittwunden und andere Verletzungen abbekommen.

Sollten Sie zu den Leichtverwundeten gehören, schätzen Sie sich glücklich, denn Ihre Haut ist im Allgemeinen in der Lage, sich rasch selbst zu regenerieren. Damit die Heilung in Gang gesetzt wird, benötigt Ihr Körper eine ganze Reihe wichtiger Stoffe, die alle in der Nahrung vorkommen. Protein, Vitamin C und Zink sind die Baustoffe für neue Haut. Wenn Sie sich nicht gesund ernähren, so Dr. Judith Petry, medizinische Direktorin des Vermont-Heilmittel-Projekts in Brattleboro, brauchen Wunden länger, um zu heilen.

Eine solide Grundlage

Proteine sind von grundlegender Bedeutung für die Heilung von Schnittwunden und Verletzungen, aber leider sind sie nicht immer dort verfügbar, wo sie am meisten gebraucht werden. Nur zehn Prozent des Gesamtkörperproteins befinden sich in der Haut.

»Mit der Nahrung aufgenommenes Protein wird zunächst in Energie umgesetzt, bevor es für den Heilungsprozess zum Einsatz kommen kann«, erklärt die Direktorin für Ernährungsberatung Dr. phil. Michele Gottschlich.

Wenn Ihr Körper mit dem Heilungsprozess beginnt, kann sich sein Bedarf an Protein verdoppeln. Nehmen wir einmal an, dass Sie täglich ungefähr 50 Gramm Protein zu sich nehmen. Bei einer Verbrennung müssten Sie diese Menge wohl auf 100 Gramm erhöhen, um einen Heilungserfolg sicherzustellen, meint Dr. Gottschlich. Das bedeutet, dass Sie Ihren Verzehr proteinreicher Nahrung auf acht bis zehn Portionen pro Tag gegenüber den vier bis sechs Portionen erhöhen, die die Ernährungswissenschaftler für ein allgemeines Wohlbefinden empfehlen. Die Menge an Protein, die Ihr Körper zur Wundheilung braucht, hängt aber im Wesentlichen auch von der Schwere der Verletzung ab.

Fleisch gehört zu den besten Proteinlieferanten. Ein 85-Gramm-Lendensteak enthält zum Beispiel 23 Gramm Protein, ungefähr 46 Prozent des Tageswerts (TW). Wollen Sie kein Fleisch essen, stehen Ihnen auch Fisch, Bohnen, Nüsse und Getreideprodukte zur Verfügung.

»Tofu ist eine hervorragende Proteinquelle«, fügt Dr. Gottschlich hinzu. 115 Gramm enthalten über neun Gramm Protein, also annähernd die gleiche Menge wie 35 Gramm Hackfleisch.

Greifen Sie zu Vitamin C

Orangensaft ist ein beliebtes Hausmittel gegen Erkältungen, da das darin enthaltene Vitamin C das Immunsystem stärkt. Was bei Schnupfen hilft, funktioniert auch bei Wunden. Wenn Ihre Nahrung nicht genug Vitamin C liefert, werden Sie leicht für Infektionen anfällig.

Hinzu kommt, dass Vitamin C für den Aufbau des Kollagens unverzichtbar ist; jenes Gewebes, das Ihren Körper zusammenhält. Ein nahrungsbedingter Vitamin-C-Mangel schwächt die Kollagenbildung, und die Wunden heilen langsamer. Die Krankheit ist unter dem Namen Skorbut bekannt. »Die Unversehrtheit der Gewebestruktur, die tatsächliche Festigkeit der Haut, hängt direkt von der ausreichenden Versorgung mit Vitamin C ab«, betont der Dermatologe Dr. Vincent Falanga.

In einer Untersuchung des Zentrums für Verbrennungen am Cook-County-Krankenhaus in Chicago stellten die Forscher bei Versuchstieren, denen die Nahrung mit Vitamin C angereichert wurde, eine bessere Blutzirkulation und ein geringeres Anschwellen von Wunden fest als bei der Kontrollgruppe, die weniger Vitamin C bekommen hatte.

Ob es sich nun um eine Schnitt- oder Brandwunde oder auch eine andersartige Hautverletzung handelt, in jedem Fall ist es vorteilhaft, mindestens 500 Milligramm Vitamin C pro Tag zu sich zu nehmen, rät Dr. Falanga. Dies entspricht ungefähr dem Achtfachen des Tageswertes von 60 Milligramm. Auch Dosen bis zu 1000 Milligramm pro Tag können nicht schaden. Das gilt vor allem für ältere Menschen und Raucher, da diese beiden Gruppen häufig unter einem Mangel an Vitamin C leiden. Es ist ein Leichtes, viel Vitamin C über die Nahrung aufzunehmen. 70 Gramm roter Paprika enthält zum Beispiel 95 Milligramm Vitamin C. Eine Orange fast 70 Milligramm. Einen extra Vitamin-C-Kick verschafft Ihnen Guave. Sie enthält 165 Milligramm Vitamin C.

Denken Sie an Zink

Viele Menschen bekommen nicht genug Zink, einen Mineralstoff, der für das Wachstum und die Erneuerung von Gewebe bedeutend ist. Langsame Wundheilung ist häufig ein sichtbares Zeichen für einem Mangel dieses wichtigen Minerals.

Der Tageswert für Zink beträgt 15 Milligramm. Das klingt nicht nach viel. Doch die Aufnahme von ausreichend Zink ist nicht so einfach, denn nur 20 Prozent des in der Nahrung enthaltenen Zinks werden bei der Verdauung aufgenommen, erklärt Dr. Ananda Prasad, Professor für Medizin an der Universität in Detroit. Nimmt man zinkreiche Lebensmittel jedoch zusammen mit tierischen Proteinen auf, verbessert sich die Absorption.

Ausgezeichnete Zinklieferanten sind Austern. 400 Gramm enthalten acht Milligramm oder 54 Prozent des Tageswertes, und auch Weizenkeime sind gut. Knappe zwei Teelöffel liefern ungefähr zwei Milligramm oder 13 Prozent des Tageswertes.

Zahngesundheit

Das Zahnschutzprogramm

Zähne sind zwar hart und knochenartig, aber trotzdem keine tote Materie, sondern sehr lebendig. Und wie die Haut, die Muskeln und jeder andere Körperteil müssen sie gut genährt werden, um gesund zu bleiben. Der Zahnmediziner Dr. Dominick DePaola sagt: »Genauso wichtig, wie nahrhafte Lebensmittel auszuwählen, ist es, solche zu vermeiden, von denen man Löcher in den Zähnen bekommt.«

Die richtigen Lebensmittel, vorzugsweise solche mit hohem Kalzium-, Vitamin-A- und -C-Gehalt, tragen also – neben dem regelmäßigen Putzen und der Verwendung von Zahnseide – zu kräftigen Zähnen und kräftigem Zahnfleisch bei. Zuckrige, klebrige Snacks dagegen nicht; deswegen sollten Sie Ihre Zähne damit auch nicht allzu oft bombardieren, mahnt die Ernährungswissenschaftlerin Donna Oberg. »Sonst schaffen Sie den Kariesbakterien ein optimales Milieu und machen es ihnen leicht, zu gedeihen.«

Essen für kraftvolles Zubeißen

Genau wie die Knochen brauchen auch unsere Zähne – vor allem in den ersten Lebensjahren – Kalzium, um kräftig zu bleiben. »Ohne dieses Mineral«, erklärt der Zahnmediziner Dr. William Kuttler, »könnten sich überhaupt keine Zähne ausbilden.« Bei Erwachsenen stärkt Kalzium den knöchernen Halteapparat und verhindert so, dass sich die Zähne im Laufe der Jahre lockern.

Milchprodukte sind demnach ein guter Zahnschutz. Ein Glas Milch, am besten vom Schaf, oder ein Becher Joghurt enthalten jeweils rund 300 Milligramm Kalzium oder 30 Prozent des Tagesbedarfs. Etwas weniger steckt in fettarmem Käse und einigen Grüngemüsen, wie Chinakohl oder Endiviensalat.

Allerdings erfordern gesunde Zähne nicht nur Kalzium, sondern auch eine Reihe von Vitaminen; unter anderem Vitamin A, das der Körper benötigt, um das Zahnbein Dentin zu bilden, eine Schicht knochenähnlichen Materials direkt unterhalb des Zahnschmelzes. Vitamin C dagegen dient zur Produktion von Kollagen, einer zähen Eiweißfaser, die das Zahnfleisch festigt.

An ausreichende Mengen dieser Nährstoffe kommen Sie über Obst und Gemüse. 100 Gramm Brokkoli zum Beispiel liefern 58 Milligramm Vitamin C, die gleiche Menge Honigmelone 34 Milligramm Vitamin C und eine

Zahngesundheit 727

mittelgroße Navelorange kommt auf 80 Milligramm des Wirkstoffes.

Vitamin A nehmen wir vornehmlich in Form von Beta-carotin auf. Diese Provitamin A genannte Vorstufe wird erst im Körper zum eigentlichen Vitamin umgewandelt. Zu den betacarotinreichen Lebensmitteln gehören natürlich Karotten, aber beispielsweise auch Grünkohl.

Plombenzieher

Während die richtigen Lebensmittel die Zähne von innen gesund erhalten, schaden ihnen andere von außen. Zuckerhaltige Speisen etwa sorgen für prächtiges Gedeihen von Bakterien im Mund. Durch die Säure, die sie produzieren, wirken diese Bakterien mit der Zeit wie kleine Zahnarztbohrer: Sie tragen die Oberfläche der Zähne ab und höhlen die Zähne aus.

Selbst Obstsäfte, für viele eine gesunde Alternative zu Mineralwasser, sind nicht unproblematisch. Denn »Saft ist eine sehr konzentrierte Zuckerquelle«, erklärt Dr. Kuttler. Wie Schweizer Forscher herausfanden, kann Grapefruit- oder Apfelsaft den Zähnen sogar noch mehr schaden als Cola.

Noch schädlicher als süße Lebensmittel ist alles, was an den Zähnen kleben bleibt. Denn dadurch bleiben die Bakterien noch länger im Mund.

Trotzdem brauchen Sie auf Süßigkeiten nicht ganz zu verzichten. Vorausgesetzt, Sie putzen nach jedem Imbiss und jedem süßen Getränk gründlich die Zähne. Wenn Sie dazu keine Gelegenheit haben, sollten Sie den Mund mit Wasser ausspülen. Damit entfernen Sie den Zuckerbelag zumindest teilweise, bevor die Bakterien ans Werk gehen.

In Sachen Zahngesundheit kommt es aber nicht allein darauf an, was Sie essen, sondern auch, wie Sie essen. Bei jeder Kaubewegung wird nämlich Speichel gebildet, und je mehr davon vorhanden ist, desto mehr Zucker wird von den Zähnen gewaschen. Außerdem enthält Speichel Kalzium und Phosphor, die die zahnschädigenden Säuren, welche sich nach dem Essen im Mund bilden, neutralisieren.

Auch im Käse vermuten Forscher solche säureneutralisierenden Verbindungen. Käse schließt also nicht nur den Magen, er scheint auch zu gesunden Zähnen beizutragen. Wie wäre es also statt süßem Dessert ab und zu mit etwas Käse nach dem Essen?

Zöliakie

Ein brotloses Leben

Nichts schmeckt besser als frisch gebackenes Brot – doch Zöliakiepatienten müssen sich mit dem Duft begnügen. Denn sonst handeln sie sich schlimme Magen-Darm-Beschwerden ein.

Die Krankheitsbezeichnung Zöliakie steht für die Unverträglichkeit eines Getreideproteins, des sogenannten Glutens, das in Weizen, Hafer, Gerste und Roggen vorkommt. Dabei können schon kleine Mengen Gluten zu Schädigungen der Mikrovilli-Zellen führen, die den

Dünndarm auskleiden. Diese zottenartigen Ausstülpungen enthalten viele Verdauungsenzyme und resorbieren Nährstoffe und Flüssigkeiten. Geschädigt ist die Resorptionsfähigkeit der Mikrovilli beeinträchtigt, sodass Zöliakiepatienten »inmitten von Überfluss verhungern«, wie Ärzte sagen. Unbehandelt kann Zöliakie also sehr gefährlich werden.

Doch die Krankheit lässt sich unter Kontrolle bringen, indem man die krankmachenden Lebensmittel meidet. »Streichen Sie Gluten von Ihrem Speiseplan, und es wird Ihnen besser gehen«, bringt es der Gastroenterologe Dr. Fredederick F. Paustian auf den Punkt. Der zweite Schritt: eine Untersuchung auf Nährstoffmangel. »Im akuten Stadium ist die Fettverdauung gestört«, erklärt der Mediziner, »deshalb sind die Patienten häufig mit den fettlöslichen Vitaminen A, D, E und K unterversorgt. Das kann auch bei Eisen und Kalzium der Fall sein.« Über den Ausgleich des akuten Mangelzustandes hinaus, kommt auch magnesiumreichen Lebensmitteln wie Kartoffeln, Avocados oder Bohnen sowie kalziumreichen wie Joghurt große Bedeutung zu.

Wenn der Patient erst einmal weiß, dass er an einer Glutenunverträglichkeit leidet, hat er sein Wohlbefinden selbst in der Hand, sagt auch der Zöliakiespezialist Dr. Leon Rottmann. Nämlich mit der entsprechenden Ernährung.

VERSTECKTE GEFAHREN

Die naheliegendste Maßnahme bei Zöliakie ist, Brot und das darin enthaltene Gluten zu meiden. Allerdings versteckt sich das Getreideeiweiß noch in vielen anderen Lebensmitteln, so zum Beispiel als Verdickungsmittel auf Weizenbasis in Eiscremes. Vor allem industriell verarbeitete Produkte enthalten häufig Gluten, darunter Fruchtjoghurt, Ketchup, Fertiggerichte, geriebener Käse, Salatsaucen und Tütensuppen. Manchmal ist Gluten auf der Zutatenliste aufgeführt, sonst erscheint es unter anderer Bezeichnung. Die folgenden sollten Sie sich deshalb merken:

- Weißweinessig
- Hydrolisiertes Pflanzenprotein
- Malz
- Modifizierte Stärke
- Mono- und Diglyceride
- Naturidentische oder künstliche Aromastoffe
- Rote oder gelbe Farbstoffe
- Pflanzliche Verdickungsmittel

Es gibt viele glutenfreie Getreideprodukte, zum Beispiel Mais-, Kartoffel-, Reis- oder Sojamehl sowie exotisches Tapioka- oder Pfeilwurzmehl. Sogar Erbsen-, Bohnen- und Linsenmehl ist in Reformhäusern erhältlich. Beim Backen mit glutenfreien Mehlen bedarf es allerdings einiger Erfahrung, weil jedes Mehl andere Backeigenschaften hat. Hier einige Tipps dazu:

- Maismehl kann mit anderen glutenfreien Mehlen gemischt zu Fladenbrot gebacken werden.
- Kartoffelmehl bindet Saucen und Suppen, Kartoffelstärkemehl dagegen eignet sich für Rührkuchen.
- Das relativ milde Reismehl kann gut mit Kartoffelstärkemehl gemischt werden.

- Erbsen-, Bohnen- oder Linsenmehl kann Weizenmehl ersetzen; für die richtige Konsistenz müssen nur Eiweiß und Hüttenkäse hinzugefügt werden; für sämige Saucen und Suppen sind diese Mehle ebenfalls geeignet.

Oft müssen Zöliakiepatienten auch auf Milchprodukte verzichten, weil sie nicht über das Enzym Laktase verfügen, um den Milchzucker Laktose aufzuspalten. »Eine Alternative zu Milch oder Käse ist Joghurt«, erklärt Dr. Paustian, »weil er Bakterien enthält, die Laktose abbauen können. Dadurch kommen Zöliakiepatienten sowohl an Milcheiweiß als auch an Kalzium.«

Interessanterweise sind Patienten, die konsequent eine entsprechende Diät befolgen, manchmal in der Lage, Milchprodukte zu verdauen. Dieses Phänomen ist auf die Regeneration der Mikrovilli im Verdauungstrakt zurückzuführen.

Von A bis Z

A

Acesulfam K (Süßstoff) 63
Azetylcystein 237
Acetylengehalt, Sellerie 398
Acetyl-L-Carnitin, Heilwirkung bei Alzheimerkrankheit 489
Adrenalin 49, 628 f.
Aflatoxine 209
Aids 355
Aids, Heilwirkung durch
Gewürze (Kurkumin) 211
Hafer (Saponin) 222
Pilze 353, 355
Alari-Seetang 393
Albumin 160
Alginatgehalt, Kelp-Seetang 395
alkalische Lebensmittel,
Heilwirkung bei Nierensteinen 465
Alkohol, Begünstigung von
Bluthochdruck 511
Gedächtnisstörungen 559
Gicht 565

Hämorrhoiden 571
Magengeschwüren 627
Reisekrankheit 673
Schlaflosigkeit 690 f.
alkoholfreier Wein 452
alkoholhaltige Getränke,
Auswirkung auf den
Wasserhaushalt 449
Allergie
Lebensmittel- 638 ff.
Mais 306 f.
Medikamentenbeeinflussung durch Grapefruit 214
Nahrungsmittel 638 ff.
Orangen 338
Tomaten, Salicylatgehalt 427
Tomaten, Säuregehalt 427
Allizin 273, 551, 576
Heilwirkung bei Cholesterin 525
Alliin 79, 551, 576
Allylsulfide 79 f., 88 f., 612
Krebsvorbeugung 612

Alphacarotin 60

Alphacarotingehalt
Blattgemüse 134
Karotte 254 f.
Säfte 384
Winterkürbis 462

Alpha-Linolensäure, Heilwirkung bei Karpaltunnelsyndrom 600

Altersbeschwerden 480 ff.
Vorbeugung durch Brunnenkresse 154

Alterungsprozess 296, 480 ff.

Alterungsprozess, Vorbeugung durch
Chilischoten 171 f.
Tomaten 429
Vitamin C 25 ff.

Alterungsprozess, Ursache durch freie Radikale 52

Aluminium (Spurenelement), Auslöser Alzheimerkrankheit 489 f.

Alzheimerkrankheit 487 ff.

Alzheimerkrankheit, Auslösung durch Aluminium (Spurenelement) 489 f.

Alzheimerkrankheit, Ursache durch freie Radikale 56

Amide, heterozyklische 189 f., 422 f.

Amygdalingehalt, Aprikose 102

Anämie 485 f., 490 ff.
Eisenmangel- 187
perniziöse 494 f.
perniziöse, bei Vitamin-B12-Mangel 190 f.

Ananas 90 ff.

Ananas, Heilwirkung bei Anämie 493

Ananassaft 93

Anaphylaxie 641 f.

Angiographie 182

Antiazidum 699

Antibiotika, Harnwegsinfektionen 573

Antibiotikaresistenz 272 f.

Antikörper 591

Antioxidanzien 24 ff., 47, 50, 55, 57 f., 67, 76, 83, 86, 92 f., 94 f., 105, 109, 122, 124, 150, 154, 161, 171, 203, 208 f., 212, 219, 221, 250 f., 253, 260 f., 277 f., 296, 301, 308, 326, 336, 342, 367, 384, 419, 428 f., 440 f., 443, 461, 475, 481 ff., 488, 537, 566, 592 f., 612 ff., 666, 669, 694

Antioxidanzien, Heilwir-
kungen 30 f.
Antioxidanzien, Übersicht
31
Äpfel 94 ff.
Ballaststoffgehalt 40
Flavonoidgehalt 51
Heilwirkung bei Blut-
hochdruck 516
Apfelmus, Heilwirkung bei
Durchfall 544
Apfelsaft
Begünstigung von
Reizdarm 676
Kaliumgehalt 98
Eisengehalt 98
Apfelsinen, Nutzen für
Raucher 669
Apfelsorten 96
Apiolgehalt, Petersilie 350
Aprikosen 98 ff., 442
Betacarotingehalt 68
Heilwirkung bei Nieren-
steinen 645
Nutzen für Raucher 669
Arginengehalt, Nuss 328
Arginin, Begünstigung von
Herpes 581
Arterienverkalkung,
Arteriosklerose 511
Arterienverkalkung,

Arteriosklerose,
Heilwirkung durch
Gewürze 209 f.
Honigmelone 233
Tee 422
Ursache durch
freie Radikale 53
Arthritis 496 ff.
Arthritis, Heilwirkung
durch capsaicinhaltige
Salbe 167 f.
Ingwer 171 f.
Arthritis, rheumatoide
496 ff.
Arthritis, Ursache durch
freie Radikale 56 f.
Artischocken 104 ff.
Ballaststoffgehalt 41
Flavonoidgehalt 50
Magnesiumgehalt 108
Zubereitung 109
Ascorbinsäure siehe
Vitamin C
Asparaginsäure 410
Aspartam 63 ff.
Aspergillus 273
Aspirin 49, 211, 243, 279,
326, 603
Asthma 503 ff.
Asthma, Heilwirkung
durch Knoblauch 268

Alphacarotin–Asthma 735

Atembeschwerden,
Heilwirkung durch
Fisch 507
Atemwegserkrankungen,
Heilwirkung durch
Chilischoten 166 f.
Atemwegsinfektionen,
Heilwirkung durch
Hühnersuppe 237
Augenerkrankungen 67
Augenerkrankungen,
Heilwirkung durch
Aprikosen 101
Beeren 124
Hafer 219
Austern 292 f.
Austern, Förderung der
Wundheilung 726
Austern, Heilwirkung bei
Altersbeschwerden 484
Asthma 506
Diabetes 539
Avocados 110 ff.
Avocados, Ballaststoffgehalt
41
Avocados, Gegenanzeige
Herzmedikamente auf
Kumarinbasis 112
Avocados, Heilwirkung bei
Diabetes 538
Cholesterin 522

Nierensteinen 646
Avocados, Verhinderung
von Zöliakie 730
Avocados, Zubereitung 113

B
Backpflaumen, Milderung
von Stress 703
Backpulver, Natriumgehalt
512
Bakterien 436 ff.
Einfluss durch Wein
454
Ballaststoffe 33 ff.; siehe
auch Faserstoffe
Ballaststoffe, Heilwirkung
bei
Blinddarmentzündung
508 f.
Bluthochdruck 512
Cholesterin 523 f.
Diabetes 534, 536 f., 540
Hämorrhoiden 570
Krebsvorbeugung 615 f.
Magengeschwüren 626
Schilddrüsenerkrankun-
gen 681 f.
Verstopfung 714 f., 717
Ballaststoffe,
Nahrungsmittel
Äpfel 96 f.

Aprikose 103
Artischocke 108
Avocado 113
Birne 128
Bohnen 143
Bulgur 163 f.
Erbsen 174
Feige 177 f.
Gerste 205
Guave 443 f.
Johannisbeere 252
Kürbis 298 f.
Leinsamen 302
Mango 441
Melone 315
Nuss 329 f.
Orange 339
Pastinaken 346
Reis 361 f.
Rhabarber 365 f.
Rosenkohl 371
Rosinen 376
Säfte 383
Süßkartoffel 417
Trockenpflaume 437
Weizen 458 f.
Zerealien 467 f.
Ballaststoffe, Tagesbedarf
39
Ballaststoffe, Übersicht
40 f.

Bananen 115 ff., 484 f.
Bananen, Heilwirkung bei
Durchfall 544
Gedächtnisstörungen
557
Muskelkrämpfen 637
prämenstruellen Be-
schwerden 664
Schlaflosigkeit 688
Bananen, Milderung von
Stress 703
Bananen, Platain-,
Heilwirkung bei
Magengeschwüren 626
Basilikum 118 ff.
Basilikumtee 121
Beeren 122 ff.
Beeren, Heilwirkung bei
Harnwegsinfektionen
573 f.
Beerensaft, Heilwirkung bei
Hämorrhoiden 572
Benzpyren 259
Beri-Beri 78
Beruhigungsmittel, Medi-
kamentenbeeinflussung
durch Grapefruit 214
Betacarotin 26, 29, 54, 57,
68, 83 f., 598,
Betacarotin, Förderung der
Zahngesundheit 728

Betacarotin, Heilwirkung
bei
Altersbeschwerden 482
Grauem Star 567
Hefepilzinfektion 577
Herzerkrankungen,
-leiden 29
Immunschwäche 592 f.
Krebsvorbeugung 613
Schuppenflechte 697
Betacarotingehalt
Aprikose 98 ff.
Blattgemüse 134
Brokkoli 150
Chilischote 171 f.
Honigmelone 234
Karotte 253 f.
Kürbis 297
Mango 440
Paprika 342
Säfte 383
Seetang 390
Süßkartoffel 415
Trockenpflaume 438
Winterkürbis 461 f.
Betacarotin, Nutzen für
Raucher 669
Betaglukongehalt
Gerste 205
Hafer 218
Pilze 354

Beta-Kryptoxanthin 60
Beta-Kryptoxanthingehalt,
Mandarine 308
Betazyaningehalt,
Rote Bete 378
Beturie 378 f.
Bier, Begünstigung von
Herpes 581
bioaktive Pflanzenstoffe
siehe sekundäre Pflan-
zenstoffe
Bioflavonoide, Heilwirkung
bei Herpes 581 f.
Birnen 126 ff.
Birnen, Heilwirkung bei
Bluthochdruck 516
Birnenkonserven (Dose)
129
Birnensaft, Begünstigung
von Reizdarm 676
Birnensorten 129 f.
Bismut-Salizylat, Heilwir-
kung bei Durchfall 546
Blähungen 674
Blähungen durch
Ballaststoffe 38,715
Bohnen 147
Blattgemüse 130 ff.
Blattgemüse, Heilwirkung
bei
Depressionen 528

Schilddrüsenerkrankungen 682
Schlaflosigkeit 690
Blattgemüse, Karotinoidgehalt 30, 83
Blaubeeren 125
Blaubeeren, Heilwirkung bei Hämorrhoiden 572
Blaubeersaft, Heilwirkung bei Harnwegsinfektionen 574
Blaukraut siehe Rotkohl
Blausäureglykosidgehalt, Holunderbeere 123
Blinddarmentzündung 507 ff.
Blumenkohl 137 ff.
Blumenkohl, Nutzen für Raucher 667
Blutdruck 45
Blutdruckkontrolle 510 ff.
Blütenstaub, Begünstigung von Heuschnupfen 588
Blutfett 365 f., 517 ff.
Blutfett, Heilwirkung durch
Gewürze (Kurkumin) 210
Bohnen 143
Flavonoide 48
Zwiebeln 476
Blutgerinnsel, Heilwirkung durch
Chilischoten 170

Fisch 182
Gerste 202
Gewürze 206
Grapefruit 215
Honigmelone 233
Zwiebeln 475
Blutgerinnung, Heilwirkung durch Ingwer 243
Bluthochdruck 510–516, 691
Bluthochdruck, Heilwirkung durch
Artischocken 108
Avocados 110
Bananen 115
Buchweizen 157
Chilischoten 166
Feigen 178
Grapefruit 212
Honigmelone 231 f.
Kartoffeln 260
Knoblauch 267
Kräuter 286
Krustentiere 291
Melonen 311
Milch 323
Rosinen 374
Sellerie 396 f.
Bluthochdruck, Medikamentenbeeinflussung durch Grapefruit 214

Betacarotin (Forts.) – Bluthochdruck 739

Bluthochdruck, Ursache
durch Fett 42
Blutkörperchen, weiß 590
Blutzucker 45, 62, 537, 657
Blutzucker, Heilwirkung
durch
Äpfel 97
Aprikosen 103
Artischocken 108
Bohnen 143
Bulgur 163
Hafer 221
Kartoffeln 260
Knoblauch 268
Rosinen 373
Bockshornklee 206, 210
Bohnen 141–147
getrocknet, Heilwirkung
bei Schlaflosigkeit 688
grün, Vorbeugung von
Schlaganfall 694
Kidney-,
Ballaststoffgehalt 41
Pinto-,
Ballaststoffgehalt 41
Riesen-,
Ballaststoffgehalt 41
schwarz,
Ballaststoffgehalt 41
Bohnen, Ballaststoffgehalt
42

Bohnen, Begünstigung von
Gicht 565
Reizdarm 675
Bohnen, Flavonoidgehalt
51
Bohnen, Heilwirkung bei
Depressionen 529
Diabetes 534
Krebsvorbeugung 616
Wundheilung 723
Zöliakie 730
Bohnen, Zubereitung 145
Bohnenkonserven 147
Bohnenmehl, Verhinderung
von Zöliakie 732
Bonbons, zuckerfrei,
Begünstigung von
Reizdarm 676
Borongehalt, Birne 127
Borschtsch 377
Brassiningehalt, Pak-Choi
276
Bries, Begünstigung von
Gicht 565
Brokkoli 26, 148–152
Brokkoli, Alternative zu
Blumenkohl 139
Brokkoli, Ballaststoffgehalt
41, 42
Brokkoli, Betacarotingehalt
31, 62

Brokkoli, Flavonoidgehalt
51
Brokkoli, Heilwirkung bei
Asthma 504
Diabetes 539, 543
Grauem Star 567
Immunschwäche 592
Kopfschmerzen 608
Krebsvorbeugung 611,
612
Müdigkeit 630
Nierensteinen 646
Schlaganfallvorbeugung
694
Zahngesundheit 727
Brokkoli, Isothiocyanatge-
halt 82, 610 f.
Brokkoli, Nutzen für
Raucher 667
Brokkoli, Vitamin-C-Gehalt
31
Brokkoli, Zubereitung 149,
151
Brombeeren 122 ff.
Brombeeren, Ballaststoff-
gehalt 40
Brombeeren, Heilwirkung
bei Hämorrhoiden 572
Bromelaingehalt, Ananas
92 f.
Bronchitis, Heilwirkung

durch
Chilischoten 166
Hühnersuppe 237
Brot, Begünstigung von
Zöliakie 729
Brot, Heilwirkung bei
Reisekrankheit 672
Brot, Natriumgehalt 515
Brunnenkresse 83, 152 ff.
Buchweizen 155–160
Buchweizen, Zubereitung
159
Buchweizenvollmehl 159
Büffelfleisch 195
Bulgur 160–165, 458
Bulgur, Ballaststoffgehalt
41
Butter, Begünstigung von
Herzerkrankungen 583
Schlaganfall 693
Sodbrennen 700
Butter, Fettersatzstoffe 46
Buttercup-Kürbis 463
Buttermilch 320

C

Calabazakürbis 463
Capsaicin 167
Capsanthin 552
Carnitin, Heilwirkung bei
Alzheimerkrankheit 489

Carotinikterus (Gelbfär-
bung von Haut) 256
Casabamelonen 313
Catechingehalt, Tee 420
Champignons, weiß 357
Chicorée 130 f., 136
Chilischoten 166–172
Chilischoten, rot 210
Chilischoten, Zubereitung
169
Chinakohl 276
China-Restaurant-
Syndrom 604
Chlorogensäure 259
Chlorogensäuregehalt,
Tomaten 430
Chlorophyll 58
Chlorophyllingehalt,
Erbsen 173 f.
Cholesterin 25, 28, 32, 35,
45, 55, 60, 70, 89, 286,
330, 358., 384, 421 f., 432,
441, 584 f., 684, 692, 719
Cholesterin, Heilwirkung
durch
Allylsulfide 80
Äpfel 97
Aprikosen 99
Avocados 112
Bananen 116
Birnen 127

Bohnen 142
Buchweizen 157
Chilischoten 166
Erbsen 172
Flavonoide 48
Gerste 203 f.
Gewürze 208
Grapefruit 212, 214
Hafer 217
Honigmelone 231
Johannisbeeren 252
Knoblauch 268 f.
Krustentiere 291
Leinsamen 303
Lignane 84
Mais 304 f.
Milch 319
Nüsse 329 f.
Pilze 355 f.
Rhabarber 365
Rosenkohl 370
Rosinen 373 f.
Saponine 87
Sojaerzeugnisse 400,
402
Trockenpflaumen 437
Wein 450 f.
Weizen 456 f.
Zwiebeln 475 f.
Cholesterinkontrolle
517–526

742 Von A bis Z

Chrom (Spurenelement),
Heilwirkung bei Diabetes
538
Clementinen 310
Cortison 642
Cyanocobalamin siehe
Vitamin B12
Cymaringehalt, Artischocke
106

D
Daidzein 82 f., 401
Daidzein, Vorbeugung von
Schlaganfall 693
Daidzeingehalt,
Sojabohnen 145
Darmerkrankungen,
Ursache durch freie
Radikale 57
Darmflora, Heilwirkung
durch
Ballaststoffe 34
Joghurt 248
Deformierungen bei Föten,
Heilwirkung durch
Melonen 312
Dentin 727
Depressionen 527–531, 657,
664, 704
Depressionen, Begünsti-
gung durch Süßstoffe 64

Dextrin 44
Diabetes 63, 532–543
Diabetes, Gegenanzeige
Saftkur 385
Diabetes, Heilwirkung
durch
Äpfel 97
Avocados 111
Bohnen 143 f.
Buchweizen 158
Bulgur 162
Kartoffeln 260 f.
Pektin 70
Spargel 412
Süßkartoffeln 415
Vitamin E 28
Diabetes, Ursache
durch
Fett 43
Diallyldisulfidgehalt,
Knoblauch 268, 270
Diarrhöe 543
Dihydroxiphenylisatin,
Heilwirkung bei
Verstopfung 717
Dihydroxyphenylisatin-
gehalt,
Trockenpflaume 437
Dimenhydrinat 240
Disaccharide 534
Diuretika 673

Carotinikterus–Diuretika **743**

Divertikulose, Heilwirkung
durch
Äpfel 97
Ballaststoffe 164
DNS 25, 31, 50, 56, 61, 105,
156, 370
Dopamin 527 f., 628, 663,
704
Dosentomaten 432
Dramamin 240
3-n-Butylphthalidgehalt,
Sellerie 397
Dulse-Seetang 393
Durchfall 543–548, 617, 674
Durchfall, Heilwirkung
durch
Bananen 117
Honig 229 f.
Dysmnesien siehe Ge-
dächtnisstörungen

E

Echinacea, Heilwirkung bei
Infektionen 281 f.
Eier 190
Eier, Begünstigung von
Nahrungsmittelallergie
640
Eier, Heilwirkung bei
Herpes 580
Eintöpfe, Wasseranteil 449

Eiscreme, Fettersatzstoffe
45
Eiscreme, Natriumgehalt
512
Eisen (Mengenelement),
Abbau durch
Jogging 187
Eisen, Gegenanzeige Kal-
zium bei Anämie 493 f.
Eisen, Gegenanzeige Tan-
nin bei Anämie 494
Eisen, Heilwirkung bei
Altersbeschwerden 485
Anämie 490
Gallensteinen 554 f.
Kopfschmerzen 607 f.
Müdigkeit 630 f.
Schlaflosigkeit 688
Eisengehalt
Apfelsaft 98
Blattgemüse 135 f.
Bohnen 146
Bulgur 164
Fleisch 187 f.
Geflügel 199
Krustentiere 292, 295
Kürbis 299
Miesmuscheln 292
pflanzliche Nahrungs-
mittel, Übersicht 496
Rinderfilet 188

Rosinen 375 f.

Rote Bete 379

Schweinelende 188

Selleriesamen 399

tierische Nahrungsmittel, Übersicht 495

Tofu 407

Eisenmangelanämie 187, 490

Eistee 424

Eiweiß siehe auch Protein

Eiweiß, tierisches, Begünstigung von Arthritis 499

Eiweißgehalt
Buchweizen 157 f.
Fleisch 226
Hirse 226
Naturreis 226
Nüsse 329
Tofu 407

Elchfleisch 195

Elektrolyte 117, 636 ff.

Ellagsäure 86

Ellagsäure, Nutzen für Raucher 667

Ellagsäuregehalt
Beeren 123 f.
Johannisbeere 250 f.
Nüsse 326 f.

Emufleisch 194

Endivie, Flavonoidgehalt 51

Endiviensalat, Vorbeugung von Schlaganfall 694

Enzyme 369

Erbsen 172 ff.

Erbsen, Ballaststoffgehalt 38, 41 f.

Erbsen, Begünstigung von Herpes 581

Erbsen, Heilwirkung bei Asthma 506

Erbsen, Zubereitung 173 f.

Erbsenmehl, Verhinderung von Zöliakie 731 f.

Erdbeeren 32, 122 f.

Erdbeeren, Betacarotingehalt 31

Erdbeeren, Ellagsäuregehalt 32

Erdbeeren, Flavonoidgehalt 51

Erdbeeren, Heilwirkung bei Asthma 504
Müdigkeit 631

Erdbeeren, Nutzen für Raucher 667, 669

Erdbeeren, Vitamin-C-Gehalt 31, 124

Erdnussbutter 326

Erdnüsse, Begünstigung von Nahrungsmittelallergie 639

Erektionsprobleme, Heilwirkung durch Vitamin E 28

Eritadeningehalt, Shiitake-Pilz 356

Erkältungen 549–552

Erkältungskrankheiten, Heilwirkung durch
Chilischoten 167
Grapefruit 212, 214
Hühnersuppe 236 ff.
Orangen 338

Ernährungsgewohnheiten 65

Eskimo 181

Eugenol 209 f.

Eugenolgehalt, Basilikum 120

F

Farbstoffe 384

Fasan 201

Faserstoffe, Heilwirkung bei
Reizdarm 676
Schilddrüsenerkrankungen 681

Faserstoffe, lösliche 35

Faserstoffe, unlösliche 36 f.

Fastenkur, Heilwirkung bei Arthritis 497

Feigen 176–180

Feigen, Ballaststoffgehalt 40

Feigen, Haltbarkeit 179

Feigen, Zubereitung 178

Feigensorten 179

Fermentierung 38

Fertiggerichte, Begünstigung von Bluthochruck 514

Fertiggerichte, Natriumgehalt 514

Ferulagehalt, Hafer 219 f.

Ferulasäuregehalt, Bulgur 161

Fett 706 ff.

Fett, Begünstigung von
Magenverstimmung 620
Reizdarm 676 f.

Fett, Ursache für
Bluthochdruck 513
Diabetes 532
Herzerkrankungen, -leiden 582
Krebs 615
Schlaganfall 692
Übergewicht 707

fettarme Milchprodukte, Vorbeugung von Schlaganfall 693

fettarme Nahrungsmittel,

Empfehlung bei Überge-
wicht 707 f.
fettarme Nahrungsmittel,
Heilwirkung bei Immun-
schwäche 594
fettarme Produkte 44
fettarmer Käse, Förderung
der Zahngesundheit
727
Fette, versteckte 43
Fettersatzstoffe 42 ff.
fettfreie Lebensmittel,
Empfehlung bei
Übergewicht 712
Fettgehalt
Bohnen 146
Mais 306
Milch 317 f
Nahrungsmittel,
Übersicht 542 f.
Nüsse 325 f.
Tofu 406
fettreiche Nahrungsmittel,
Begünstigung von Krebs
614
prämenstruellen
Beschwerden 660
Sodbrennen 701
Fettsäuren, einfach gesät-
tigte, Heilwirkung bei
Cholesterin 520

Fettsäuren, einfach unge-
sättigte, Avocado 110 ff.
Fettsäuren, gesättigte,
Begünstigung von
Arthritis 500
Cholesterin 520
Gedächtnisstörungen
558
Herzerkrankungen 583 f.
Schlaganfall 692
Fettsäuren, mehrfach un-
gesättigte,
Fisch 180
Fettsäuren, ungesättigte,
Hafer 219
Fettsäuren, ungesättigte,
Heilwirkung bei Herzer-
krankungen 585
Fingerhut 280
Fisch 180–186
Fisch, Auswirkung auf
Schlaganfallvorbeugung
695
Fisch, Heilwirkung bei
Arthritis 501
Cholesterin 526
Depressionen 529
Gallensteinen 553
Herzerkrankungen 586
Nierensteinen 646
Wundheilung 724

Erektionsprobleme–Fisch 747

Fisch, Zubereitung, Mikro-
welle 185
Fischkonserven 185
Flachs 300 f.
Flachssamen, Heilwirkung
bei
Herzerkrankungen 586
Karpaltunnelsyndrom
600
Wechseljahrsbeschwer-
den 721
Flachssamen, Lignangehalt
84 f., 88 f
Flavonoide, Heilwirkung
bei
Blutfett 48
Cholesterin 48
Herzerkrankungen,
-leiden 49
Krebs 50, 477
Leberschäden,
Leberzirrhose 50
Schlaganfallvorbeugung
694
Flavonoide 33, 47–51, 80 f.,
88 f., 460
Flavonoidgehalt
Buchweizen 156 f.
Most 435, 453
Rotwein 451
Säfte 381, 384

Tee 422 f.
Traubensaft 433
Zwiebel 474
Fleisch 186–195
Fleisch, Begünstigung von
Schlaganfall 692
Fleisch, Eiweißgehalt 226
Fleisch, Heilwirkung bei
Altersbeschwerden 485
Anämie 492 f.
Asthma 506
Kopfschmerzen 608
Wundheilung 724
Fleisch, Kombination mit
Blattgemüse 133
Fleisch, marinieren 188, 190
Fleisch, rot, Begünstigung
von
Gallensteinen 553
Herzerkrankungen 583
Sodbrennen 700
Fleisch, Übersicht 192 ff.
Fleisch, Zubereitung 188 f.
Fleisch-Gemüse-Kombina-
tion 188
Fleischsorten 192 ff.
Flunderfilet, Heilwirkung
bei
prämenstruellen Be-
schwerden 664
Fluoridgehalt, Tee 424

Flüssigkeitsaufnahme bei
  Blähungen
  715
Flüssigkeitsaufnahme,
  Heilwirkung bei
  Muskelkrämpfen 637
Flüssigkeitshaushalt 445 ff.
Flüssigkeitszufuhr 570 f.
Folsäure, Heilwirkung bei
  Altersbeschwerden 484 f.
  Depressionen 528
Folsäuregehalt
  Artischocke 109
  Blattgemüse 130
  Blumenkohl 138
  Bohnen 146
  Brokkoli 151
  Kelp-Seetang 390 f.
  Melone 311 f., 316
  Nori-Seetang 390
  Pak-Choi 278
  Pastinaken 346
  Rosenkohl 371
  Rote Bete 379
  Spargel 409 f.
  Süßkartoffel 416
  Wirsing 278
  Zerealien 464 f.
  Zwiebel, grün 478
Forelle, Regenbogen- 185
Frauenbeschwerden, Heil-

wirkung durch Kräuter
  282
freie Radikale 24 ff., 32, 46,
  50, 52–58, 60, 66, 74 f.,
  86, 101, 105, 109, 122,
  133, 154, 156, 162, 171,
  203, 210 f., 212 f., 219,
  234, 250, 260, 277, 296,
  301, 326, 335, 337, 342,
  367, 384, 391, 411, 416,
  419, 428, 440, 481, 488,
  504 f., 537, 566, 591 f.,
  612 f., 668
freie Radikale, Ursache für
  Alterungsprozess 481
  Alzheimerkrankheit 487
  Arterienverkalkung 25,
  53
  Arthritis 503
  Darmerkrankungen 57
  Hauterkrankungen 56
  Herzerkrankungen,
  -leiden 56
  Krebs 612 ff.
  Makuladegeneration 24,
  30
  Morbus Crohn 57
  Parkinsonkrankheit 56
Früchte, tropisch 439 ff.
Früchte, tropisch, Aufbe-
  wahrung 442 f., 445

Fisch (Forts.)–Früchte 749

Früchte, tropisch, Begünstigung von prämenstruellen Beschwerden 659

Früchte, Wasseranteil 449

Früchtetee 420

Fruchtsäfte 381–388, 432 ff.

Fruchtsäfte, Heilwirkung bei Durchfall 544

Fruchtsalat 443

Fruchtsäure, Orange 338

Fruchtschale, Ballaststoffgehalt 42, 510

Fruchtschale
Grapefruit 214
Kartoffel 259
Mandarine 309
Orangen 336
Zitrone 472 f.

Frühlingszwiebeln 478

Frühstück, Auswirkung auf Leistungsfähigkeit 429 f.

Frühstücksflocken, Ballaststoffgehalt 40

Frühstücksflocken, Vitamin-B12-Gehalt 191

Frühstückszerealien 465 f.

Fruktose, Begünstigung von Durchfall 547
Reizdarm 676

Fruktosegehalt, Honig 230

Fuocomarine 473

G

Gallenprobleme 552 ff.

Gallensäure 218, 221, 518

Gammacarotin 60

Gamma-Interferon 247

Garnelen 291 ff.

Garnelen, Heilwirkung bei Diabetes 538

Geburtsfehler, Vorbeugung durch
Rote Bete 377, 379
Spargel 408 f.

Gedächtnisprobleme 555–560

Geflügel 196–202, 489

Geflügel, Heilwirkung bei Depressionen 528

Gehirnfunktion, Heilwirkung durch Süßkartoffeln 417

Gehirnschlag, Heilwirkung durch Hafer 222

Gelbfärbung der Haut (Carotinikterus) 256

Gelbwurz 86

Geliermittel, Pektin 70 ff.

Gemüse 74

Gemüse, Ballaststoffgehalt
41
Gemüse, Begünstigung von
Heuschnupfen 588
Gemüse, Flavonoidgehalt
48
Gemüse, Heilwirkung bei
Anämie 491 f.
Blinddarmentzündung
508 ff.
Bluthochdruck 513
Cholesterin 519 ff.
Depressionen 528 f.
Diabetes 534, 540
Erkältung 549 f.
Gallensteinen 554
Gedächtnisproblemen
558
Grauem Star 567
Hämorrhoiden 570
Hefepilzinfektionen 578
Krebsvorbeugung 612
Nierensteinen 645 f.
prämenstruellen Be-
schwerden 659 f.
Reizdarm 677
Schilddrüsenerkrankun-
gen 681 f., 684 f.
Schlaflosigkeit 690
Schlaganfallvorbeugung
692 ff.

Verstopfung 714
Zahngesundheit 727
Gemüse, Karotinoidgehalt
29, 59 f., 88 f.
Gemüse, Nutzen für
Raucher 666 ff.
Gemüse-Fleisch-Kombina-
tion 188
Gemüsesäfte 381–388
Genistein 82, 401
Genistein, Heilwirkung bei
Wechseljahrsbeschwer-
den 721
Genistein, Krebsvorbeu-
gung 309, 611
Genistein, Nutzen für
Raucher 667
Genistein, Schlaganfall-
vorbeugung 693
Genisteingehalt,
Sojabohnen 145
Gerste 203 ff.; siehe auch
Perlgraupen
Gerste, Heilwirkung bei
Diabetes 541
Schlaflosigkeit 688
Gerste, Zubereitung 204 f.
Geschwüre, Heilwirkung
durch
Joghurt 248
Papayas 442

Früchte (Forts.) – Geschwüre   751

Getränke
alkoholhaltig, Auswirkung auf den Wasserhaushalt 449
isotonisch, Heilwirkung bei Durchfall 544
koffeinhaltig, Auswirkung auf den Wasserhaushalt 449

Getreide, Heilwirkung bei Schilddrüsenerkrankungen 682

Getreideprodukte, glutenfrei, Verhinderung von Zöliakie 731

Getreideprodukte, Förderung der Wundheilung 724

Gewichtsreduzierung bei Gicht 563 f.

Gewichtsreduzierung, Heilwirkung durch Wasser 448

Gewürze 206–211

Gewürze, Aufbewahrung 208

Gewürze, Haltbarkeit 207

Gewürze, Zubereitung 207 f.

Gewürznelken 210

Gicht 560–565

Gicht, Gegenanzeige Purin 139

Gicht, Heilwirkung durch Kirschen 564

Gingerol 210

Ginkgo 281, 286

Glucose 416, 533 f., 539

Glucosetoleranz, Heilwirkung durch Hafer 221 f.

Glutamin, Heilwirkung bei Magengeschwüren 623

Glutathion 276, 483, 506, 550, 569, 593

Glutathiongehalt, Spargel 411

Gluten 158, 226, 489, 658

glutenfreie Getreideprodukte, Verhinderung von Zöliakie 729

glutenhaltige Zusatzstoffe, Übersicht, Begünstigung von Zöliakie 731

Glykogen 638

Grapefruit-Kreuzungen 215 f.

Grapefruit 212–216, 449

Grapefruit, Beeinflussung von Medikamenten 214

Grapefruit, Heilwirkung bei
Diabetes 538 f., 543
Grapefruit, rot 216
Grapefruitsaft 216, 387
Grapefruitsaft, Heilwirkung
bei
Altersbeschwerden 482 f.
Erkältungskrankheiten
550
Grauer Star 566 ff.
Grauer Star, Heilwirkung
durch
Aprikosen 101
Beeren 122
Gewürze 211
Honigmelone 231
Paprika 340 f.
Tomaten 431
Grillfleisch 189 f.
Grippe 549–552
Grüngemüse, Heilwirkung
bei Depressionen 529
Grünkohl 130 f., 278
Grünkohl, Heilwirkung bei
Immunschwäche 593
Infektionen, 596
Schlaganfallvorbeugung
694
Zahngesundheit 728
Guaifenesin 168
Guaven 443

Guaven, Ballaststoffgehalt
40
Guaven, Förderung der
Wundheilung 725

H

Hackfleisch, Heilwirkung
bei Gedächtnisstörungen
557
Hafer 217–223
Hafer, Heilwirkung bei
Schlaflosigkeit 688
Hafer, Zubereitung 220
Haferbrei, Heilwirkung bei
Anämie 494
Haferflocken 223
Hafergrütze 218
Haferkleie 218, 223
Hafermehl 163, 218 f.
Haferprodukte, Ballast-
stoffgehalt 40 f.
Haferschrot, Heilwirkung
bei prämenstruellen
Beschwerden 659
Halcion, Beeinflussung
durch Grapefruit 214
Hämeisen 188, 199
Hämeisen, Heilwirkung bei
Anämie 492 ff.
Hämoglobin 375
Hämorrhoiden 569 ff.

Getränke–Hämorrhoiden   753

Hämorrhoiden, Heilwir-
kung durch
Ballaststoffe 164
Birnen 127
Rosenkohl 371
Harnsäure 138, 560 ff.
Harnwegsprobleme 573 f.
Harnwegsprobleme,
Heilwirkung
durch Petersilie 350
Haut, Gelbfärbung
(Carotinikterus) 256
Hauterkrankungen,
Heilwirkung durch
capsaicinhaltige Salbe
167
Hauterkrankungen, Ursa-
che durch freie Radikale
56
Hefepilzinfektionen 575 ff.
Hefepilzinfektionen, Heil-
wirkung durch Joghurt
245 f.
Heilbutt, Heilwirkung bei
Asthma 502
Diabetes 539
Heilkräuter 284–289
Heilkräuter, Anwendungen
285 ff
Heilkräuter, Heilwirkungen
285 ff.

Heilkräuter, Übersicht
285 ff.
Hering 185
Hering, Heilwirkung bei
Schuppenflechte 698
Herpes 579 ff.
Herzanfall, Heilwirkung
durch Süßkartoffeln
416
Herzprobleme 66, 255, 369,
583 ff.
Herzerkrankungen, -leiden,
Heilwirkung durch
Allylsulfide 79
Antioxidanzien 25
Äpfel 94 ff.
Aprikosen 98 f.
Artischocken 107 ff.
Ballaststoffe 33 f.
Beeren 124
Betacarotin 32
Bohnen 141 ff.
Brunnenkresse 153
Buchweizen 156 f.
Bulgur 162 ff.
Chilischoten 166, 170
Erbsen 174
Flavonoide 46 ff.
Fisch 182 f.
Gewürze 209 f.
Grapefruit 212 f.

Guaven 444
Hafer 217, 219 ff.
Honigmelone 232 f.
Isoflavone 82
Johannisbeeren 252
Karotinoide 59 ff.
Karotten 253 f.
Knoblauch 268 f.
Kräuter 277 f.
Kürbis 296 f.
Leinsamen 301, 303
Limetten 472
Mandarinen 308
Melonen 311, 313
Nüsse 325 ff.
Olivenöl 330 f.
Orangen 335 f.
Pektin 70
Reis 358 f.
Rosenkohl 371 f.
Säfte 383 f.
Sojaerzeugnisse 402 f.
Spargel 409 f.
Tee 419, 422
Vitamin C 27
Vitamin E 28
Wein 450 f.
Weizen 457
Zerealien 468
Zitronen 472
Zwiebeln 475

Herzfrequenz, erhöhte,
    Gegenanzeige
    Omega-3-Fettsäure 183
Herzinfarkt 510 f., 517
Herzinfarkt, Vorbeugung
    durch
    Äpfel 114
    Bananen 116 f
    Flavonoide 49
    Grapefruit 215
    Honigmelone 234
    Karotinoide 44 f.
    Knoblauch 267
    Zwiebeln 475
Herzmedikamente auf
    Kumarinbasis, Gegen-
    anzeige Avocados 112
Herzprobleme Ursache
    durch
    Fett 43
    freie Radikale 56
Herzrasen, Begünstigung
    durch Süßstoffe 65
Herzrhythmusstörungen,
    Heilwirkung durch
    Omega-3-Fettsäure
    291 ff.
Herzversagen 510
Hesperidingehalt, Orange
    336 f.
heterozyklische Amide 422

Heuschnupfen 587 f.

Hijiki-Seetang 393

Himbeeren 122

Himbeeren, Ballaststoffgehalt 40

Hirse 223 ff.

Hirse, Aufbewahrung 226

Hirse, Zubereitung 225

Hiseflocken 226

Hirsemehl 226

Histamin 471, 550, 588

HI-Virus 355

HI-Virus, Heilwirkung
durch Gewürze
(Kurkumin) 211

Hafer (Saponin) 222

Holunderbeeren 122 f.

Homocystein 409, 417

Homocystein, Heilwirkung
durch
Melonen 313

Homocysteingehalt, Blatt-
gemüse 131

Honig 227 ff.

Honig, Begünstigung von
Hefepilzinfektionen 578
Heuschnupfen 587 f

Honig, Gegenanzeige
Säuglinge 230

Honig, Heilwirkung bei
Magengeschwüren 624

Honig, Verarbeitungshin-
weise 231

Honig-Mandarinen 310

Honigmelone 231 ff., 316

Honigmelone, Förderung
der Zahngesundheit
727

Honigmelonen, Heilwir-
kung bei
Diabetes 534
Krebsvorbeugung 613

Honigmelonen, Nutzen für
Raucher 669

Hormone 678

Hormonhaushalt 77 f.

Hormonhaushalt, Heilwir-
kung durch Indole 81

Hormonspiegel 77 f.

Hormonspiegel, Heilwir-
kung durch Lignane 84

Huhn, Heilwirkung bei
Asthma 506

Hühnerbrust, Heilwirkung
bei Karpaltunnelsyn-
drom 602

Hühnersuppe 235 ff.

Hühnersuppe, Heilwirkung
bei Erkältungskrankhei-
ten 552

Hühnersuppe, Konserven-
dose 237

Hühnersuppe, Zubereitung 237 f.

Hülsenfrüchte, Heilwirkung bei
  Blinddarmentzündung 509
  Gallensteinen 554
  Hämorrhoiden 570
  Krebsvorbeugung 613 f.
  Verstopfung 713 f

Hummer 290

Hüttenkäse 512, 537

Hydrazingehalt, rohe Pilze 356

Hypoglykämie 606

I

Ibuprofen 336, 603

I3K-Gehalt, Blumenkohl 138, 140 f.

Immunabwehr 48, 67

Immunität 589–595

Immunsystem 338, 549, 589–595, 613, 640

Immunsystem, Stärkung durch
  Blumenkohl 137
  Geflügel 197, 199
  Hafer 221
  Joghurt 245, 247 f.
  Knoblauch 267

Kräuter 282, 284 f.
  Paprika 342
  Pilze 353 f.
  Säfte 381
  Seetang 391
  Zwiebeln 479

Immunzellen 590 f.

Indol, Nutzen für Raucher 667

Indol-3-Karbinol 275, 369

Indol-3-Karbinolgehalt
  Blumenkohl 138, 140 f.
  Brokkoli 148
  Kohl 369

Indole 81 f., 88 f.

Infektionen 282, 549 f., 595 ff.

Infektionen, bakterielle, Heilwirkung durch
  Joghurt 245 ff.

Infektionen, Harnwegs- 573 ff.
  Heilwirkung durch
  Petersilie 574

Infektionen, Hefepilz- 575 ff.

Infektionen, Heilwirkung durch
  Aprikosen 98
  Beeren 124
  Honig 227 f.

Heuschnupfen–Infektionen 757

Hühnersuppe 236 f.
Wein 453
Infektionen, Ohr- 640 f.
Ingwer 208 f, 239–244
Ingwer, Haltbarkeit 242
Ingwer, Heilwirkung bei
Kopfschmerzen 608 f.
Magenverstimmung 620
Reisekrankheit 671
Schlaflosigkeit 688
Sodbrennen 698
Ingwer, Verarbeitung 242,
244
Ingwertee 241, 244
Ingwertee, Heilwirkung bei
Kopfschmerzen 609
Magenverstimmung 688
Reisekrankheit 672
Sodbrennen 699
Insulin 117 f., 533–538, 634,
656
Interferon 247
Interleukin 594
Isoflavone 81 f., 88 f., 144
Isoflavone, Heilwirkung bei
Osteoporose 650 f.
Isothiocyanat 82 f.
Isothiocyanat, Krebsvor-
beugung 611
Isothiozyanat, Nutzen für
Raucher 667

isotonische Getränke,
Heilwirkung bei
Durchfall 544

J

Jod (Spurenelement),
Heilwirkung bei Schild-
drüsenerkrankungen
679 ff.
Jodgehalt, Seetang 392
Jogging, Bildung von freien
Radikalen 55
Jogging, Eisen-Abbau
187
Joghurt 245–249
Joghurt, Alternative bei
Laktose-Intoleranz 617 f.
Joghurt, Fettersatzstoffe 45
Joghurt, Frische 249
Joghurt, Heilwirkung bei
Bluthochdruck 515
Depressionen 531
Hefepilzinfektionen
575 f.
Magengeschwüren 625 f.
Schilddrüsenerkrankun-
gen 682
Wechseljahrsbeschwer-
den 722
Zöliakie 730
Joghurt, Mager-, Heilwir-

kung bei prämenstruellen Beschwerden 663
Joghurt, Zöliakie, Alternative zu Milchprodukten 732
Johannisbeeren 250 ff.
Johannisbeeren, frische 251 f.
Johannisbeeren, Zubereitung 253

K

Kaffee 559
Kaffee, Auswirkungen bei Verstopfung 715 f.
Kaffee, Begünstigung von Hämorrhoiden 571
Magengeschwüren 623
Osteoporose 655
Reisekrankheit 673
Reizdarm 677
Schlaflosigkeit 686, 690
Kaffee, Tanningehalt 494
Kaffee, Wirkung bei Kopfschmerzen 610
Kaffeesäuregehalt, Hafer 219
Kalbshaxe 195
Kalium (Mengenelement), Heilwirkung bei Bluthochdruck 511, 513 f.

Muskelkrämpfen 635 f.
Schlaganfallvorbeugung 692, 694
Kaliumgehalt
Apfelsaft 98
Avocado 111, 114
Banane 115 ,117
Blattgemüse 131
Bohnen 147
Feige 177 f.
Honigmelone 232 f.
Kartoffel 260
Melone 311
Milch 323
Pastinaken 347
Rosinen 174
Säfte 383
Sellerie 396
Tomaten 431
Trockenpflaume 437
Kalorien 706 ff.
Haferkleie 223
Hafermehl 223
Süßkartoffel 414
Kalorien im Fettgehalt, Fleisch 192 ff.
Kalzium (Mengenelement) 662
Kalzium, Auswirkung auf Nierensteine 648
Kalzium, Gegenanzeige

Eisen bei Anämie 493
Oxalate 134
Kalzium, Heilwirkung bei
Altersbeschwerden 484
Bluthochdruck 512 ff.
Kopfschmerzen 607
Muskelkrämpfen 636 f.
Osteoporose 649 f.,
652 ff.
Schilddrüsenerkrankun-
gen 682 f.
Wechseljahrsbeschwer-
den 719, 721
Zahngesundheit 726 f.
Zöliakie 730
Kalziumantagonisten,
Beeinflussung
durch Grapefruit 214
Kalziumgehalt
Blattgemüse 130 ff.135
Brokkoli 150
Buttermilch 320
Milch 320 ff.
Sellerie 398
Tofu 407
Kalziumzusätze 653
Kariesbakterien 727
Karotinoide 58 ff., 83 f.,
296 f., 567
Karotinoide, Heilwirkung
bei Herzinfarkt 60 f.

Krebsvorbeugung 58 f.
Makuladegeneration
57 f., 62
Karotinoidgehalt
Aprikosen 99 f.
Blattgemüse 133 f.
Mangos 440
Papayas 441
Säfte 381, 384
Karotinpräparate 29, 62
Karotten 253–257; siehe
auch Möhren
Karotten, Ballaststoffgehalt
41
Karotten, Heilwirkung bei
Altersbeschwerden 482
Makuladegeneration 29
Zahngesundheit 728
Karotten, Karotinoidgehalt
31, 60
Karotten, Zubereitung
255 f.
Karottensaft 256, 383
Karpaltunnelsyndrom 600 f.
Kartoffelmehl, Kartoffel-
stärke-, Verhinderung
von Zöliakie 731
Kartoffeln 258–262
Kartoffeln, Begünstigung
von
Müdigkeit 633

Kartoffeln, Betacarotinge-
halt 68
Kartoffeln, Heilwirkung bei
Altersbeschwerden 484
Gedächtnisstörungen
557
Kopfschmerzen 606, 608
Muskelkrämpfen 637
Sodbrennen 700
Stressmilderung 703
Zöliakie 730 f.
Kartoffeln, Karotinoidge-
halt 31, 60
Kartoffeln, Zubereitung
259, 262
Kascha 155; siehe auch
Buchweizen
Käse, fettarm, Förderung
der Zahngesundheit 726
Käse, Hart-, Heilwirkung
bei Herpes 580
Käse, Heilwirkung bei
Osteoporose 652
Schilddrüsenerkrankun-
gen 682 ff.
Schlaflosigkeit 688
Zahngesundheit 727
Käse, laktosereduziert,
Alternative bei
Laktose-Intoleranz 617
Kastanie 325

Katarakt 566; siehe auch
Grauer Star
Katarakt, Heilwirkung
durch Honigmelone
231 f.
Katecholamine 396
Kater 621
Kaugummi, zuckerfrei,
Begünstigung von
Durchfall 548
Reizdarm 676
Kekse, Begünstigung von
Herzerkrankungen 585
Kelp-Seetang 390 f., 393 f.
Kerne, Kürbis 299
Ketchup, Natriumgehalt
512
Kichererbsen, Heilwirkung
bei Diabetes 538
Gedächtnisstörungen
557
Kichererbsen, Isoflavonge-
halt 82, 88 f.
Kidneybohnen, Ballaststoff-
gehalt 41
Kidneybohnen,
Heilwirkung bei
Altersbeschwerden 484
Anämie 491
Kidneybohnen, Isoflavon-
gehalt 82, 88 f.

Killerzellen 592 f.
Kirschen 263 ff.
Kirschen, Aufbewahrung
264
Kirschen, Heilwirkung bei
Gicht 564
Hämorrhoiden 572
Kirschen, Nutzen für
Raucher 667
Kirschen, Perillylalkohol-
gehalt 263
Kirschsaft 265
Kiwis 32
Kiwis, Ballaststoffgehalt 40
Kiwis, Betacarotingehalt 31
Kiwis, Vitamin-C-Gehalt 31
Kleie 469
Knoblauch 267–274, 281
Knoblauch, Allylsulfidge-
halt 79, 88 f.
Knoblauch, Gegenanzeige
Magenbeschwerden 597
Knoblauch, Heilwirkung
bei
Cholesterin 525
Erkältungskrankheiten
551
Hefepilzinfektionen 576 f.
Infektionen 596 f.
Krebsvorbeugung 611 f.
Meningitis 597

Knoblauch, Nutzen für
Raucher 670
Knoblauch, Zubereitung
271 ff.
Knochenbau, Heilwirkung
durch Birnen 127 f.
Knollengemüse, Nutzen für
Raucher 670
Kochsalz, Begünstigung
von
Bluthochdruck 511 ff.
Koffein, Begünstigung von
Depressionen 531
Gedächtnisstörungen
559 f.
prämenstruellen
Beschwerden 659
Stress 705
Koffeingehalt, Tee 424
koffeinhaltige Getränke,
Auswirkung auf den
Wasserhaushalt 449
koffeinhaltige Limonade,
Begünstigung von
Osteoporose 655
koffeinhaltige Limonade,
kohlensäurefrei,
Heilwirkung bei
Durchfall 544
Magenverstimmung
621

Kohl 274 ff.; siehe auch
Pak-Choi, Wirsing
Kohl, Flavonoidgehalt 51
Kohl, Haltbarkeit 278
Kohl, Heilwirkung bei
Asthma 504 f.
Magengeschwüren 623 f.
Schilddrüsenerkrankungen 682, 685
Kohl, Isothiocyanatgehalt
82 f., 88 f.
Kohl, Zubereitung 277 f.
Kohlenhydrate 44
Kohlenhydrate, Begünstigung von
Müdigkeit 632
Kohlenhydrate, Heilwirkung bei
Depressionen 529 f.
Diabetes 534 f.
Kopfschmerzen 605 f.
Muskelkrämpfen 638
prämenstruellen Beschwerden 657 ff.
Reisekrankheit 672
Schilddrüsenerkrankungen 684
Stressmilderung 702
Kohlenhydratgehalt
Buchweizen 158
Kartoffel 261

Nahrungsmittel, Übersicht 544 f.
Süßkartoffel 414
Kohletabletten 453 f.
Kohlgemüse, Rosenkohl
368 ff.
Kokosnuss 325
Kollagen 92, 213, 234, 472,
502, 564, 724, 727
Königskrabbe, Heilwirkung
bei
Infektionen 599
Konserven, Schwächung
der
Immunität 595
Konservierungsmittel 384
Kopfsalat, Flavonoidgehalt
50
Kopfschmerzen 602, 605
Kopfschmerzen, Begünstigung durch Süßstoffe 65
Kopfschmerzen, Heilwirkung durch Ingwer 609 f.
Kopfschmerzen, vasomotorische 603
Koriander 209
Krabben 292
Krabben, Heilwirkung bei
Altersbeschwerden 484
Krabben, Königs-, Heilwirkung bei Infektionen 599

Killerzellen–Krabben 763

Krankheitserreger 595 f.

Kräuter 279–289

Kräuter, Anbau 283

Kräuter, Aufbewahrung
284, 289

Kräuterextrakte 288

Kräuterheilmittel 280

Kräutertee 288

Krautsalat 278

Krebs 66 f., 297, 610–616

Krebs, Vorbeugung durch
Allylsulfide 79
Äpfel 94 f., 97
Artischocken 104 f.,
108 f.
Basilikum 119
Beeren 122 ff.
Betacarotin 29
Buchweizen 155 f.
Erbsen 172 f. 175
Flavonoide 50
Gerste 204 f.
Gewürze 207 ff.
Grapefruit 213
Hafer 219 f.
Honigmelone 231 f.
Isoflavone 82
Isothiocyanate 82
Johannisbeeren 250 f.
Karotinoide 61, 83
Karotten 254

Kartoffeln 259

Kirschen 263

Knoblauch 267, 269 ff.

Limetten 472 f.

Lykopin 30

Mandarinen 309

Milch 322

Nüsse 326 f.

Pastinaken 345, 348

Pilze 353 f.

Reis 361 f.

Rhabarber 366

Rosenkohl 369 ff.

Rote Bete 378 f.

Säfte 383

Saponine 87

Seetang 389 f.

Sellerie 398

Sojaerzeugnisse 405 ff.

Spargel 409 ff.

Tee 420 f.

Tomaten 429 ff.

Zitronen 472 f.

Zwiebeln 477 f.

Krebs, Blut-, Vorbeugung
durch Mandarinen 309

Krebs, Brust-, Vorbeugung
durch
Ballaststoffe 37
Blumenkohl 138
Bohnen 145

Brokkoli 148
Bulgur 160 f.
Fisch 181, 183
Guaven 443
Isoflavone 81
Kohl 275
Leinsamen 301
Lignane 84
Limonin 473
Mandarinen 309 f.
Olivenöl 333
Orangen 337
Sojaerzeugnisse 405 f.
Vitamin E 28
Krebs, Darm-, Vorbeugung
  durch
  Artischocken 108 f.
  Ballaststoffe 127
  Birnen 127
  Blumenkohl 151
  Bulgur 161 f.
  Feigen 177
  Fisch 181, 184
  Knoblauch 267, 271
  Kohl 275 f.
  Weizen 459
  Zerealien 468 f.
Krebs, Gebärmutterhals-,
  Vorbeugung durch
  Indole 81
  Kürbis 460

Krebs, Lungen-,
  Vorbeugung durch
  Brunnenkresse 153
  Guaven 443
  Orangen 337
Krebs, Magen-,
  Vorbeugung durch
  Knoblauch 270 f.
  Vitamin C 27
Krebs, Prostata-
  Vorbeugung durch
  Blumenkohl, 138
  Bohnen 145
  Karotinoide 61
  Kohl 275, 369
  Tofu 406
Krebs, Speiseröhren-, Vor-
  beugung durch Beeren
  123
Krebs, Ursache durch
  Fett 43
  freie Radikale 52 f.
Kreuzblütler 81, 140 f., 148,
  153, 275
Kreuzblütlergemüse,
  Nutzen für Raucher 667
Kreuzkümmel 209
Kropf 680
Krustentiere 290–294
Krustentiere, Bakterien-
  gehalt 293

Krankheitserreger–Krustentiere 765

Krustentiere, Zubereitung
291 f.

Kuchen, Begünstigung von
Herzerkrankungen 585

Kumarin, Gegenanzeige
Avocados 112

Kumarinsäuregehalt, Tomaten 430

Kupfer, Heilwirkung bei
Osteoporose 654

Kupfergehalt, Nuss 329

Kürbis 295–300

Kürbis, Aufbewahrung
300

Kürbis, Betacarotingehalt
31

Kürbis, Heilwirkung bei
Anämie 496

Kürbis, Karotinoidgehalt
30, 60

Kürbis, Nutzen für Raucher
669

Kürbis, Sommer- 464

Kürbis, Winter- 460–464

Kürbis, Zubereitung 298

Kürbiskerne 299

Kürbissorten 463

Kurkuma 86, 206–211

Kurkumin 208 ff.

Kurkumin, Polyphenolgehalt 86

L

Lachs 182, 185

Lachs, Heilwirkung bei
Asthma 506
Gallensteinen 553
Schuppenflechte 698
Wechseljahrsbeschwerden 722

Lactobacillus acidophilus
246, 576, 625

Laetril 102

Laktase 249, 545, 617

Laktasepräparate 618

Laktose (Milchsäure) 249,
545, 625,
732

Laktosegehalt, Joghurt 249

Laktose-Intoleranz 545,
617 f.

laktosereduzierte Milch,
Alternative bei
Laktose-Intoleranz 617

laktosereduzierter Käse,
Alternative bei
Laktose-Intoleranz 617

Lammeintopf 204

Lammfleisch 191, 194

Langkornreis, Ballaststoffgehalt 40

Langkornreis, Heilwirkung
bei Diabetes 539, 541

Layer (Seetang) 390, 394

Laxative, Heilwirkung bei Reizdarm 678

LDL-Cholesterin 24, 28, 55, 112, 143, 156, 178, 232 f., 328, 336, 366 f., 518 f.

LDL-Cholesterin, Heilwirkung durch Hafer 218 f.

Lebenserwartung 480

Lebensmittel, alkalisch, Heilwirkung bei Nierensteinen 645

Lebensmittel, fettarm, Empfehlung bei Übergewicht 707

Lebensmittel, fettfrei, Empfehlung bei Übergewicht 708

Lebensmittel, Natriumgehalt 515

Lebensmittel, säurehaltig, Begünstigung von Harnwegsinfektionen 574

Lebensmittel, tierisch, Begünstigung von Herzerkrankungen 583

Lebensmittelallergie 638–644

Leber, Begünstigung von Gicht 565

Leber, Heilwirkung bei Alzheimerkrankheit 489

Leberschäden, Leberzirrhose, Heilwirkung durch Artischocken 104 f.
Flavonoide 50

Leinsamen 300–305

Leinsamen, Zubereitung 302

Leinsamenöl 303 f.

Lentinangehalt, Pilze 354

Leukotriene 698

Leukozyten, Heilwirkung durch
Antioxidanzien 31

Lichteinwirkung, Milch 354

Lignane 84, 88 f.

Lignan, Heilwirkung bei Karpaltunnelsyndrom 600

Lignangehalt
Gerste 203

Leinsamen 300 f.

Ligningehalt, Birnen 126 f.

Limonade, Begünstigung von
Reisekrankheit 673
Reizdarm 676

Limonen 471 ff.

Limonengehalt
Orangen 335
Zitrusfrüchte 473

Limonin 85, 335

Limonoidgehalt, Grapefruit 212 f.

Limonoidgehalt, Grapefruitsaft 213

Linsen, Heilwirkung bei Anämie 491 f.
Schlaflosigkeit 689

Linsen, Isoflavongehalt 82, 88 f.

Linsenmehl, Verhinderung von Zöliakie 731

Lipoproteine geringer Dichte (LDL) 99, 111 f., 116, 156, 166, 203, 518, 536, 584, 693, 695

Lipoproteine hoher Dichte (HDL) 113, 518

Löwenzahnblätter 135

Luftverschmutzung 75, 105, 505

Lungenentzündung, Heilwirkung durch Fisch 181

Lungenfunktion 184

Lutein 63, 83, 567

Luteingehalt
Blattgemüse 134
Kürbis 296
Säfte 384
Süßkartoffel 416

Lykopin 46, 60 f., 83

Lykopin, Heilwirkung bei Krebs 30

Lykopin, Nutzen für Raucher 667

Lykopingehalt Aprikose 99
Grapefruit 212 f.
Guave 443 f.
Säfte 384
Tomaten 4280 ff.

Lymphozyten 593

Lysin (Aminosäure), Heilwirkung bei Herpes 580

M

Makuladegeneration, Heilwirkung durch
Aprikosen 101
Blattgemüse 135
Karotinoide 30, 61
Karotten 254
Kürbis 296
Seetang 391

Makuladegeneration, Ursache durch
freie Radikale 53, 56

Magenbeschwerden, Begünstigung durch Knoblauch 577

Magengeschwüre 622–627

Magengeschwüre, Heilwir

kung durch
Bananen 116
Chilischoten 166, 170
Manukahonig 229
Magensäure 166, 171
Magenverstimmung 610 ff.
Magenverstimmung, Heil-
wirkung durch Ingwer
241
Magerjoghurt, Heilwirkung
bei prämenstruellen
Beschwerden 656
Magermilch, Heilwirkung
bei
Bluthochdruck 515
prämenstruellen
Beschwerden 659
Wechseljahrsbeschwer-
den 722
Magnesium (Mengenele-
ment), Heilwirkung bei
Asthma 506
Bluthochdruck 512
Diabetes 539 f.
Kopfschmerzen 607 f.
Muskelkrämpfen 636
Nierensteinen 646
prämenstruellen Be-
schwerden 662 f.
Schlaflosigkeit 689
Zöliakie 730

Magnesiumgehalt
Artischocke 108
Blattgemüse 131
Hirse 224 f.
Kelp-Seetang 391
Nüsse 329
Maiapfel 280
Mais 306 f.
Mais, Begünstigung von
Allergien 306
Mais, Heilwirkung bei
Schlaflosigkeit 688
Maismehl, Verhinderung
von Zöliakie 731
Maitake-Pilze 354 f., 357
Makkaroni, Vollkorn-,
Ballaststoffgehalt 41
Makrele 291
Makrelen, Begünstigung
von Gicht 565
Makrelen, Heilwirkung bei
Asthma 502 f.
Muskelkrämpfen 637
Schuppenflechte 698
Makrophagen 577
Maltodextrin 44
Mandarinen 308 f.
Mandarinensaft 308
Mandarinensorten 310
Mandeln 324
Mandeln, Heilwirkung bei

Asthma 505
Grauem Star 568
Mandeln, Vitamin-E-Gehalt 329
Mangan, Heilwirkung bei Osteoporose 654
Mangangehalt
Ananas 91
Bulgur 164
Mangold 130–136
Mangold, Heilwirkung bei Kopfschmerzen 608
Mangos 440 f.
Mangos, Ballaststoffgehalt 40
Mangos, Heilwirkung bei Grauem Star 568
Manukahonig 229, 231
Maraschinokirschen 266
Margarine, Begünstigung von Herzerkrankungen 585
Mayonnaise, Fettersatzstoffe 45
Medikamentenwirkungen, Beeinflussung durch Grapefruit 214
Meeresfrüchte 291
Meeresfrüchte, Begünstigung von Nahrungsmittelallergie 639 f.

Meeresfrüchte, Heilwirkung bei
Alzheimerkrankheit 487
Anämie 493
Asthma 507
Bluthochdruck 514
Gallensteinen 553
Schlaflosigkeit 689
Mehl, Bohnen-, Verhinderung von Zöliakie 732
Mehl, Erbsen-, Verhinderung von Zöliakie 732
Mehl, Kartoffel-, Kartoffelstärke-, Verhinderung von Zöliakie 731
Mehl, Linsen-, Verhinderung von Zöliakie 732
Mehl, Mais-, Verhinderung von Zöliakie 731
Mehl, Pfeilwurz-, Verhinderung von Zöliakie 731
Mehl, Reis-, Verhinderung von Zöliakie 731
Mehl, Roggen-, Ballaststoffgehalt 41
Mehl, Tapioka-, Verhinderung von Zöliakie 731
Mehl, weiß 206
Melatonin, Heilwirkung bei Schlaflosigkeit 687 f.

Melone, Honig-, Förderung
von Zahngesundheit 727
Melone, Honig-, Krebsvor-
beugung 613
Melonen 311–316
Melonen, Aufbewahrung
316
Melonen, Betacarotingehalt
31, 68
Melonen, Karotinoidgehalt
31, 60
Melonen, Vitamin-C-
Gehalt 31
Meningitis 597
Menopause 283, 285, 320,
405, 491, 650, 718 f.
Menopause, Heilwirkung
durch Birnen 127
Menstruation 338, 656 f.,
660
Menstruation, Heilwirkung
durch Eisen (Fleisch) 187
Miesmuscheln, Eisengehalt
293
Migräne 603
Migräne, Heilwirkung
durch
Ingwer 239 ff.
Kräuter 282
Mikroben 589 f.
Mikrovilli-Zellen 729 f.

Mikrowelle, Kartoffelzube-
reitung 262
Milch 249, 317–324, 680
Milch, Begünstigung von
Magengeschwüren 626
Milch, Heilwirkung bei
Grauem Star 568
Kopfschmerzen 608
Muskelkrämpfen 637
Schilddrüsenerkrankun-
gen 682 f.
Schlaflosigkeit 687 f.
Schlaganfallvorbeugung
695
Milch, laktosereduziert,
Alternative bei Laktose-
Intoleranz 617
Milch, Mager-, Heilwirkung
bei
prämenstruellen
Beschwerden 662 f.
Milchkompresse, Heilwir-
kung bei Herpes 582
Milchprodukte, Begünsti-
gung von
Cholesterin 518, 520
Reizdarm 675
Zöliakie 732
Milchprodukte, fettarme,
Heilwirkung bei
Altersbeschwerden 485

Mandeln (Forts.) – Milchprodukte 771

Schlaganfallvorbeugung
693
Milchprodukte, Förderung
der Zahngesundheit
727 f.
Milchprodukte, vollfette,
Begünstigung von
Gallensteinen 553
Mineralien 636
Selen 33
Zink 33
Mineralstoffgehalt,
Zerealien 467
Mineralstoffpräparate 69
Miso 191
Miso, Isoflavongehalt 82
Misosuppe 393
Möhren siehe auch
Karotten
Möhren, Heilwirkung bei
Immunschwäche 592 f.
Möhren, Nutzen für
Raucher 668 f.
Möhren, Vorbeugung von
Schlaganfall 694
Monoterpene 85, 88 f., 263
Morbus Crohn, Ursache
durch
freie Radikale 57
Most 435, 453
Müdigkeit 627–635

Multivitaminpräparate 66
Multivitaminpräparate,
Wirkung bei
Kopfschmerzen 607
Muscheln 292 f.
Muscheln, Heilwirkung bei
Anämie 491 ff.
Gedächtnisstörungen
558
Muskatnuss 209
Muskelkater, Heilwirkung
durch Antioxidanzien 32
Muskelkrämpfe 635 ff.
Müsli, Ballaststoffgehalt 39,
40
Müsli, Heilwirkung bei
Blinddarmentzündung
509
Diabetes 537 f.
Gedächtnisstörungen
554
Krebsvorbeugung 616
Myelin 601
prämenstruellen Be-
schwerden 658
Myristicingehalt, Petersilie
350

N

Nachtblindheit 256
Nachtsehvermögen, Steige-

rung durch Betacarotin
255 f.
Nährstoffgehalt, Zerealien
466
Nährstoffverlust durch Ko-
chen 123, 137, 175, 262,
266, 274, 363, 372, 398
Nährstoffe 591
Nährstoffgehalt
Fleisch 192 f.
Wild 200 f.
Nahrungsergänzungsmittel
65 ff.
Nahrungsmittel, Fettgehalt,
Übersicht 542 f.
Nahrungsmittel,
Kohlenhydratgehalt,
Übersicht 542 f.
Nahrungsmittel, pflanzli-
che, Eisengehalt, Über-
sicht 496
Nahrungsmittel,
phytöstrogenhaltig 721
Nahrungsmittel, sättigend
711
Nahrungsmittel, tierisch,
Eisengehalt, Übersicht 495
Nahrungsmittelallergie
638–644
Naringingehalt, Grapefruit
212 ff.

Natrium (Mengenelement),
Heilwirkung bei
Muskelkrämpfen 637
Natriumalginatgehalt, See-
tang 390
Natriumbikarbonat (Back-
pulver) 512
Natriumgehalt
Brot 515
Eiscreme 512
Fertiggerichte 514
Ketchup 512
Krustentiere 294
Lebensmittel 515
Puddingpulver 512
Seetang 392
Sellerie 397
versteckter 512
Natriumglutamat 604
Natriumsulfit 512
Naturreis 358 f.
Navelorangen 340
Navelorangen, Förderung
der Zahngesundheit 728
Nebenhöhlenentzündun-
gen, Heilwirkung durch
Chilischoten 166
Nektar 435
Nervenschmerzen, Heilwir-
kung durch capsaicinhal-
tige Salbe 167

Milchprodukte (Forts.) – Nervenschmerzen 773

Neuronen 527
Neurotransmitter 527, 628
neutrophile Blutkörperchen
 237, 577
Niacin, Heilwirkung bei
 Gedächtnisstörungen
 557
 Schlaflosigkeit 690
Niacingehalt
 Geflügel 197
 Naturreis 362
 weißer Reis 362
 Pilze 357
Niere, Begünstigung von
 Gicht 565
Nierenkrankheiten 511
Nierenprobleme 644–648
Nierenschäden, Heilwir-
 kung durch Leinsamen
 303
Nierensteine durch
 Oxalsäure
 (Mangold, Spinat) 134
Nierensteine, Heilwirkung
 durch Wasser 446
Nikotin, Begünstigung von
 Grauem Star 567
 Magengeschwüren 627
Nitrat 161
Nitrit 161, 165, 270, 604
Nitrosamine 161, 165, 430

Nobiletingehalt, Mandarine
 308
Norepinephrin 527 f.
Nori-Seetang 391 ff.
Nudeln, Heilwirkung bei
 Alzheimerkrankheit 489
 Durchfall 544
Nüsse 324–330
Nüsse, Begünstigung von
 Herpes 581
Nüsse, Heilwirkung bei
 Altersbeschwerden 482
 Alzheimerkrankheit 488
 Hefepilzinfektionen 578
 Herzerkrankungen 585
 Krebsvorbeugung 614
 Schlaflosigkeit 689
 Wundheilung 724
Nüsse, Para-, Heilwirkung
 bei Asthma 506
Nüsse, Saponingehalt 88 f.

O

Obst 74
Obst, Ballaststoffgehalt 40
Obst, Begünstigung von
 Hefepilzinfektionen 579
 Heuschnupfen 588
Obst, Flavonoidgehalt 48
Obst, Förderung der Zahn-
 gesundheit 727

Obst, gelb, Nutzen für
Raucher 669
Obst, Heilwirkung bei
Blinddarmentzündung
509
Bluthochdruck 513
Cholesterin 519, 523
Diabetes 534, 537
Erkältungskrankheiten
549 f.
Gallensteinen 554
Gedächtnisstörungen 555
Grauem Star 566 f.
Hämorrhoiden 570
Hefepilzinfektionen 579
Krebsvorbeugung 610,
616
Nierensteinen 645
prämenstruellen
Beschwerden 659 f.
Reizdarm 680, 682
Schilddrüsenerkrankun-
gen 684
Schlaganfallvorbeugung
692 f.
Verstopfung 714 f.
Obst, Karotinoidgehalt 83,
83 f., 88 f.
Obst, Nutzen für Raucher
667 f.
Ohrinfektionen 640 f.

Ohrinfektionen,
Heilwirkung durch
Knoblauch 272
Öl, Oliven- 330 ff.
Öle, pflanzliche, Vitamin E
28
Oleinsäuregehalt, Avocado
112
Olestra 46
Olivenöl 330 ff.
Olivenöl, Heilwirkung bei
Cholesterin 522 f.
Omega-3-Fettsäure 526
Omega-3-Fettsäure,
Auswirkung auf
prämenstruelle Probleme
661
Schlaganfallvorbeugung
695
Omega-3-Fettsäure,
Gegenanzeige er-
höhte Herzfrequenz 183
Omega-3-Fettsäure,
Heilwirkung bei
Arthritis 501
Asthma 507
Gallensteinen 553
Herzerkrankungen 586
Schuppenflechte 698
Omega-3-Fettsäuregehalt
Fisch 182–186

Krustentiere 290 f.
Leinsamen 301 f.
Oolong-Tee 420
Orangen 32, 335–341
Orangen, Betacarotingehalt 31, 68
Orangen, Förderung der Wundheilung 724
Orangen, Heilwirkung bei
Bluthochdruck 510
Diabetes 538
Orangen, Karotinoidgehalt 60
Orangen, Limoningehalt 85
Orangen, Navel-, Förderung der Zahngesundheit 728
Orangen, Vitamin-C-Gehalt 31
Orangensaft 340
Orangensaft, Heilwirkung bei
Altersbeschwerden 482
Asthma 504
Erkältungskrankheiten 550
Grauem Star 568
Müdigkeit 631
Nierensteinen 646
Oryzanolgehalt, Reis 359
Ösophagussphinkter 700 f.

Osteoarthitis 497, 502
Osteoarthritis, Heilwirkung durch
Ingwer 242
Osteoporose 649–658, 682, 718
Osteoporose, Heilwirkung durch
Ananas 91
Birnen 127
Brokkoli 150
Milch 318 f.
Östradiol 473
Östrogene 148, 275, 301, 361, 369, 400 f., 407, 408, 650, 653, 662, 719 f.
Otomykose 273
Oxalat 133 f.
Oxalat, Gegenanzeige Kalzium 134
Oxalatgehalt, Rhabarberblätter 364
Oxalsäuregehalt, Mangold, Spinat,
Gegenanzeige Nierensteine 367
Oxidation 52

P

Pak-Choi 276 f.; siehe auch Kohl

Pak-Choi, Folsäuregehalt
278

Pak-Choi, Vitamin-C-
Gehalt 277

Pampelmusen siehe
Orangen

Papaingehalt, Papaya 442

Papayas 441 f.

Papayas, Betacarotingehalt
31

Papayas, Nutzen für
Raucher 669

Papayas, Vitamin-C-Gehalt
31

Paprika 341 ff.

Paprika, Heilwirkung bei
Asthma 502

Paprika, grün, Heilwirkung
bei
Grauem Star 568
Krebsvorbeugung 613

Paprika, rot, Betacarotingehalt 31

Paprika, rot, Flavonoidgehalt 51

Paprika, rot, Förderung der
Wundheilung 725

Paprika, rot, Heilwirkung
bei Altersbeschwerden 482
Diabetes 538
Grauem Star 568

Paprika, rot, Vitamin-C-
Gehalt 31

Paprikasorten 343

Paracetamol 603

Paradiesbaum 176

Paranüsse, Heilwirkung bei
Asthma 506

Parkinsonkrankheit, Ursa-
che durch freie Radikale
56

Passivraucher, Schutz 668

Pastinaken 345–349

Pastinaken, Aufbewahrung
349

Pastinaken, Ballaststoffgehalt 41

Pastinaken, Zubereitung
346

Pektin 70 ff.

Pektin, Empfehlung bei
Übergewicht 72

Pektin, Heilwirkung bei
Diabetes 72
Herzerkrankungen,
-leiden 70

Pektingehalt
Apfel 97
Banane 117
Birne 127
Grapefruit 212, 215
Orange 339 f.

Omega-3-Fettsäure (Forts.)–Pektin 777

Pellagra 556

Penicillin 280

Pepsinwein, Heilwirkung
bei Durchfall 546

Perillylalkohol 85

Perillylalkoholgehalt,
Kirsche 262

Perlgraupen 203 f; siehe
auch Gerste

Perlgraupen, Ballaststoffgehalt 40

Petersilie 350 ff.

Petersilie, Aufbewahrung
351

Petersilie, Gegenmittel
Zwiebelatem 479

Pfeffer, rot 26

Pfeffer, schwarz 206, 209,
211

Pfefferminze, Begünstigung
von Sodbrennen 701

Pfefferminze, Heilwirkung
bei Reizdarm 677

Pfefferschoten, Heilwir-
kung bei Erkältungs-
krankheiten 548

Pfeilwurzmehl, Verhinde-
rung von Zöliakie
731

Pfirsiche, Karotinoidgehalt
60

Pflanzenöle, Heilwirkung
bei
Alzheimerkrankheit 488
Asthma 505
Grauem Star 568
Hefepilzinfektionen 578

Pflanzenstoffe, sekundäre,
Krebsvorbeugung 611

pflanzliche Reduktionsdiät,
Heilwirkung bei Blut-
hochdruck 513

Pflaumen 32

Pflaumen, Back-, Milde-
rung von Stress 703

Pflaumen, Ballaststoffgehalt
40

Pflaumen, Trocken- 436 ff.

Pflaumen, Trocken-, Heil-
wirkung bei Verstopfung
717

Pflaumen, Trocken-,
Zubereitung 438

Pflaumensaft 439

Phenethylisocyanat 83

Phenethylisothiocyanatge-
halt, Brunnenkresse 153

Phenolgehalt, Kürbis 297

Phenole 33

Phenolsäuregehalt
Pastinaken 345
Sellerie 398

Phenolverbindungen 86, 88 f.

Phosphorgehalt, Bulgur 164

Phthalidgehalt, Sellerie 397

Phytinsäuregehalt, Hafer 221

Phytochemikalien 667

phytochemische Wirksubstanzen 74

Phytonährstoffe 666

Phytöstrogene 145, 400, 407, 408, 662, 719, 720 f.

phytöstrogenhaltige Nahrungsmittel 719

Pilze 353–357

Pilze, Begünstigung von Gicht 565

Pilze, roh 356

Pilze, Zubereitung 355, 357

Pilzsuppe 355

Pintobohnen, Ballaststoffgehalt 41

Pintobohnen, Heilwirkung bei Altersbeschwerden 485

Pistazien 330

Plantainbananen, Heilwirkung bei Magengeschwüren 626

PMS, prämenstruelles Syndrom 656–665

PMS, prämenstruelles Syndrom, Heilwirkung durch Hirse 224 f.

Pollen 587 f.

Pollenflug 503

Polydextrose 44

Polyphenole 86, 250, 419–425

Polyphenolgehalt, Olivenöl 333

Polysaccharide 354, 534

prämenstruelles Syndrom 656–665

prämenstruelles Syndrom (PMS), Heilwirkung durch Hirse 224 f.

Preiselbeeren, Flavonoidgehalt 51

Preiselbeeren, Vorbeugung von Schlaganfall 694

Preiselbeersaft, Heilwirkung bei Erkältungskrankheiten 550 Harnwegsinfektionen 574

Proanthocyanidin 572

Progesteron 657, 665, 719

Propolisgehalt, Honig 228

Prostaglandine 185, 241,

Pellagra–Prostaglandine 779

243, 302, 398, 500, 609, 698

Protease-Enzyme 442

Protease-Inhibitoren 144

Protein 554, 662, 723; siehe auch Eiweiß

Proteingehalt, Rindfleisch 226

Psoralengehalt, Sellerie, Begünstigung von Sonnenempfindlichkeit 399

Psoriasis 399

Psyllium, Heilwirkung bei Reizdarm 678

Puddingpulver, Natriumgehalt 512

Purine 560

Purine, Gegenanzeige Gicht 139

Putenschinken, Heilwirkung bei Diabetes 539

Pyridoxin siehe Vitamin B6

Q

Quercetin 49, 50, 596

Quercetin, Heilwirkung bei Erkältungskrankheiten 596

Quercetingehalt
Apfel 95
Buchweizen 156

Rotwein 451 f.

Zwiebel 475, 477

R

Rachitis 66

Rauchen 48, 54, 53, 83, 133, 665–670

Rauchen, Nutzen durch Brunnenkresse 153

Raucher, Vitamin-C-Bedarf 27

Reduktionsdiät, pflanzliche, Heilwirkung bei Bluthochdruck 513

Regenbogenforelle 185

Reis 358–363

Reis, Begünstigung von Müdigkeit 632

Reis, braun,
Heilwirkung bei prämenstruellen Beschwerden 664

Reis, Heilwirkung bei
Nierensteinen 646
Schlaflosigkeit 688
Sodbrennen 700

Reis, Langkorn-, Ballaststoffgehalt 40

Reis, Langkorn-, Heilwirkung bei Diabetes 535, 540

Reis, Natur-, Eiweißgehalt 226

Reis, weiß 362

Reis, Zubereitung 360

Reisediarrhoe, -durchfall 454, 546

Reisekrankheit 671 ff.

Reisekrankheit, Heilwirkung durch Ingwer 671 f.

Reismehl, Verhinderung von Zöliakie 731

Reizdarm 674 ff.

Reservatrolgehalt, Rotwein 451 f.

Retinol siehe Vitamin A

Rhabarber 364 ff.

Rhabarber, Zubereitung 365

Rhodopsin 255 f.

Riboflavin 191

Riboflavingehalt
Mangold 136
Milch 323
Pilze 357
Spinat 136

Riesenbohnen, Ballaststoffgehalt 41

Rinderfilet 188

Rinderlende 188

Rindfleisch 189, 191

Rindfleisch, Eiweißgehalt 226

Roggenmehl, Ballaststoffgehalt 41

Romanesco, Alternative zu Blumenkohl 140

Rosenkohl 368 ff.

Rosenkohl, Alternative zu Blumenkohl 139

Rosenkohl, Aufbewahrung 371

Rosenkohl, Ballaststoffgehalt 41

Rosenkohl, Betacarotingehalt 31

Rosenkohl, Heilwirkung bei Asthma 504
Diabetes 540

Rosenkohl, Heilwirkung bei Grauem Star 568

Rosenkohl, Isothiocyanatgehalt 82

Rosenkohl, Vitamin-C-Gehalt 31

Rosenkohl, Zubereitung 370 ff.

Rosinen 372–377

Rosinen, Aufbewahrung 373

Rosinen, Heilwirkung bei Depressionen 531
Verstopfung 717

Rote Bete 377 ff.

Rote Bete, Zubereitung 380

Rotkohl 278

Rotwein, Flavonoidgehalt 51, 80

Rotwild 194

Rüben, Ballaststoffgehalt 41

Rübensirup, Begünstigung von Hefepilzinfektionen 578

Rutingehalt, Buchweizen 156 f.

S

Saccharin (Süßstoff) 63

Safran 206, 209

Saft, Trauben- 432 ff.

Säfte, Fruchtsäfte 381–388, 547, 565, 676

Säfte, Zubereitung 386 f.

Saftkur 385

Saftkur, Gegenanzeige Diabetes 385

Salicylatgehalt, Tomaten, Begünstigung von Allergien 427

S-Allylcysteingehalt, Knoblauch 270

Salz, Begünstigung von Bluthochdruck 514 Osteoporose 654

prämenstruellen Beschwerden 656

Samen, Heilwirkung bei Altersbeschwerden 482 Alzheimerkrankheit 488 Hefepilzinfektionen 578 Krebsvorbeugung 614

Saponine 86, 88 f., 222

Saponingehalt, Hafer 88 f., 221

Sardellen, Begünstigung von Gicht 565

Sardinen 185

Sardinen, Begünstigung von Gicht 565

Satsumas 310

sättigende Nahrungsmittel 711

sättigende Nahrungsmittel, Übersicht 713

Sauerkirschen 266

Sauerrahm, Fettersatzstoffe 45

Säuglinge, Honig-Abstinenz 230

Säuregehalt, Tomaten, Begünstigung von Allergien 427

Schale siehe Fruchtschale

Schalotten 474, 479

Schilddrüsenprobleme 678–685

Schlaflosigkeit 686–691

Schlaganfall 421 f., 434, 510, 518, 691–696

Schlaganfall, Heilwirkung durch
Bananen 115
Chilischoten 166
Grapefruit 215
Honigmelone 233
Knoblauch 267 f.
Milch 318, 321
Pastinaken 347

Schlaganfall, Ursache durch Fett 43

Schmerzmittel 603

Schokolade, Begünstigung von
Herpes 581
prämenstruellen Beschwerden 660
Schlaflosigkeit 690
Sodbrennen 701

Schuppenflechte 696 ff.

Schwangerschaft, Gesundheitsförderung durch

Artischocken (Folsäure) 108

Fisch (Omega-3-Fettsäure) 180, 181

Schwefelgehalt, Zwiebel 476 f.

Schweinefleisch 191, 196

Schweinefleisch, Heilwirkung bei
Alzheimerkrankheit 489
Herpes 580

Schweinelende 188, 193

Schweinelende, Heilwirkung bei Karpaltunnelsyndrom 602

Schwellungen, Begünstigung durch Süßstoffe 64

Seefische, Heilwirkung bei Cholesterin 526

Seekrankheit, Heilwirkung durch Ingwer 240

Seetang 388–395

Seetang, Begünstigung von Schilddrüsenerkrankungen 681

Seetangsorten 393

Sehvermögen bei Nacht, Steigerung durch Betacarotin 253, 255

sekundäre Pflanzenstoffe 73–89, 369

sekundäre Pflanzenstoffe,
Krebsvorbeugung
611 f.
sekundäre Pflanzenstoffe,
Säfte 383
sekundäre Pflanzenstoffe,
Übersicht 88 f.
Seldane, Beeinflussung
durch
Grapefruit 214
Selen, Heilwirkung bei
Asthma 504
Depressionen 528 f.
Selen, Nutzen für Raucher
670
Selengehalt
Bulgur 164
Gerste 204
Perlgraupen 204
Sellerie 396 ff.
Sellerie, Ballaststoffgehalt
41
Sellerie, Begünstigung von
Sonnenempfindlichkeit
399
Sellerie, Flavonoidgehalt 51
Sellerie, Vorbeugung von
Schlaganfall 694
Selleriesamen 395
Semmeln, Milderung von
Stress 703

Senfkörner 206
Senföl, Isothiocyanatgehalt
82
Serotonin 527 f., 530,
632 ff., 658 f, 703 f.
Serotonin, Heilwirkung bei
Kopfschmerzen 605
Schlaflosigkeit 687
Shiitake-Pilze 353 ff.
Silymarin, Heilwirkung bei
Leberschäden, Leberzir-
rhose 50
Silymaringehalt, Ar-
tischocke 105 ff.
Skorbut 66
Sodbrennen 619, 698 ff.
Sodbrennen, Heilwirkung
durch Bananen 116
Soja, Begünstigung von
Nahrungsmittelallergie
640
Soja, Heilwirkung bei
Osteoporose 650
Sojabohnen 86, 145, 309
Sojabohnen, Heilwirkung
bei
Cholesterin 524
prämenstruellen Be-
schwerden 662
Sojabohnen, Isoflavonge-
halt 82, 88 f.

Sojabohnen, Saponingehalt
86, 88 f.

Sojaeiweiß 403

Sojaeiweiß, texturiertes
404

Soja-Erzeugnisse 400–408

Sojamehl 403, 405

Sojamilch 400, 403 f.

Sojaprodukte 191, 403 f.

Sojaprodukte, Heilwirkung
bei
Cholesterin 524 f.
Krebsvorbeugung 611
Schlaganfallvorbeugung
693
Wechseljahrsbeschwer-
den 720 f.

Sojaprodukte, Nutzen für
Raucher 667

Sommerkürbis 460 f.

Sonnenblumenkerne,
Heilwirkung bei
Asthma 505

Sonnenblumenkerne,
Vitamin E 28

Sorbit, Begünstigung von
Durchfall 548

Sorbit, Heilwirkung bei
Verstopfung 717

Sorbitol, Begünstigung von
Reizdarm 676

Sorbitolgehalt, Trocken-
pflaume 437

Spaghetti, Vollkorn-,
Ballaststoffgehalt 41

Spargel 408–413

Spargel, Aufbewahrung 413

Spargel, Ballaststoffgehalt
42

Spargel, Begünstigung von
Gicht 565

Spargel, Saponingehalt 88 f.

Spargel, Zubereitung 411,
413

Spargelgeruch (Urin) 410

Speisen, scharf gewürzt,
Begünstigung von
Hämorrhoiden 472

Spinat 62, 101, 130 ff.

Spinat, Heilwirkung bei
Asthma 505 f.
Grauem Star 567 f.
Immunschwäche 592 f.
Krebsvorbeugung 613
Muskelkrämpfen 637

Spinat, Karotinoidgehalt
60, 83

Stachelbeeren, Ballaststoffgehalt 40

Stärke, modifizierte 44

Steak, Heilwirkung bei
Anämie 491

Steckrübenblätter 130
Stimmungsschwankungen
530 f.
Stoffwechsel 561
Stress 702 ff.
strumigene Substanzen 685
Stuhlgang, Heilwirkung
durch Ballaststoffe 36
Sulfitgehalt, eingelegte
Zwiebeln 476
Sulfitgehalt, Sultaninen,
Auswirkung auf Allergi-
ker, Asthmatiker 375
Sulforaphan 82, 369
Sulforaphangehalt
Blumenkohl 138
Brokkoli 148 f.
Kohl 276
Sultaninen, Sulfitgehalt,
Auswirkung auf Allergi-
ker, Asthmatiker 375
Sultaninen, Vitamin-B6-
Gehalt 373
Suppen, Wasseranteil 449
Sushi 390
Süßholzwurzel 283
Süßholzwurzel, Heilwir-
kung bei Reizdarm 677
Süßkartoffeln 414–418
Süßkartoffeln, Aufbewah-
rung 415

Süßkartoffeln, Ballaststoff-
gehalt 41
Süßkartoffeln, Betacarotin-
gehalt 31
Süßkartoffeln, Heilwirkung
bei Diabetes 538
Immunschwäche 593
Süßkartoffeln, Vitamin-C-
Gehalt 31
Süßstoffe 63 ff.

T

Tabascosauce 167, 169
Tabouleh-Salat 162, 165,
352
Tagesbedarf Ballaststoffe
zum Beispiel aus
Äpfeln 95 f.
Avocados 113
Birnen 128
Bulgur 163
Feigen 177
Johannisbeeren 252
Kürbis 299
Rosinen 376
Tagesbedarf Betacarotin
zum Beispiel aus
Aprikosen 100
Brokkoli 150
Honigmelonen 234
Mangos 440

Tagesbedarf Eisen zum
  Beispiel aus
  Bohnen 146
  Geflügel 198
  Kürbis 299
  Rinderfilet 188
  Rosinen 376
  Schweinelende 188
  Selleriesamen 399
  Tofu 407
Tagesbedarf Eiweiß zum
  Beispiel aus
  Hirse 223
  Tofu 407
Tagesbedarf Folsäure zum
  Beispiel aus
  Artischocken 109
  Kelp-Seetang 390
  Nori-Seetang 390
  Pak-Choi 278
  Pastinaken 345
  Petersilie 351
  Rosenkohl 371
  Rote Bete 379
  Spargel 409
  Wirsing 278
Tagesbedarf Kalium zum
  Beispiel aus
  Bananen 115
  Bohnen 147
  Honigmelonen 230

Kartoffeln 260
Milch 320 f.
Pastinaken 347
Rosinen 374
Sellerie 398
Tomaten 431
Tagesbedarf Kalzium zum
  Beispiel aus
  Blattgemüse 135
  Buttermilch 319
  Joghurt 249
  Milch 727
  Sellerie 398
  Tofu 407
Tagesbedarf Magnesium
  zum Beispiel aus
  Hirse 225
  Kelp-Seetang 391
Tagesbedarf Mangan zum
  Beispiel aus
  Bulgur 164
Tagesbedarf Nährstoffe
  zum Beispiel aus
  Fleisch 192 f.
  Wild 200 f.
Tagesbedarf Niacin zum
  Beispiel aus Geflügel 201
Tagesbedarf Protein zum
  Beispiel aus
  Haferflocken 223
  Haferkleie 223

Steckrübenblätter–Tagesbedarf 787

Tagesbedarf Riboflavin zum
    Beispiel aus
    Milch 323
    Pilzen 357
Tagesbedarf Selen zum
    Beispiel aus
    Bulgur 164
    Perlgraupen 204
Tagesbedarf Thiamin
    zum Beispiel aus
    Mais 307
Tagesbedarf Vitamin A
    zum Beispiel aus
    Aprikosen 101
    Nori-Seetang 391
    Tomaten 431
Tagesbedarf Vitamin B6
    zum Beispiel aus
    Geflügel 197
Tagesbedarf Vitamin B12
    zum Beispiel aus
    Geflügel 197
Tagesbedarf Vitamin C
    zum Beispiel aus
    Ananas 93
    Artischocken 109
    Brokkoli 150
    Brombeeren 124
    Brunnenkresse 154
    Chicorée 136
    Erbsen 174

    Grapefruits 213
    Holunderbeeren 124
    Honigmelonen 234
    Johannisbeeren 250
    Kartoffeln 261
    Limetten 472
    Mandarinen 308
    Mangos 440
    Mangold 136
    Nori-Seetang 391
    Orangen 338
    Pak-Choi 277
    Paprika, grün 342
    Petersilie 351
    Rhabarber 367
    Romanesco 140
    Rosenkohl 371
    Sellerie 398
    Süßkartoffeln 415
    Tomaten 431
    Wirsing 277 f.
    Zitronen 472
Tagesbedarf Vitamin D
    zum Beispiel aus
    Milch 322
Tagesbedarf Vitamin E
    zum Beispiel aus
    Perlgraupen 204
    Süßkartoffeln 416
Tagesbedarf Zink
    zum Beispiel aus

Geflügel 201
Rinderlende 189
Tangelos 310
Tangeretin 50 f.
Tangeretingehalt,
  Mandarine 309
Tannin, Gegenanzeige
  Eisen bei
  Anämie 494
Tanningehalt
  Kaffee 494
  Tee 423 f., 494
Tapiokamehl, Verhinderung
  von Zöliakie 731
Tee 418–425
Tee, aromatisiert 420
Tee, Basilikum- 120 f.
Tee, Eis- 424
Tee, Flavonoidgehalt 47, 51
Tee, Früchte- 420
Tee, grün 420
Tee, grün, Phenolgehalt 33
Tee, grün, Vorbeugung von
  Schlaganfall 694
Tee, Heilwirkung bei Erkäl-
  tungskrankheiten 551
Tee, Ingwer- 241, 244
Tee, Ingwer-, Heilwirkung
  bei
  Kopfschmerzen 609
  Magenverstimmung 620

Reisekrankheit 672
Sodbrennen 699
Tee, Kräuter- 288
Tee, Oolong- 420
Tee, Pfefferminz-, Heilwir-
  kung bei Reizdarm 678
Tee, Polyphenolgehalt 86,
  419
Tee, schwarz 420
Tee, schwarz, Vorbeugung
  von Schlaganfall 694
Tee, Süßholzwurzel-, Heil-
  wirkung bei Reizdarm
  677
Tee, Tanningehalt 424
Tee, Zubereitung 421,
  424 f.
Teebeutel 424
Teesorten 420
Teigwaren, Heilwirkung bei
  prämenstruellen Be-
  schwerden 658
  Sodbrennen 700
  Stressmilderung 703
Tempeh 191, 404
Tempeh, Heilwirkung bei
  Osteoporose 650
  prämenstruellen
  Beschwerden 662
  Schlaganfallvorbeugung
  693

Tagesbedarf (Forts.) – Tempeh 789

Wechseljahrsbeschwer-
den 719 f.

Tempeh, Isoflavongehalt 82

Tempeh, Nutzen für
Raucher 667

Testosteron 145, 406, 614

Thalamus 446

Theophyllin, Heilwirkung
bei Erkältungskrankhei-
ten 551

Thiamin, Heilwirkung bei
Alzheimerkrankheit 489
Gedächtnisstörungen
556 f.

Thiamingehalt
Gerste 205
Mais 307
Naturreis 363
Rosinen 373
Säfte 383
weißer Reis 362

Thromboxan 182, 243

Thrombozyten 243, 434,
475

Thunfisch 495, 501

Thunfisch-Konserven 526,
690

Tierhaltung 191

tierische Lebensmittel, Begünstigung von Herz-
erkrankungen 583

Tocopherol siehe auch
Vitamin E

Tocopherolgehalt, Tee 424

Tocotrienolgehalt
Gerste 203
Hafer 219 f.

Tofu 401, 404, 406

Tofu, Heilwirkung bei
Cholesterin 524 f.
Muskelkrämpfen 637
Osteoporose 650
prämenstruellen
Beschwerden 662
Schlaganfallvorbeugung
693
Wechseljahrsbeschwer-
den 719 f.

Tofu, Isoflavongehalt 82

Tofu, Nutzen für Raucher
667

Tofu, Zubereitung 401

Tomaten 28, 426–432

Tomaten, Flavonoidgehalt
51

Tomaten, getrocknet 428

Tomaten, Karotinoidgehalt
60, 83

Tomaten, Nutzen für
Raucher 667

Tomatenmark 432

Tomatensaft 386

Tomatensaft, Flavonoidgehalt 51

Transferrin 554

Trauben, Flavonoidgehalt 51

Trauben, Nutzen für Raucher 667

Trauben, rot 32

Traubensaft 432 ff.

Traubensaft, Flavonoidgehalt 51

Triglyceride 79, 210, 269, 282, 526

Triglyceride, Heilwirkung durch Zwiebeln 476

Trinkkuren 385

Trinkwasser siehe Wasser

Trockenfrüchte, Heilwirkung bei Blinddarmentzündung 509

Trockenfrüchte, Natriumsulfitgehalt 512

Trockenpflaumen 436 ff.

Trockenpflaumen, Heilwirkung bei Verstopfung 717

Trockenpflaumen, Zubereitung 438 f.

tropische Früchte 439–445

tropische Früchte, Aufbewahrung 445

tropische Früchte, Begünstigung von prämenstruellen Beschwerden 659

Truthahn, Heilwirkung bei Anämie 491

Truthahn, Heilwirkung bei Gedächtnisstörungen 557

Tryptophan (Aminosäure) 632

Tryptophan, Heilwirkung bei Schlaflosigkeit 687 f.

Tyramin 604

Tyrosin 629

U

Übelkeit 619 ff.

Übelkeit, Heilwirkung durch Ingwer 239

Übergewicht 38, 706–713

Übergewicht, Begünstigung von
Arthritis 502
Bluthochdruck 512

Übergewicht, Heilwirkung durch
Kartoffeln 261
Pektin 70
Süßkartoffeln 419

Übergewicht, Ursache durch Fett 43

Umweltgifte, Pestizide 384
Urin 446 f.
UV-Strahlung 56, 566

V

vasomotorische Kopf-
schmerzen 603
Vegetarismus 57, 135, 157
Vegetarismus, Eisen-Zufuhr
durch Rote Bete 379
Vegetarismus, Vitamin-
B12-Mangel 190, 494
Vegetarismus, Vitamin-B12-
Zufuhr durch Seetang
394 f.
Venusmuscheln, Heilwir-
kung bei
Altersbeschwerden 485
Gedächtnisstörungen 558
Verdauungsbeschwerden
durch Olestra 49
Verdauungsbeschwerden,
Heilwirkung durch
Ananas 90
Ballaststoffe 36 f., 163
Basilikum 120 f.
Brokkoli 151
Buchweizen 158
Gerste 205
Melonen 315
Rhabarber 364

Rosenkohl 371
Rosinen 372
Trockenpflaumen 436 f.
Verletzungen 720 ff.
Verstopfung 674 f., 714 ff.;
siehe auch Verdauungs-
beschwerden
Verstopfung, Heilwirkung
durch
Äpfel 96
Beeren 124
Birnen 127
Feigen 177
Honig 227, 230
Rosenkohl 371
Trockenpflaumen 436 f.
Wasser 447
Viren 589
Vitalstoffe 74
Vitamin A 598 f.
Vitamin A, Förderung der
Zahngesundheit 727 f.
Vitamin-A-Gehalt
Aprikose 101
Nori-Seetang 391
Schalotte 479
Tomaten 431
Vitamin B, Heilwirkung bei
Gedächtnisstörungen
556 f.
Schlaflosigkeit 690

Vitamin B1 siehe Thiamin

Vitamin B6 606 f., 664

Vitamin B6, Heilwirkung bei

Altersbeschwerden 486 f.

Depressionen 527 f.

Gedächtnisstörungen 556

Karpaltunnelsyndrom 602

Stressvorbeugung 704

Vitamin-B6-Gehalt

Blattgemüse 131

Feige 179 f.

Feige, Tagesbedarf 180

Geflügel 197

Säfte 383

Süßkartoffel 417

Vitamin B12, Heilwirkung bei

Altersbeschwerden 484 f.

Alzheimerkrankheit 489

Gedächtnisstörungen 556 f.

Vitamin-B12-Gehalt

Blattgemüse 131

Frühstücksflocken 191

Geflügel 197

Krustentiere 292

Vitamin-B12-Mangel durch Vegetarismus 190, 394

Vitamin C 26 f., 28, 54 f., 67, 597; siehe auch Ascorbinsäure

Vitamin C, Heilwirkung bei

Altersbeschwerden 482

Alterungsprozess 26

Anämie 493

Arthritis 502

Asthma 502

Diabetes 537 f.

Erkältungskrankheiten 550

Grauem Star 567

Hefepilzinfektionen 574

Herpes 581

Herzleiden, Herzkrankheiten 27

Immunschwäche 593

Krebsvorbeugung 613 f.

Magenkrebs 27

Müdigkeit 630

Schuppenflechte 697

Wundheilung 724

Zahngesundheit 727

Vitamin-C-Gehalt

Ananas 92 f.

Artischocke 109 f.

Beeren 124

Blattgemüse 130 f.

Blumenkohl 139

Brombeere 124
Chicorée 136
Chilischote 171
Grapefruit 213 f.
Holunderbeere 124
Honigmelone 231, 234
Johannisbeere 250
Karotte 254 f.
Kartoffel 260 f.
Krustentiere 293
Limette 472
Mandarine 308
Mango 440 f.
Mangold 136
Nori-Seetang 391
Orange 335 ff.
Pak-Choi 277
Paprika 342 f.
Petersilie 351
Rhabarber 367
Romanesco 140
Rosenkohl 371
Säfte 439
Sellerie 398
Süßkartoffel 416
Tomaten 431
Trockenpflaume 438
Winterkürbis 461
Wirsing 277
Zitrone 472
Zwiebel, grün 478

Vitamin C, Nutzen für
   Raucher 667
Vitamin D, Heilwirkung
   bei Osteoporose 654
Vitamin-D-Gehalt, Milch
   322
Vitamin E 28 f., 48 f., 56 f.,
   67, 505, 594; siehe auch
   Tocopherol
Vitamin E, Heilwirkung bei
   Altersbeschwerden 482
   Alzheimerkrankheit 488
   Brustkrebs 28
   Diabetes 28, 538, 541
   Erektionsproblemen 28
   Grauem Star 568
   Hefepilzinfektionen 578
   Herzerkrankungen,
   -leiden 28
   Krebsvorbeugung 613 f
   Schuppenflechte 697
Vitamin-E-Gehalt
   Buchweizen 157
   Gerste 203 f.
   Mandeln 328
   Nuss 328
   Olivenöl 333
   Perlgraupen 204
   Spargel 412
   Süßkartoffel 416
   Trockenpflaume 438

Walnüsse 328
Weizen 456 ff.
Vitamin E, Nutzen für Raucher 669
Vitamingehalt, Zerealien 465
Vitaminverlust durch Kochen 125, 175, 262, 342, 349, 372, 413, 444, 540
Völlegefühl 619
Vollkorn, Krebsvorbeugung 615 f.
Vollkornbrot, Heilwirkung bei
Blinddarmentzündung 509
Hämorrhoiden 570 f.
prämenstruellen Beschwerden 658
Vollkornprodukte, Ballaststoffgehalt 39
Vollkornprodukte, Heilwirkung bei
Asthma 505
Depressionen 528 f.
Gallensteinen 554
Grauem Star 568
Reizdarm 676
Schlaflosigkeit 689
Verstopfung 714 f
Vollkornweizen 458

W

Wachteln 495
Wahrnehmungsvermögen, Heilwirkung durch Birnen 128
Wakame (Seetang) 393
Walnüsse 327
Walnüsse, Vitamin-E-Gehalt 329
Wasser 445–449
Wasser, Heilwirkung bei
Gicht 562, 565
Harnwegsinfektionen 574 f.
Muskelkrämpfen 637
Verstopfung 716 f.
Wasserhaushalt 445–449
Wasserstoffperoxidgehalt, Honig 228
Wechseljahrsbeschwerden 718–722
Wechseljahrsbeschwerden, Heilwirkung durch Soja-Erzeugnisse 400, 404 f.
Wein 450–455
Wein, alkoholfrei 452
Wein, Begünstigung von
Gicht 565
Heuschnupfen 588
Wein, Madeira, Begünstigung von Gicht 565

Wein, Port-, Begünstigung
von Gicht 565
Wein, Rot- 445 ff.
Wein, Rot-, Flavonoidgehalt
48, 51, 80
Wein, Weiß- 453
Weinkauf 455
Weißbrot, Heilwirkung bei
Durchfall 544
Weißwein 453
Weizen 456 ff.
Weizen, Begünstigung von
Nahrungsmittelallergie
639 f.
prämenstruellen
Beschwerden 658
Weizenflocken 458
Weizengrieß 458
Weizengrütze,
Heilwirkung bei
Anämie 494
Weizenkeime 457 f.
Weizenkeime, Ballaststoff-
gehalt 41
Weizenkeime,
Heilwirkung bei
Altersbeschwerden 482
Alzheimerkrankheit 488
Asthma 505
Diabetes 537 f.
Grauem Star 568

Hefepilzinfektionen 578
Krebsvorbeugung 614
Wundheilung 726
Weizenkeime, Nutzen für
Raucher 669
Weizenkeime, Vitamin-E-
Gehalt 58, 482
Wild 200
Wild, Infektionsgefahr 202
Wild, Zubereitung 202
Wildbret 186
Winterkürbis 460–464
Wirksubstanzen,
phytochemische 74
Wirsing 277 f.; siehe auch
Kohl
Wirsing, Folsäuregehalt
278
Wirsing, Vitamin-C-Gehalt
277
Wundbehandlung, Heilwir-
kung durch
Honig 228
Wundheilung 722 ff.
Wurmfortsatz 508

Z
Zahnfleischbluten, Heilwir-
kung durch
Grapefruit 214
Zahngesundheit 726 ff.

Zahngesundheit, Heilwir-
kung durch Tee 423
Zeaxanthin 60 f., 63, 83 f.,
567
Zeaxanthingehalt
Kürbis 296
Süßkartoffel 416
Zellulose 382
Zerealien 465–470
Zerealien, Heilwirkung bei
Anämie 494
Hämorrhoiden 570
Kopfschmerzen 607
Osteoporose 652 f.
prämenstruellen
Beschwerden 658
Reisekrankheit 672
Zerealien, Variationen 467
Zigaretten 54
Zigaretten, Begünstigung
von Magengeschwüren
627
Zingiberolgehalt, Ingwer
240, 243
Zink (Spurenelement) 32
Zink, Heilwirkung bei
Altersbeschwerden
483 f.
Infektionen 599
Osteoporose 654 f.
Wundheilung 725

Zinkgehalt
Bulgur 164
Fleisch 189
Geflügel 199
Krustentiere 293
Zitrat, Heilwirkung bei
Nierensteinen 645
Zitronen 471 ff.
Zitrusfrüchte 26, 213, 308,
337, 471 ff.
Zitrusfrüchte, Flavonoidge-
halt 51
Zitrusfrüchte, Heilwirkung
bei
Anämie 493
Asthma 504
Grauem Star 568
Zitrusfrüchte, Limoninge-
halt 85
Zitrusfrüchte, Nutzen für
Raucher 667, 669
Zivilisationskrankheiten
34
Zöliakie 158, 729 ff.
Zucker 63 f., 190, 541
Zucker, Begünstigung von
Depressionen 531
Diabetes 532 f.
Hefepilzinfektionen 578
Müdigkeit 633 f.
Stress 705

Wein (Forts.) – Zucker   797

Zucker, Schädigung der
Zähne 728

Zusatzstoffe, glutenhaltig,
Übersicht, Begünstigung
von Zöliakie 731

Zwetschgen siehe
Pflaumen

Zwiebeln 474–479

Zwiebeln, Allylsulfidgehalt
79

Zwiebeln, Begünstigung
von Sodbrennen 701

Zwiebeln, eingelegt,
Auswirkung auf
Asthmatiker 476

Zwiebeln, Flavonoidgehalt
51

Zwiebeln, grün 478

Zwiebeln, Nutzen für
Raucher 670

Zwiebeln, Vorbeugung
von Schlaganfall
694

Zystein 237

Das Werk einschließlich aller seiner Teile ist urheberrechtlich geschützt. Jede Verwertung außerhalb des Urhebergesetzes ist ohne Zustimmung des Verlages unzulässig und strafbar. Dies gilt insbesondere für Vervielfältigungen, Übersetzungen, Mikroverfilmungen und die Einspeicherung und Verarbeitung in elektronischen Systemen.

Weltbild Buchverlag
– Originalausgaben –
Genehmigte Taschenbuchausgabe 2009
© 1998 by Rodale Press, Inc.
Published by arrangement with Rodale Inc., Emmaus, PA, USA.
© 2004 der deutschsprachigen Ausgabe bei
Verlagsgruppe Weltbild GmbH,
Steinerne Furt, 86167 Augsburg
3. Auflage 2009
Alle Rechte vorbehalten

Projektleitung: Bettina Spangler
Ernährungswissenschaftliche und
medizinische Prüfung: Bettina Zimmermann,
Karen Hendrix-Heberger
Umschlag: bürosüd
Umschlagfotos: Photodisc
Gesetzt aus der Palatino 10,7/10 pt
Druck und Bindung: CPI Moravia Books s.r.o., Pohorelice

Gedruckt auf chlorfrei gebleichtem Papier

Printed in the EU

ISBN 978-3-86800-092-4

Wir haben

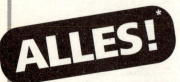

ALLES![*]

... alle Bücher
... alle DVDs
... alle CDs

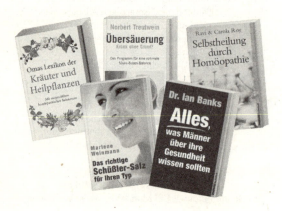

* Na ja ... fast alles, aber sehen Sie selbst unter

www.weltbild.de